Anamnese & Exame Físico

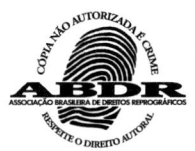 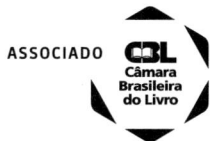

```
A533    Anamnese e exame físico : avaliação diagnóstica de enfermagem
        no adulto / Organizadora, Alba Lucia Bottura Leite de
        Barros. – 4. ed. – Porto Alegre : Artmed, 2022.
        xvii, 496 p. : il. color. ; 23 cm.

        ISBN 978-65-5882-027-7

        1. Anamnese. 2. Exame físico. I. Barros, Alba Lucia Bottura
        Leite de.

                                                    CDU 616-071.1
```

Catalogação na publicação: Karin Lorien Menoncin – CRB 10/2147

Alba Lucia
Bottura Leite de Barros
organizadora

Anamnese & Exame Físico

Avaliação diagnóstica de enfermagem no adulto

4ª EDIÇÃO

Porto Alegre
2022

© Artmed Editora Ltda., 2022

Gerente editorial: *Letícia Bispo de Lima*

Colaboraram nesta edição:

Coordenador editorial: *Alberto Schwanke*

Preparação de originais: *Sandra da Câmara Godoy*

Leitura final: *Tiele Patricia Machado*

Capa: *Paola Manica | Brand&Book*

Editoração: *Clic Editoração Eletrônica Ltda.*

Nota

A enfermagem é uma ciência em constante evolução. À medida que novas pesquisas e a experiência clínica ampliam o nosso conhecimento, são necessárias modificações no tratamento e na farmacoterapia. Os autores desta obra consultaram as fontes consideradas confiáveis, em um esforço para oferecer informações completas e, geralmente, de acordo com os padrões aceitos à época da publicação. Entretanto, tendo em vista a possibilidade de falha humana ou de alterações nas ciências médicas, os leitores devem confirmar estas informações com outras fontes. Por exemplo, e em particular, os leitores são aconselhados a conferir a bula de qualquer medicamento que pretendam administrar, para se certificar de que a informação contida neste livro está correta e de que não houve alteração na dose recomendada nem nas contraindicações para o seu uso. Essa recomendação é particularmente importante em relação a medicamentos novos ou raramente usados.

Reservados todos os direitos de publicação ao GRUPO A EDUCAÇÃO S.A.
(Artmed é um selo editorial do GRUPO A EDUCAÇÃO S.A.)
Rua Ernesto Alves, 150 – Bairro Floresta
90220-190 – Porto Alegre – RS
Fone: (51) 3027-7000

SAC 0800 703 3444 – www.grupoa.com.br

É proibida a duplicação ou reprodução deste volume, no todo ou em parte, sob quaisquer formas ou por quaisquer meios (eletrônico, mecânico, gravação, fotocópia, distribuição na Web e outros), sem permissão expressa da Editora.

IMPRESSO NO BRASIL
PRINTED IN BRAZIL

Autores

Alba Lucia Bottura Leite de Barros   Enfermeira clínica. Professora titular da Escola Paulista de Enfermagem da Universidade Federal de São Paulo (EPE-Unifesp). Especialista em Enfermagem Médico-cirúrgica pela EPE-Unifesp. Mestra em Fisiofarmacologia pela Escola Paulista de Medicina (EPM)-Unifesp. Doutora em Fisiofarmacologia pela EPM-Unifesp. *Fellow* da NANDA International. Pesquisadora nível 1A do CNPq.

Adagmar Andriolo   Médico patologista clínico. Professor associado de Clínica Médica e Medicina Laboratorial pela Escola Paulista de Medicina da Universidade Federal de São Paulo (EPM-Unifesp). Professor livre-docente da EPM-Unifesp. Especialista em Patologia Clínica pela EPM-Unifesp. Mestre em Imunologia pela EPM-Unifesp. Doutor em Patologia pela Faculdade de Medicina da Universidade de São Paulo (FMUSP).

Adelina Morais Camilo Leite   Enfermeira. Especialista em Enfermagem Médico-cirúrgica pela Unifesp. Mestra em Ciências da Saúde pela Unifesp.

Adriana Paula Jordão Isabella   Enfermeira. Professora e coordenadora do Curso de Graduação e Pós-graduação em Enfermagem da Universidade Nove de Julho (Uninove). Especialista em Cardiologia, modalidade Residência, pela Unifesp. Especialista em Docência de Nível Superior pela Uninove. Mestra em Saúde do Adulto pela Universidade Guarulhos (UNG). Doutora em Biofotônica pela Uninove.

Agueda Maria Ruiz Zimmer Cavalcante   Professora adjunta da Faculdade de Enfermagem na Universidade Federal de Goiás (UFG). Especialista em Unidade de Terapia Intensiva pela Pontifícia Universidade Católica (PUC) de Goiás. Especialista em Cardiologia pela Unifesp. Mestra em Enfermagem pela Faculdade de Enfermagem da UFG. Doutora em Ciências pela Escola Paulista de Enfermagem (EPE)-Unifesp.

Ana Cristina de Sá   Enfermeira, psicóloga e pedagoga. Professora Doutora aposentada. Especialista em Unidade de Terapia Intensiva pelo Hospital das Clínicas da Faculdade de Medicina da Universidade de São Paulo (HCFMUSP). Especialista em Toque Terapêutico pela New York University e Toronto University. Especialista em Bioética pelo Centro Universitário São Camilo. Especialista em Psicologia Analítica (Jung) pela Sociedade Brasileira de Psicologia Analítica. Mestra em Enfermagem Fundamental pela Universidade de São Paulo (USP). Doutora em Enfermagem pela USP.

Ana Rita de Cássia Bettencourt   Enfermeira. Professora associada da disciplina de Enfermagem Clínica da EPE-Unifesp. Especialista em Enfermagem Médico-cirúrgica pela Unifesp. Doutora em Ciências Pneumológicas pela Unifesp.

Anamaria Alves Napoleão   Enfermeira. Professora associada do Departamento de Enfermagem da Universidade Federal de São Carlos (UFSCar). Doutora em Enfermagem pela USP.

André Luiz Leite Enfermeiro. Especialista em Enfermagem Clínica e Cirúrgica pela Unifesp.

Andrea Cristina Caseiro (*in memoriam*) Enfermeira. Coordenadora do Curso de Graduação em Enfermagem da Uninove. Especialista em Enfermagem/Pneumologia, modalidade Residência, pelo Departamento de Enfermagem da Unifesp.

Antonia M. O. Machado Médica patologista clínica. Coordenadora técnica do Laboratório Central do Hospital São Paulo/Hospital Universitário da Unifesp (HSP/HU Unifesp). Professora afiliada da disciplina de Medicina Laboratorial da Unifesp. Especialista em Microbiologia pela Sociedade Brasileira de Patologia Clínica e Medicina Laboratorial (SBPC/ML). Mestra e Doutora em Medicina na disciplina de Doenças infecciosas pela Unifesp.

Ariane Ferreira Machado Avelar Enfermeira pediatra. Professora associada do Departamento de Enfermagem Pediátrica da EPE-Unifesp. Mestre em Enfermagem pela Unifesp. Doutora em Ciências pela Unifesp.

Camila Takáo Lopes Enfermeira. Especialista em Cardiologia pela EPE-Unifesp. Mestra em Ciências pela EPE-Unifesp. Doutora em Ciências pela EPE-Unifesp, com período sanduíche na University of Iowa. Membro do Grupo de Estudos, Pesquisa e Assistência "Sistematização da Assistência de Enfermagem" da EPE-Unifesp (GEPASAE). *Fellow* e Diretora do Comitê de Desenvolvimento de Diagnósticos da NANDA International. Diretora de Estudos e Pesquisas da Associação Brasileira de Enfermagem – Seção São Paulo (ABEn-SP), 2020-2022. Membro fundadora da Rede de Pesquisa em Processo de Enfermagem (RePPE).

Carla E. F. Schulz Enfermeira. Especialista em Administração Hospitalar e Terapia Intensiva do Adulto. Mestra em Enfermagem na Saúde do Adulto pela Unifesp.

Carla Roberta Monteiro Miura Enfermeira. Professora adjunta da EPE-Unifesp. Especialista em Enfermagem Ortopédica e Traumatológica pelo Instituto de Ortopedia do HCFMUSP. Mestra em Enfermagem pela Escola de Enfermagem da Universidade de São Paulo (EEUSP). Doutora em Ciências pela EEUSP.

Carolina S. Lázari Médica infectologista. Médica-chefe do Setor de Biologia Molecular pela Divisão do Laboratório Central do HCFMUSP. Especialista em Análises Clínicas em Infectologia pelo Grupo Fleury.

Cássia Regina Vancini Campanharo Enfermeira. Professora adjunta de Enfermagem em Emergência na EPE-Unifesp. Especialista em Enfermagem em Emergência pela EPE-Unifesp. Doutora em Ciências pela EPM-Unifesp.

Celso F. H. Granato Professor livre-docente da disciplina de Infectologia da EPM-Unifesp (aposentado). Diretor clínico do Grupo Fleury.

Cinthia Calsinski de Assis Enfermeira. Especialista em Cardiologia pela Unifesp. Mestra e Doutora em Ciências pela Unifesp.

Daniele Cristina Bosco Aprile Enfermeira. Bacharel em Esporte pela Escola de Educação Física e Esporte (EEFE)-USP. Especialista em Enfermagem em Terapia Intensiva pelas

Faculdades Metropolitanas Unidas (FMU). Mestra em Ciências da Saúde pela Faculdade de Medicina da USP (FMUSP). Doutoranda pela EPE-Unifesp. Preceptora da Liga Acadêmica de Ciência Esportiva (LACE) da Unifesp. Membro do GEPASAE da EPE-Unifesp.

Dayana Souza Fram Enfermeira infectologista e epidemiologista hospitalar. Enfermeira do Serviço de Controle de Infecção Hospitalar do HSP/HU Unifesp. Especialista em Infectologia e Epidemiologia Hospitalar pela Unifesp. Mestra e Doutora em Ciências pela Unifesp.

Dorisdaia Carvalho de Humerez Enfermeira de saúde mental. Assessora de Relações Institucionais do Conselho Federal de Enfermagem. Especialista em Saúde Coletiva pela EERP-USP. Mestra em Enfermagem Psiquiátrica pela EEUSP. Doutora em Enfermagem pela EEUSP.

Eduarda Ribeiro dos Santos Enfermeira. Especialista em Enfermagem Cardiovascular pelo Instituto Dante Pazzanese de Cardiologia. Mestra e Doutora em Ciências pela Unifesp.

Eliane de Araujo Cintra Enfermeira. Professora Orientadora de estágio supervisionado da Universidade Cidade de São Paulo (Unicid). Pesquisadora Colaboradora do Núcleo de Estudos em Terapia Intensiva pelo Hospital de Clínicas da Universidade Estadual de Campinas (Unicamp). Especialista em Terapia Intensiva. Mestra e Doutora em Ciências Biomédicas, área de concentração Neurociências, pela Faculdade de Ciências Médicas da Unicamp.

Glaci R. R. M. Franco Enfermeira. Especialista em Enfermagem Médico-cirúrgica. Mestra e Doutora em Enfermagem pela Unifesp.

Heloísa Cristina Quatrini Carvalho Passos Guimarães Enfermeira e estomaterapeuta. Especialista em Administração Hospitalar, Enfermagem Médico-cirúrgica e Cardiologia. Mestra e Doutora em Enfermagem: Saúde do Adulto pela Unifesp.

Isabel Umbelina Ribeiro Cesaretti Enfermeira. Professora adjunta da EPE-Unifesp. Especialista em Enfermagem em Estomaterapia pela USP. Membro fundadora e associada da Associação Brasileira de Estomaterapia: estomas, feridas e incontinências (SOBEST). Mestra e Doutora em Enfermagem pela EPE-Unifesp.

Iveth Yamaguchi Whitaker Enfermeira de cuidados intensivos. Professora associada do Programa de Pós-graduação em Enfermagem da EPE-Unifesp. Especialista em Enfermagem Médico-cirúrgica pela EPE-Unifesp. Especialista em Cardiologia pelo Instituto Dante Pazzanese de Cardiologia. Mestra em Enfermagem pela EPE-Unifesp. Doutora em Enfermagem pela EEUSP.

Jeanne Liliane Marlene Michel Enfermeira de saúde do adulto. Professora associada da UFSCar. Especialista em Enfermagem Médico-cirúrgica pela Unifesp. Mestra e Doutora em Enfermagem pela Unifesp.

Juliana de Lima Lopes Enfermeira. Professora adjunta da EPE/Unifesp. Especialista em Enfermagem em Cardiologia pela Unifesp. Mestra e Doutora em Ciências pela Unifesp. Pós-doutorado em Enfermagem pela Unifesp.

Karina Aparecida Lopes da Costa   Enfermeira. Especialista em Enfermagem em Nefrologia pela Unifesp.

Magda Aparecida dos Santos Silva   Enfermeira. Professora da Universidade Anhembi Morumbi. Especialista em Cardiologia pelo Instituto do Coração (InCor) do HCFMUSP. Mestra em Saúde do Adulto pela EEUSP. Doutora em Ciências pela EEUSP. Estruturou e atuou no Grupo de Dor do InCor/HCFMUSP.

Mara Andreia Valverde   Nutricionista. Especialista em Nutrição Materno-infantil pela Unifesp. Mestra em Ciência da Nutrição pela Unifesp. Doutora em Nutrição Humana Aplicada pela USP.

Marcela Zanatta Ganzarolli   Enfermeira. Atua em treinamentos e qualidade no Hospital da Mulher da Unicamp. Especialista em Enfermagem Obstétrica e Ginecológica e Atendimento Pré-hospitalar pelo Centro Universitário São Camilo e PUC-Campinas.

Márcia Barbieri   Enfermeira. Especialista e Mestra em Enfermagem Obstétrica pela EPM-Unifesp. Doutora em Enfermagem pela EEUSP.

Maria de Belém Gomes Cavalcante   Enfermeira psiquiatra. Professora do Curso de Enfermagem e coordenadora do Curso de Pós-graduação *Lato Sensu* em Saúde Mental e Psiquiatria do Centro Universitário Ítalo Brasileiro. Especiialista em Saúde Mental e Psiquiatria pela Unifesp. Mestra em Enfermagem Psiquiátrica pela EEUSP. Doutora em Enfermagem pela EEUSP.

Maria Júlia Paes da Silva   Professora titular aposentada da EEUSP. Mestra e Doutora em Comunicação Interpessoal pela USP.

Maria Miriam Lima da Nóbrega   Enfermeira. Professora titular da Universidade Federal da Paraíba (UFPB). Especialista em Enfermagem Psiquiátrica pela UFPB. Mestra em Enfermagem em Saúde Pública pela UFPB. Doutora em Enfermagem pela Unifesp.

Mauro Fisberg   Médico pediatra e nutrólogo. Coordenador do Centro de Excelência em Nutrição e Dificuldades Alimentares (CEMDA) no Instituto Pesquisa e Ensino em Saúde Infantil (PENSI) – Fundação José Luiz Egydio Setúbal. Professor associado sênior do Departamento de Pediatria da EPM-Unifesp. Especialista em Nutrologia pela World Hunger Program da United Nations University. Doutor em Ciências pela EPM-Unifesp. Membro titular do Departamento de Nutrologia da Sociedade Brasileira de Pediatria (SBP).

Mônica Antar Gamba   Enfermeira. Professora associada do Departamento de Saúde Coletiva da EPE-Unifesp. Especialista em Enfermagem em Dermatologia pela Sociedade Brasileira de Enfermagem em Dermatologia (SOBENDE). Especialista em Administração em Serviços de Saúde pela Fundação Getúlio Vargas (FGV). Mestra em Epidemiologia pelo Departamento de Medicina Preventiva da EPM-Unifesp. Doutora em Saúde Pública: Epidemiologia pela Faculdade de Saúde Pública da USP.

Neusa Fukuya   Enfermeira. Coordenadora pedagógica da Uninove. Mestra em Reabilitação pela Unifesp.

Patricia Albuquerque Moraes   Enfermeira obstetra do Ambulatório de Planejamento Familiar da Unifesp. Especialista em Enfermagem Obstétrica pela Unifesp. Especialista em

Sexualidade Humana pela USP. Mestra em Enfermagem pela Unifesp. Doutoranda em Ciências pela Unifesp.

Patricia Fera   Enfermeira. Professora da Unicid. Mestra em Enfermagem pela Unifesp. Doutora em Ciências pelo Programa de Urologia da Unifesp.

Patricia Rezende do Prado   Enfermeira. Professora adjunta de Enfermagem da EERP-USP. Especialista em Terapia Intensiva pela Faculdade de Medicina de São José do Rio Preto (FAMERP). Mestra em Saúde Coletiva pela Universidade Federal do Acre em parceria com a Escola Nacional de Saúde Pública Sérgio Arouca (ENSP)/Fiocruz. Doutora em Ciências da Saúde pela EPE-Unifesp.

Rita Narriman Silva de Oliveira Boery   Enfermeira. Professora pleno da Pós-graduação em Enfermagem e Saúde da Universidade Estadual do Sudoeste da Bahia. Especialista em Saúde do Adulto e Geriatria pela Unifesp. Especialista em Gerontologia pela Universidade Federal da Bahia (UFBA). Mestra em Enfermagem pela Universidade Feral do Estado do Rio de Janeiro (Unirio). Doutora em Enfermagem pela Unifesp. Pós-doutorado em Bioética pela Universidade Católica do Porto, Portugal.

Rita Simone Lopes Moreira   Enfermeira. Professora adjunta do Departamento de Enfermagem Clínica e Cirúrgica da EPE-Unifesp. Doutora em Ciências em Saúde na disciplina de Cardiologia pela Unifesp.

Rosali Isabel Barduchi Ohl   Enfermeira. Professora Doutora associada da EPE-Unifesp. Especialista em Enfermagem em Saúde Mental e Psiquiatria pela EPM-Unifesp. Mestra em Fundamentos de Enfermagem pela EEUSP. Doutora em Enfermagem pela EEUSP.

Rose Vega Patin   Nutricionista. Especialista em Nutrição Materno-infantil pela Unifesp. Mestra em Ciências Aplicadas à Pediatria pela Unifesp. Doutora em Ciências pela Unifesp.

Rosimere Ferreira Santana   Enfermeira gerontológica. Professora associada da Universidade Federal Fluminense (UFF). Especialista em Psicogeriatria pelo Instituto de Psiquiatria da Universidade do Brasil (IPUB) da Universidade Federal do Rio de Janeiro (UFRJ). Mestra em Enfermagem pela Universidade do Estado do Rio de Janeiro (UERJ). Doutora em Enfermagem pela UFRJ.

Sandra Salloum Zeitoun   Enfermeira intensivista. Docente de Saúde do Adulto no Centro Universitário São Camilo. Mestra em Enfermagem pela Unifesp. Doutora em Ciências da Saúde pela Unifesp.

Selma R. Axcar Salotti   Enfermeira do Centro de Prevenção Oftalmológica e Diretora da Divisão de Enfermagem do Instituto Lauro Souza Lima. Professora adjunta II da Universidade Paulista (UNIP) em Saúde da Mulher e da Criança. Especialista em Dermatologia pela SOBENDE. Mestra em Ciências da Saúde.

Sheila Coelho Ramalho Vasconcelos Morais   Enfermeira. Professora adjunta de Enfermagem Fundamental da Universidade Federal de Pernambuco (UFPE). Mestra em Enfermagem pela Universidade Federal do Piauí (UFPI). Doutora em Ciências pela EERP-USP. Pós-doutorado pela EERP-USP.

Sidinéia Raquel Bazalia Bassoli   Enfermeira do Hospital Estadual de Mirandópolis/SP. Especialista em Administração Hospitalar pela Universidade de Ribeirão Preto (Unaerp). Mestra em Saúde Coletiva.

Solange Diccini   Enfermeira. Professora associada aposentada da EPE-Unifesp. Doutora em Ciências pela Unifesp. Presidente da Associação Brasileira de Enfermagem em Neurologia e Neurocirurgia (ABENEURO), 2020-2022.

Sonia Maria Oliveira de Barros   Enfermeira. Livre-docente em Enfermagem na Saúde da Mulher da EEUSP. Professora titular da EPE-Unifesp. Especialista em Enfermagem Obstétrica pela Unifesp. Mestre em Enfermagem Obstétrica pela Unifesp. Doutora em Enfermagem Materna e Infantil pela Unifesp.

Tânia A. Moreira Domingues   Enfermeira. Doutora em Enfermagem em Saúde do Adulto pela EEUSP.

Vinicius Batista Santos   Enfermeiro especialista em Cardiologia. Professor adjunto da EPE-Unifesp. Mestre e Doutor em Ciências da Saúde pela Unifesp. Pesquisador do Grupo de Estudos, Pesquisa e Assistência Sistematização da Assistência de Enfermagem da EPE-Unifesp.

Viviane Martins da Silva   Enfermeira. Professora associada da Universidade Federal do Ceará (UFC). Mestra e Doutora em Enfermagem pela UFC.

Zaide Silva Frazão   Enfermeira. Professora das FMU. Especialista em Enfermagem Médico-cirúrgica pela Unifesp. Mestra em Reabilitação pela Unifesp.

Agradecimentos

Ao CNPq e à CAPES, pelo apoio e reconhecimento ao longo da minha carreira docente e de pesquisadora. Educar e pesquisar são indissociáveis, e tem sido um privilégio exercer essas duas atividades ao longo desses anos da minha carreira acadêmica.

Aos colegas autores desta obra, que sempre a acolheram com entusiasmo e compromisso: sem a sua participação, *Anamnese e exame físico* não estaria em sua 4ª edição.

Aos professores que reconhecem e recomendam o livro no ensino da anamnese e do exame físico para estudantes de graduação na área da saúde: seu reconhecimento nos tem motivado a divulgá-la por 20 anos, chegando a esta nova edição!

Aos estudantes, que sempre nos instigam e nos motivam.

A todos os pacientes e seus familiares: aprendi e aprendo todos os dias com vocês.

Ao Sr. Henrique Kiperman (*in memoriam*) e à Adriane Kiperman, pela confiança e amizade.

À equipe da Artmed, agradeço o apoio editorial durante a elaboração desta edição.

Dedicatória

Às minhas queridas filhas, Gabriela e Isabela, por todo o suporte, estímulos, reconhecimentos e cuidados com sua mama. Seremos sempre um trio!

Aos meus netos, Rafael e Francisco, pelo imenso amor que dedicam a sua vova. Vocês são meus amores e minha alegria!

Prefácio à 4ª edição

Os 21 anos do novo milênio evidenciaram modificações profundas no ambiente onde vivemos, afetando diretamente a saúde da população.

Pudemos observar a mudança no perfil socioeconômico das pessoas, o envelhecimento populacional, a queda na taxa de natalidade, o retorno de doenças anteriormente erradicadas, como a tuberculose e a febre amarela, entre outras, e, recentemente, a pandemia da Covid-19. As doenças afetam diretamente os indivíduos acometidos por elas, seus familiares e a sociedade.

Diante desse cenário, esta nova edição foi cuidadosamente atualizada e ampliada, e foram incluídos os capítulos (*Avaliação do idoso, O laboratório clínico na pandemia de Covid-19 e o Uso da ultrassonografia pelo enfermeiro na prática clínica*), sempre com o objetivo de instrumentalizar os leitores na identificação de dados necessários para o estabelecimento de diagnósticos precisos.

É sempre um enorme prazer revisitar esta obra, atualizá-la e ampliá-la, reafirmando, desse modo, nosso compromisso em oferecer ao professor e a seu estudante um material de qualidade, contribuindo com a sua formação.

Este livro, ao longo dos anos, vem instrumentalizando estudantes de enfermagem, medicina e fisioterapia. A esses estudantes, quero ressaltar um aspecto muito importantes durante a realização da anamnese e do exame físico: saber ouvir e observar atentamente, pois pistas excelentes são obtidas por meio da escuta e da observação.

Com o objetivo de instrumentalizar os estudantes na realização do exame físico, a série de vídeos educativos construídos e oferecidos como produto ao ensino de graduação e pós-graduação – Projeto PROIN-CAPES – está agora disponível para acesso por meio do link *grupoa.com.br/anamnese4ed*.

Ressalto que, 20 anos atrás não foi possível disponibilizar os vídeos ao publicar o livro impresso, motivo pelo qual as imagens em vídeo foram disponibilizadas de forma independente. Felizmente, os tempos mudaram, e hoje os estudantes poderão integrar à sua leitura as imagens de como realizar o exame físico, respeitando a singularidade do ser humano de forma ética, científica e humana.

Alba Lucia Bottura Leite de Barros

Prefácio da 3ª edição

Este livro tem sido utilizado por docentes e alunos de diferentes cursos de graduação e pós-graduação da área da saúde, como enfermagem, medicina e fisioterapia. O preparo de uma nova edição considera alguns aspectos imprescindíveis com vistas a atender às necessidades do leitor.

Assim, os capítulos publicados na 2ª edição foram cuidadosamente atualizados pelos autores para esta nova edição, sempre considerando a evolução científica e técnica do tema. Além disso, um novo capítulo foi acrescentado – Avaliação de Exames de Imagem – devido à sua importância na avaliação diagnóstica.

Espero que esta edição atenda às necessidades dos docentes no exercício da sua função: ensinar o aluno a coletar dados e a pensar criticamente nos dados coletados para a identificação de problemas ou diagnósticos precisos. Igualmente, espero que o estudante encontre aqui as respostas que ele precisa para o seu aprendizado.

Acima de tudo, gostaria de ressaltar a importância de se respeitar a singularidade do ser humano. Saber ouvir, respeitar a cultura do seu cliente e se interessar genuinamente pelo mesmo será de fundamental importância na coleta de dados e na reunião de pistas diagnósticas. A confiança que o cliente terá no profissional, dando-lhe importantes respostas, dependerá do comportamento do mesmo.

Agradeço aos autores pela revisão cuidadosa dos capítulos desta edição.

Agradeço à Profa. Dra. Juliana de Lima Lopes e à Dra. Camila Takáo Lopes pela minuciosa revisão de aspectos técnicos do livro.

Ao Sr. Henrique Kiperman e à Adriane Kiperman agradeço a confiança e amizade.

A Paola Waldman e equipe da Artmed Editora agradeço pelo apoio editorial durante a elaboração desta edição.

Às agências financiadoras de pesquisa – CAPES, CNPq e FAPESP – agradeço pelo incentivo ao longo da minha carreira como pesquisadora.

Alba Lucia Bottura Leite de Barros

Prefácio da 2ª edição

Ao prefaciar esta edição, relato as modificações e inclusões que esta obra oferece, atendendo seu público-alvo: alunos de graduação de enfermagem, medicina e fisioterapia, bem como alunos de pós-graduação em enfermagem. Todos os capítulos foram revisados, atualizados e ampliados. Desenvolvemos um projeto gráfico modernizado. Foram incluídos três novos capítulos, que considero imprescindíveis: *Avaliação do eletrocardiograma*, *Avaliação da dor* e *Exame da pele e de seus anexos*.

Examinar o paciente/cliente holisticamente continua sendo um dos principais recursos diagnósticos e nosso compromisso como profissionais da saúde. Espero que este livro atinja este preceito.

Agradeço aos leitores, alunos e docentes pelas sugestões e o *feedback* recebidos; eles nos estimulam a continuar aprimorando esta obra.

Às(aos) nossas(os) parceiras(os) desta edição, os meus mais sinceros agradecimentos pela valiosa contribuição.

Aos diretores da Artmed Editora, agradeço pelo respeito despendido.

À equipe de produção editorial, pela presteza e atenção durante a elaboração desta edição.

À Paola Waldman, pela contribuição na organização junto aos colaboradores e à editora.

Finalizando, um agradecimento especial à Marcela Zanatta e Juliana de Lima Lopes, respectivamente mestranda e doutoranda que vêm me acompanhando no desenvolvimento de suas atividades acadêmicas, pela contribuição na leitura dos capítulos e contato com os colaboradores.

À minha filha Isabela Bottura Leite de Barros, que também participou na leitura dos capítulos e nas demais etapas de organização da obra.

Às agência financiadoras de pesquisa – CAPES, CNPq e FAPESP – pelo incentivo ao longo da minha carreira como pesquisadora.

Alba Lucia Bottura Leite de Barros

Prefácio da 1ª edição

Ao prefaciar este livro, não posso deixar de contar um pouco da história que o antecedeu.

Esta obra é resultado de inquietações que se iniciaram nos bancos da Escola Paulista de Enfermagem (hoje Departamento de Enfermagem da Universidade Federal de São Paulo), em 1972, e da crença de docentes que constituem esse Departamento. As inquietações referem-se ao conhecimento oferecido às alunas no seu aprendizado da assistência ao cliente, ou seja, o limite que alguns docentes impunham no ensino de disciplinas fundamentais para o exercício da profissão, tais como anatomia, fisiologia, farmacologia, bioquímica, biofísica e tantas outras. Quantas de nós, então, ouvimos a famosa frase: "A enfermagem não precisa disso!".

Aquela época coincidiu com o desenvolvimento da ciência da enfermagem por meio dos modelos desenvolvidos por teoristas como Orem e Peplau e, no Brasil, Horta. Esses modelos tornavam-se aplicáveis na prática, utilizando-se a metodologia científica ou método de resolução de problemas que apresentavam, denominado de Processo de Enfermagem. Também a medicina mostrava grande desenvolvimento de suas disciplinas, e ocorria o advento da criação das Unidades de Terapia Intensiva e das especialidades médicas relacionadas ao tratamento intensivo.

Assim, como enfermeira, em 1976, minha preocupação quanto ao meu conhecimento, obtido em disciplinas fundamentais, acrescida do contato com a metodologia de trabalho proposta por Horta, em artigo publicado na revista *Enfermagem em Novas Dimensões* sobre o Processo de Enfermagem, tornaram clara para mim a necessidade de a enfermeira instrumentalizar-se para a coleta de dados, aprendendo semiologia e semiotécnica, que não lhe eram ensinadas até então.

Ousar aprofundar o ensino de fisiologia e fisiofarmacologia já havia resultado, na época, em má interpretação quanto ao alcance da prática de enfermagem por parte de docentes mais ortodoxos. O que dizer, então, de ensinar semiologia e semiotécnica?

A crença em uma enfermagem que pudesse coletar dados mais fundamentados, possibilitando raciocínios clínicos que conduzissem a diagnósticos de enfermagem corretos, foi a minha maior motivação. Essa crença resultou no aprendizado que se materializa no conteúdo desta obra, realizada por mim e, em sua maioria, por ex-alunas que partilham dessa crença e do compromisso com o ensino e a assistência, apoiado na utilização de conhecimentos que conduzam a uma coleta de dados mais consistente.

O ensino formal de semiologia e semiotécnica para enfermeiras começou, em nossa escola, em 1990, ministrado por docentes da disciplina de clínica médica do Departamento de Medicina da Escola Paulista de Medicina, então chefiada pelo Prof. Dr. Duílio Ramos Sustovich. A princípio, ele não queria considerar esta proposta de ensino, por acreditar que as enfermeiras não necessitavam de tal aprendizado. Após dois anos de argumentação intensa, conseguimos convencê-lo da necessidade da socialização desse conhecimento. Inicialmente, esta parceria com a disciplina de clínica médica foi viabilizada para alunas do Curso de Especialização em Enfermagem Médico-Cirúrgica, então oferecido, e para docentes das disciplinas de enfermagem da UNIFESP/EPM interessadas nesse aprendizado.

Em 1995, foi criado o Curso de Especialização em Enfermagem – Modalidade Residência, fruto de avaliações dos docentes quanto àquele curso de especialização e da necessidade de atender às novas exigências sociais e profissionais da enfermagem. A disciplina de semiologia e semiotécnica passou a constituir um elemento importante na formação das enfermeiras residentes. A partir de 2000, as docentes, ex-alunas e preceptores desse programa, sentindo-se preparados para assumir tal ensino, passaram a oferecê-lo às alunas do Programa de Residência, tendo como parceiras nesta multiplicação as enfermeiras residentes do 2º ano (R2).

Em 1996, esta experiência foi estendida ao ensino de graduação para atender ao parecer 314/94 do Conselho Federal de Educação, que introduziu no currículo mínimo do Curso de Graduação em Enfermagem o ensino de semiologia e semiotécnica. Esse modelo de ensino foi apresentado como proposta de projeto ao PROIN da CAPES com vistas a integrar ainda mais o ensino de graduação e a pós-graduação, não mais apenas *lato sensu*, mas também *stricto sensu*, além de criar produtos que pudessem ser socializados para o ensino da enfermagem brasileira. Uma série de vídeos faz parte desse projeto, e também esta obra, publicada pela Artmed Editora. Desejo, sinceramente, que sejam úteis no ensino de alunos de graduação, pós-graduação e para a educação continuada das enfermeiras de campo.

Agradeço à CAPES a oportunidade de coordenar o projeto que resultou neste livro, à então Chefe do Departamento de Enfermagem, Profa. Dra. Lucila Amaral Carneiro Vianna, que nos incentivou a propor o projeto, e às queridas ex-alunas e docentes, nosso referencial e parceiras nesta obra: Jeanne, Heloísa, Maria Clara, Ana Rita, Ivete, Maria Alice, Rita Simone, Regiane, Tânia e Zaide. Agradeço também às docentes que se engajaram neste conhecimento: Marisa, Márcia, Maria Isabel e Sonia, e aos professores doutores Mariana Fernandes de Souza, Mauro Fisberg e Adagmar Andriolo, pelas importantes contribuições. Finalmente, quero deixar um agradecimento especial à nossa secretária, Paola, que ajudou a organizar e preparar todo este material.

Alba Lucia Bottura Leite de Barros

Sumário

1 Bases teórico-metodológicas para a coleta de dados de enfermagem 23
Alba Lucia Bottura Leite de Barros // Maria Miriam Lima da Nóbrega //
Viviane Martins da Silva // Jeanne Liliane Marlene Michel // Marcela Zanatta Ganzarolli

2 Avaliação clínica e técnicas instrumentais para o exame físico 32
Alba Lucia Bottura Leite de Barros // Jeanne Liliane Marlene Michel //
Rita Simone Lopes Moreira // Juliana de Lima Lopes

3 Reflexões éticas para o cuidado de enfermagem do paciente 48
Dorisdaia Carvalho de Humerez

4 Entrevista 57
Ana Cristina de Sá // Rita Narriman Silva de Oliveira Boery //
Sheila Coelho Ramalho Vasconcelos Morais // Maria Júlia Paes da Silva

5 Avaliação das condições emocionais e mentais do paciente na clínica 72
Dorisdaia Carvalho de Humerez // Maria de Belém Gomes Cavalcante

6 Exame físico geral 92
Rosali Isabel Barduchi Ohl // Jeanne Liliane Marlene Michel //
Rita Simone Lopes Moreira // Alba Lucia Bottura Leite de Barros // Juliana de Lima Lopes

7 Exame neurológico 108
Solange Diccini // Iveth Yamaguchi Whitaker // Eliane de Araujo Cintra

8 Exame da cabeça e do pescoço 149
Alba Lucia Bottura Leite de Barros // Juliana de Lima Lopes //
Heloísa Cristina Quatrini Carvalho Passos Guimarães // Selma R. Axcar Salotti //
Glaci R. R. M. Franco

9 Exame do aparelho circulatório 164
Alba Lucia Bottura Leite de Barros // Rita Simone Lopes Moreira //
Juliana de Lima Lopes // Jeanne Liliane Marlene Michel // Marcela Zanatta Ganzarolli

10 Exame do tórax: aparelho respiratório 182
Ana Rita de Cássia Bettencourt // Patricia Rezende do Prado //
Sandra Salloum Zeitoun // André Luiz Leite

11 Exame do abdome: sistema digestório 215
Cássia Regina Vancini Campanharo // Isabel Umbelina Ribeiro Cesaretti //
Carla Roberta Monteiro Miura

12 Exame do abdome: aparelho urinário 233
Anamaria Alves Napoleão // Patricia Fera // Juliana de Lima Lopes //
Marcela Zanatta Ganzarolli // Cinthia Calsinski de Assis

13 Exame das mamas e dos órgãos genitais 246
Márcia Barbieri // Patricia Albuquerque Moraes // Sonia Maria Oliveira de Barros

14 Exame do aparelho locomotor 259
Zaide Silva Frazão // Neusa Fukuya // Adelina Morais Camilo Leite

15 Avaliação do idoso 277
Agueda Maria Ruiz Zimmer Cavalcante // Rosimere Ferreira Santana //
Alba Lucia Bottura Leite de Barros

16 Avaliação da condição nutricional 294
Mara Andreia Valverde // Rose Vega Patin // Mauro Fisberg

17 Dados laboratoriais mais frequentes para o raciocínio clínico 317
Antonia M. O. Machado // Adagmar Andriolo

18 O laboratório clínico na pandemia de Covid-19 345
Carolina S. Lázari // Celso F. H. Granato // Antonia M. O. Machado //
Adagmar Andriolo

19 Cateteres, drenos, sondas e outros dispositivos 354
Adriana Paula Jordão Isabella // Andrea Cristina Caseiro (*in memoriam*) //
Camila Takáo Lopes // Carla E. F. Schulz // Juliana de Lima Lopes //
Dayana Souza Fram

20 Avaliação do eletrocardiograma: principais ritmos cardíacos 391
Juliana de Lima Lopes

21 Avaliação da dor 411
Juliana de Lima Lopes // Magda Aparecida dos Santos Silva

22 Exame da pele e de seus anexos 432
Heloísa Cristina Quatrini Carvalho Passos Guimarães // Selma R. Axcar Salotti //
Sidinéia Raquel Bazalia Bassoli // Mônica Antar Gamba

**23 Avaliação de exames de imagem:
radiografia de tórax e ecocardiografia** 448
Eduarda Ribeiro dos Santos // Vinicius Batista Santos

24 O uso da ultrassonografia pelo enfermeiro na prática clínica 463
Tânia A. Moreira Domingues // Ariane Ferreira Machado Avelar //
Camila Takáo Lopes // Daniele Cristina Bosco Aprile //
Karina Aparecida Lopes da Costa // Vinicius Batista Santos

Índice 481

Conteúdo *online*

Para acessar o hotsite exclusivo, que inclui vídeos do exame físico e os anexos dos capítulos, acesse *grupoa.com.br/anamnese4ed* ou aponte a câmera do celular para o código QR disponível na contracapa deste livro.

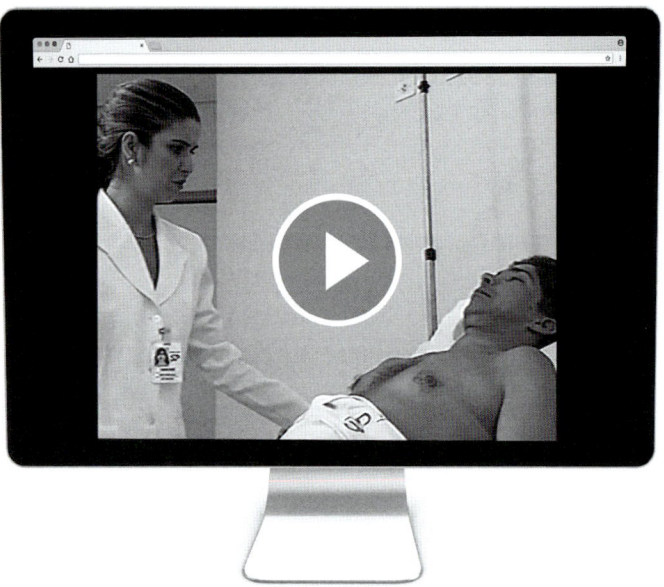

Vídeos:

1. Entrevista e exame físico geral
2. Exame de cabeça e pescoço
3. Exame do aparelho respiratório
4. Exame do aparelho cardiovascular
5. Exame do abdome / Parte 1
6. Exame do abdome / Parte 2
7. Exame dos órgãos genitais
8. Exame do aparelho locomotor

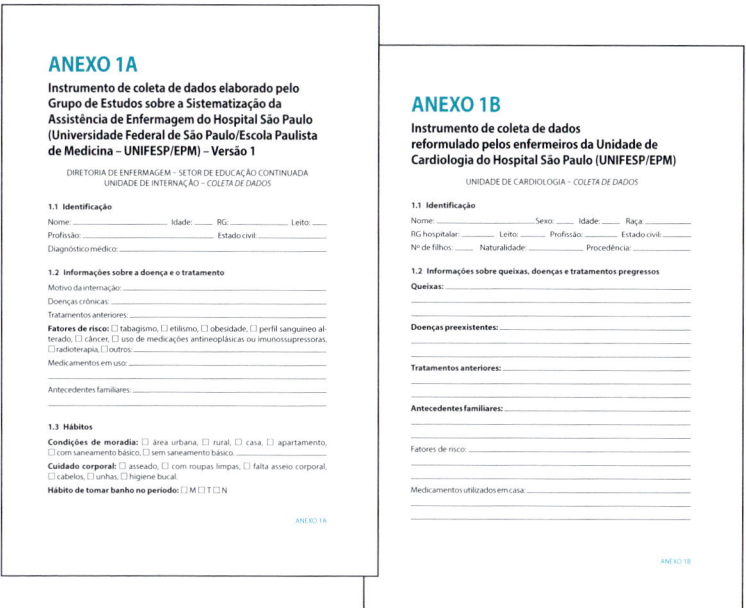

Anexos:

ANEXO 1A   Instrumento de coleta de dados elaborado pelo Grupo de Estudos sobre a Sistematização da Assistência de Enfermagem do Hospital São Paulo (Universidade Federal de São Paulo/Escola Paulista de Medicina – UNIFESP/EPM) – Versão 1

ANEXO 1B   Instrumento de coleta de dados reformulado pelos enfermeiros da Unidade de Cardiologia do Hospital São Paulo (UNIFESP/EPM)

ANEXO 1C   Instruções para o preenchimento do instrumento de coleta de dados de pacientes cardiopatas

ANEXO 1D   Instrumento de coleta de dados – Sistema cardiovascular

ANEXO 16A   IMC por Idade

ANEXO 16B   Gráfico de Acompanhamento Nutricional de Gestantes – IMC/semanas de gestação

ANEXO 21A   Inventário inicial de avaliação de dor

ANEXO 21B   Inventário breve de dor (forma reduzida)

ANEXO 21C   Diagrama corporal de localização e distribuição espacial da dor

ANEXO 21D   Questionário McGill de dor

Bases teórico-metodológicas para a coleta de dados de enfermagem

Alba Lucia Bottura Leite de Barros // Maria Miriam Lima da Nóbrega // Viviane Martins da Silva // Jeanne Liliane Marlene Michel // Marcela Zanatta Ganzarolli

A realidade, a circunstância em que vivemos, precisa ser por nós interpretada. Temos a necessidade de atribuir-lhe significados para poder interagir com ela. Sem interpretação, compreensão ou explicação, não saberíamos como abordá-la ao exercer nossas atividades. Essa compreensão ou explicação se dá pormeio da elaboração de modelos e teorias, que organizam a nossa percepção e interpretação do mundo.

A enfermagem, como qualquer área de atuação profissional, sempre estruturou princípios, valores e normas para guiar sua ação. A proposta mais antiga dessa organização foi feita por Florence Nightingale, há mais de um século. A partir de 1950, iniciou-se um movimento de organização formal de modelos conceituais e teorias de enfermagem. Discussões acerca das diferenças entre modelo conceitual e teoria e questionamentos sobre a produção dessas teorias (na área da enfermagem) começaram a aparecer na literatura na década de 1970. Recentemente, tem-se percebido um movimento de enfermeiros para o desenvolvimento de teorias de nível mais concreto para explicar cenários particulares e guiar a assistência de enfermagem para populações específicas.

O desenvolvimento e a aplicação dos modelos conceituais e teorias de enfermagem devem acompanhar as mudanças dos modelos de assistência à saúde. Modelos virtuais de prestação do cuidado de enfermagem devem ser fundamentados em teorias que dão suporte para enfermeiros orientarem o cuidado em ambientes virtuais síncronos ou assíncronos.

*Nota: Os anexos citados neste capítulo estão disponíveis em *grupoa.com.br/anamnese4ed*

➔ Aplicação de modelos teóricos na enfermagem

Para alguns autores, como Fawcett e DeSanto-Madeya,[1] por exemplo, o modelo conceitual refere-se a ideias globais sobre indivíduos, grupos, situações e eventos de interesse para uma disciplina. Os conceitos têm um alto nível de abstração e generalização. A teoria apresenta um conjunto de conceitos inter-relacionados de forma mais concreta e específica, que podem ser definidos e operacionalmente testados. Ao discutir essas diferenças, Meleis[2] as analisa e diz que são baseadas em três aspectos: definição, inter-relação dos conceitos e nível de abstração. As definições e inter-relações dos conceitos são atualmente consideradas necessárias tanto para um modelo conceitual como para uma teoria. Quanto ao nível de abstração, as teorias podem ser classificadas como de ampla, média ou pequena abrangência, dependendo da quantidade de fenômenos tratados, das proposições e do nível de definições operacionais componentes da teoria. Assim, a proposta da autora[2] é de um esquema para classificar teorias, em vez de diferenças entre modelo conceitual e teoria.

As teorizações são criações do ser humano para guiar sua ação. Barnum[3] e Fourez[4] defendem que as teorias podem ser comparadas a mapas geográficos: não são cópias, não mostram a totalidade de um terreno, mas apontam as partes importantes; segundo seu objetivo, são uma maneira de se localizar. O conteúdo de um mapa é determinado da mesma forma que os modelos teóricos – a partir de um projeto. Por exemplo, um mapa rodoviário fornece informações diferentes do que um mapa geológico, já que cada um é estruturado de acordo com um propósito. Quando se sabe utilizar o mapa, ele permite comunicar conhecimento. Fourez[4] afirma que

> o mesmo ocorre com os modelos científicos. É a possibilidade de utilizá-los no interior de uma comunidade científica que conhece o seu modo de utilização que lhes dá a sua "objetividade", isto é, a sua possibilidade de servir como "objeto" nessa comunidade humana.

> **Não existe saber acabado, definitivo. É impossível elaborar teorias perenes, pois a capacidade humana tem limites, e a realidade é processual, um vir a ser constante.**

As teorias (representações do mundo) são aceitáveis se atenderem aos nossos projetos; quando essas representações não são úteis, são substituídas por outras. Não existe saber acabado, definitivo. É impossível elaborar teorias perenes, pois a capacidade humana tem limites, e a realidade é processual, um vir a ser constante.

Resumindo as ideias em dois aspectos relevantes, temos: (1) a necessidade de elaborar modelos para ajuste às circunstâncias em que vivemos, para guiar o nosso agir; (2) os modelos não são perenes. A construção, a adoção e a rejeição de modelos são o caminho natural do conhecimento científico.

A ação profissional deve ter como marca a compreensão e a reflexão teórica, que têm como essência o pensamento crítico. Ambas são inerentes a todos os papéis desempenhados pelos enfermeiros na assistência, no ensino, na administração e na pesquisa. Segundo Alves,[5] "[...] a inteligência está diretamente relacionada à nossa capacidade de inventar e operar modelos".

A construção, a adoção e a rejeição de modelos estão presentes na evolução histórica da enfermagem. Na inter-relação dos conceitos centrais, que mostram a unidade da profissão (ser humano, sociedade/ambiente, saúde, enfermagem), têm sido construídos e utilizados modelos próprios da profissão e de várias áreas do conhecimento. A relação entre ser humano, sociedade, saúde e ação de enfermagem pode ser compreendida e explicada por meio de teorias biológicas, sociológicas, psicológicas, epidemiológicas, etc., bem como pelos modelos propostos por enfermeiros. É a aplicação dos conceitos e das proposições desses modelos teóricos que mostra o quanto eles atendem aos nossos propósitos de ação.

São amplas as possibilidades de criação científica na enfermagem. Aos profissionais da área cabe a responsabilidade de criar, selecionar e aplicar modelos que sejam mais adequados ao tipo de serviço que prestam. Da utilização, vai surgir a avaliação crítica, que, por sua vez, poderá corroborar ou reformular o modelo, resultando em progresso do conhecimento científico da área da enfermagem.

Modelos de cuidado em ambiente virtual

Demandas crescentes de pacientes e enfermeiros têm fomentado o desenvolvimento de modelos inovadores de assistência à saúde, operacionalizados por meio de tecnologias.[6] Tecnologias e *softwares* têm permitido que enfermeiros avaliem, diagnostiquem, planejem, implementem e evoluam o cuidado de indivíduos em espaços e tempos não tradicionais.[7] Nesse sentido, novas e flexíveis formas de trabalho têm surgido, caracterizando um modelo virtual de prestação do cuidado de enfermagem e ampliando os limites do escopo da prática profissional.[6,7]

Chamadas telefônicas, *e-mails*, aplicativos móveis, plataformas de mídia social, vídeos e fotografias permitem que enfermeiros em ambientes virtuais capturem informações que apoiam os processos de tomada de decisão clínica e permitem iniciar e dar continuidade ao cuidado do paciente.[6-9] O cuidado em ambiente virtual pode operacionalizar-se de forma síncrona ou assíncrona,[7] em cenários como domicílios, ambulatórios, escolas, instalações correcionais, hospitais, companhias de seguros e unidades móveis.[6]

Ao implementar um cuidado seguro em ambiente virtual, o enfermeiro deve assegurar que os pacientes estão recebendo os cuidados certos, no momento certo e na modalidade certa.[7] Habilidades críticas são, então, requeridas e incluem conhecimento clínico especializado, comunicação interpessoal clara, pensamento crítico aguçado e habilidades de computação proficientes.[6,8] Enfermeiros de cuidados em ambientes virtuais podem ainda beneficiar-se da aplicação de teorias de enfermagem na utilização segura das tecnologias de telessaúde e na orientação da assistência ao paciente que permitam o alcance de metas.[9]

Teorias de enfermagem tradicionais (aquelas desenvolvidas para guiar um cuidado de enfermagem aplicado na presença do enfermeiro e do indivíduo que está sendo cuidado) podem ser aplicadas em situações de cuidado em ambiente virtual para ajudar os pacientes a adaptar-se a contextos de saúde de maneiras novas e únicas e em espaços geográficos diversos (Modelo de Adaptação de Roy); para ajudar os pacientes a atingir os objetivos relacionados à saúde de maneira segura e eficaz (Teoria de Alcance de Metas de King); para que pacientes tomem decisões sobre seus cuidados pessoais e o nível de cuidado requeridos (Modelo de Autocuidado de Orem).[7]

Teorias de média e pequena abrangência assumem um papel fundamental na orientação do enfermeiro para o cuidado em ambiente virtual. Teorias de média abrangência podem fornecer uma estrutura relativamente concreta e específica para a interpretação de comportamentos, situações e eventos vivenciados por enfermeiros e pacientes/clientes nos ambientes virtuais de cuidado. Teorias de pequena abrangência, como as teorias de situação específica, podem guiar enfermeiros em ambiente virtual no delineamento de intervenções que busquem cumprir metas específicas de acordo com as tecnologias e os *softwares* que permitem a operacionalização da assistência. Embora ainda sejam necessárias investigações que permitam verificar como as teorias de enfermagem podem guiar o cuidado em ambientes virtuais, acredita-se que o avanço da enfermagem nesses ambientes deverá estar fundamentado em teorias, pesquisas e na prática de enfermagem baseada em evidências.[7]

➔ Construção de instrumentos de coleta de dados

> O processo de enfermagem é utilizado como método para sistematizar o cuidado, propiciando condições para individualizar e administrar a assistência, possibilitando, assim, maior integração do enfermeiro com o paciente, com a família, com a comunidade e com a própria equipe, gerando resultados positivos para a melhoria da prestação dessa assistência.

O processo de enfermagem é utilizado como método para sistematizar o cuidado, propiciando condições para individualizar e administrar a assistência, possibilitando, assim, maior integração do enfermeiro com o paciente, com a família, com a comunidade e com a própria equipe, gerando resultados positivos para a melhoria da prestação dessa assistência. A utilização da metodologia de trabalho traz benefícios tanto para os indivíduos, as famílias e as comunidades, que podem ter suas necessidades atendidas, como para os próprios enfermeiros, a profissão de enfermagem e as instituições de saúde, que podem usá-la como recurso para avaliação da qualidade de seus serviços.

A organização das ações de enfermagem, por meio do processo de enfermagem, consiste na elaboração de um planejamento das ações terapêuticas, que tem suas bases no método de resolução de problemas e nas etapas do método científico. O processo de enfermagem, em sua forma atualmente mais conhecida, é constituído, portanto, por cinco fases sequenciais e inter-relacionadas: coleta de dados, diagnóstico, planejamento, implementação e avaliação. Essas fases integram as funções intelectuais de solução de problemas.

A fase inicial do processo de enfermagem, comumente conhecida como coleta de dados do paciente, foi denominada como história de enfermagem (modelo de Horta)[10] ou avaliação inicial (modelo de Gordon)[11] e corresponde à coleta de dados do método científico. Essa etapa do processo diz respeito, basicamente, a três atividades: coleta de dados objetivos e subjetivos, organização dos dados coletados e documentação metódica. Seu propósito é identificar e obter informações pertinentes sobre o paciente.

Tal como ocorre com o método científico, a coleta de dados é fundamental para todo o desenvolvimento do processo de enfermagem, constituindo o alicerce no qual se baseiam as etapas seguintes. Todas as decisões quanto a diagnósticos e intervenções de enfermagem, além da avaliação dos resultados, são baseadas nas informações obtidas nesse momento, que diz respeito não só à coleta dos dados, mas também à sua validação e organização, à identificação de padrões e teste de impressões iniciais e ao relato e registro desses dados.

A percepção dessa importância tem suscitado inúmeras propostas de instrumentos de coleta, com variações de forma e conteúdo, visando à obtenção dos dados mais completos possíveis, tanto do ponto de vista da quantidade como da qualidade. De acordo com vários autores, a enfermagem não conta com instrumentos de coleta de dados universalmente aceitos. Tais instrumentos podem ser desenvolvidos com base em qualquer uma das abordagens teóricas ou conceituais de enfermagem, devendo descrever as características do indivíduo e suas respostas ao estado de saúde. Há instrumentos de coleta de dados baseados, por exemplo, na Teoria das Necessidades Humanas Básicas de Horta, nos Padrões Funcionais de Saúde propostos por Gordon,[11] na proposta de autocuidado de Orem ou, ainda, nos Padrões de Resposta Humana da NANDA International, Inc. (NANDA-I).[12]

A construção de um instrumento de coleta de dados deve refletir, de certa forma, um pouco da cultura da instituição em que ele será utilizado, demonstrando a filosofia de trabalho adotada e as crenças dos enfermeiros com relação ao cuidado dos pacientes/clientes. Deve ainda ser organizado de acordo com as tecnologias selecionadas para sua disponibilização. O instrumento também pode ser composto de diversas partes, com diferentes referenciais teóricos. Cada uma dessas

> A construção de um instrumento de coleta de dados deve refletir, de certa forma, um pouco da cultura da instituição em que ele será utilizado, demonstrando a filosofia de trabalho adotada e as crenças dos enfermeiros com relação ao cuidado dos pacientes/clientes.

Como exemplo, é apresentado no ANEXO 1A (*online*), a primeira versão do instrumento de coleta de dados elaborado pelo Grupo de Estudos sobre Sistematização da Assistência de Enfermagem do Hospital São Paulo, da Universidade Federal de São Paulo. A primeira parte, *identificação*, tem como objetivo registrar dados que identifiquem o paciente. A segunda parte, *informações sobre a doença e o tratamento*, visa situar o enfermeiro quanto ao quadro patológico atual do paciente, procurando determinar fatores ambientais, sociais, características pessoais, comportamentos e hábitos que afetem as condições de saúde ou contribuam para o surgimento de doenças, sendo, portanto, fundamentada quase totalmente no modelo epidemiológico. Na terceira parte desse instrumento, denominada *hábitos*, são investigados aspectos da vida do paciente nos níveis psicobiológico e psicossocial, segundo os modelos de Horta e de Orem, e nos níveis epidemiológico e biomédico, que são capazes de influenciar na assistência e que exijam intervenções específicas do enfermeiro ou mesmo ajustes do próprio paciente durante ou após o período de internação.

A parte de *exame físico* inclui a mensuração de sinais vitais, perímetros, estatura e peso, além de dados coletados por meio de inspeção, palpação, percussão e ausculta, a fim de identificar sinais normais e anormais nos diversos sistemas biológicos, refletindo claramente a utilização do modelo biomédico. Os *aspectos psicossociais* compõem a quinta parte do instrumento, que visa levantar dados referentes a interação social, resolução de problemas, apoio espiritual, suporte financeiro, conhecimento sobre o problema de saúde, autocuidado e mudanças percebidas no humor ou nos sentimentos após o conhecimento do problema de saúde. Nessa parte, identificam-se novamente os níveis psicossocial e psicoespiritual do modelo de Horta[10] e as ações e o déficit de autocuidado do modelo de Orem.[13] Além dos dados coletados até aqui, o enfermeiro tem a oportunidade de complementar os dados da sua área de especialidade na sexta parte do instrumento, denominada *dados específicos de cada área*.

Esse instrumento de coleta de dados baseou-se no modelo adotado pela Diretoria de Enfermagem do Hospital São Paulo para a assistência aos pacientes hospitalizados, que foi eclético, integrando conceitos de diferentes referenciais teóricos, que se somaram para permitir uma abordagem abrangente do paciente (ANEXO 1A [*online*]). O instrumento proposto inicialmente foi discutido e modificado pelo Grupo de Estudos e pelos enfermeiros das diversas clínicas do hospital, pois se percebeu a necessidade de um refinamento que permitisse a abordagem de diferentes tipos de pacientes, adaptando o instrumento para uso em unidades especializadas. Isso permitiu agilizar o processo de coleta de dados e a consequente realização das demais etapas da assistência sistematizada. Foi necessária a elaboração de um roteiro instrucional que direcionasse sua aplicação e facilitasse o treinamento dos enfermeiros novatos e dos alunos para a sua utilização. Ao final deste capítulo, é apresentado o instrumento resultante dessa reformulação, realizada junto aos enfermeiros da Unidade de Cardiologia (ANEXO 1B [online]), bem como o roteiro instrucional elaborado pelo grupo (ANEXO 1C [online]).

Essa percepção vem ao encontro do que se tem observado em todo o mundo. As entidades internacionais que estão estudando o processo de enfermagem têm reiterado a necessidade de validação de instrumentos para as diferentes realidades. Muitos enfermeiros sentem-se desconfortáveis para estabelecer diagnósticos de enfermagem, devido a uma lacuna fundamental entre a coleta de dados e os diagnósticos, causada por falhas nos instrumentos de coleta utilizados na prática clínica. Ainda que muito trabalho tenha sido realizado pelos enfermeiros brasileiros nos últimos 22 anos para formalizar, padronizar e pesquisar diagnósticos relacionados aos problemas dos pacientes, pouco tem sido feito para criar uma base de dados com informações completas e registradas de forma acurada que permitam a avaliação de sinais e sintomas e a formulação de perfis de diagnósticos de enfermagem de populações específicas.

> **Muitos enfermeiros sentem-se desconfortáveis para estabelecer diagnósticos de enfermagem, devido a uma lacuna fundamental entre a coleta de dados e os diagnósticos, causada por falhas nos instrumentos de coleta utilizados na prática clínica.**

Em seu trabalho, Guzzetta[14] apresenta instrumentos de coleta de dados que, com base em uma mesma estrutura, estão voltados para as necessidades específicas de diferentes grupos de pacientes, utilizando a estrutura dos padrões funcionais de saúde propostos por Gordon. Ao tornar o instrumento de coleta de dados mais específico, de forma a garantir uma abordagem holística do paciente, a assistência sistematizada por parte dos enfermeiros será beneficiada, seja em sua prática assistencial, seja no ensino ou na pesquisa.

A construção de instrumentos de coleta de dados é um processo dinâmico, pois é necessário que se faça uma constante avaliação do instrumento em uso, adequando-o a mudanças no modelo de sistematização da assistência de enfermagem adotado, características dos pacientes, características e necessidades da equipe de enfermagem e também a mudanças nos processos de trabalho adotados pela instituição (p. ex., a informatização do prontuário do paciente). Essas experiências levaram à proposição de um novo instrumento apoiado no referencial de Guzzetta,[14] modificado para os padrões funcionais de saúde de Gordon[11] e para a estrutura da Taxonomia II da NANDA-I[12] (ANEXO 1D [online]).

➔ Considerações finais

Os próximos capítulos deste livro tratam especificamente da primeira fase do processo de enfermagem, ou seja, da coleta de dados, ou história de enfermagem, da qual fazem parte a entrevista e o exame físico, aspectos fundamentais para a avaliação diagnóstica de enfermagem no adulto. Os leitores que quiserem mais subsídios sobre o processo de enfermagem como um todo devem buscar referências que dizem respeito a esse assunto.

É importante lembrar também que a coleta de dados de enfermagem de um paciente inclui a observação, a entrevista e a coleta de dados empíricos. É necessário que os enfermeiros, além de dominarem as técnicas propedêuticas de inspeção, palpação, percussão e ausculta, tenham uma profunda compreensão da fisiologia normal, da patologia clínica e do diagnóstico por imagem, o que lhes permitirá extrapolar e analisar criticamente os dados coletados e oferecer cuidados e intervenções adequados à evolução positiva da saúde do paciente. Tampouco deve ser negligenciado o desenvolvimento da sensibilidade e da observação para detectar questões de cunho emocional, psicológico e espiritual que possam levar ao estabelecimento de diagnósticos de enfermagem e que demandem uma intervenção efetiva e imediata para garantir o bem-estar do paciente/cliente.

➔ Referências

1. Fawcett J, DeSanto-Madeya S. Contemporary nursing knowledge: analysis and evaluation of nursing models and theories. 3rd ed. Philadelphia: FA Davis; 2013.
2. Meleis AI. Theoretical nursing: development and progress. 5th ed. Philadelphia: Lippincott Williams & Wilkins; 2011.
3. Barnum BJS. Nursing theory: analysis, application, evaluation. 5th ed. Philadelphia: Lippincott Williams & Wilkins; 1998.
4. Fourez G. A construção das ciências: introdução à filosofia e à ética das ciências. São Paulo: UNESP; 1995.
5. Alves R. Filosofia da ciência: introdução ao jogo e a suas regras. 9. ed. São Paulo: Loyola; 2005.
6. Cloyd B, Thompson J. Virtual care nursing: the wave of the future. Nurse Lead. 2020;18(2):147-50.
7. Fronczek AE. Nursing theory in virtual care. Nurs Sci Q. 2019;32(1):35-8.
8. Mahoney MF. Telehealth, telemedicine, and related technologic platforms: current practice and response to the COVID-19 pandemic. J Wound Ostomy Continence Nurs. 2020;47(5):439-44.
9. Carroll K. Transforming the art of nursing: telehealth technologies. Nurs Sci Q. 2018;31(3):230-2.
10. Horta WA. Processo de enfermagem. Rio de Janeiro: Guanabara Koogan; 2011.
11. Gordon M. Nursing diagnoses: process and application. 3rd. St. Louis: Mosby; 1994.
12. Herdman TH, Kamitsuru S, editoras. Diagnósticos de enfermagem da NANDA-I: definição e classificação 2018-2020. 11. ed. Porto Alegre: Artmed; 2018.
13. Orem DE. Nursing: concepts of practice. 5th ed. St Louis: Mosby; 1995.
14. Guzzetta CE, Bunton SD, Prinkey LA, Sherer A. Clinical assessment tools for use with nursing diagnoses. St Louis: Mosby; 1989.

Leituras recomendadas

Alfaro-LeFevre R. Aplicação do processo de enfermagem: fundamentos para o raciocínio clínico. 8. ed. Porto Alegre: Artmed; 2014.

Barros ALBL, Silva VM, Santana RF, Cavalcante AMRZ, Vitor AF, Lucena AF, et al. Contribuições da rede de pesquisa em processo de enfermagem para assistência na pandemia de COVID-19. Rev Bras Enferm [Internet]. 2020 [capturado em 26 abr 2021];73(Suppl 2):e20200798. Disponível em: https://www.scielo.br/pdf/reben/v73s2/pt_0034-7167-reben-73-s2-e20200798.pdf.

Barros ALBL. O trabalho docente assistencial de enfermagem no Hospital São Paulo da UNIFESP/EPM [tese]. São Paulo: Universidade Federal de São Paulo; 1998.

Bickley LS. Bates: propedêutica médica. 12. ed. Rio de Janeiro: Guanabara Koogan; 2018.

Carpenito LJ. Diagnósticos de enfermagem: aplicação à prática clínica. 15. ed. Porto Alegre: Artmed; 2019.

Carpenito LJ. Manual de diagnóstico de enfermagem. 15. ed. Porto Alegre: Artmed; 2018.

Cyrillo RMZ, Dalri MCB, Cristina JA. Construção e validação do instrumento de coleta de dados para a assistência de enfermagem no atendimento pré-hospitalar móvel avançado a vítimas de trauma. Rev RENE. 2005;6(2):55-62.

Doenges ME, Moorhouse MF, Murr AC. Diagnósticos de enfermagem: intervenções, prioridades, fundamentos. 14. ed. Rio de Janeiro: Guanabara Koogan; 2018.

Galdeano LE, Rossi LA. Construção e validação de instrumentos de coleta de dados para o período perioperatório de cirurgia cardíaca. Rev Lat Am Enfermagem. 2002;10(6):800-4.

George JB, organizador. Teorias de enfermagem: os fundamentos à prática profissional. 4. ed. Porto Alegre: Artmed; 1993.

Goldman L, Schafer AI. Goldman-Cecil medicina. 25. ed. Rio de Janeiro: Guanabara Koogan; 2018.

Hinkle JL, Cheever KH. Brunner & Suddarth: tratado de enfermagem médico-cirúrgica. 14. ed. Rio de Janeiro: Guanabara Koogan; 2020.

Lima LR, Stival MM, Lima LR, Oliveira CR, Chianca TCM. Proposta de instrumento para coleta de dados de enfermagem em uma unidade de terapia intensiva fundamentado em horta. Rev Elet Enferm [Internet]. 2006; [capturado em 27 abr. 2021];8(3):349-57. Disponível em: https://revistas.ufg.br/fen/article/view/7073/5004.

Luciano FRS, Rosa LM, Alvarez AG, Kuze EB. Validação de instrumento para registro da sistematização da assistência de enfermagem perioperatória. Rev SOBECC [Internet]. 2019; [capturado em 27 abr. 2021];24(4):200-10. Disponível em: file:///C:/Users/juliana.hugo/Downloads/520-2766-1-PB.pdf.

Mazzo MHSN, Brito RS. Validação de instrumento para consulta de enfermagem à puérpera no âmbito da atenção básica. Rev Enferm UFPE [Internet]. 2013 [capturado em 27 abr. 2021];7(7):4809-13. Disponível em: file:///C:/Users/juliana.hugo/Downloads/11737-27761-1-SP.pdf.

Michel JLM. Validação de instrumento para coleta de dados de pacientes cardiopatas [dissertação]. São Paulo: Universidade Federal de São Paulo; 1999.

Ramalho Neto JM, Fontes WD, Nóbrega MML. Instrumento de coleta de dados de enfermagem em Unidade de Terapia Intensiva Geral. Rev Bras Enferm. 2013;66(4):535-42.

Tannure MC, Chianca TCM, Bedran T, Werli A, Rodrigues ACR. Validação de instrumentos de coleta de dados de enfermagem em unidade de tratamento intensivo de adultos. Rev Min Enferm. 2008;12(3):370-80.

Virgínio NA, Nóbrega MMLN. Validação de instrumento de coleta de dados de enfermagem para clientes adultos hospitalizados. Rev Bras Enferm. 2004;57(1):53-6.

2

Avaliação clínica e técnicas instrumentais para o exame físico

Alba Lucia Bottura Leite de Barros // Jeanne Liliane Marlene Michel // Rita Simone Lopes Moreira // Juliana de Lima Lopes

A enfermagem é uma ciência e uma arte, segundo o conceito consagrado por Horta,[1] e tem o objetivo de

> [...] assistir ao ser humano (indivíduo, família e comunidade) no atendimento de suas necessidades básicas, de torná-lo independente dessa assistência, quando possível, pelo ensino do autocuidado; de recuperar, manter e promover a saúde em colaboração com outros profissionais.

Trata-se de uma arte milenar e, como ciência, vem estabelecendo, neste último século, as suas bases de conhecimento por meio do desenvolvimento de teorias e modelos teóricos utilizados junto a pacientes em situações específicas, a partir do método de trabalho denominado *processo de enfermagem*.

> O enfermeiro, em seu cotidiano, utiliza processos mentais que, muitas vezes, não se restringem a pensamentos lógicos e racionais.

O enfermeiro, em seu cotidiano, utiliza processos mentais que, muitas vezes, não se restringem a pensamentos lógicos e racionais, podendo utilizar processos intuitivos, que são aqueles que usam experiências previamente vividas pelo profissional. Com frequência, é do inconsciente que provêm os meios a partir dos quais se tiram as conclusões a respeito do paciente, ainda que sem uma conexão direta com fatos relatados ou observados. Incluem-se, portanto, dados de natureza psicossocial, cultural ou outros que se considerem importantes. Sendo assim, torna-se difícil ter uma ideia exata quanto à influência de tais dados sobre suas decisões diagnósticas.

Dessa forma, apoiando-se em elementos lógicos e não lógicos, tanto no nível consciente quanto inconsciente – no qual estão armazenados o saber, a história da humanidade, a história do indivíduo no contexto cultural próprio e a do ambiente em que ele vive –, a mente consegue realizar raciocínios que conduzem a diagnósticos muitas vezes desprovidos de lógica. Isso pode ser denominado raciocínio intuitivo.

O exame físico é o traço de união entre a arte e a ciência da enfermagem. É a partir dele que acontece a fusão entre esses dois componentes da profissão. Os dados objetivos coletados são apoiados nas ciências biológicas. Para tanto, são utilizados instrumentos próprios para sua obtenção, como termômetro, estetoscópio, esfigmomanômetro, otoscópio, oftalmoscópio, balança, fita métrica, entre outros, além das técnicas propedêuticas de inspeção, palpação, percussão e ausculta.

Todavia, é na entrevista, momento em que se estabelece a relação enfermeiro-paciente, que a arte, o subjetivo, aflora, por meio de questões apoiadas na experiência própria do entrevistado, com profunda influência de aspectos humanos, psicológicos, sociológicos e culturais do profissional, acrescidos das questões objetivas. Nesse momento, verifica-se, muitas vezes, uma condução intuitiva da entrevista, que supera em muito os aspectos objetivos. Tal viés torna difícil o controle dos processos lógicos e racionais empregados no diagnóstico.

Os limites entre a ciência e a arte da enfermagem não podem ser estabelecidos de forma rígida, pois cada ser humano é bastante peculiar. Em uma coleta de dados, o enfermeiro deve deixar emergir, dentro de princípios éticos, toda sua aptidão e seu conhecimento, em um processo terapêutico satisfatório e prazeroso para o paciente e para si. Isso possibilita que os diagnósticos de enfermagem sejam elaborados com qualidade, permitindo a escolha das atividades de enfermagem mais adequadas para atingir os resultados pretendidos com o cuidado prestado.

Neste capítulo, discorre-se sobre os instrumentos e as técnicas próprias para a obtenção de dados confiáveis que subsidiarão o raciocínio clínico. Outros dados deverão ser coletados para ajudar nesse processo, como resultados laboratoriais, dados antropométricos e resultados de exames de imagem, os quais são mencionados nos capítulos finais deste livro.

Método clínico

Os procedimentos que constituem as bases do exame clínico são a entrevista, a inspeção, a palpação, a percussão e a ausculta, além do uso de alguns instrumentos e aparelhos simples. No Capítulo 4, é abordada com detalhes a técnica de entrevista. Aqui são discutidas, especificamente, as técnicas propedêuticas.

Para obter os dados do paciente, é preciso que examinado e examinador ocupem posições adequadas para o exame e que seja feita a divisão da superfície corporal em regiões. Essa divisão deve seguir a Terminologia Anatômica Internacional *(Nômina Anatômica)*, publicada, em português, pela Sociedade Brasileira de Anatomia[2] e que será apresentada ao longo dos capítulos correspondentes a cada sistema corporal.

> O examinador deve sempre procurar a posição mais confortável para coletar os dados, podendo deslocar-se como lhe convier.

Para executar o exame físico, costuma-se usar fundamentalmente as seguintes posições para o paciente: decúbito dorsal **(FIG. 2.1)**; decúbito lateral (direito e esquerdo) **(FIGS. 2.2** e **2.3)**; decúbito ventral **(FIG. 2.4)**; posição sentada (no leito ou em uma cadeira) **(FIG. 2.5)**; e posição ortostática **(FIG. 2.6)**. Na realização de exames específicos, como o ginecológico e o proctológico, adotam-se outras posições próprias, indicadas nos

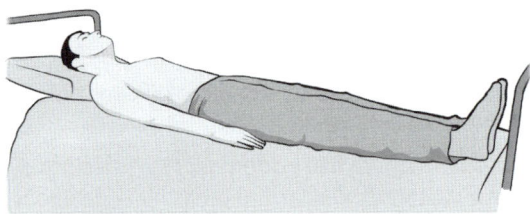

FIG. 2.1 → Paciente em decúbito dorsal. Os braços repousam sobre a mesa de exame em mínima abdução.

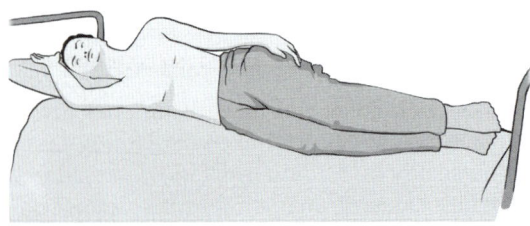

FIG. 2.2 → Paciente em decúbito lateral direito, com um dos braços repousando sobre seu corpo e com o outro em abdução. As pernas são levemente fletidas, para maior comodidade do paciente.

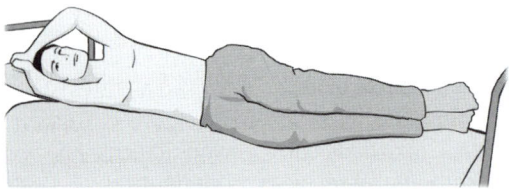

FIG. 2.3 → Paciente em decúbito lateral direito, com ambos os braços em abdução, para permitir a visualização da face lateral do tórax.

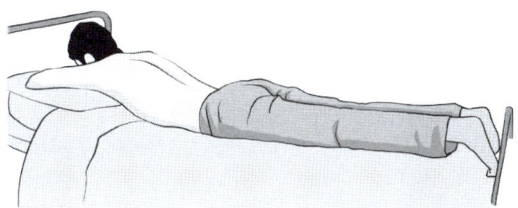

FIG. 2.4 → Paciente em decúbito ventral. Os braços e o rosto estão sobre o travesseiro.

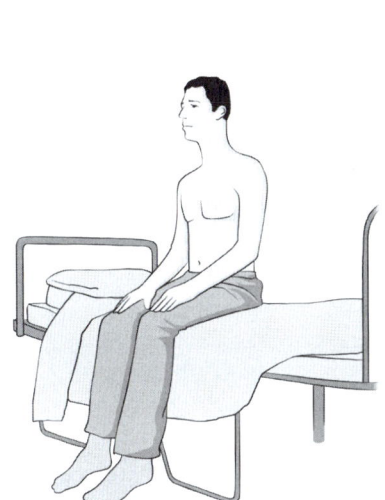

FIG. 2.5 → Paciente em posição sentada. As mãos repousam sobre as coxas. Neste caso, o paciente está sentado na beira do leito.

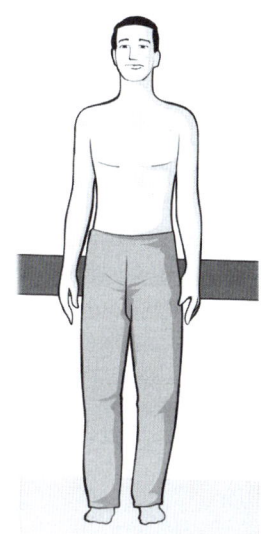

FIG. 2.6 → Paciente em posição ortostática. Os pés se encontram moderadamente afastados um do outro, e os membros superiores caem naturalmente junto ao corpo.

capítulos subsequentes, assim como as posições adequadas à avaliação de cada sistema. O examinador deve sempre procurar a posição mais confortável para coletar os dados, podendo deslocar-se como lhe convier.

→ Técnicas básicas para o exame físico

O exame físico compreende inspeção, palpação, percussão e ausculta, além da utilização de alguns instrumentos e aparelhos que são citados adiante. Essa sequência poderá ser alterada dependendo do sistema a ser avaliado.

Para a realização de cada etapa, o examinador emprega os seus sentidos, sobretudo a visão, o tato e a audição. O olfato também é um sentido importante para obter dados que subsidiem o raciocínio clínico de enfermagem.

Busca-se verificar, por meio do olfato, a presença de diferentes odores corporais que possam indicar alterações. Ao entrar em contato com o paciente, ou durante o exame da boca, por exemplo, é possível identificar a presença de hálitos específicos, como *hálito cetônico* (na cetoacidose diabética, o odor lembra acetona), *hálito alcoólico, hálito com odor de urina* (nas uremias), *hálito de maçã estragada* (coma hepático) e *halitose oral por diversas causas* (como má higiene bucal, cáries, infecções gengivais e periodontais, próteses mal adaptadas, infecções da garganta e do aparelho digestivo, mucosa oral seca ou mal higienizada nos pacientes inconscientes ou que usam cânula orotraqueal ou de Guedel). Odor de suor ou de falta de higienização corporal, odor genital resultante de infecções como tricômona, restos de placenta, entre outros, também devem ser evidenciados.

Seguem alguns instrumentos e aparelhos necessários para o exame físico (**FIG. 2.7**):

→ Esfigmomanômetro
→ Estetoscópio
→ Termômetro
→ Fita métrica
→ Lanterna
→ Otoscópio
→ Oftalmoscópio
→ Algodão
→ Abaixador de língua
→ Pupilômetro

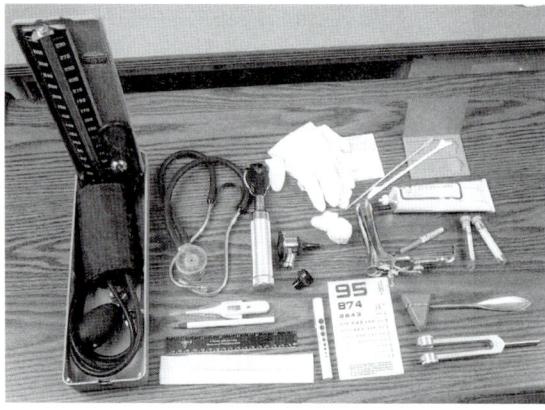

FIG. 2.7 → Instrumentos e aparelhos necessários para o exame físico.

Inspeção

A inspeção é um processo de observação, no qual a visão e o olfato do profissional são utilizados na obtenção de dados do paciente. Ela deve ser tanto panorâmica quanto localizada, investigando-se as partes mais acessíveis das cavidades em contato com o exterior.

O enfermeiro deve inspecionar, nos segmentos corporais, a presença de dismorfias, distúrbios no desenvolvimento, lesões cutâneas, secreções e presença de cateteres e tubos ou outros dispositivos. É importante verificar o modo de andar, a postura, o contato visual e a forma de comunicação verbal e corporal. Esses dados fornecerão "pistas" sobre o estado emocional e mental do paciente.

A inspeção é um *continuum de avaliação*. Deslizar o olhar por todo o corpo, bem como observar expressões apresentadas pelo indivíduo, faz parte da inspeção. Durante a palpação, a percussão e a ausculta, deve-se continuar inspecionando o paciente. Por fim, inspecione bastante. Erra menos quem inspeciona mais.

> A inspeção é um *continuum* de avaliação. Durante a palpação, a percussão e a ausculta, deve-se continuar inspecionando o paciente.

Semiotécnica

A inspeção pode ser *estática* – quando se observam os contornos anatômicos, presença de feridas, lesões e ou cicatrizes, distribuição de pelos e também dispositivos que podem estar instalados no segmento que está sendo inspecionado – ou *dinâmica* – quando o foco da atenção do observador está centrado nos movimentos próprios do segmento inspecionado. Deve-se providenciar iluminação adequada, de preferência com luz natural. Se for artificial, a luz mais recomendável é a de cor branca e com intensidade suficiente. Para a inspeção de cavidades, usa-se uma pequena lanterna.

É fundamental respeitar o paciente, desnudando-o apenas no segmento a ser inspecionado. O paciente deve ser inspecionado por inteiro, dando-se especial atenção à região de maior queixa.

Existem duas maneiras de se fazer a inspeção:

→ *Inspeção frontal*: é como se designa a técnica de olhar de frente a região a ser examinada. É considerada o modelo-padrão do procedimento.
→ *Inspeção tangencial*: nessa técnica, observa-se a região tangencialmente. É mais indicada para pesquisar movimentos mínimos na superfície corporal, como, por exemplo, pulsações, abaulamentos, retrações, ondulações.

Palpação

> Inspeção e palpação são procedimentos que podem andar juntos, um complementando o outro.

A palpação é uma técnica que permite a obtenção de dados a partir do tato e da pressão. O sentido do tato leva à obtenção das impressões táteis da parte mais superficial do corpo, enquanto a pressão permite a obtenção das impressões de regiões mais profundas. Inspeção e palpação são procedimentos que podem andar juntos, um complementando o outro.

A palpação permite a identificação de modificações de textura, espessura, consistência, sensibilidade, volume e dureza. Permite, ainda, a percepção de frêmito, flutuação, elasticidade e edema e também de áreas dolorosas. Pode ser superficial ou profunda. A superficial (pressão em uma profundidade de 1 cm) deve preceder a palpação profunda (pressão em uma profundidade de 4 cm).

Semiotécnica

O examinador deve preocupar-se em

→ estar com as mãos lavadas com água e sabão a cada exame;
→ aquecer as mãos, esfregando-as uma contra a outra;
→ ter as unhas cortadas e tratadas, em um tamanho que não machuque o paciente.

Variantes do procedimento de interesse para a enfermagem:

→ Palpação com a mão espalmada, usando toda a palma de uma ou de ambas as mãos (FIG. 2.8).

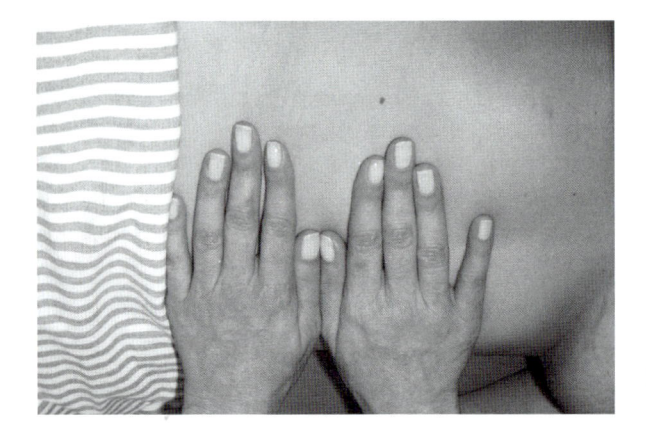

FIG. 2.8 → Palpação com a mão espalmada.

→ Palpação com uma das mãos sobrepondo-se à outra (FIG. 2.9).
→ Palpação com a mão espalmada, usando apenas as polpas digitais e a parte ventral dos dedos (FIGS. 2.10 a 2.12).

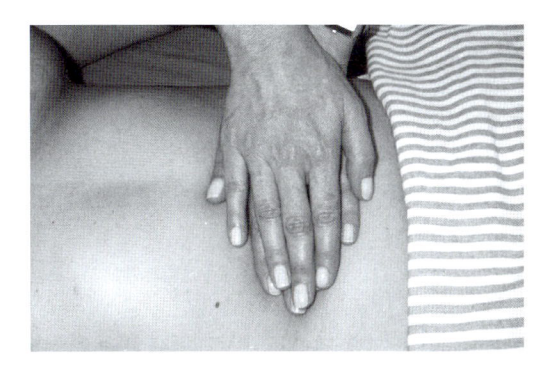

FIG. 2.9 → Palpação com uma das mãos sobrepondo-se à outra.

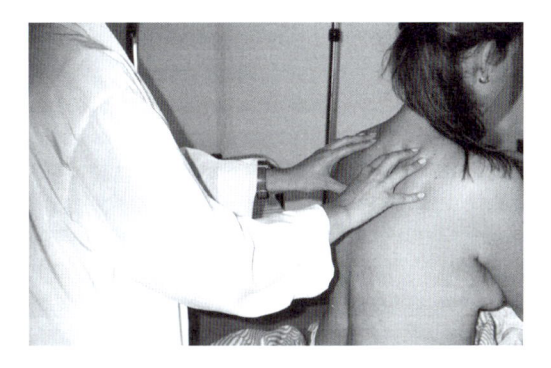

FIG. 2.10 → Palpação usando as polpas digitais.

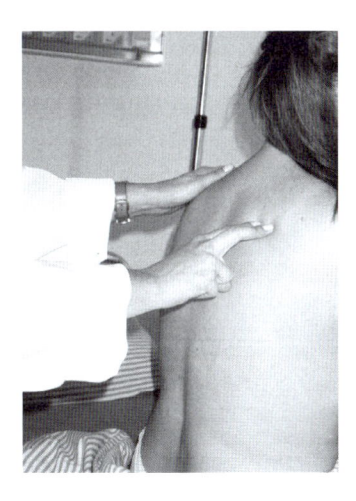

FIG. 2.11 → Polpas digitais.

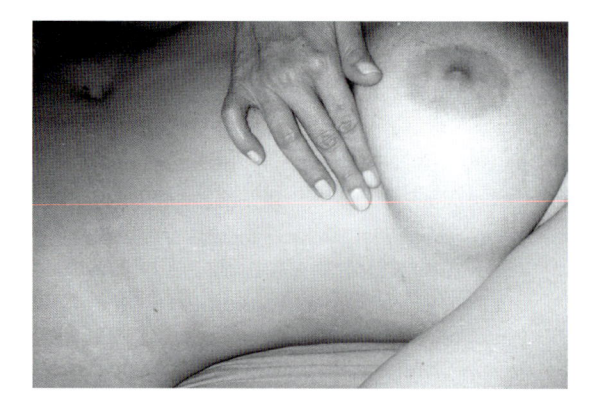

FIG. 2.12 → Polpas digitais.

→ Palpação usando o polegar e o indicador, formando uma pinça (FIG. 2.13).
→ Palpação com o dorso dos dedos e das mãos, para avaliar temperatura (FIG. 2.14).

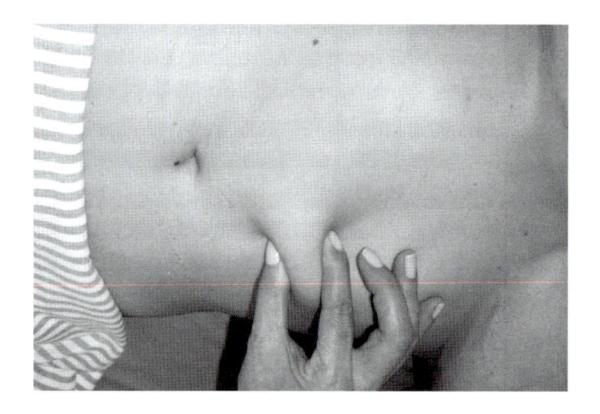

FIG. 2.13 → Palpação em pinça.

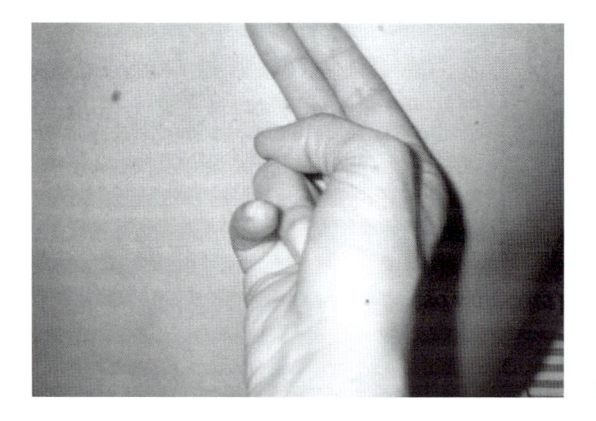

FIG. 2.14 → Temperatura.

→ Digitopressão: realizada com a polpa do polegar ou do indicador, consiste na compressão de uma área com o objetivo de pesquisar dor, detectar edema e/ou avaliar circulação cutânea (FIG. 2.15).
→ Puntipressão: utiliza-se um objeto pontiagudo, não cortante, em um ponto do corpo, para avaliar sensibilidade dolorosa (FIG. 2.16).
→ Fricção com algodão: roçar de leve a pele, procurando verificar a sensibilidade tátil (FIG. 2.17).

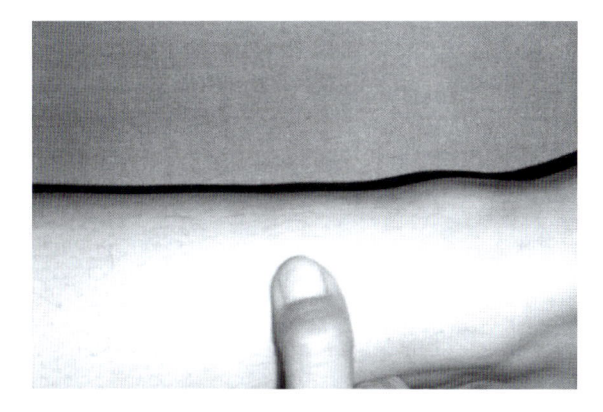

FIG. 2.15 → Digitopressão.

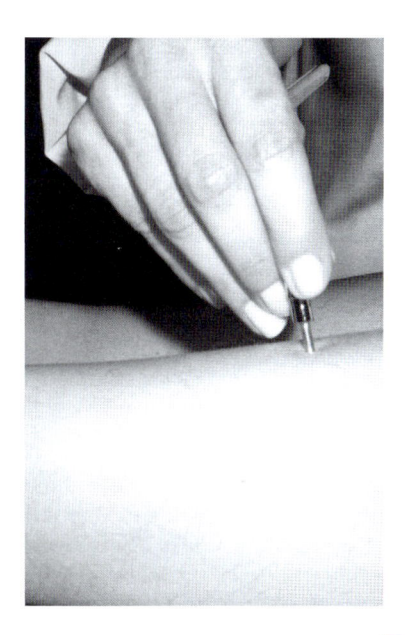

FIG. 2.16 → Puntipressão.

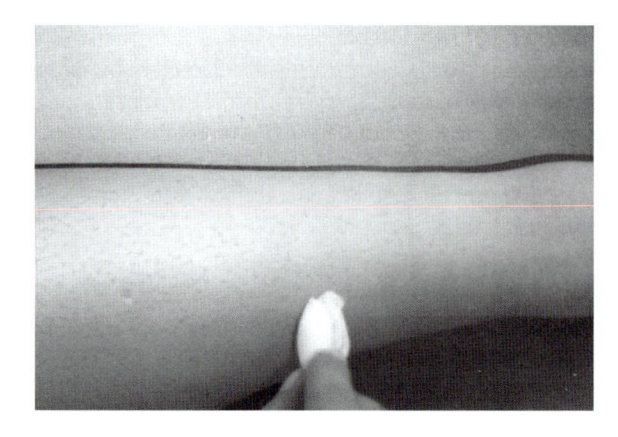

FIG. 2.17 → Fricção com algodão.

Percussão

> Obtêm-se, na percussão, além das vibrações, impressões acerca da resistência que a região golpeada oferece quando é realizado o procedimento.

O princípio da percussão baseia-se nas vibrações originadas de pequenos golpes realizados em determinada superfície do organismo. As vibrações obtidas têm características próprias quanto a intensidade, tonalidade e timbre, de acordo com a estrutura anatômica percutida. Obtêm-se, na percussão, além das vibrações, impressões acerca da resistência que a região golpeada oferece quando é realizado o procedimento.

Semiotécnica

Entre as várias técnicas relatadas para esse procedimento, destacamos aquelas de maior interesse para a prática clínica de enfermagem:

→ Percussão direta
→ Percussão dígito-digital
→ Punho-percussão, percussão com a borda da mão e percussão por piparote

Percussão direta

É realizada golpeando-se diretamente com as pontas dos dedos a região-alvo. Os dedos devem estar fletidos, imitando a forma de um martelo, e os movimentos de golpear são feitos pela articulação do punho **(FIG. 2.18)**.

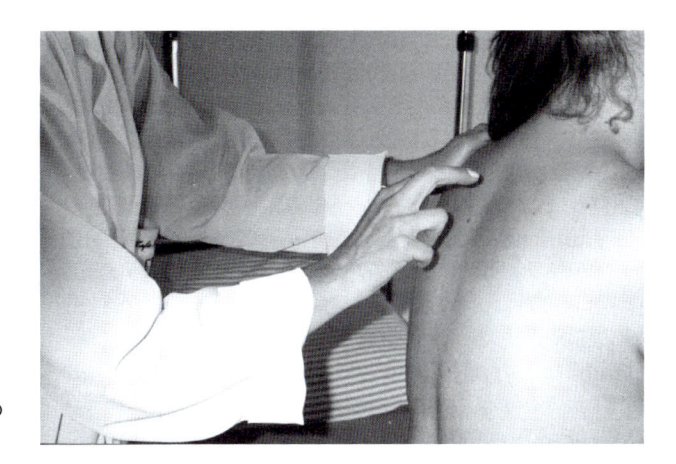

FIG. 2.18 → Percussão direta.

Percussão dígito-digital

É realizada golpeando-se com um dedo a borda ungueal ou a superfície dorsal da segunda falange do dedo médio ou indicador da outra mão, que se encontra espalmada e apoiada na região de interesse. O examinador deve procurar a forma que considere a mais adequada. Isso significa que, na mão que percute, o dedo que buscará o som fica na posição de martelo, e os outros, estendidos ou em uma posição mais confortável. Deve-se tomar cuidado para que a movimentação da mão ocorra apenas com a articulação do punho. O cotovelo deve permanecer fixo, fletido em um ângulo de 90° e com o braço em semiabdução. O golpe deve ser dado com a borda ungueal, não com a polpa **(FIG. 2.19)**.

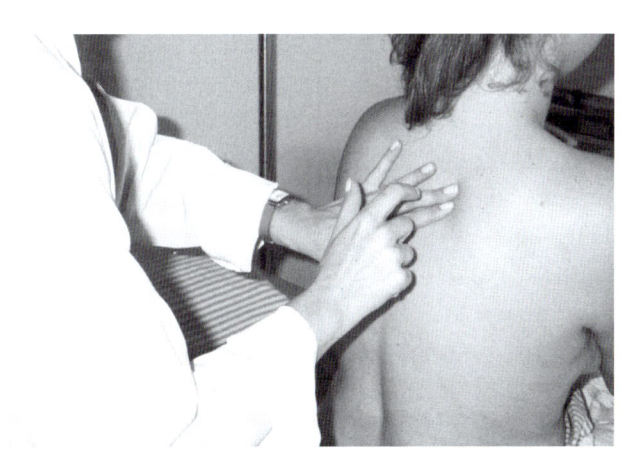

FIG. 2.19 → Percussão dígito-digital.

A técnica de percussão dígito-digital é a mais consagrada na prática clínica. Os sons nela encontrados são:

→ *Maciço*: obtém-se percutindo regiões desprovidas de ar (osso). Esse som transmite a sensação de dureza e resistência.
→ *Submaciço*: variação do maciço; é a presença de ar em pequena quantidade que lhe confere essa característica peculiar.
→ *Timpânico*: obtido em regiões que contêm ar, recobertas por membrana flexível, como o estômago. A sensação obtida é a de elasticidade.
→ *Claro pulmonar*: obtém-se quando se percute especificamente a área dos pulmões. Depende da presença de ar dentro dos alvéolos e das demais estruturas pulmonares.

Dicas

→ Não realize a percussão com unha longa.
→ Realize dois golpes seguidos, para confirmar o som.
→ Em órgãos simétricos, como os pulmões, encontre o espaço correto a ser percutido e faça percussão comparada.
→ Adote uma posição correta e confortável para o exame, de acordo com a região percutida.

Convém treinar em objetos para automatizar o golpe, a direção e a frequência, para depois aplicar a técnica no paciente. Exemplos:

→ *Som maciço*: treinar no tampo de uma mesa.
→ *Som claro pulmonar*: treinar em pedaços de isopor ou em um livro grosso sobre a mesa.
→ *Som timpânico*: treinar em uma caixa vazia ou mesmo em um tambor.
→ *Em humanos*: treinar em um colega, para aprender os sons normais.
→ Enquanto se estiver aprendendo a distinguir os sons, é recomendável fechar os olhos durante o procedimento, para bloquear outros estímulos sensoriais.

Punho-percussão, percussão com a borda da mão e percussão por piparote

A punho-percussão e a percussão com a borda da mão são realizadas com o objetivo de verificar sensação dolorosa nos rins. Os golpes são dados na área de projeção desse órgão, nas regiões lombares.

Na punho-percussão, a mão deve ser mantida fechada; golpeia-se a área com a borda cubital **(FIG. 2.20)**. Na percussão com a borda da mão, os dedos ficam estendidos e unidos; golpeia-se a região desejada com a borda ulnar **(FIG. 2.21)**. A percussão por piparote é utilizada para pesquisar ascite: com uma das mãos, o examinador golpeia o abdome com piparotes, enquanto a outra mão, espalmada na região contralateral, capta ondas líquidas que se chocam com a parede abdominal **(FIG. 2.22)**.

Ausculta

A ausculta é um procedimento que emprega um instrumento denominado estetoscópio, a partir do qual se obtêm ruídos considerados normais ou patológicos. Utiliza-se essa técnica no exame de vários órgãos, como pulmões, coração,

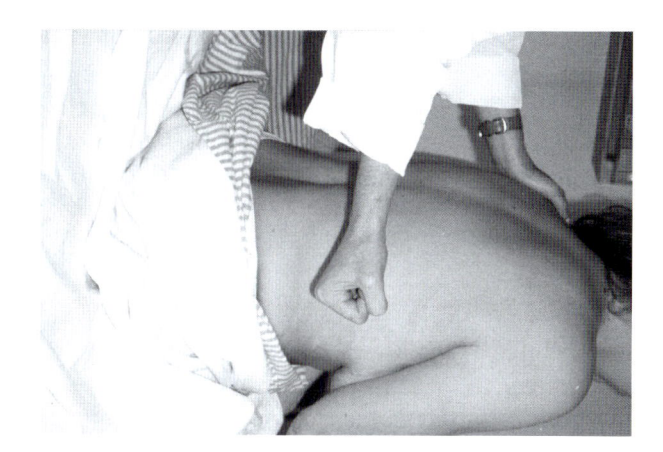

FIG. 2.20 →
Punho-percussão.

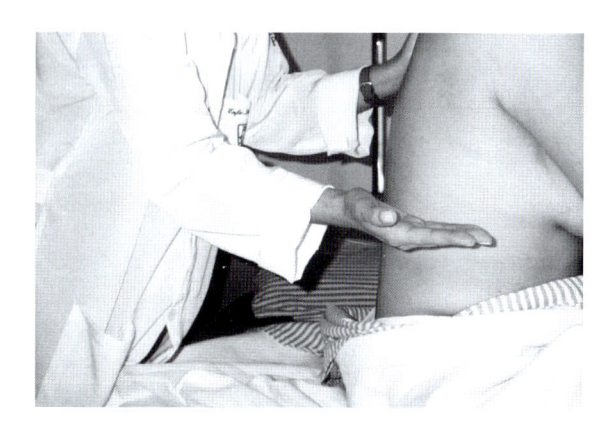

FIG. 2.21 → Percussão com a borda da mão.

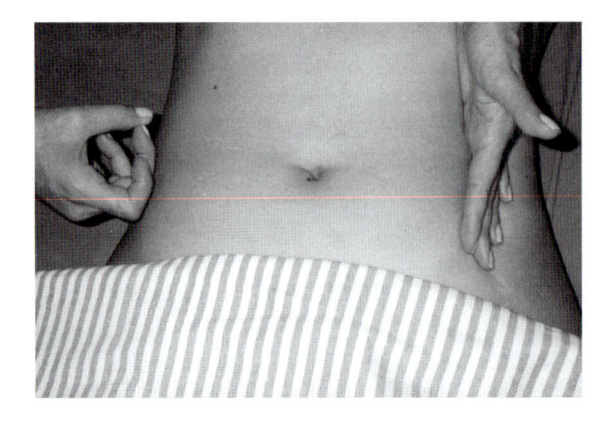

FIG. 2.22 → Percussão por piparote.

artérias e intestino. A ausculta significa, portanto, ouvir aqueles sons produzidos pelo corpo que são inaudíveis sem o uso de instrumentos.

O estetoscópio pode ser usado também em vasos (artérias ou veias), para verificar a presença de sopros. Podem-se auscultar as carótidas em busca de sopros. Nos pulmões, observam-se sons que indicam a passagem do ar pela árvore traqueobrônquica até os alvéolos, e podem-se auscultar suas anormalidades, denominadas ruídos adventícios, que são roncos, sibilos e estertores. No exame físico cardiológico, auscultam-se as bulhas cardíacas e possíveis alterações (sopros ou outros ruídos). Já no abdome, é possível auscultar os ruídos normais dos intestinos, denominados ruídos hidroaéreos. O posicionamento do examinador e a direção de como o exame deve ser realizado será discutido nos capítulos de cada sistema especificamente.

> A ausculta deve ser realizada em um ambiente sem ruído externo e sossegado.

A ausculta deve ser realizada em um ambiente sem ruído externo e sossegado. O estetoscópio deve ser colocado sobre a pele nua, pois vestimentas obscurecem os sons. Além dos sons em si, suas características também devem ser observadas (intensidade, tom, duração e qualidade). O ato de fechar os olhos bloqueia os demais estímulos sensoriais.

Ao longo dos próximos capítulos, são discutidos os sons que podem ser obtidos por meio da ausculta de cada aparelho.

➔ Considerações finais

Ao coletar os dados do paciente com instrumentos e técnicas apropriados, estamos inspecionando o corpo, desenvolvendo o aspecto técnico do exame e, ao mesmo tempo, vendo uma pessoa que se sente adoecida e que pode ter seus aspectos psicológicos e sociais afetados. Por esse motivo, perceber e entender os sinais emitidos pelo paciente, compreender que ele se encontra vulnerável e, além disso, ter noção de nossos próprios limites é uma arte. O resultado dessa arte bem aplicada é um paciente que recebe um cuidado digno e um profissional pleno em sua atuação, satisfeito com sua profissão e que se sente útil para a sociedade.

Para o enfermeiro, deve ser claro que a avaliação clínica permite identificar diagnósticos de enfermagem, os quais lhe conferem o exercício autônomo da profissão. A partir dessa prática, também é possível reconhecer diagnósticos que levarão a condutas interdependentes, com cuidados associados com outros profissionais da equipe, como médicos, fisioterapeutas, nutricionistas, psicólogos e assistentes sociais. Realizar a coleta de dados com competência e utilizar os dados obtidos na avaliação clínica, em um trabalho multiprofissional, poupará ao paciente abordagens desnecessárias e cansativas, preservando o que há de mais nobre no cuidado: o respeito, a consideração e o amor pelo próximo.

Referências

1. Horta WA. O processo de enfermagem: fundamentação e aplicação. Rev Enf Novas Dimens. 1975;1(1):10-6.
2. Sociedade Brasileira de Anatomia. Terminologia anatômica: terminologia anatômica internacional. São Paulo: Manole; 2001.

Leituras recomendadas

Bickley LS. Bates: propedêutica médica. 12. ed. Rio de Janeiro: Guanabara Koogan; 2018.

Jarvis C. Physical examination and health assessment. 8th ed. Philadelphia: Saunders; 2019.

Marcondes M, Sustovitch DR, Ramos OL. Clínica médica: propedêutica e fisiopatologia. 3. ed. Rio de Janeiro: Guanabara Koogan; 1984.

Porto CC, Porto AL, editores. Exame clínico. 8. ed. Rio de Janeiro: Guanabara Koogan; 2017.

Porto CC, Porto AL, editores. Porto & Porto semiologia médica. 8. ed. Rio de Janeiro: Guanabara Koogan; 2019.

Seidel HM, Ball JW, Dains JE, GW Benedict. Mosby guia de exame físico. 6. ed. Rio de Janeiro: Elsevier; 2007.

Smeltzer SC, Bare BG, Cheever KH, Hinkle JL. Brunner & Suddarth: tratado de enfermagem médico-cirúrgica. 12. ed. Rio de Janeiro: Guanabara Koogan; 2011.

3

Reflexões éticas para o cuidado de enfermagem do paciente

Dorisdaia Carvalho de Humerez

Ethos, para Boff,[1] significa um conjunto de princípios que regem transculturalmente o comportamento humano, a fim de que seja de fato humano, no sentido de ser consciente, livre e responsável. A ética é um conjunto de valores morais e princípios que norteiam a conduta humana em qualquer aspecto na sociedade. É construída desde a infância, na socialização primária, com base em valores históricos e culturais. Embora não possa ser confundida com as leis, está relacionada com o sentimento de justiça social.

A **ética profissional** é o conjunto de normas que formam a consciência do profissional e representam imperativos de sua conduta. Ela diz respeito ao conjunto de comportamentos que promovem um ambiente organizacional regulado por valores construtivos. É fundamental ter sempre em mente que há uma série de atitudes que não estão descritas nos códigos das profissões, mas que são comuns a todas as atividades que uma pessoa pode exercer.

Segundo Boff,[1] compreende-se a ética do cuidado como

> [...] um consenso mínimo a partir do qual possamos nos amparar e elaborar uma atitude cuidadosa, protetora e amorosa para com a realidade [...] esse afeto vibra diante da vida, protege, quer expandir a vida.

O objetivo deste capítulo é refletir sobre os aspectos gerais que envolvem as questões éticas relacionadas ao cuidado de enfermagem do paciente na clínica, sem a pretensão de apresentar normas que já estejam determinadas pelo Código de Ética dos profissionais de enfermagem (Resolução do Conselho Federal de Enfermagem [Cofen] nº 564/2017).[2]

A ética refere-se à reflexão crítica sobre o comportamento humano; no ensino de enfermagem, a disciplina faz "parar para pensar" sobre a responsabilidade profissional, a busca da autonomia, do agir com competência e em mobilizar conhecimentos para julgar e eleger decisões para a prática profissional democrática. A tarefa da ética é a procura de estabelecimento das razões que justificam o que "deve ser feito", e não o "que pode ser feito". É a procura das razões de fazer ou deixar de fazer algo, de aprovar ou desaprovar algo, do que é bom e do que é mau, do justo e do injusto. A ética pode ser considerada como uma questão de indagações e não de normatização do que é certo e do que é errado.[2]

A Ética teria surgido com Sócrates. Ela investiga e explica as normas morais, pois leva o homem a agir não só por tradição, educação ou hábito, mas principalmente por convicção e inteligência. Vázquez[3] aponta que a Ética é teórica e reflexiva, enquanto a Moral é eminentemente prática. Uma completa a outra, havendo um inter-relacionamento entre ambas, pois, na ação humana, o conhecer e o agir são indissociáveis.

→ Aspectos éticos em enfermagem

Ter ética profissional é cumprir com todas as atividades de sua profissão, seguindo os princípios determinados pela sociedade e pelo seu grupo de trabalho. Cada profissão tem o seu próprio código de ética. No entanto, há elementos da ética profissional que são universais e, por isso, aplicáveis a qualquer atividade profissional, como honestidade, responsabilidade, competência, entre outros.

> Há elementos da ética profissional que são universais e, por isso, aplicáveis a qualquer atividade profissional, como honestidade, responsabilidade, competência, entre outros.

A missão da ética na área da saúde é incrementar a qualidade da assistência e a capacidade de decisão por parte dos profissionais e pacientes, por meio da discussão de temas que envolvem, por exemplo, a ética em enfermagem, em especial os que constituem dilemas e desafios consequentes aos avanços tecnológicos na área da saúde.

A enfermagem não pode nem deve dimensionar apenas a doença, e sim a pessoa em sua totalidade; essa pessoa, por estar vivendo um episódio em sua existência – a doença –, necessita de cuidado pessoal e especial.

> O cuidado se opõe ao descuido e ao descaso. Cuidar é mais do que um ato, é uma atitude de ocupação, de preocupação, de responsabilidade e de envolvimento afetivo com o outro.

O cuidado, a essência do fazer da enfermagem, significa desvelo, solicitude, diligência, atenção, zelo e bom trato. É coerente, portanto, quando a existência do outro passa a ter importância para o cuidador. O cuidado se opõe ao descuido e ao descaso. Cuidar é mais do que um ato, é uma atitude de ocupação, de preocupação, de responsabilidade e de envolvimento afetivo com o outro.

Cuidar de outro ser humano de forma ética tem implicações que exigem preparo técnico e habilidades de interação. Isso requer, por parte do enfermeiro, o estabelecimento de atitudes positivas de afeto e solicitude. A isso se soma a necessidade constante de compreensão, empatia, aceitação e adoção de uma postura de flexibilidade, permitindo reconhecer o outro como uma totalidade única. Ainda as leis de cada profissão são elaboradas com o objetivo de proteger os profissionais, a categoria como um todo e as pessoas que dependem daquele profissional; há, no entanto, muitos aspectos que, embora não previstos especificamente, fazem parte do comprometimento que o profissional deve ter em ser eticamente correto – por exemplo, independentemente de receber elogios, fazer sempre o que é certo. É imprescindível, para isso, estar sempre bem informado, acompanhando não apenas as mudanças nos conhecimentos técnicos da sua área profissional, mas também nos aspectos legais e normativos. Muitos processos ético-disciplinares nos conselhos profissionais acontecem por desconhecimento e negligência.

Respeito ao paciente

Pode-se pressupor que o fato de o paciente estar internado em um hospital implica a aceitação de qualquer procedimento rotineiro que constitui o cotidiano institucional. Isso não é verdade, pois toda ação do enfermeiro requer o consentimento deliberado do paciente.

O objeto do trabalho do enfermeiro ou do estudante de enfermagem é o cuidado do paciente, e o corpo biológico é, por excelência, o campo de ação mediado pela mente e por aspectos socioculturais, devendo ser cuidado como uma totalidade.

A representação do paciente tem fundamental importância para o enfermeiro ou para o estudante de enfermagem. Quando recebe o cuidado, o paciente deve ser tido como alguém que expressa ideias, necessidades, sentimentos e se comunica, e não apenas como um corpo provido de um conjunto utilitário e embaraçoso de membros ou um mero mecanismo de procriação, digestão e outras atividades orgânicas, ou mesmo um órgão receptor de saúde ou de doença que deva ser cuidado e restabelecido à funcionalidade. O paciente deve ser considerado, fundamentalmente, como uma pessoa de direito e, ao ser cuidado, deve ser tratado como tal.

Competência técnica, aprimoramento constante, respeito às pessoas, confidencialidade, privacidade, tolerância, flexibilidade, fidelidade, envolvimento, afetividade, correção de conduta, relações genuínas com as pessoas, responsabilidade, corresponder à confiança que será depositada no profissional – inúmeros são os aspectos éticos envolvidos no processo de cuidar do paciente, mas, essencialmente, todo procedimento de enfermagem deve ser executado de acordo com princípios éticos e legais, pontuados no novo código de ética dos profissionais da enfermagem.[2]

Autonomia

Embora a pessoa seja soberana para decidir sobre si mesma, ela o faz sempre com base em deliberações determinadas por grupos sociais. A autonomia significa a capacidade do ser humano de decidir sobre o que é melhor para si, e sua concepção central é a autogovernabilidade. Em outras palavras, a autonomia é uma categoria de liberdade e respeito.

Respeitar o paciente é assegurar-lhe o direito de decidir livremente sobre si mesmo e sobre seu bem-estar, de ser esclarecido e consentir sobre as ações do enfermeiro. Para tanto, é necessária a construção de uma inter-relação, com decisões compartilhadas e trocas de informações efetivas.

Levando-se em conta que a construção pessoal da cidadania é precedida por um processo de tornar-se autônomo, autêntico, titular de direitos e ciente de deveres, o respeito requer que o paciente seja tratado pelo enfermeiro de acordo com a sua capacidade de autodeterminação, o que deverá ser avaliado de maneira criteriosa, considerando-se que, independentemente de classe social, gênero, idade, profissão e religião, os direitos devem ser garantidos igualitariamente.

Assim, antes de examinar o paciente ou de executar qualquer procedimento, o enfermeiro ou o estudante de enfermagem devem informá-lo adequadamente sobre o que será feito e aguardar o seu consentimento, para só então realizá-lo. A informação deverá ser transmitida em linguagem e terminologia acessíveis, atentando para o nível de escolaridade e cultura do paciente. Deve-se estar disponível para responder às perguntas feitas pelo paciente sobre exames e/ou procedimentos de enfermagem a serem realizados. Essa disponibilidade deverá ser demonstrada e comunicada verbalmente.

Quando se fala do princípio da autonomia, deve-se considerar que é preciso reconhecer o nível de autonomia. Nesse caso, há duas exigências morais separadas: respeitar a autonomia do paciente e protegê-lo; os que estiverem com autonomia diminuída devem ser protegidos. Cabe ao profissional ou ao estudante garantir proteção e respeito aos pacientes que apresentem autonomia reduzida ou que não a possuam. Nesses momentos, estarão sob cuidados parciais ou totais do enfermeiro, ou seja, sob sua responsabilidade.

O consentimento do paciente para a realização de exames e procedimentos de enfermagem determina que haja entre ele e o enfermeiro uma relação humana dialógica, que eliminará atitudes arbitrárias ou prepotentes por parte do profissional. O enfermeiro, ao conceder ao paciente o direito de aceitar ou não o cuidado de enfermagem, mostra que o reconhece como um ser livre e autônomo, merecedor de respeito. Isso garante que a assistência de enfermagem seja executada em níveis éticos apropriados em relação ao cuidado de seres humanos. Em síntese, o enfermeiro ou o estudante de enfermagem nunca poderão realizar exames ou procedimentos sem o consentimento do paciente, ignorando sua vontade, seus sentimentos e seu direito.

Privacidade

Outro princípio a ser observado é a privacidade do cliente, ou seja, as informações dadas em confiança devem ser respeitadas, bem como sua intimidade. Tais aspectos envolvem questões de anonimato, sigilo, afastamento e a liberdade que o paciente tem de não ser observado ou examinado sem autorização.

Há quebra de privacidade quando se atende um paciente sem sua autorização. Já a quebra de confidencialidade só é eticamente admitida quando existe dano físico grave ou alta probabilidade de sua ocorrência; quando puder resultar em um benefício real; quando constituir o último recurso, após terem sido tentadas a persuasão ou outras abordagens; e, especialmente, quando o procedimento tiver de ser generalizável ou utilizado em outra situação com as mesmas características.

O cuidado como relação

Tratar o paciente com justiça significa que o enfermeiro ou o estudante de enfermagem irão cuidar dele de acordo com o que é moralmente correto e apropriado, dedicando-lhe o que é devido e necessário para sua recuperação e seu restabelecimento, garantindo sua vontade, sua privacidade e a manutenção do sigilo profissional.

> Cuidar da pessoa implica acolhê-la, respeitá-la, dar-lhe sossego e repouso. É entrar em sintonia com ela, auscultar seu ritmo e afinar-se com ele.

O enfermeiro, como cuidador, e o paciente, como alguém a ser cuidado, são pessoas em relação. Para Boff,[1] cuidar não significa dominar, mas conviver; não é pura intervenção, mas interação e comunhão. Cuidar da pessoa implica acolhê-la, respeitá-la, dar-lhe sossego e repouso. É entrar em sintonia com ela, auscultar seu ritmo e afinar-se com ele.

Legislação e código de ética

Além dos princípios, toda profissão tem sua legislação e seu código de ética. A Lei nº 7.498/86, de 25 de junho de 1986, dispõe sobre a regulamentação do exercício da enfermagem.[4]

A Lei explicita toda a atuação dos profissionais de enfermagem e, em seu art. 11, define que o enfermeiro exerce todas as atividades de enfermagem, cabendo-lhe privativamente, entre outras, consultoria, auditoria e emissão de parecer sobre matéria de enfermagem; consulta de enfermagem; prescrição da assistência de enfermagem; cuidados diretos de enfermagem a pacientes graves com risco de vida; cuidados de enfermagem de maior complexidade técnica e que exijam conhecimentos de base científica e capacidade de tomar decisões imediatas. Nunca um profissional de enfermagem poderá dizer que desconhece a Lei do Exercício Profissional. Além da Lei, o Código de Ética dos Profissionais de Enfermagem foi reformulado pela Resolução do Cofen nº 311/2007.[2,5]

Dentre as responsabilidades e deveres, há a determinação de que o profissional exerça a profissão com justiça, compromisso, equidade, resolutividade, dignidade, competência, responsabilidade, honestidade e lealdade. Além disso, deve fundamentar suas relações no direito, na prudência, no respeito, na solidariedade e na diversidade de opinião e posição ideológica. Ademais, é imperativo comunicar ao Conselho Regional e aos órgãos competentes fatos que infrinjam dispositivos legais e que possam prejudicar o exercício profissional.

As ocorrências éticas são episódios prejudiciais causados pelos profissionais da área de enfermagem e podem vir a acontecer em decorrência de uma atitude desrespeitosa em relação ao paciente, a colegas de trabalho, a familiares ou ainda em qualquer lugar de atuação onde esses acontecimentos possam cooperar para causar prejuízos ou danos ao paciente ou a outros profissionais de saúde. A ocorrência ética pode, também, relacionar-se à imperícia, à imprudência e/ou à negligência do profissional.

Fundamentos do cuidado de enfermagem

O conhecimento que fundamenta o cuidado de enfermagem deve ser construído na intersecção entre a filosofia, a ciência, a tecnologia e as inovações. A lógica é responsável pela correção normativa, e a ética desenvolve-se em uma abordagem epistemológica efetivamente comprometida com a emancipação humana e a evolução das sociedades. Desde Nightingale,[6] a enfermagem é norteada como ciência, encaminhando-se ao pensamento cartesiano. No entanto, historicamente, é difícil aproximar a profissão, a prática, a exatidão e a previsibilidade exigidas pela ciência, em função da imprevisibilidade de assistir um ser humano, o que nunca se repete em sua totalidade.

Apesar desse conflito, as teorias e as ações evoluíram, e a profissão foi se fortalecendo em torno da competência técnica e da habilidade instrumental, privilegiando também as ações administrativas. Hoje, a prática denotativa da profissão, ligada ao processo de cuidar do paciente, vem sendo assumida como categoria paradigmática pelo enfermeiro. Isso mostra que a identidade profissional está sendo revelada e reconstruída nessa direção, na medida em que sistematiza o cuidado do paciente.

O paciente como sujeito do processo

> Atitudes como respeito à individualidade, humildade, tolerância, tranquilidade e solidariedade podem minimizar o estresse causado pela doença e pela internação.

O paciente, sujeito do processo de trabalho da enfermagem, é um ser humano e, como tal, tem personalidade, dignidade, honra, pudor e preconceito. Para que haja interação entre o enfermeiro e o paciente, é importante conhecer sua natureza física, cultural, espiritual, social e psicológica. Esses aspectos são significativos para estabelecer uma relação de confiança junto ao paciente, no sentido de transmitir segurança e apoio. Atitudes como respeito à individualidade, humildade, tolerância, tranquilidade e solidariedade podem minimizar o estresse causado pela doença e pela internação.

Últimos avanços

Nos últimos anos, o avanço tecnológico, científico e terapêutico para a prestação de assistência ao paciente na clínica tem facilitado o trabalho da enfermagem, mas também tem exigido uma atuação diferenciada e extremamente complexa. Isso implica constante reflexão tanto acerca dos aspectos científicos quanto dos aspectos éticos e legais, bem como maior consciência sobre questões que envolvem decisões relativas ao cuidado.

→ Considerações finais

É preciso reabilitar a ética como prática no cotidiano da enfermagem e da vida, uma ética como direcionamento para a vida, com comportamentos pessoais e ações coletivas que dignifiquem o ser humano. A prática da enfermagem é uma prática social; é a prática do cuidado e deve acompanhar o desenvolvimento científico atual, assumindo as implicações éticas advindas desse desenvolvimento.

O grande desafio que está colocado para os profissionais hoje, em uma sociedade que muda com tamanha velocidade, é descobrir como viabilizar a autonomia individual e, ao mesmo tempo, impedir que um individualismo bloqueie o sentimento de solidariedade coletivo.

Não se esgota, neste capítulo, o elenco de possibilidades para a atuação ética do enfermeiro. Os subsídios técnicos desenvolvidos e aprimorados para a execução do cuidado colaboram para uma compreensão mais justa da assistência de enfermagem em sua arte ética ou como ofício técnico e relacional. É impossível delimitar, no cuidado executado pelo enfermeiro, onde começa a qualidade ética ou a eficiência técnica. Elas estão de tal modo imbricadas que, às vezes, a decisão da iniciativa é ética, mas a estratégia é técnica, e, em outros casos, a decisão técnica fundamentada nos livros ou nos manuais de rotina é traduzida em uma postura ética de observação e respeito à vontade soberana do paciente.

É necessário que as pessoas que atuam na assistência de enfermagem estejam atentas aos problemas éticos, identificando-os e agindo de acordo com os princípios previstos pelo código de ética. Espera-se, também, que estejam atentas às diferentes implicações contidas na resolução de questões éticas, incluindo o respeito pela vida, pela autonomia individual, pela privacidade e pelas consequências decorrentes da política pública e, em particular, das decisões das políticas de saúde. Tudo isso é mais facilmente estabelecido no contexto de questões significativas e realistas que surgem na prática diária.

A enfermagem não pode e nem deve dimensionar apenas a doença, mas sim o indivíduo em sua totalidade, o qual necessita, por estar doente, de cuidado pessoal e especial. A satisfação profissional é definida e caracterizada pelo profissional por gostar do que faz, bem como por poder ajudar os que o procuram. Cuidar do outro, portanto, é relacional e implica valoração entre os seres humanos. O cuidado humano permeia todo o processo de viver e ser saudável experimentado pelo homem, permitindo que este tenha, como ser finito que é, uma morte digna, dentro dos princípios éticos e morais. O cuidado humano é o modo de ser do indivíduo, é o que dá sentido à vida.

Espera-se, tanto do enfermeiro quanto do estudante de enfermagem, que, ao fim de sua formação, utilizem as normas, as regras e o código que regem sua prática ou que tenham desenvolvido a competência ética, ou seja, a capacidade de problematizar, propor e responder a questões éticas em termos rigorosos e pertinentes diante da mudança cotidiana e contínua que se apresenta na assistência ao paciente na clínica.

Fica-se com a convicção de que cuidar é entrar em sintonia e compartilhar a vida e o sofrimento do outro. Para garantir que o cuidado seja ético, é preciso cultivar internamente um profundo amor e acreditar nele: amor em relação a si mesmo, ao mundo, a qualquer outro ser vivo – enfim, a todos os seus semelhantes.

→ Referências

1. Boff L. Saber cuidar: ética do humano, compaixão pela terra. 20. ed. Petrópolis: Vozes; 2014.
2. Conselho Federal de Enfermagem. Resolução nº 564, de 6 de novembro de 2017. Brasília: COFEN; 2017.
3. Vázquez AS. Ética. Rio de Janeiro: Civilização Brasileira; 2013.
4. Brasil. Lei nº 7.498, de 25 de junho de 1986. Brasília: DOU; 1986.
5. Conselho Federal de Enfermagem. Resolução nº 311, de 8 de fevereiro de 2007. Brasília: DOU; 1986.
6. Nightingale F. Notas de enfermagem. São Paulo: Cortez; 1989.

→ Leituras recomendadas

Castro ME, Antunes JK, Rolim MO. Desafio de trilhar os caminhos da ética em uma perspectiva interinstitucional: uma experiência de ensino em Enfermagem. RBPS. 2004;17(2):66-71.

Conselho Federal de Enfermagem. Código de processo ético das autarquias profissionais de enfermagem, resolução 252 [Internet]. Brasília: COFEN; 2010 [capturado em 7 jan. 2021]. Disponível em: http://www.cofen.gov.br/wp-content/uploads/2001/04/Resolucao-252-01-Anexo-CODIGO-DE-PROCESSO--ETICO-DAS-AUTARQUIAS-PROFISSIONAIS-DE-ENFERMAGEM.pdf.

Silva TN, Freirell MEM, Vasconcelos MF, Silva Junior SV, Silva WJC, Araújo OS, et al. Vivência deontológica da enfermagem: desvelando o código de ética profissional. Rev Bras Enferm [Internet]. 2018 [capturado em 7 jan. 2021];71(1):7-15. Disponível em: https://www.scielo.br/pdf/reben/v71n1/pt_0034-7167--reben-71-01-0003.pdf.

4

Entrevista

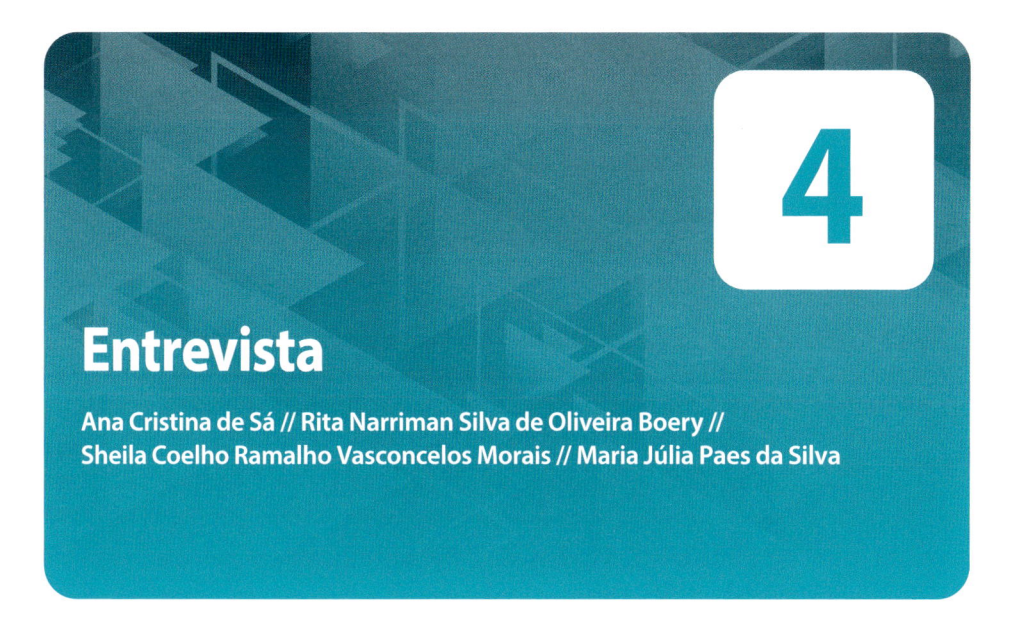

Ana Cristina de Sá // Rita Narriman Silva de Oliveira Boery //
Sheila Coelho Ramalho Vasconcelos Morais // Maria Júlia Paes da Silva

Chegou o momento de entrevistar o paciente. Seria essa entrevista um instrumento de investigação para coletar informações ou uma forma de estabelecer um relacionamento? Afinal, são dois estranhos frente a frente, trocando impressões, comunicando-se de alguma forma. A ênfase dada à entrevista realizada pelo enfermeiro tem como objetivo *estabelecer contato*, ou seja, desenvolver um relacionamento caracterizado pela confiança mútua, além de levantar dados importantes que irão nortear a assistência.

Neste capítulo, quando há referência à entrevista, descreve-se aquilo que se chama **entrevista compreensiva**. Para os enfermeiros, é esse estilo de entrevista que propicia a compreensão de como a pessoa é, de como ela encara o processo saúde-doença, quais são suas perspectivas em relação ao cuidado e como pode participar do plano de cuidados que será estabelecido pelo profissional.

Caso a entrevista não seja conduzida dessa forma, corre-se o risco de ela ser apenas uma simples coleta de dados, que, na verdade, qualquer pessoa que tenha nas mãos um formulário de perguntas (e respostas) pode fazer. O produto de uma entrevista feita dessa maneira dificilmente revelará como esse paciente é e qual sua percepção do que está vivenciando, tampouco facilitará a execução do exame físico, o estabelecimento de diagnósticos de enfermagem acurados, o estabelecimento de resultados a serem alcançados, o planejamento da assistência e sua implementação.

> A entrevista compreensiva é mais do que um diálogo organizado entre duas pessoas.

A entrevista compreensiva é mais do que um diálogo organizado entre duas pessoas. A entrevista compreensiva exige certas habilidades do enfermeiro, como saber ouvir e entender, saber explorar os dados que o paciente traz (sem invadir seu espaço pessoal), demonstrar interesse e conhecimento, ser receptivo e estabelecer comunicação com o paciente para que ele se sinta à vontade em responder às perguntas. A comunicação é uma habilidade fundamental a ser adquirida e que possibilitará um cuidar consciente, verdadeiro e transformador.

Na enfermagem, a entrevista aparece como um instrumento efetivo no desenvolvimento da prática profissional cotidiana, especialmente para a coleta de dados, que, em geral, ocorre em uma fase inicial do contato entre paciente e enfermeiro. Essa é a primeira e melhor oportunidade para o paciente dizer como percebe seu estado de saúde. O enfermeiro sabe, porém, que em qualquer contato com o paciente/família (p. ex., ao realizar um curativo, conversar com a família do paciente), novos dados são obtidos e, portanto, mais conhecimentos e elementos diagnósticos se adquirem a respeito daquele indivíduo.

Além disso, não se pode esquecer que o exame físico poderá estabelecer-se em um clima de confiança e de familiaridade se essa interação inicial for positiva. A entrevista permite a leitura imediata das informações obtidas pela comunicação verbal e não verbal, quer ela seja individualizada ou em um grupo específico – grupo focalizado. Ademais, ela possibilita esclarecimentos para ambas as partes à medida que se desenvolve, favorecendo a validação daquilo que está sendo dito.

> É preciso ter em mente que sempre se é principiante quando se trata de entrevistas.

Mesmo que a entrevista faça parte do trabalho cotidiano do enfermeiro, qualquer que seja a sua área de atuação – assistência, pesquisa, ensino, gerência, entre outras –, trata-se de um processo complexo. Além de preparo técnico e desenvolvimento de habilidades para realizar a entrevista com a acurácia necessária, esse processo exige disposição interna por parte do enfermeiro para "querer compreender" como é esse paciente. É preciso ter em mente que *sempre se é principiante* quando se trata de entrevistas. Afinal, as pessoas entrevistadas na prática profissional, assim como o ambiente em que isso acontece, se modificam constantemente. Pode-se dizer, assim, que cada entrevista é única, exclusiva. Esse fato gera ansiedade no paciente e no enfermeiro, mas, à medida que se adquire consciência dessa inquietação e se ajuda o paciente a identificá-la, tem-se mais condições de relaxar e promover um clima adequado para deixar o paciente à vontade.

Neste capítulo, são descritas quais as facilidades e as barreiras que interferem na comunicação e como lidar com os fatores internos e externos que envolvem o ato de entrevistar. Do ponto de vista das dificuldades emocionais no ato de entrevistar alguém, esbarra-se em dois conceitos básicos: defesas e valores pessoais.

Quanto menos defensivos se é, maior será a comunicação efetiva com o paciente, que, por sua vez, também deixará de lado suas defesas. O enfermeiro precisa ter consciência de que não poderá impor seus valores, ou seja, não deverá julgar os atos e as informações fornecidas pelo paciente a partir de seus próprios valores. Caso contrário, ele poderá sentir-se ameaçado, criando uma barreira que interromperá o clima favorável estabelecido anteriormente.

Se, por exemplo, o enfermeiro disser, em um dado momento: "você não pode fazer isso", estará utilizando seu sistema de valores para julgar e estará praticamente dizendo ao cliente: "o que você diz, pensa ou faz não está certo; logo, pare de dizer como você é, pare de se comunicar". Ele poderá começar a "filtrar" o que vai falar, para não desagradar ao profissional e ser chamado à atenção. Portanto, é preciso aprender a ouvir antes de julgar ou negociar algo com o paciente. O que ocorre é que o próprio profissional cria obstáculos para uma melhor comunicação, devido à sua própria necessidade de avaliação, afirmação ou negação. No momento de uma entrevista, é preciso separar o que é de um e o que é do outro em termos de juízo de valores e defesas, pois assim fica mais fácil aprender sobre a pessoa que está diante de si.

> No momento de uma entrevista, é preciso separar o que é de um e o que é do outro.

Outro *perigo* no ato de entrevistar é o fato de, às vezes, o enfermeiro impor sua autoridade ao paciente, erguendo, assim, um muro que impede a comunicação efetiva. É como se ele dissesse "eu sei o que é melhor" (FIG. 4.1). O paciente, temendo ser *atacado*, acaba procurando formas para defender seus valores. Isso pode acarretar omissão de informações importantes. Nesse caso, prevalecem dois

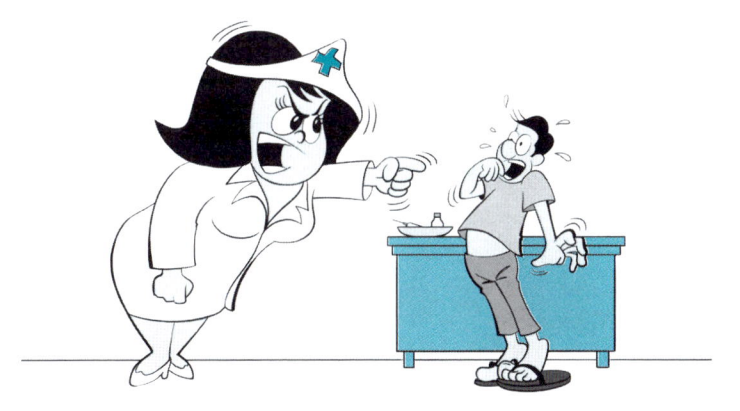

FIG. 4.1 → Enfermeira impondo sua autoridade ao paciente.

obstáculos à comunicação: o uso da autoridade por parte do enfermeiro e o uso de estratégias por parte do paciente para combatê-la. Não significa, porém, que o enfermeiro deve deixar de lado a sua autoridade. O que está em pauta é como empregá-la, prevalecendo um senso de igualdade, respeito, dignidade e importância entre dois seres humanos, mas não de igualdade de conhecimento, experiência ou habilidade profissional.

> Quando o enfermeiro é autêntico e verdadeiro, o paciente descobre que pode expressar seu verdadeiro eu e que será aceito sem preconceitos ou julgamentos onipotentes

A melhor dica é: seja verdadeiro ou o paciente perderá a confiança que deposita em você. Quando o enfermeiro é autêntico e verdadeiro, o paciente descobre que pode expressar seu verdadeiro eu e que será aceito sem preconceitos ou julgamentos onipotentes (FIG. 4.2).

Mais algumas sugestões:

→ Deve-se procurar falar apenas o necessário, para que se possa ouvir mais atentamente o que o paciente tem a dizer, evitando conclusões precipitadas que acabem abreviando o raciocínio dele.
→ Deve-se evitar interrompê-lo durante suas colocações. Infelizmente, a necessidade de falar do ser humano é maior do que sua capacidade de ouvir.
→ Devem-se dar respostas claras e adequadas à compreensão e às perguntas do paciente. Muitas vezes, a preocupação do paciente consigo mesmo diante da situação de entrevista é o maior obstáculo à comunicação.

Por fim, já que é sabido que o ser humano é passível de cometer erros e falhas, certamente esses erros ocorrerão em menor escala. Se o profissional se apoiar não apenas na técnica, mas também em sua sensibilidade, no senso comum e na

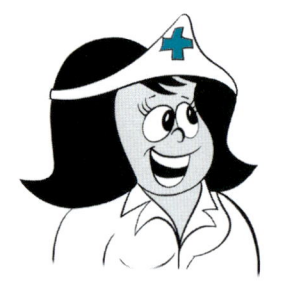

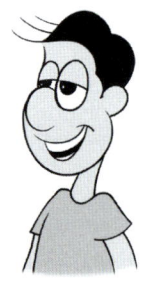

FIG. 4.2 → Enfermeira permitindo que o paciente se expresse.

espontaneidade, alcançará resultados positivos no ato da entrevista. Por extensão, escutará mais, entenderá o paciente, conseguirá se fazer entender melhor e poderá, então, denominar sua entrevista de "compreensiva".

Lembrete

✓ O comportamento do profissional influencia o paciente mais do que se imagina. Quando aquele se comporta abertamente, encoraja este a agir da mesma forma.

Já se compreendeu porque é importante considerar a entrevista como uma forma de estabelecer um relacionamento. Agora, devem ser traçados os objetivos específicos de uma entrevista compreensiva para a coleta de dados de enfermagem e organizá-la didaticamente, para a compreensão de como se desenvolve esse processo.

No **QUADRO 4.1**, são apresentados os objetivos da entrevista. Deve-se procurar identificá-los à medida que for lendo e refletir sobre os demais itens deste capítulo. É um bom exercício para fixar tanto os objetivos desse tipo de entrevista como as estratégias para alcançá-los.

➔ Fases da entrevista

Qualquer entrevista que tenha por objetivo coletar dados que subsidiem as ações de um profissional – no caso aqui, do enfermeiro – deve ser encarada como um processo e, como tal, composta por fases ou etapas inter-relacionadas. É preciso, agora, acrescentar outros aspectos à condução da entrevista. Entender e realizar a entrevista dessa forma ajuda tanto o enfermeiro como o

> A entrevista pode ser didaticamente dividida em três fases: introdução, corpo e fechamento

QUADRO 4.1 Objetivos da entrevista de coleta de dados

1	Saber como o cliente está – condições físicas e psíquicas
2	Situar como o cliente é – suas características gerais e seus hábitos
3	Conhecer como o cliente percebe o processo saúde-doença – crenças e valores
4	Identificar as demandas de cuidado percebidas pelo paciente e pelo enfermeiro
5	Identificar sinais e sintomas de alterações fisiológicas, emocionais, mentais, espirituais e sociais

paciente a se situarem nesse contexto, o que propicia um clima de entrosamento, confiança e proximidade. Assim, a entrevista pode ser didaticamente dividida em três fases: introdução, corpo e fechamento.

Introdução da entrevista

Na **introdução**, o enfermeiro se apresenta, caso não o tenha feito anteriormente, ao recepcionar o paciente. Deve chamar o paciente pelo primeiro nome, precedido de Senhor(a) ou Seu/Dona, e perguntar por qual nome/sobrenome prefere ser chamado. Recomenda-se evitar o uso de apelidos ou títulos, como vozinho(a) ou tio(a), que podem dar a falsa ideia de intimidade.

O enfermeiro precisa explicar que necessita entrevistá-lo, colhendo informações a respeito de diversos assuntos, os quais permitirão adequar a assistência de enfermagem às suas demandas. Por exemplo: "Bom dia, Sr. Alberto. Sou Adriana, aluna do segundo ano do curso de enfermagem e preciso de algumas informações a seu respeito para que possamos cuidar do senhor da melhor forma…". Essa forma de contextualizar a entrevista ajuda o paciente a entender por que são feitas tantas perguntas, com que objetivos e como são importantes suas respostas, motivando-o, inclusive, a se expressar.

Corpo da entrevista

Depois desse primeiro momento, o enfermeiro dá início à entrevista propriamente dita. Como sua intenção é começar a compreender o ser humano que está diante de si, a primeira pergunta a ser feita será: "Como o(a) senhor(a) está?". Didaticamente, estará começando a etapa que corresponde ao **corpo** da entrevista.

Nessa fase, o paciente é encorajado e estimulado a expressar a percepção que possui de sua história de saúde, contando detalhes a respeito do "funcionamento de seu corpo", de queixas, de sentimentos e/ou de sofrimentos que possa estar vivenciando. É nesse momento que normalmente se inclui a queixa principal do paciente. De maneira gradativa, o enfermeiro direciona a abordagem para outras áreas, a fim de ter uma visão global do paciente, faz perguntas relativas ao detalhamento do curso da doença atual, à existência de doenças anteriores, próprias e familiares, bem como busca informações a respeito do uso de medicamentos e da existência de fatores de risco.

Ampliar ou não a quantidade e a qualidade dos dados referentes aos aspectos descritos anteriormente depende do estado físico e emocional do paciente, assim como dos conhecimentos do enfermeiro e de sua habilidade na condução do processo. Ainda nessa fase, o enfermeiro precisa obter *informações sobre os diversos hábitos e costumes,* procurando compreender qual o padrão de satisfação das necessidades humanas básicas do paciente.

No QUADRO 4.2, está descrito o conteúdo geral da entrevista. Nos capítulos posteriores, são abordadas as questões específicas a cada segmento corporal que estiver sendo discutido, para que seja mais cômodo ao leitor desenvolver a habilidade de interpretar os dados da entrevista, associando-os àqueles

> É importante lembrar que a entrevista, o primeiro passo na coleta de dados de enfermagem, deve refletir o modelo conceitual que orienta a assistência de enfermagem em cada serviço.

QUADRO 4.2 Conteúdo dos dados sobre doenças, tratamentos, hábitos e costumes a serem coletados e sua justificativa

ASPECTO ABORDADO	CONTEÚDO A SER COLETADO	POR QUE COLETAR
Motivo da procura do serviço e/ou queixa principal	Expressão do paciente sobre o motivo que o levou a procurar assistência e descrição dos sintomas que apresenta (quando surgiram, localização, intensidade, fatores que agravam e aliviam os sintomas).	Conhecer os aspectos principais do elemento causador do desequilíbrio das necessidades humanas e/ou dos padrões funcionais de saúde.
Presença de doenças e tratamentos anteriores; alergias	Descrição resumida de doenças crônicas; motivo de hospitalizações e/ou cirurgias anteriores; alergias a medicamentos, alimentos, esparadrapo, etc.	Conhecer o perfil de saúde, possibilitar a associação desse perfil ao estado atual do paciente, prever complicações.
Antecedentes familiares	Estado de saúde dos familiares diretos (presença de diabetes, hipertensão arterial, doenças cardíacas, renais, autoimunes, tuberculose, etc.) e causa da morte desses familiares, se for o caso.	Conhecer a herança familiar de saúde e sua relação com o estado de saúde do paciente, buscando os fatores de risco para tal.
Uso de medicamentos	Relação dos medicamentos que tomou ou toma (se prescritos por médico ou não) e outras substâncias que ingere para alívio de sintomas.	Ampliar os dados relativos ao seu estado de saúde e tratamento.
Existência de outros fatores de risco	Relato de consumo de álcool, tabaco ou drogas ilícitas (quantidade, frequência, idade de início e, se for o caso, quando parou).	Auxiliar na associação do estado atual e pregresso de saúde, assim como prever complicações.
Hábitos e costumes	Relato das condições de moradia, hábitos de higiene, alimentação, sono e repouso, atividades físicas, atividade sexual, lazer/recreação e eliminações.	Compreender como vive, as possíveis repercussões de seus hábitos e costumes no desenvolvimento e restabelecimento da doença na hospitalização e no planejamento da assistência.

referentes ao exame físico. É importante lembrar que a entrevista, o primeiro passo na coleta de dados de enfermagem, deve refletir o modelo conceitual que orienta a assistência de enfermagem em cada serviço, conforme discutido no Capítulo 1. Assim, o corpo da entrevista deve contemplar os conceitos do modelo estabelecido.

Para obter todos esses dados, muitos enfermeiros sentem necessidade de ter em mãos um instrumento com os tópicos a serem questionados. Utilizar um questionário impresso no momento da entrevista pode ser confortável para o profissional, garantindo que nenhum aspecto a ser abordado seja esquecido. Todavia, isso também pode causar constrangimento ao paciente, principalmente se as anotações forem feitas na sua presença, além de influenciar de forma negativa sua livre expressão. Assim, sugere-se que, se for imprescindível fazer anotações enquanto a entrevista se desenvolve, o enfermeiro peça licença ao paciente e justifique a sua necessidade.

Fechamento da entrevista

Conforme a entrevista progride, vai se aproximando o final, ou seja, a terceira e última etapa, o **fechamento**. Nessa fase, o enfermeiro deve conscientizar o paciente de que a entrevista está terminando, dando-lhe a oportunidade para que exponha algo que ainda não tenha sido abordado e que julgue importante.

Dessa forma, o enfermeiro pode dizer ao paciente: "Tenho apenas mais duas ou três questões, enquanto isso, o senhor também já pode ir pensando naquilo que gostaria de acrescentar ou conversar". Assim, o paciente pode se organizar mentalmente para o tempo que durará a interação ou pode decidir que assuntos julga importantes de serem abordados no momento. Depois disso, é aconselhável fazer um breve resumo dos aspectos significativos dos dados coletados, para validar e assegurar tanto ao cliente quanto a si mesmo a sua compreensão e clareza.

Ainda nessa fase, o enfermeiro precisa dar oportunidade ao paciente para que ele também seja o "entrevistador", dispondo-se a esclarecer suas dúvidas quanto ao tratamento e às rotinas do hospital, além de começar a estabelecer metas conjuntas a respeito do planejamento da assistência de enfermagem. É importante agradecer a colaboração e deixá-lo à vontade para complementar algum dado que achar importante, caso lembre, posteriormente.

▶ Fatores que interferem na coleta de dados

> As técnicas propedêuticas consistem na aplicação da inspeção, da palpação, da percussão e da ausculta.

Entre os fatores que interferem na qualidade e na quantidade de dados a serem coletados na entrevista ou no exame físico, podem ser citados as habilidades técnicas, o conhecimento, as crenças e os valores do enfermeiro, o referencial teórico-filosófico adotado, bem como as habilidades interpessoais. As **técnicas propedêuticas** consistem na aplicação da inspeção, da palpação, da percussão e da ausculta (essas técnicas serão apresentadas em outros capítulos), além do **conhecimento**. Em outras palavras, refere-se à capacidade do enfermeiro de interpretar o dado coletado e desenvolver o raciocínio clínico que o impulsiona, fazendo ele buscar novos dados, dependendo da resposta do paciente e da associação que é capaz de fazer entre os dados da entrevista e outras fontes de coleta (exame físico, prontuário, parentes ou outros profissionais).

O *conhecimento*, as *crenças*, os *valores* e o *referencial teórico-filosófico* do enfermeiro também influenciam a qualidade e a quantidade de dados a serem coletados. Assim, sabe-se que certas perguntas serão feitas ao paciente e que as suas respostas serão mais "valorizadas" conforme o conhecimento, o sistema de crenças e os valores do enfermeiro. No entanto, é impossível para o enfermeiro abster-se de seus valores, crenças e do referencial que utiliza para coletar os dados. É preciso, sim, que fique alerta para dar chance ao paciente de expressar as próprias crenças e valores, pois é ele quem precisa ser compreendido.

A *habilidade de relacionamento interpessoal* (comunicação verbal, não verbal e ambiente interno) também deve ser considerada como um fator importante a ser conhecido e desenvolvido, tanto quanto as demais habilidades técnicas. Ela é determinante para o sucesso não só da coleta de dados, mas também para a implementação das outras fases da sistematização da assistência de enfermagem.

Comunicação verbal

Para o âmbito deste livro, optou-se por abordar alguns aspectos que dizem respeito à comunicação verbal, enfocando a elaboração das perguntas e alguns recursos que podem facilitar a relação enfermeiro-paciente e, como consequência, melhorar a quantidade e a qualidade dos dados coletados. Quando se estuda profundamente o relacionamento interpessoal e o processo de comunicação, pode-se ampliar o conhecimento e a utilização adequada de outros tipos de perguntas. Basicamente, as perguntas podem ser: abertas, fechadas ou complementares.

> Quando se estuda profundamente o relacionamento interpessoal e o processo de comunicação, pode-se ampliar o conhecimento e a utilização adequada de outros tipos de perguntas.

As perguntas abertas são aquelas que estimulam a descrição/relato do paciente sobre determinado tema, como: "Fale-me sobre como é o lugar onde você mora" ou "O que você faz quando sente dor?". As perguntas elaboradas dessa forma propiciam ao paciente a oportunidade de expor sua percepção a respeito da situação, de mostrar aquilo que realmente é significativo do seu ponto de vista e de fornecer informações amplas.

Além disso, as perguntas abertas são menos assustadoras e constrangedoras, o que propicia um ambiente amistoso e descontraído. Isso beneficia a proximidade enfermeiro-paciente. Entretanto, como as respostas tendem a ser longas, permitem que o paciente se desvie do foco de interesse do enfermeiro ou do tema abordado na pergunta. Nesse momento, é importante retomar cuidadosamente o foco da pergunta, cuidando para não ser uma atitude brusca ou negligente com o que estiver sendo relatado.

Já as perguntas fechadas evitam as respostas longas, permitindo ao enfermeiro enfocar certos aspectos da entrevista, como: "Na sua casa existe água encanada?" ou "Você toma remédios quando sente dor?". Contudo, as perguntas elaboradas dessa forma tendem a fazer o paciente limitar a quantidade de informações e ficar mais na defensiva.

É aconselhado, portanto, que se utilizem perguntas abertas no início da entrevista ou cada vez que se mudar de tema, ou quando se pretender abordar aspectos mais íntimos e aqueles que dizem respeito às necessidades psicossociais. As perguntas fechadas devem ser mobilizadas quando houver necessidade de trazer o paciente de volta ao contexto da entrevista de enfermagem e se forem necessários dados mais específicos sobre determinado tema.

As perguntas complementares são aquelas empregadas com o objetivo de esclarecer e aprofundar as informações a respeito de um dado, como quando o paciente diz: "Quando sinto dor, vou dormir", e o enfermeiro pergunta: "O que acontece com sua dor quando você vai dormir?". Isso permite ao paciente explicar: "Não que eu vá dormir, mas ficar deitado alivia minha dor".

Chama-se a atenção para a elaboração de perguntas que possam ser tendenciosas e/ou tenham caráter de julgamento e, por consequência, bloqueiem a livre expressão do paciente, dificultando a relação entre ele e o enfermeiro. Por exemplo: "Na sua casa tem água encanada, não tem?" ou "Você não toma remédios sem prescrição médica quando tem dor, toma?". Da mesma forma, utilizar o "por quê?" pode causar esse tipo de sensação no paciente. Por exemplo: "Por que você toma remédios sem prescrição médica?".

Existem recursos para favorecer a expressão e estimular o paciente a dar mais informações, os quais mostram que há interesse em que ele continue a se expor. Assim, o enfermeiro pode usar propositadamente as expressões: "Continue...", "Sei...", "Hum hum...", assim como repetir o final da frase que o paciente proferiu.

Comunicação não verbal

> A entrevista, como processo interativo, envolve também a comunicação não verbal.

A entrevista, como processo interativo, envolve também a comunicação não verbal. Procurar perceber o que a pessoa entrevistada realmente quer dizer com os artifícios que utiliza, conscientes ou inconscientes, ajuda a conhecer e compreender melhor essa pessoa. Os gestos, a postura, o tom de voz e a entonação das palavras, o olhar, a distância mantida entre as pessoas, entre outros aspectos, dizem muito mais do que se imagina a respeito do outro.

É notável o quanto as emoções estão ligadas ao corpo de cada um. Cada corpo reage conforme o que está se passando em sua mente. Os pensamentos estão ligados às emoções e estas ao seu organismo. É assim que o profissional e seu paciente se expressam pelo corpo. A postura, o modo de andar, de sentar, de deitar, enfim, a linguagem física, são sempre reflexo do que se está pensando e sentindo.

Assim, a comunicação não verbal envolve todas as manifestações do comportamento que não são expressas por palavras. Tal mensagem frequentemente é transmitida de forma mais eficiente e verdadeira do que as palavras. A informação oferecida por essa via também é um recurso capaz de promover uma compreensão mais profunda das pessoas e, por isso, um contato mais íntimo entre elas.

É por meio da linguagem não verbal que, muitas vezes, percebe-se se uma pessoa está com dor, triste, irritada, preocupada ou ansiosa. E isso pode ser manifestado por expressões faciais, gestos ou movimentos do corpo. Deve-se estar atento a essas mensagens, pois nem sempre elas têm o mesmo significado para diferentes pessoas e situações (FIG. 4.3).

Percebe-se, mais uma vez, que o que decide se uma entrevista será ou não uma *entrevista compreensiva* é o grau de interesse do profissional em conhecer o paciente e, assim, obter um maior número de observações significativas. Quando se fala em linguagem não verbal, está-se referindo a um tipo de comunicação utilizada o tempo todo. O quanto as pessoas utilizam esse recurso para se expressar e fazer-se entender? Repare que isso acontece concomitantemente ao entendimento da linguagem verbal para que a comunicação efetiva seja processada.

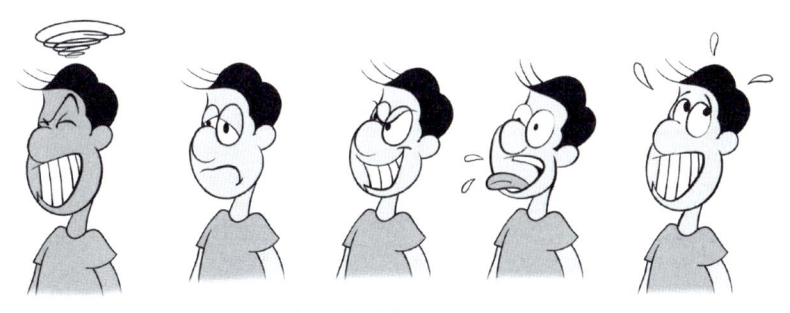

FIG. 4.3 → Expressões faciais significando diferentes sentimentos.

No entanto, como isso se dá de forma automática, muitas vezes nem se percebe com profundidade o quanto se pode explorar esse recurso e melhorar a comunicação. Sem o auxílio da vocalização ou do sussurro, cada corpo "diz" quem, o que, onde e como a pessoa é, era e será.

Ao realizar uma entrevista, é necessário observar, ou seja, olhar com atenção o outro, para, assim, perceber a linguagem não verbal expressa. Em determinados casos, a compreensão da linguagem não verbal pode ser de extrema importância e até decisiva para que determinadas informações sobre o paciente sejam captadas.

Existe uma infinidade de expressões ou movimentos corporais que têm significados. O corpo sempre está dizendo alguma coisa, mesmo sem expressar uma palavra sequer. Como exemplo, vamos relembrar de um paciente que estava deitado no leito e repousando tranquilamente, recordar-se de como ele estava deitado. Seu corpo todo e a expressão em seu rosto mostravam exatamente o que ele estava vivenciando? Expressava, digamos, certo bem-estar naquele momento de sua recuperação? Da mesma forma, é possível lembrar-se de como estava se expressando algum outro paciente, contraído no leito, contorcendo-se, demonstrando desconforto físico, dor. É evidente que não estava tudo bem e certamente se poderia tomar alguma providência **(FIG. 4.4)**.

Cabeça pendente, ombros caídos e tórax afundado podem refletir sentimentos de fraqueza e derrota, ao passo que cabeça ereta, tronco reto e respiração plena e natural podem indicar segurança e autoconfiança. Na expressão facial, o franzir das sobrancelhas pode mostrar discordância, falta de compreensão, dor ou raiva. A falta de contato visual pode significar que a outra pessoa está triste, envergonhada ou intimidada. E, ainda, se, em uma conversa, alguém cruza os braços, muda a posição do pé, franze a testa, muda o padrão respiratório, mesmo que inconscientemente, isto está relacionado ao que se passa no íntimo dessa pessoa, a qual está manifestando um possível descontentamento ou até mesmo rejeição quanto ao que está sendo dito.

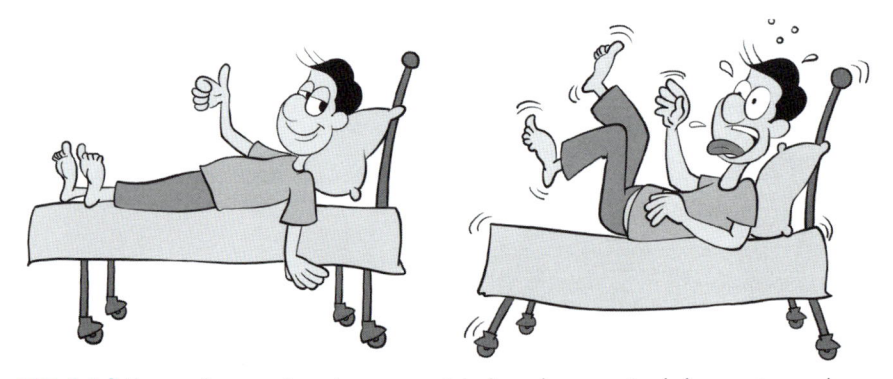

FIG. 4.4 → Expressão e movimentos corporais indicando sensação de bem-estar ou dor.

O toque, como exemplo de um tipo de comunicação não verbal, também pode influenciar significativamente o processo da entrevista. O tocar ou a reação a ele pode comunicar atitudes, sentimentos ou reações específicas. Contudo, em certos locais do corpo, algumas pessoas somente permitem o toque de pessoas que lhes são mais íntimas. Muitas vezes, o profissional chega próximo ao paciente e toca em suas pernas. Em outras situações, toca em suas mãos, procurando transmitir cuidado, preocupação e apoio. Por isso, nunca se esqueça de que o significado do toque depende da situação e das pessoas envolvidas, pois alguns podem entender esse gesto como uma invasão.

> Nunca se esqueça de que o significado do toque depende da situação e das pessoas envolvidas, pois alguns podem entender esse gesto como uma invasão.

Ambiente interno

O ambiente interno, tanto do enfermeiro como do paciente, também interfere na qualidade e na quantidade dos dados coletados, tanto na entrevista como no exame físico. Um enfermeiro que esteja, por exemplo, ansioso, apressado, extremamente preocupado a ponto de alterar sua capacidade de concentração e dedicação, correrá maior risco de ter percepções erradas a respeito do paciente. Nessa situação, o enfermeiro estará com sua capacidade sensorial afetada, podendo chegar ao ponto de não distinguir, por exemplo, um dado de ausculta ou até mesmo de interpretá-lo inadequadamente.

Além disso, o paciente precisa estar disponível, emocional e fisicamente, para que a entrevista transcorra de maneira adequada, proporcionando um momento de interação e conhecimento mútuo. Por isso, aconselha-se que a entrevista não seja realizada enquanto o paciente estiver com dor, em uma situação de urgência ou imediatamente após a internação, sem ainda estar ambientado.

A fase de introdução da entrevista também pode ser utilizada para "acalmar" o ambiente interno de ambos; e cabe ao enfermeiro proceder de modo a ajustar tanto o ambiente interno como o externo, para que a percepção e o conhecimento possam ser fiéis ao que realmente são; caso contrário, haverá dificuldades para se conhecerem e interagirem.

Ambiente externo

A entrevista na enfermagem coexiste com a observação e a documentação. A observação é um processo básico na vida profissional do enfermeiro e, no

> A entrevista na enfermagem coexiste com a observação e a documentação.

momento da entrevista, constitui um método de inestimável ajuda na obtenção de dados fornecidos pela comunicação não verbal, como visto anteriormente. A documentação, por sua vez, é um recurso auxiliar da entrevista, pois permite registrar, complementar, averiguar e explicar os dados obtidos, possibilitando um maior enriquecimento desses dados, que serão utilizados durante as outras etapas do processo de enfermagem. Desse modo, a observação e a documentação são interdependentes e se complementam.

Os dados coletados devem ser registrados formalmente por meio tradicional ou por suporte eletrônico em consonância com sua competência legal. Com base no Código de Deontologia de Enfermagem, atualizado no ano de 2017, pela Resolução nº 564,[1] é dever do profissional documentar as etapas do processo de enfermagem.

Contudo, além dos fatores inerentes ao paciente e ao profissional/estudante, o que mais deve ser providenciado? Quais fatores precisam ser averiguados para que a entrevista transcorra satisfatoriamente?

> **É importante assegurar que as informações solicitadas e fornecidas só serão compartilhadas pelos profissionais que estão diretamente ligados ao cuidado do paciente, garantindo, desse modo, o sigilo das informações.**

Certamente, outro fator que influencia o desenvolvimento da entrevista é o ambiente. É fundamental ter um **local** que favoreça a privacidade que o momento requer. Se não for possível um local exclusivo, devem-se criar meios para que o profissional e o paciente sintam-se isolados. É importante assegurar que as informações solicitadas e fornecidas só serão compartilhadas pelos profissionais que estão diretamente ligados ao cuidado do paciente, garantindo, desse modo, o sigilo das informações. Deve-se reservar um **tempo** para a entrevista, de maneira que não haja interrupções. O paciente se sentirá mais valorizado e estimulado a falar, ao perceber que aquele tempo é dele, que alguém pensou nele e se interessa em ouvi-lo. Além disso, é preciso concentração para conduzir a entrevista.

Para facilitar a comunicação dos participantes da entrevista, outros fatores ambientais também precisam ser considerados ao se escolher o local para o seu desenvolvimento, como recomenda Jarvis[2]:

→ A temperatura do ambiente deve estar confortável – nem muito fria, nem muito quente, oferecendo comodidade aos participantes.
→ A iluminação, de preferência natural, deve ser suficiente para permitir que o paciente e o enfermeiro observem-se sem esforço.

Além disso, o paciente deve estar acomodado confortavelmente no leito ou em um assento, e o profissional, acomodado também à sua frente, sem barreiras, como mesa ou computador, de forma que os olhos de ambos fiquem no mesmo nível. Deve-se evitar ficar em pé, pois isso pode dar a impressão de hierarquia (de o profissional ser "superior" no processo), de desinteresse quanto ao que está sendo relatado ou de pressa, sentimentos que o profissional deve se empenhar em evitar.

Barulho, odores, objetos e situações de distração, como televisão, jogos, entrada e saída de pessoas, devem ser evitados para que ambos aproveitem esse momento.

Após todas essas considerações, sugere-se que o profissional exercite a entrevista para ir ganhando habilidade em realizá-la. Deve usar e abusar de sua criatividade, pois também irá precisar dela.

Boa entrevista!

→ Referências

1. Conselho Federal de Enfermagem. Resolução nº 564 do Conselho Federal de Enfermagem, de 6 de novembro de 2017. Brasília: COFEN; 2017.
2. Jarvis C. Jarvis pocket companion for physical examination and health assessment. 7th ed. Philadelphia: Elsevier; 2016.

→ Leituras recomendadas

Alfaro-LeFevre R. Aplicação do processo de enfermagem: uma ferramenta para o pensamento crítico. 8. ed. Porto Alegre: Artmed; 2014.

Benjamin A. A entrevista de ajuda. 13. ed. São Paulo: Martins Fontes; 2011.

Broca PV, Ferreira MA. A equipe de enfermagem e a comunicação não verbal. Rev Min Enferm. 2014;18(3):697-702.

Campos C. A comunicação terapêutica enquanto ferramenta profissional nos cuidados de enfermagem. PsiLogos. 2017;15(1):91-101.

Conselho Federal de Enfermagem. Resolução nº 358, de 15 de outubro de 2009. Brasília: COFEN; 2009.

Conselho Federal de Enfermagem. Resolução nº 429, de 8 de Junho de 2012. Brasília: COFEN; 2012.

Farah OGD, SÁ AC, organizadoras. Psicologia aplicada à enfermagem. São Paulo: Manole; 2008.

Mazzaia MC, Sawicki WC. Comunicação terapêutica. In: Barros ALBL, Lopes JL, Morais SCRV. Procedimentos de Enfermagem para a prática clínica. Porto Alegre: Artmed; 2019.

Polit DF, Beck CT. Fundamentos de Pesquisa em Enfermagem: avaliação de evidências para a prática da enfermagem. 9. ed. Porto Alegre: Artmed, 2019.

Potter PA, Stockert PA, Perry AG, Hall AM, Ostendorf WR. Fundamentos de enfermagem. 9. ed. Rio de Janeiro: Elsevier; 2018.

Prochet TC, Silva MJP. Percepção do idoso dos comportamentos afetivos expressos pela equipe de enfermagem. Esc Anna Nery. 2011;15(4):784-90.

Rezende RC, Oliveira RMP, Araújo STC, Guimarães TCF, Espírito Santo FH, Porto IS. Expressões corporais no cuidado: uma contribuição à comunicação da enfermagem. Rev Bras Enferm. 2015;68(3):490-6.

Sá AC. O cuidado do emocional na saúde. Porto Alegre: Nova Práxis; 2020.

Silva MJP. Comunicação tem remédio: a comunicação nas relações interpessoais em saúde. 10. ed. São Paulo: Loyola; 2014.

5

Avaliação das condições emocionais e mentais do paciente na clínica

Dorisdaia Carvalho de Humerez // Maria de Belém Gomes Cavalcante

A profissão de enfermeiro assistencial na clínica consiste em prestar cuidados diretos aos pacientes, executando ações de enfermagem que estão prescritas. Para o enfermeiro assistencial, a prioridade é o atendimento ao paciente, para que tudo possa ser oferecido e ele com maior qualidade. Ao realizar o cuidado, o trabalhador opera um núcleo tecnológico no seu processo de trabalho, composto por trabalho morto (instrumental) e trabalho vivo (em ato). Os dois formam uma certa razão entre eles, a qual chamamos de composição técnica do trabalho. Isso significa a produção da saúde, com base nas tecnologias leves, relacionais, e a produção do cuidado de forma integralizada, operando em "linhas de cuidado" por toda extensão dos serviços de saúde, centrado nas necessidades dos usuários.

Nossas observações têm concluído que para além do instrumental e do conhecimento técnico, lugar de tecnologias mais estruturadas, há um outro fator, a pessoa das relações, que é fundamental para a produção do cuidado. Partimos do pressuposto que o trabalho em saúde é sempre relacional, porque é um trabalho vivo em ato, isto é, o enfermeiro usa o seu EU no momento em que este está cuidando. Frente ao exposto, o enfermeiro usa procedimentos específicos, sempre intermediados pela relação interpessoal. Em geral, o paciente, ao ser surpreendido pelo adoecer e pela internação, sente-se desprotegido e ansioso diante das novas condições vivenciadas. A experiência mostra que, com frequência, o nível de ansiedade está muito elevado nesses momentos.

A avaliação das condições emocionais e mentais do paciente é um procedimento desenvolvido lentamente pelo enfermeiro ou pelo estudante de enfermagem, mas vem se mostrando cada vez mais necessária. Identificar os problemas emocionais e mentais emergentes e/ou decorrentes da internação e do adoecer é extremamente importante, pois possibilita, juntamente com o exame físico, subsidiar e otimizar a assistência integral ao paciente, usando o agir mais preciso da enfermagem: as tecnologias leves.

Ressalta-se que problemas físicos, emocionais e mentais comumente coexistem. Algumas doenças físicas podem apresentar sintomas de transtornos emocionais ou psiquiátricos – por exemplo, epilepsia, alterações vasculares cerebrais, tireotoxicose, hipotireoidismo, hipoglicemia, síndrome de Cushing e taquiarritmias, entre outras. O paciente no hospital pode ainda apresentar como comorbidade algum transtorno de ansiedade específico. Isso pode levar o estudante de enfermagem a diagnosticar, pela sintomatologia apresentada, alguma alteração nos sistemas cardiorrespiratório, gástrico ou neurológico, visto que inúmeras condições emocionais são somatizadas. Tais condições podem ocasionar, de maneira implícita ou explícita, relações inadequadas com o paciente, em que o enfermeiro toma o paciente por simulador, impostor ou mesmo hostiliza-o diante dessas alterações.

> Algumas doenças físicas podem apresentar sintomas de transtornos emocionais ou psiquiátricos

A determinação de que o paciente está apresentando problemas emocionais subsidiará a identificação de diagnósticos de enfermagem apropriados e, consequentemente, de novas e diferentes intervenções. Pode-se também encontrar, no hospital geral, pacientes com transtorno mental específico e, atualmente, exige-se uma abordagem no campo da saúde mental que seja capaz de romper com a hegemônica concepção compartimentalizada do homem que dissocia mente/corpo, ainda frequente no atendimento à saúde.[1]

➔ Contato inicial

O primeiro contato entre o enfermeiro ou o estudante de enfermagem e o paciente é extremamente importante para que uma relação de confiança entre ambos seja estabelecida. Nese contato inicial para a avaliação das condições emocionais e mentais, as experiências sentidas pelo paciente tendem a ser constrangedoras, pois, por um lado, ele se encontra em situação conflitiva, sentindo necessidade de falar sobre o que o aflige e o angustia (em geral, são aspectos extremamente íntimos e pessoais); por outro, sente-se retraído ao fazê-lo, especialmente se está em contato com o enfermeiro ou estudante de

> O primeiro contato entre o enfermeiro ou o estudante de enfermagem e o paciente é extremamente importante para que uma relação de confiança entre ambos seja estabelecida.

enfermagem pela primeira vez. Ambos são estranhos nesse momento. É imperioso que o paciente seja respeitado e que sua intimidade seja preservada, oferecendo-se, na medida do possível, condições acolhedoras, confortáveis e de proteção da sua individualidade.

Por meio de uma conversa, inicialmente aberta e não estruturada, estimula-se o paciente a falar aproveita-se a oportunidade para se apresentar, o que é considerado importante em um contato inicial. Por alguns períodos, permite-se que o paciente defina o andamento do diálogo, pois ele fará um tipo de autoapresentação, com supressão de certos pontos e, com isso, será possível inferir elucidações ou esclarecimentos psíquicos ou emocionais. Posteriormente, estrutura-se o diálogo com questionamentos mais objetivos.

➔ Objetivos da avaliação das condições emocionais e mentais

Os objetivos da avaliação das condições emocionais e mentais efetuada pelo enfermeiro ou estudante de enfermagem são:

→ Identificar possíveis problemas emocionais e/ou psíquicos do paciente.
→ Contribuir com a identificação dos diagnósticos e o estabelecimento das intervenções e resultados de enfermagem a serem alcançados.

De forma secundária, a avaliação permitirá, ainda, que o paciente verbalize temores e outras reações e que estabeleça uma aliança terapêutica com o enfermeiro ou a estudante, aumentando, assim, a confiança entre as partes. Para atingir os objetivos propostos, o enfermeiro ou estudante de enfermagem deve ter em mente que algumas condições são essenciais nesse momento.

➔ Condições essenciais para realização da avaliação dos aspectos emocionais e mentais do paciente

Aceitação da pessoa

> Aceitar o paciente não é somente compreendê-lo, mas também considerá-lo como ser humano, com sentimentos e valores que lhe são peculiares e que determinam as atitudes expressas em seu comportamento.

Aceitar o paciente não é somente compreendê-lo, mas também considerá-lo como ser humano, com sentimentos e valores que lhe são peculiares e que determinam as atitudes expressas em seu comportamento. Travelbee[2] destaca que aceitar o paciente é um aspecto orientador do trabalho de todo enfermeiro. É importante aceitar o paciente e demonstrar tal aceitação. Aceitar não significa concordar com qualquer comportamento, mas implica tomar consciência do significado socialmente não aceito desse comportamento.

A atitude de aceitação do paciente por parte do estudante de enfermagem ou enfermeiro possibilita uma relação interpessoal moderada e de qualidade, contribuindo para uma mudança no pensamento do paciente e proporcionando, assim, uma diminuição da ansiedade e um aumento no bem-estar. Portanto, aceitar a outra pessoa consiste na capacidade de acolhê-lo, sem que lhe sejam colocadas quaisquer condições.

Disponibilidade interna

A disponibilidade interna do profissional implica em *querer cuidar*, além da disponibilidade de tempo e de lugar, que também é necessária.

> A disponibilidade interna do profissional implica em querer cuidar.

O estudante de enfermagem ou o enfermeiro precisam estar dispostos a conhecer os sentimentos, as necessidades e os desejos do paciente para que a relação interpessoal seja efetiva; existindo essa disponibilidade, o paciente se sentirá mais à vontade para interagir.

Encorajamento contínuo à expressão espontânea do outro

As demonstrações de aceitação e de disponibilidade do enfermeiro ou do acadêmico encorajam a expressão do paciente. O profissional deve utilizar sinais não verbais como acenos positivos de cabeça e mímicas afirmativas, que encorajam o paciente à autoexpressão. Além disso, sugere-se associar as ideias expostas a situações ocorridas, manejar adequadamente a exteriorização de emoções e sentimentos por parte do paciente, ouvir atentamente, olhar para o interlocutor e solicitar opinião e validação sobre o que foi exposto.

Empatia

Empatia é a tentativa de sentir a experiência do outro, tal como ele a percebe. De acordo com Quilici,[3] a empatia é definida como a habilidade para identificar as emoções de outra pessoa e a capacidade do profissional de colocar-se no lugar do outro e tentar experimentar uma resposta emocional apropriada. A empatia também envolve a capacidade de buscar ver o mundo da forma como a outra pessoa o vê e de interpretar os padrões verbais e não verbais de comunicação. É a maneira de olhar os diversos ângulos em que o outro se posiciona, tendo a clareza de que você não é o outro. A compreensão e a aceitação empática só têm valor quando são transmitidas ao paciente pela comunicação verbal ou não verbal.

Atualmente, a empatia é considerada como uma das habilidades mais importantes, e o estudante de enfermagem e o enfermeiro precisam exercê-la na relação interpessoal com o paciente. Há três tipos diferentes de empatia:[4] cognitiva, emocional e compassiva. A **empatia cognitiva** significa entender o ponto de vista do outro; é a capacidade de compreender os sentimentos de outra pessoa e o que ela pode estar pensando. Já a **empatia emocional** está relacionada a compartilhar os sentimentos do outro, criando uma conexão emocional; é também denominada empatia afetiva, pois envolve compartilhar sentimentos com outra pessoa, criando uma conexão emocional. Parece existir uma sensação de contágio emocional, onde uma pessoa se sente fisicamente como a outra. A **empatia compassiva** significa perceber que o outro precisa de ajuda, então é necessário se colocar à disposição; há uma preocupação empática e motivação para ajudar.

1. Empatia cognitiva: entender o ponto de vista do outro

Segundo Mendes[4], a empatia cognitiva se refere à ideia mais popular de empatia, relacionada a se colocar no lugar do outro. É a capacidade de entender os sentimentos de outra pessoa e o que ela pode estar pensando. Também pode ser chamada de tomada de perspectiva e é útil para negociações ou motivar outras pessoas. Esse tipo de empatia também é muito eficaz para desenvolver bons comunicadores porque a percepção dos outros ajuda as pessoas a buscarem maneiras mais eficientes de transmitir suas mensagens.[4]

2. Empatia emocional: compartilhar os sentimentos do outro

Também chamada de empatia afetiva, envolve compartilhar sentimentos com outra pessoa criando uma conexão emocional. Paul Ekman define esse tipo como uma sensação de contágio emocional, onde se sente fisicamente com a outra pessoa. Como o próprio explica, a empatia emocional torna alguém sintonizado com o mundo emocional interno de outra pessoa, sendo um dos tipos de empatia muitas vezes mais difíceis de ser desenvolvido, pois envolve autoconhecimento e autorregulação emocional.[4]

3. Empatia compassiva: perceber que o outro precisa de ajuda e se colocar à disposição

No último tipo de empatia, o entendimento e a conexão se desenvolvem para ação. Depois de entender a situação de alguém e compartilhar os sentimentos, os empáticos se veem motivados a ajudar. Esse tipo de empatia também é chamada de preocupação empática.

Envolvimento emocional

O envolvimento emocional ocorre se o enfermeiro ou estudante de enfermagem quiser ser verdadeiramente útil ao paciente, porém em nível terapêutico. Para isso, torna-se necessário que ele observe e avalie as próprias atitudes, comportamento e sentimentos, de modo a manter o papel profissional sem perder a objetividade da ação.

Confiança

Refere-se ao sentimento que temos a respeito da lealdade de outra pessoa. A confiança faz o paciente sentir-se seguro em companhia do profissional de enfermagem.

Ela permite o fortalecimento do vínculo entre o estudante de enfermagem ou o enfermeiro, permitindo a aproximação para o diálogo; consequentemente, o paciente fica mais tranquilo para expressar seus sentimentos e percepções frente às situações que estão lhe causando dificuldade no momento presente.

Compromisso

As relações estabelecidas entre profissionais de saúde e usuários estão entre os temas desafiadores para a assistência à saúde, especialmente a mental. Se o enfermeiro quiser manter qualquer procedimento de forma adequada, é necessário comprometer-se com o paciente, não apenas como decisão imposta, mas tomada como compromisso profissional. Isso ajuda a modificar a maneira de se relacionar profissionalmente com o paciente.

> As relações estabelecidas entre profissionais de saúde e usuários estão entre os temas desafiadores para a assistência à saúde, especialmente a mental.

Comprometer-se significa estar à disposição, inclusive quanto ao tempo a ser gasto, dedicar-se ao atendimento, promover assistência qualificada, resolver a situação e querer cuidar da pessoa. O compromisso é um sentimento, é algo íntimo. Apenas a pessoa sabe se está comprometida ou não e escolhe o que quer demonstrar. É muito difícil mensurar o compromisso do enfermeiro.

Sigilo profissional

O sigilo determina que sejam cumpridas ações éticas e faz com que aumente a confiança do paciente no enfermeiro ou estudante de enfermagem. É necessário que haja respeito à privacidade e à intimidade do cliente. Deve-se manter segredo sobre um fato sigiloso de que se tenha conhecimento em razão de atividade profissional.

Atitude de não julgamento

No fato de o enfermeiro demonstrar aceitação e compreensão empática ao paciente está implicado que não haverá atitude de julgamento. Isso pressupõe que o profissional de enfermagem, embora tenha um juízo de valor sobre a própria vida, não determinará seu julgamento em relação ao paciente, pois tem clareza quanto ao seu papel de profissional.

O juízo de valor traz consequências negativas para a relação interpessoal e dificulta a formação de confiança e vínculo, resultando em uma atitude não terapêutica e inútil na assistência prestada. Deve-se evitar qualquer manifestação de juízo de valor.

Estímulo à autoestima

A autoestima refere-se a sentimentos positivos e convenientes em relação à própria pessoa. Estimular a autoestima do paciente é encaminhá-lo à redescoberta da autoadmiração, condição que favorece a manifestação mais espontânea da pessoa.

A autoestima correlaciona-se com racionalidade, realismo, intuição, criatividade, independência, flexibilidade, habilidade para lidar com mudanças, bem como disponibilidade para admitir e corrigir erros, benevolência e cooperação.[5] Para o estudante de enfermagem ou enfermeiro desenvolver essa condição emocional para ajudar o paciente, é importante estar atento aos seis pilares da autoestima:[5]

- → A atitude de viver conscientemente – ter consciência do que está por trás dos próprios atos. Viver conscientemente significa querer estar ciente de tudo o que diz respeito às próprias ações, propósitos, valores e objetivos. Viver conscientemente é viver responsavelmente perante a realidade, ter a mente ativa em vez de passiva, ter uma inteligência que deriva bem-estar, estar no momento sem perder o contexto amplo, distinguir a relação entre os fatos, sua interpretação e as emoções.
- → A atitude da autoaceitação – sem autoaceitação, a autoestima é impossível. A autoaceitação envolve a ideia de ser amigo de si mesmo, aceitando suas imperfeições, seus conflitos e até mesmo a sua grandeza.
- → A atitude da autorresponsabilidade – esse pilar envolve: ser responsável pela realização dos próprios desejos, escolhas e atos, nível de consciência com que se trabalha e vive seus relacionamentos, comportamento com os outros, qua-

lidade das comunicações, aceitar e escolher os valores que se vive pela própria felicidade e pela própria autoestima.

→ A atitude da autoafirmação – é a disposição para honrar as próprias vontades, desejos, necessidades e valores e tratar a si mesmo com respeito. Sem a autoafirmação, age-se como mero expectador e não participante. É necessário sermos atores de nossas próprias vidas. Esse pilar destaca a importância de aceitar ser o que se é com suas qualidades e defeitos, sem precisar esconder ou falsificar a si mesmo para poder ser aceito pelos outros.

→ A atitude de intencionalidade – é necessário estar atento, estabelecendo metas e objetivos produtivos. É viver de forma intencional, assumindo as escolhas com responsabilidade e de forma consciente. É necessário desenvolver dentro de nós a capacidade da autodisciplina, que é uma virtude de sobrevivência.

→ A atitude da integridade pessoal – integridade é a integração dos ideais, das convicções, dos critérios, das crenças e dos comportamentos. É ser íntegro consigo mesmo, admitir suas falhas sem culpar os outros, entender o porquê daquilo que fazemos, reconhecer seus erros e pedir perdão, reparar os danos causados e se comprometer intencionalmente a agir de forma diferente.

Sentimento de aceitar a dependência, a independência e a interdependência

Os sentimentos de dependência são demonstrados de várias formas: concordância com tudo que profissional diz por medo de contrariá-lo e perdê-lo, dificuldade em tomar suas próprias decisões, imenso desconforto quando está longe do profissional e imensa dificuldade em prosseguir com projetos pessoais.

Os sentimentos de independência podem estar presentes no início do contato, e o paciente pode se negar a falar, pode apresentar atitude ou comportamento livre e solto como se não dependesse de ninguém. E há também a interdependência, todos comumente experimentados pelos pacientes e que devem ser aceitos e compreendidos pelo enfermeiro.

O homem nunca é totalmente independente, pois sua índole social garante a convicção de que outras pessoas devem ajudá-lo, tornando possível a sua existência. Isso leva à manifestação da interdependência. A independência é a tendência à liberdade pessoal. Como o paciente encontra-se doente, poderá demonstrar certa dependência emocional, por sentir uma regressão própria do adoecer e ter necessidade de ser amparado, acolhido e aceito pelo enfermeiro ou estudante de enfermagem.

> O homem nunca é totalmente independente, pois sua índole social garante a convicção de que outras pessoas devem ajudá-lo, tornando possível a sua existência.

Fenômenos de transferência e contratransferência

Transferência e contratransferência são conceitos centrais na compreensão da relação terapêutica nas diversas vertentes da psicanálise. A **transferência** seria um mecanismo de resistência que se manifesta pela tentativa de impedir que a análise continue. Em resumo, nesse primeiro entendimento, a finalidade inconsciente da atitude transferencial seria, ao tirar o psicanalista de sua função, impedir o prosseguimento da análise. Contudo, a transferência passou a ser entendida, posteriormente, como peça fundamental na terapia psicanalítica, pois seria ela que permitiria e sustentaria a relação terapêutica; de fato, os psicanalistas passaram a utilizar o campo transferencial como instrumento de tratamento. Nesse sentido, a superação da transferência ocorreria quando o analista apontasse os sentimentos transferenciais que se originaram em acontecimentos anteriores e que agora estão sendo repetidos.

Pode-se dizer também que a transferência é um processo pelo qual os afetos inconscientes materializam-se na situação de interação, provocando o deslocamento de uma representação à outra. A transferência é um processo de adjudicação de papéis inscritos no mundo interno de cada pessoa. Os indícios das diferentes adjudicações devem ser decodificados, e a interpretação consiste nessa decodificação, que significa, a transformação do implícito, do inconsciente, em consciente. Desse modo, a transferência deve ser entendida como a manifestação de sentimentos inconscientes que apontam para a reprodução estereotipada de situações, característica da adaptação passiva, é a resistência à mudança, a evitação de um reconhecimento doloroso, o controle das ansiedades básicas representadas pelo medo da perda e medo do ataque.[6]

A **contratransferência** é o conjunto de afetos inconscientes que o enfermeiro ou o estudante de enfermagem pode experimentar ao estabelecer interação, assumindo a representação experimentada pelo paciente.

Considera-se, também, extremamente importante que o enfermeiro ou estudante de enfermagem tenha conhecimento sobre os fenômenos de transferência e contratransferência nos momentos relacionais e de cuidado.

As condições apresentadas minimamente permitem que o enfermeiro ou o estudante de enfermagem estabeleça interações mais adequadas e respeite o paciente como pessoa.

➔ Avaliação para o planejamento terapêutico

a consulta de enfermagem em saúde mental tem como objetivos a elaboração do diagnóstico de enfermagem e o planejamento terapêutico. O enfermeiro ou estudante de enfermagem deve ouvir a história do paciente e realizar o exame de seu estado mental e físico.

A avaliação deve se fundamentar essencialmente na observação sistemática, no participante e na entrevista semidiretiva. Utiliza-se a entrevista semidiretiva, pois o paciente deve ficar livre para narrar seus sofrimentos, temores, dúvidas, dados de sua história, o significado da enfermidade, da internação, ou de outras internações, as relações familiares, sua posição na família, entre outros aspectos. É uma interação deliberada e planejada pelo enfermeiro ou estudante de enfermagem. Observar e ouvir empaticamente o paciente é de fundamental importância, pois permitirá que ele fale livremente ou não fale, e que sinta que pode confiar no profissional. O enfermeiro e o estudante de enfermagem deverão a todo o tempo demonstrar sua disponibilidade para o diálogo, atitude de acolhimento e compreensão empática. Essa atitude do profissional poderá contribuir com o aumento da confiança entre ambos e ajudará na compreensão do diálogo expresso pelo paciente.

Inúmeras variáveis podem interferir na avaliação das condições emocionais e mentais do paciente, e elas devem explicitadas ao enfermeiro ou estudante de enfermagem, pois quanto mais clareza houver nessas interferências, maior será o controle sobre elas. As variáveis podem incluir idade de ambos, classe social, sexo, preconceito de raça, cor e religião, reações afetivas inconscientes do enfermeiro ou estudante que deverão ser esclarecidas, identificação, familiaridade, alto nível de ansiedade, entre outras. A avaliação das condições emocionais e mentais do paciente deve ser cuidadosa, delicada e detalhada, enfocando muitos aspectos, entre eles:

→ História de vida
→ Relações familiares (posição do paciente na família)
→ O significado da enfermidade e da internação para o paciente
→ Avaliação propriamente dita das condições emocionais e mentais

História de vida

Ao se obterem dados da história de vida do paciente, tem-se a possibilidade de compreender e apreender muito de sua subjetividade. Inicialmente, devem-se captar as queixas subjetivas, o início da doença, a evolução temporal, as eventuais situações desencadeantes que o paciente considera fundamentais e as vivências conflitantes. Esses dados possibilitarão levantar os problemas emocionais e identificar o diagnóstico de enfermagem.

O indivíduo, como ser social, ao contar sua história, interpreta o meio que o cerca e o seu lugar no mundo, com suas relações familiares e com outros grupos sociais. Com isso, revela-se o significado do adoecer e da internação, que pode estar interferindo na moléstia atual ou

> O indivíduo, como ser social, ao contar sua história, interpreta o meio que o cerca e o seu lugar no mundo, com suas relações familiares e com outros grupos sociais.

gerando sintomas emocionais ou psíquicos. Ele também apresentará comportamentos, valores e ideologias. Atribuirá significados aos fatos, às situações, aos acontecimentos, às próprias ações, às reações de seu grupo e de sua comunidade, bem como dará informes sobre seu passado e futuro, resgatando o projeto vital.

A postura do enfermeiro ou estudante de enfermagem deverá ser a do diálogo empático, facilitando o resgate das memórias pelo do passado do paciente, bem como de ajudá-lo a esclarecer seus projetos no futuro e visualizar com ele aqueles possíveis de serem realizados. A proposta requer que o paciente esteja o mais livre possível para falar sobre a sua vida e revelar seus problemas emocionais emergentes. Para que a entrevista aconteça a contento, é preciso que se crie um clima a ponto de estabelecer um vínculo relacional com o paciente, ouvindo-o com atitude de igualdade entre pessoas e compreensão empática.

Com relação à sua história, teremos muitas informações objetivas e subjetivas, calcadas na interpretação do paciente. Como é comum acontecer em relatos desse tipo, a pessoa pode se valer de maneiras enviesadas de se expressar, e o conteúdo de sua fala pode estar encobrindo o que ela realmente está tentando dizer. O profissional deve, assim, estar acompanhando atentamente e, aos poucos, ir desvendando o conteúdo latente da narrativa.

A anamnese biográfica deverá ser livre e não diretiva, mas deve-se ter um roteiro orientador que aos poucos se torne explícito para o profissional e que possa ser usado para validar para a compreensão do sofrimento emocional da pessoa, bem como sua vida mais objetiva. O roteiro apresentado no **QUADRO 5.1** serve como modelo para a coleta de dados da história de vida do paciente.

Significado da do adoecimento e da internação

O paciente irá relatar fatos que podem revelar seu desenvolvimento psíquico, social e afetivo e, particularmente, as dificuldades e os conflitos. A partir desses dados, deve-se destacar o significado do adoecer e da internação, bem como os conflitos e os problemas decorrentes do processo de adoecimento e da internação atual.

Avaliação das condições emocionais

Na avaliação das condições emocionais e mentais, o enfermeiro ou estudante de enfermagem deverão centrar sua atenção nas atitudes e também no depoimento do paciente. Isso significa que, durante a obtenção de dados, presta-se atenção simultânea ao comportamento do paciente, aos modos de vivência e aos problemas e sintomas apresentados por ele.

Ainda que a avaliação das condições emocionais esteja colocada separadamente da avaliação das condições mentais, elas são complementares e se entrelaçam na

QUADRO 5.1 Coleta de dados da história de vida

Identificação	Nome, sobrenome, local e data de nascimento Escolaridade, idade, moradia Filiação
Família	Pais vivos ou não? (se não, causa da morte) Irmãos: número, sexo Se mora com a família Posição no grupo familiar Que projetos a família tinha ou tem para ele? Como era a casa que habitava nas diversas fases da vida Condições econômicas da família Ocupação atual dos pais e irmãos Tarefas que realiza em casa Reuniões familiares (frequência, tipo, motivo, etc.)
Adolescência	Significado dessa fase Estudos, namoros, amigos, trabalho, mudanças, experiências Sonhos próprios e projetos para o futuro Relações afetivas (manutenção, mudança) Convivência com o sexo oposto
Atividade/trabalho	Atividade que exerceu durante a maior parte da vida Atividade atual Primeiro emprego Relações com os colegas de trabalho Mudanças de emprego, motivos Último trabalho Atividade que mais gostava de fazer Que outras atividades realizava ou realiza (esportivas, religiosas, artísticas, políticas, culturais, outras) Significado do trabalho hoje Possibilidade de retorno ao trabalho
Moradia	Onde e com quem mora Com quem gostaria de morar Descrição do cotidiano (fora da instituição, na rua, na escola, em casa, no trabalho) O que acha que mais transformou sua vida Relações matrimoniais (mora ou morou com alguém)
O adoecer	Significado do adoecer Como e quando aconteceram os primeiros sintomas Como eram esses primeiros sintomas Que significado teve para ele, para a família, no trabalho, na escola, na rua Significado da internação O processo de adoecer influenciando sua vida
Projetos	Quais são seus projetos para o futuro O que deverá fazer para realizar seus projetos Considera que os projetos são viáveis Como acha que será seu futuro

situação concreta da entrevista avaliativa, bem como durante o exame físico. Antes de iniciar a avaliação, deve ser explicitado ao paciente o seu objetivo e deixá-lo ciente de que é uma forma de ajudá-lo em sua recuperação.

Nível de ansiedade do paciente

Por meio da observação do comportamento, dos sintomas e do depoimento, o enfermeiro ou estudante de enfermagem avaliam o nível de ansiedade do paciente. Um nível de ansiedade muito elevado pode ser indicativo de que o paciente está em crise e requer intervenção imediata. Deve-se analisar se esse nível é compatível com o estágio de desenvolvimento atual do paciente e com a doença em curso. No QUADRO 5.2, sugerimos um roteiro para avaliação do nível de ansiedade.

Dados referentes ao próprio indivíduo

→ Em relação à autoimagem – refere-se à sua identidade humana, e é possível que ocorra atualização da autoimagem por meio de um processo contínuo na relação com as outras pessoas.
→ Em relação ao autoconceito – atitude que o indivíduo tem consigo mesmo, decorrente da maneira como se percebe.

QUADRO 5.2 Roteiro para avaliação do nível de ansiedade

Humor ansioso	Inquietude, medo de que o pior aconteça, apreensão quanto ao futuro ou ao presente, irritabilidade
Tensão	Sensação de tensão, fatigabilidade, tremores, choro fácil, incapacidade de relaxar, agitação, reações de sobressalto
Medo	De escuro, do desconhecido, de multidão, de ser abandonado, de trânsito
Insônia	Dificuldade de adormecer, sonhos penosos, sono interrompido, sono insatisfatório, fadiga ao despertar, pesadelos, terrores noturnos
Dificuldades intelectuais	Dificuldade de concentração, transtornos de memória
Humor depressivo	Perda de interesse, humor variável, indiferença às atividades de rotina, despertar precoce, depressão
Sintomas somáticos gerais	Musculares, sensoriais, cardiovasculares, respiratórios, gastrintestinais, geniturinários, do sistema nervoso autônomo
Comportamento durante a entrevista	Tensão, agitação das mãos, pernas, dedos, tiques, inquietação, respiração suspirosa

- Em relação à própria identidade – são muitas as concepções sobre identidade, e foi selecionada aqui uma que é definida como "metamorfose" (constante transformação). Essa concepção destaca a história pessoal dos indivíduos, que é permeada pelo contexto histórico e social. A identidade seria, então, uma consequência das relações que se dão e também das condições de cada relação, não sendo algo pronto, acabado e atemporal, mas sim algo que está em um processo contínuo. É uma resposta a cada momento– uma metamorfose.[7]
- Em relação à autoestima – refere-se ao conjunto de atitudes que cada pessoa tem a respeito de si mesma. São ideias positivas ou negativas ao seu próprio respeito, possibilitando reflexão sobre o seu significado e valor.
- Em relação ao nível de esperança – refere-se à vontade, à perseverança e às maneiras diferentes de se buscar ou chegar aos objetivos. Quem perde a esperança não encontra mais sentido na vida e deixa de elaborar ou estabelecer projetos e metas futuras.

Quanto à participação e ao relacionamento

- Sentimento de pesar – está relacionado à maneira como o indivíduo lida com sofrimento, luto e perdas.
- Sentimento de solidão – como o paciente descreve esse sentimento, qual o seu significado na sua vida. Frequentemente, o sentimento de solidão é descrito como desagradável e ocorre quando a rede de relações sociais é deficitária.
- Desempenho de seu papel social – está relacionado com o processo existencial, que pressupõe que o sujeito, ao ingressar na formação social, inicie, por meio da socialização, a sua construção histórica mediada por acontecimentos no passado e no presente que se projetam projetando-se no futuro caracterizando a sua biografia, são os vários personagens que compõem a história de cada pessoa (o bebê, a criança, o adolescente, o adulto, o idoso e papéis personagens como filho, estudante, mãe, empregado, paciente, entre outros).[8]
- interação social (capacidade de relacionar-se com os outros) – como o paciente descreve suas relações interpessoais nos grupos e no ambiente de trabalho, realização das tarefas em grupo e presença ou ausência de habilidades sociais.

Quanto à adaptação ativa à realidade

- Condições de adaptação
- Uso de estratégias defensivas
- Síndrome de estresse
- Potencial suicida: ideias, planos, tentativas
- Potencial para violência: ideias, planos, ações, conduta heteroagressiva

Essa avaliação é interpretativa e, na medida do possível, deve-se validá-la com o paciente para tornar os dados compartilhados e, portanto, mais reais. Essa postura possibilita identificar um diagnóstico de enfermagem acurado para o paciente.

Avaliação das condições mentais

Nessa situação, o enfermeiro ou estudante de enfermagem avaliam o paciente com transtorno mental. Deve-se ter em mente que, no contato inicial, é desaconselhável que haja qualquer confronto com o paciente com possíveis delírios ou alucinações, pois é um momento de conhecimento mútuo, de estabelecimento de confiança e empatia. Isso não significa concordar com ideias e pensamentos delirantes, mas mostrar que não estão em acordo com a sua realidade.

> Ao dirigir-se ao paciente com transtorno mental, o enfermeiro ou estudante devem dizer o próprio nome claramente e apresentar quem o estiver acompanhando.

Ao dirigir-se ao paciente com transtorno mental, o enfermeiro ou estudante devem dizer o próprio nome claramente e apresentar quem o estiver acompanhando. Se necessário, o paciente deve ser orientado quanto a tempo e espaço.

Os dados mais relevantes a serem observados na clínica estão listados a seguir:

Apresentação geral

Deve-se observar a maneira como o paciente apresenta-se, senta-se, cumprimenta, sua idade aparente, o aspecto geral, a deambulação e a fisionomia. Sugere-se observar o seguinte:

→ Vestimenta (apropriada, negligente, inadequada à temperatura ambiente ou à idade, pitoresca, exótica, meticulosa)
→ Expressão facial: dirigir a atenção para a mímica, que pode ser pobre ou, ao contrário, estar marcada de intensa expressividade, além de mostrar alegria ou tristeza.
→ Modo de olhar: se é baixo, direto ou fugidio, expressivo.
→ Postura: normal, rígida, cabisbaixa.
→ Condições físicas: deformidades, hidratação, relação peso/altura.
→ Contato e relações: como o paciente apresenta-se ao contato (muito confiante, cooperativo, distante, indiferente, hostil, exuberante, sedutor, apático, submisso, atemorizado, dramático ou erotizado).

Linguagem

Convém que se observe a atividade discursiva quanto a:

→ Forma: a elocução, que pode ir desde o silêncio absoluto (mutismo) até os propósitos inesgotáveis como a fala logorreica (se houver fala em alto volume e ininterrupta). Há, ainda, a verbigeração (repetição de palavras ou frases sem sentido) ou a afasia (deficiência ou perda da capacidade de exprimir a linguagem por meio de palavras escritas ou sinais).
→ Grau de comunicação: acessibilidade, sensibilidade e autenticidade do diálogo, tendência ao monólogo, velocidade da fala, volume, tom e modulação da voz.
→ Conteúdo: deve-se observar, nesse ponto, se há coerência ou não de propósitos e alterações semânticas.

Nível de consciência e orientação

O nível de consciência é o estado de lucidez (ou alerta) que promove a integração da pessoa ao meio ambiente. Quando a consciência está preservada, dizemos que o indivíduo está lúcido, vígil ou consciente.

O nível de orientação é a capacidade da pessoa de se situar adequadamente no tempo (hora, dia, mês, ano), no lugar e a si próprio. Devem ser avaliadas:

→ Orientação quanto a tempo e espaço: verificar se o paciente tem consciência do tempo (data, hora do dia) e de onde está.
→ Orientação autopsíquica: se o paciente identifica a si mesmo e tem boa coordenação do seu esquema corporal.
→ Orientação alopsíquica: se o paciente identifica os outros.

Qualidades da memória

A memória tem a função de registrar, armazenar e, posteriormente, recuperar uma informação. Nesse aspecto, são observados os componentes imediatos (memória de fixação) e os componentes tardios (memória de evocação). Além disso, deve-se atentar para as confabulações, que constituem o preenchimento dos vazios na memória, e para a amnésia.

Sensopercepção

A sensopercepção representa o processo de reação a um estímulo físico nos órgãos dos sentidos. Avalia-se, nesse tópico, o aspecto sensório do paciente em todos os sentidos básicos: audição, visão, gustação, olfato e tato. A intensidade das sensações, como hiperalgesias (sensibilidade aumentada à dor) e hipoalgesias (sensibilidade diminuída à dor), também deve ser avaliada.

Verifica-se a presença de agnosias (deficiência na percepção), incompreensão das sensações e se há presença de ilusões e alucinações.

→ Afetividade, humor e emoções

A vida afetiva é a dimensão psíquica que dá cor, brilho e calor a todas as vivências humanas. Sem afetividade, a vida mental torna-se vazia, sem sabor.[9] Afetividade é um termo genérico, que compreende várias modalidades de vivências afetivas, como o humor, as emoções e os sentimentos.[9]

O humor, ou estado de ânimo, é o tônus afetivo do indivíduo, podendo ainda ser definido como o estado emocional basal e difuso em que se encontra a pessoa em determinado momento.[9]

As emoções podem ser definidas como reações afetivas agudas, momentâneas, desencadeadas por estímulos significativos. A emoção é um estado afetivo intenso, de curta duração, originado geralmente como a reação do indivíduo a certas excitações internas ou externas, conscientes ou inconscientes.[9]

Pensamento

O pensamento representa o fluxo de ideias, símbolos e associações relacionados com um objetivo.

O pensamento deve ser examinado quanto ao curso, à forma e ao conteúdo. O *curso* pode estar acelerado, com desvios de tópicos na conversação (fuga de ideias), lentificado (com demoras nas respostas) ou interrompido. Quanto à *forma*, pode haver desagregação (fragmentação, desunião das partes, descarrilamento ou falta de conexão), bloqueios (parada, obstrução, impedimento), perseverança (persistência), ecolalia (tendência a imitar automaticamente sons ou palavras ouvidas) e respostas monossilábicas. O paciente também pode apresentar-se monotemático, minucioso e enfático. Quanto ao *conteúdo*, em geral o pensamento é normal (lógico, claro e linear), mas, em relação a determinados temas, o paciente chega a conclusões errôneas de modo mórbido (são as ideias delirantes e as crenças inabaláveis). O indivíduo pode estar delirante (modificação radical de suas relações com a realidade) e ter fusões de pensamento (mistura de pensamentos com criação de neologismo – palavra sem significado aparente). Pode apresentar modos de enfatizar algum conteúdo específico ou fugir de todo e qualquer assunto que lhe diz respeito (conteúdo vazio ou neutro).

É possível encontrar, ainda, uma essencial perturbação subjetiva do pensamento. Ou seja, o paciente pensa corretamente, mas sofre ao pensar. Uma forma clínica importante nesse caso é o *pensamento compulsivo*, que são ideias repetidas, mas que são desnecessárias, perturbadoras ou mesmo irracionais e torturantes.

Capacidade de adaptação à realidade

É definida pela capacidade de resolução de problemas. Está relacionada ao nível de inteligência e é afetada pela cultura. Essa concepção está relacionada a um referencial dialético fundamentado em modificações da pessoa frente a um determinado evento, pois ao transformar-se, modifica o meio, e, ao modificar o meio, modifica-se a si mesmo, modificando consequentemente as estruturas nesse meio.[6]

Vontade

A vontade determina a passagem de uma intenção a uma ação, processo que em geral envolve as etapas da intenção, deliberação, pragmatismo e execução. O pragmatismo é a capacidade de o indivíduo transformar suas ideias e vontades em comportamentos e ações práticas, determinando a execução ou a interrupção da tarefa pela pessoa. O apragmatismo é a incapacidade de realizar condutas volitivas elementares, como os cuidados de higiene pessoal e de atividades de vida diária.[9]

O enfermeiro ou estudante de enfermagem devem investigar o quanto o paciente busca conseguir o que deseja ou tem como projeto. A vontade está intimamente relacionada à afetividade. O paciente pode estar hipobúlico (diminuição anormal da vontade), hiperbúlico (desenvolvimento mórbido da vontade) ou abúlico (sem vontade, inativo).

Psicomotricidade

A psicomotricidade é um dos aspectos da psique que incluem os impulsos, as motivações, os desejos, as vontades, os instintos expressados pelo comportamento ou atividade motora de uma pessoa.[9]

A psicomotricidade é muito dependente da vontade e da afetividade e expressa o nível de atividade motora do paciente. Deve-se observar se a atividade motora está excessiva ou inibida, se tem finalidade prática e se as atividades são concluídas.

> A psicomotricidade é muito dependente da vontade e da afetividade e expressa o nível de atividade motora do paciente.

Conduta na vida cotidiana

Conduta é aquela manifestação que tem a ver com o conjunto de regras que orientam a vida em sociedade. Ao avaliar a conduta na vida cotidiana, devem ser incluídos na indagação: hábitos alimentares, sono, repouso, vida familiar, atividade de trabalho, autolesões deliberadas ou tentativas de suicídio, condutas fóbicas, agressividade, entre outros aspectos.

→ Considerações finais

Ao orientar a avaliação das condições emocionais e mentais do paciente, fizemos isso de forma a destacar as manifestações isoladamente, embora haja interdependência entre elas. Cada função da vida emocional e mental existe em estreita vinculação com a pessoa em sua integralidade. O registro na assistência em saúde mental deve ser acrescido das palavras ou da conduta do paciente, visto que o resultado, em geral, é subjetivo e interpretativo e deve dar a noção mais exata possível do comportamento do paciente em relação a outro profissional que o assista ou acompanhe sua evolução.

O enfermeiro ou estudante de enfermagem deve manter o posicionamento básico de sua competência (de respeito, acolhimento e autenticidade), evitando uma relação estereotipada, buscando a compreensão do paciente.

O exame das condições emocionais e mentais do paciente na clínica, em associação com o exame físico, possibilita a identificação do diagnóstico de enfermagem considerando a integralidade do paciente e permite traçar intervenções adequadas.

Por fim, o enfermeiro e o estudante de enfermagem devem priorizar as ações propostas na reforma psiquiátrica em ações humanizadas que visam a reconquista da cidadania e autonomia da pessoa com transtorno mental.

A Rede de Atenção Psicossocial (RAPS) tem como finalidade a criação, a ampliação e a articulação de pontos de atenção à saúde para pessoas com sofrimento ou transtorno mental e com necessidades decorrentes do uso de álcool e outras drogas, no âmbito do Sistema Único de Saúde (SUS). Entre as principais diretrizes da RAPS, é importante destacar: respeito aos direitos humanos, garantindo a autonomia e a liberdade das pessoas; promoção da equidade, reconhecendo os determinantes sociais da saúde; combate a estigmas e aos preconceitos; garantia do acesso e da qualidade dos serviços, ofertando cuidado integral e assistência multiprofissional, sob a lógica interdisciplinar; atenção humanizada e centrada nas necessidades das pessoas; desenvolvimento de atividades no território, que favoreça a inclusão social com vistas à promoção de autonomia e ao exercício da cidadania; desenvolvimento de estratégias de Redução de Danos; ênfase em serviços de base territorial e comunitária, com participação e controle social dos usuários e de seus familiares; desenvolvimento da lógica do cuidado para pessoas com sofrimento ou transtorno mental, incluindo aquelas com necessidades decorrentes do uso de crack, álcool e outras drogas, tendo como eixo central a construção do projeto terapêutico singular.[10]

Referências

1. Humerez DC. Emergência psiquiátrica. In: Calil AM, Paranhos WY. O enfermeiro e as situações de emergência. São Paulo: Atheneu; 2007.
2. Travelbee J. Intervención en enfermeira psiquiátrica: el proceso de la relación persona a persona. 2. ed. Buenos Aires: OMS; 1982.
3. Quilici AP, editor. Enfermagem em cardiologia. São Paulo: Atheneu; 2009.
4. Mendes T. Você sabia que existem 3 tipos de empatia? Conheça cada um deles e como desenvolver essa habilidade [Internet]. 2020 [capturado em 13 jun. 2021]. Disponível em: https://www.napratica.org.br/tipos-de-empatia/.
5. Branden N. Autoestima e os seus seis pilares. 7. ed. São Paulo: Saraiva; 2012.
6. Pichon-Rivière E. O processo grupal. 8. ed. São Paulo: Martins Fontes; 2009.
7. Ciampa AC. Identidade. In: Codo W, Lane STM, organizadores. Psicologia social: o homem em movimento. São Paulo: Brasiliense; 1984.
8. Moffatt A. Terapia de crise: teoria temporal do psiquismo. 3. ed. São Paulo: Cortez; 1987.
9. Dalgalarrondo P. Psicopatologia e semiologia dos transtornos mentais. 3. ed. Porto Alegre: Artmed; 2019.
10. Brasil. Ministério da Saúde. Reforma psiquiátrica: cuidar, sim [Internet]. In: Memória da loucura. Rio de Janeiro: Centro Cultural da Saúde; 2013 [capturado em 12 jun. 2021]. Disponível em: http://www.ccs.saude.gov.br/memoria%20da%20loucura/mostra/cuidar2.html.

Leituras recomendadas

Berrios GE. A psicopatologia da afetividade: aspectos conceituais e históricos. Barcelona: Toray-Masson; 2012.

Bleuler E. Descrição das manifestações psicopatológicas: vida psíquica consciente e inconsciente. 17. ed. Rio de Janeiro: Guanabara Koogan; 1989.

Brown TM, Scott AIF, Pullen IM. Avaliação, histórico da emergência e exames. In: Brown TM, Scott AIF, Pullen IM. Manual de emergências psiquiátricas. São Paulo: Moraes; 1992.

Debert GG. Problemas relativos à utilização da história de vida e história oral. In: Cardoso R, organizador. A aventura antropológica: teoria e prática. 2. ed. Rio de Janeiro: Paz e Terra; 1988.

Feldmann H. Psiquiatria e psicoterapia. 19. ed. Rio de Janeiro: Interamericana; 1996.

Humerez DC. Uso da história de vida: Instrumento para captação de dados na pesquisa qualitativa. Acta Paul Enferm. 1998;11(3):32-7.

Merhy EE, Franco TB. Por uma composição técnica do trabalho em saúde centrada no campo relacional e nas tecnologias leves e no campo relacional. Saúde Deb [Internet]. 2003 [capturado em 28 mar. 2015];27(65). Disponível em: www.pucsp.br/prosaude/downloads/bibliografia/composição_tecnica_do_trabalho_emerson_merhy_tulio_franco.pdf.

6

Exame físico geral

Rosali Isabel Barduchi Ohl // Jeanne Liliane Marlene Michel //
Rita Simone Lopes Moreira // Alba Lucia Bottura Leite de Barros //
Juliana de Lima Lopes

Compreende-se por exame físico o uso de instrumentos e técnicas propedêuticas com a intenção de realizar o levantamento das condições globais do paciente, tanto físicas como psicológicas, a fim de buscar informações significativas para a enfermagem, capazes de subsidiar a assistência a ser prestada ao paciente. Em conjunto com a entrevista, o exame físico compõe a coleta de dados, parte fundamental do processo de enfermagem.

A execução do exame físico geral frequentemente representa o primeiro momento de contato físico com o paciente. As preocupações do enfermeiro e do estudante de enfermagem em relação à sua competência, bem como a manifestação de sentimentos como medo, ansiedade e insegurança, podem interferir diretamente na sua execução, ocasionando frustrações e receios diante do paciente. Por essa razão, tais questões devem ser consideradas.

> Para realizar o exame físico, é necessário que o examinador possua conhecimentos prévios de anatomia, fisiologia, fisiopatologia e outras ciências afins.

Torna-se fundamental, também, despertar no enfermeiro a percepção da importância da execução do exame físico diário, como forma de proporcionar informações básicas sobre as respostas humanas e capacidades funcionais do paciente mediante a situação por ele apresentada. Esses dados deverão ser utilizados para a identificação dos diagnósticos de enfermagem, a fim de determinar as intervenções a serem realizadas e a evolução de seu estado de saúde.

O exame físico, além de ser imprescindível para avaliar a efetividade dos cuidados prestados, permite, dessa forma, a individualização da assistência de enfermagem. Para realizar o *exame físico*, é necessário que o examinador possua conhecimentos prévios de anatomia, fisiologia, fisiopatologia e outras ciências afins, bem como conhecimentos acerca da terminologia adequada para as evoluções e anotações de enfermagem, dos passos propedêuticos para sua execução e do relacionamento interpessoal a ser estabelecido entre enfermeiro e paciente. Como descrito no Capítulo 2, os passos propedêuticos fundamentais a serem empregados no exame físico são inspeção, palpação, percussão e ausculta, os quais devem ser realizados a partir da utilização dos sentidos de visão, audição, tato e olfato. Esses sentidos podem ser ampliados ao se utilizarem instrumentos específicos, como o estetoscópio, o oftalmoscópio, a fita métrica, o termômetro, as espátulas, etc. (FIG. 6.1), permitindo uma melhor identificação dos sinais apresentados pelo paciente. A obtenção dos dados relevantes para a enfermagem dependerá tanto das habilidades do profissional na realização desses passos quanto de sua competência para discriminar e interpretar o significado do que está sendo percebido.

Durante o exame físico, o examinador deve ter ciência do fato de que está lidando com uma pessoa com sentimentos, vulnerável por estar fisicamente exposta ou mesmo ansiosa em relação ao que possa ser identificado durante o procedimento. Assim, o enfermeiro e o

> O enfermeiro e o estudante de enfermagem devem demonstrar autoconfiança, paciência, consideração e delicadeza, explicando todos os procedimentos.

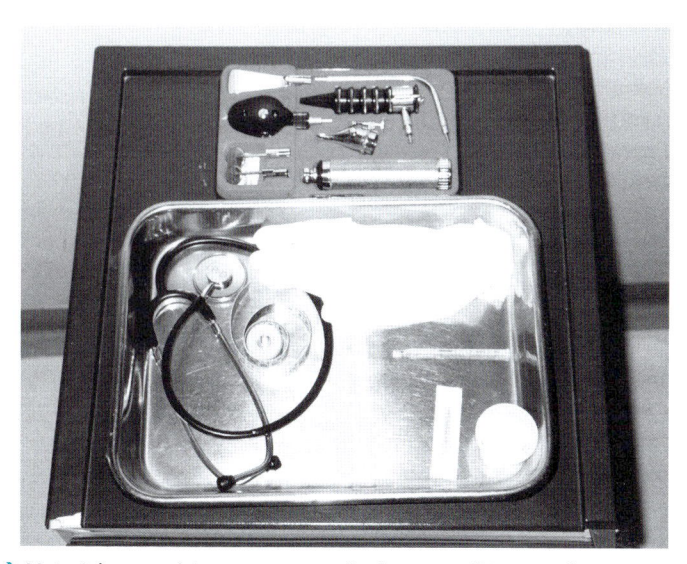

FIG. 6.1 → Material necessário para a execução do exame físico geral.

estudante de enfermagem devem demonstrar autoconfiança, paciência, consideração e delicadeza, explicando todos os procedimentos para minimizar a tensão ou mesmo a inibição do paciente.

Outra recomendação a ser observada é a de procurar executar o exame físico de modo objetivo, rápido e exato, a fim de evitar o cansaço, o desinteresse e a falta de cooperação por parte do paciente. O examinador também deverá sentir-se confortável para que possa utilizar suas habilidades de forma integral, pois posicionamentos inadequados poderão afetar seu desempenho quanto à percepção. Dessa forma, o leito deverá estar ajustado a uma altura conveniente, e o paciente deverá ser posicionado de acordo com suas necessidades ou possibilidades. É importante, também, que haja uma boa iluminação e um ambiente tranquilo. A privacidade deve ser respeitada o máximo possível, utilizando-se, para tanto, biombos ao redor do leito e mantendo-se a porta fechada.

A execução do exame físico geralmente obedece a um sentido cefalocaudal, considerando, em todo o seu desenvolvimento, a impressão geral que o examinado transmite ao examinador, quanto a simetria, integridade e funcionalidade dos segmentos examinados. Deve-se empregar a terminologia da técnica específica na descrição dos dados encontrados no exame físico, registrando-os de forma objetiva, clara e completa, pois são imprescindíveis para o desenvolvimento de uma correta comunicação entre os diversos membros da equipe. Durante a execução do exame físico geral, questionamentos por parte do paciente podem surgir, e eles devem ser respondidos com linguagem apropriada para que haja entendimento.

> Para que seja feito de maneira sistemática, o exame físico é desenvolvido em dois momentos: exame físico geral e exame específico dos sistemas.

Para que seja feito de maneira sistemática, o exame físico é desenvolvido em dois momentos: exame físico geral e exame específico dos sistemas. Neste capítulo, discute-se o exame físico geral. O exame específico dos sistemas será discutido nos capítulos subsequentes.

→ Exame físico geral

O exame físico geral consiste no exame externo do paciente, incluindo as condições globais, como estado geral, estado mental, tipo morfológico, dados antropométricos, postura, locomoção, expressão facial (fácies), sinais vitais, pele, mucosas e anexos. Existe uma grande variação desses aspectos entre a população em geral, que pode ser determinada tanto pelas condições socioeconômicas e nutricionais como pelas características genéticas e pela presença de patologias existentes nessa população. Como exemplo, pode-se citar o aumento da estatura da população mais jovem em relação a seus antepassados, relacionado às alterações genéticas evolutivas.

Estado geral

A primeira avaliação do paciente é a de seu *estado geral*, uma avaliação subjetiva baseada no conjunto de dados exibidos pelo paciente, interpretados de acordo com a experiência de cada um. É realizada por meio da inspeção geral, na qual deve ser avaliada a repercussão da resposta do indivíduo à doença/processos de vida, verificando-se a existência de perda de força muscular, perda de peso e estado psíquico do paciente. Em geral, faz-se uma classificação entre bom, regular e mau estado geral.

Nível de consciência e estado mental

A avaliação do *nível de consciência* e do *estado mental* consiste principalmente na avaliação neurológica e tem como finalidade o fornecimento de dados acerca do estado cognitivo do paciente, de modo que seja identificada qualquer alteração. Como essas alterações podem estar associadas a distúrbios do sistema nervoso central, utiliza-se uma variedade de questionamentos com o intuito de identificar uma área específica de disfunção. Dessa forma, o exame do nível de consciência e do estado mental deve avaliar, principalmente, a consciência, a orientação, a memória, a habilidade em cumprir tarefas e a linguagem do paciente. Para tanto, podem ser utilizadas as seguintes questões:

- → *Consciência:* O paciente está acordado e alerta? Parece compreender e responder ao que se pergunta?
- → *Orientação*: Qual a data, o dia da semana, o local em que está no momento, o número de telefone? Sabe relatar seu nome?
- → *Memória*: Qual é sua idade, data de nascimento, nome de solteira da mãe? Tem filhos? Se sim, quantos e os nomes de seus filhos?
- → *Cálculo*: Contar de trás para a frente, de 3 em 3, começando do número 30, ou o item atenção e cálculo da escala de avaliação de consciência, orientação e memória do miniexame do estado mental, colocando uma subtração de 100 – 7, de forma decrescente.

Para avaliação da linguagem, devem ser observados a qualidade, o volume e a velocidade da fala. As alterações da fala encontradas com mais frequência são: disfonia ou afonia (dificuldade na emissão vocal que impede a produção natural da voz), dislalia (dificuldade em articular as palavras), disartria (dificuldade na expressão verbal causada por uma alteração no controle muscular dos mecanismos da fala, falta de coordenação cerebral ou perda do controle piramidal) e disfasia (alteração da coordenação da fala e incapacidade de dispor as palavras de modo compreensível). O exame físico neurológico completo poderá ser visualizado no Capítulo 7.

Tipo morfológico

Em seguida, deve ser observado o *tipo morfológico* (FIG. 6.2), pois muitas doenças estão associadas ao biotipo do paciente. Classifica-se o indivíduo como brevilíneo, normolíneo e longilíneo, colocando-o preferencialmente em pé, para que se faça a relação de proporcionalidade entre o pescoço, os braços, os ossos frontais, as mãos e os dedos. O paciente brevilíneo apresenta o pescoço curto e grosso, os membros são curtos em relação ao tórax, este é alargado e volumoso, a musculatura é bem desenvolvida e a estatura é baixa (característico de nanismo). Os indivíduos normolíneos caracterizam-se por apresentarem o desenvolvimento harmônico da musculatura e a proporção equilibrada entre o tronco e os membros. Os longilíneos apresentam pescoço longo e delgado, membros alongados e desproporcionais em relação ao tronco, tórax afilado e chato, musculatura pouco desenvolvida e estatura elevada (característico de pacientes com síndrome de Marfan).

Dados antropométricos

Os *dados antropométricos* também devem ser avaliados, por meio da verificação principalmente do peso e da altura (FIG. 6.3). Outros dados específicos também podem ser medidos em determinadas situações, conforme discutido no Capítulo 16. A altura modifica-se conforme o crescimento e o desenvolvimento do

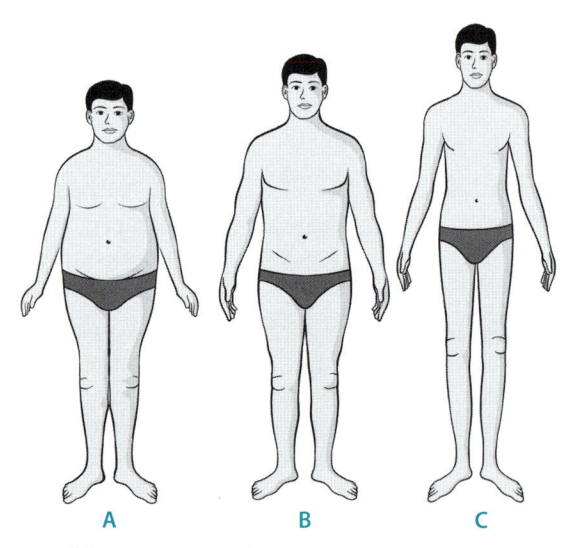

FIG. 6.2 → Tipos morfológicos. A – Brevilíneo; B – normolíneo; C – longilíneo.
Fonte: Adaptada de Porto e Porto.[1]

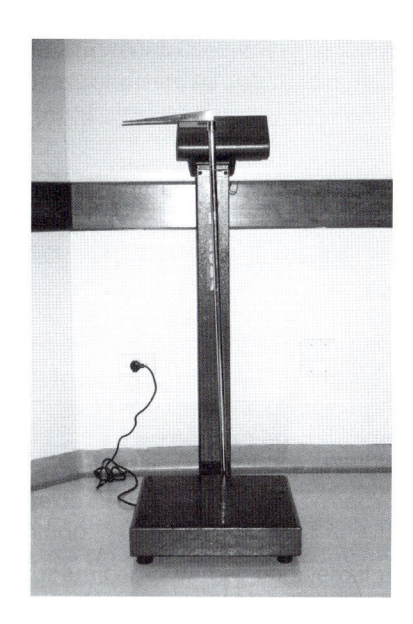

FIG. 6.3 → Balança antropométrica.

indivíduo no ciclo vital, de acordo com sexo, raça e tipo familiar. Com o passar do tempo, as pessoas têm sua estatura diminuída, devido ao fato de que a postura pode se tornar ligeiramente mais curva. No Capítulo 16, pode-se encontrar uma orientação detalhada para proceder a essa avaliação.

Postura e locomoção

Em relação à avaliação da *postura* e da capacidade de *locomoção*, é importante observar o posicionamento preferencial adotado pelo paciente no leito, bem como o ritmo, a amplitude e a natureza dos movimentos. A atitude do paciente caracteriza seu comportamento, que pode ser classificado como ativo ou passivo. O decúbito assumido pelo paciente pode ser ventral, lateral, dorsal ou supino, sendo de caráter obrigatório ou opcional. Em algumas patologias, como insuficiência cardíaca esquerda, o paciente tem preferência pela posição sentada, enquanto, na doença pulmonar obstrutiva crônica, pode adotar essa mesma posição, porém inclinando-se para a frente, com os braços apoiados. O indivíduo portador de hipertireoidismo costuma apresentar movimentos frequentes e rápidos, enquanto aquele em depressão pode assumir uma postura desleixada, acompanhada de movimentos lentos.

Também é importante avaliar o tipo de marcha, verificando se o paciente caminha sem dificuldades, com um bom equilíbrio ou se apresenta algum desconforto ao caminhar, como claudicação, perda do equilíbrio ou outras alterações no funcionamento motor. Os tipos de marcha associados a patologias existentes do sistema musculoesquelético são discutidos no Capítulo 14.

Expressão facial

A avaliação da *expressão facial* (fácies) **(FIG. 6.4)** engloba o conjunto de aspectos exibidos na face do paciente e é de fundamental importância, pois o formato do rosto e a fisionomia expressa pelo paciente podem ser sinais indicativos de algumas patologias ou do uso de alguns medicamentos. A face deve ser observada em vários momentos no decorrer do exame físico, seja com o paciente em repouso, durante a conversa sobre assuntos específicos ou na interação com outras pessoas. Como exemplos de fácies relacionadas a algumas patologias, tem-se: a face imóvel do indivíduo portador de Parkinson (fácies parkinsoniana); o olhar fixo e a presença de olhos salientes e brilhantes do portador de hipertireoidismo (fácies basedowiana); o edema palpebral e a palidez cutânea do portador de síndrome nefrótica (fácies renal); a face arredondada e avermelhada, com aumento da quantidade de pelos e de acne do indivíduo que faz uso de corticoide

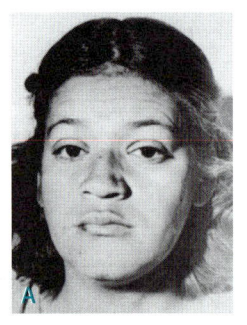

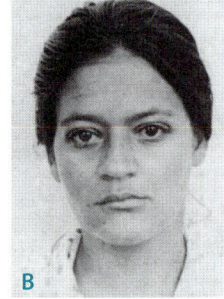

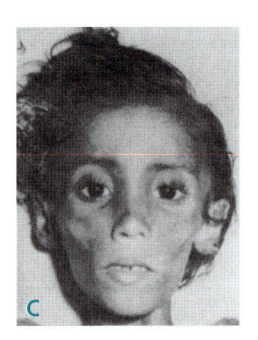

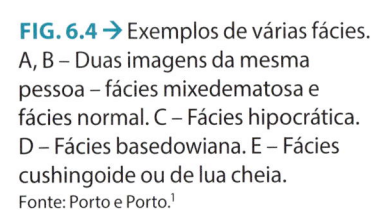

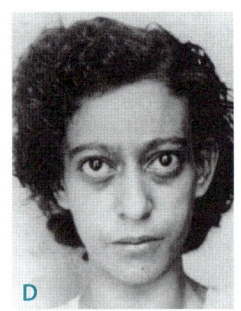

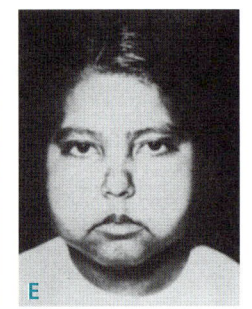

FIG. 6.4 → Exemplos de várias fácies.
A, B – Duas imagens da mesma pessoa – fácies mixedematosa e fácies normal. C – Fácies hipocrática. D – Fácies basedowiana. E – Fácies cushingoide ou de lua cheia.
Fonte: Porto e Porto.[1]

(fácies cushingoide); o rosto arredondado, com nariz e lábios grossos e os cabelos fracos e sem brilho do portador de hipotireoidismo (fácies mixedematosa); o rosto com aspecto de cara de leão com a pele espessa, nariz alargado, lábios grossos e proeminentes e as bochechas e o mento que se deformam pelo aparecimento de nódulos, característico do paciente com hanseníase (fácies leonina); e o aumento das proeminências ósseas do crânio no portador de acromegalia (fácies acromegálica).

Sinais vitais

Em relação à avaliação dos *sinais vitais*, devem ser verificados e anotados o pulso e a frequência cardíaca, a frequência respiratória, a temperatura corporal e a pressão arterial. Essa avaliação poderá ser realizada no início do exame ou mesmo de forma integrada, quando realizados os exames cardiovascular e torácico.

> Em relação à avaliação dos *sinais vitais*, devem ser verificados e anotados o pulso e a frequência cardíaca, a frequência respiratória, a temperatura corporal e a pressão arterial.

Pulso

O pulso é verificado utilizando-se a polpa dos dedos indicador e médio, por meio da palpação de uma artéria, geralmente a artéria radial, contando-se durante 1 minuto o número de batimentos e verificando-se suas características: intensidade (pode ser cheio ou filiforme), ritmicidade (pode ser regular ou irregular) e simetria (iguais em ambos os membros). A frequência cardíaca pode diferenciar-se do pulso devido a arritmias cardíacas. A frequência cardíaca pode ser verificada por meio da ausculta do pulso apical, encontrado no quinto espaço intercostal esquerdo na linha hemiclavicular, ou da visualização do monitor/cardioscópio, caso o paciente esteja monitorado (FIG. 6.5).

Frequência respiratória

Em relação à frequência respiratória, é importante observar que a contagem dos movimentos respiratórios deve ser realizada sem que o paciente tenha consciência desse procedimento, uma vez que a respiração pode assumir um padrão alterado quando ele sabe que alguém o está observando. Também deve ser verificada durante 1 minuto, o que permite avaliar características como ritmo e profundidade, além da presença de desconforto respiratório. Dados sobre o padrão respiratório, assim como sobre as condições de oxigenação do paciente (se em ar ambiente ou em oxigenoterapia), também devem ser registrados.

LOCAIS PARA AVALIAÇÃO DOS PULSOS

É possível avaliar os pulsos do paciente em diversos locais, incluindo os abaixo.

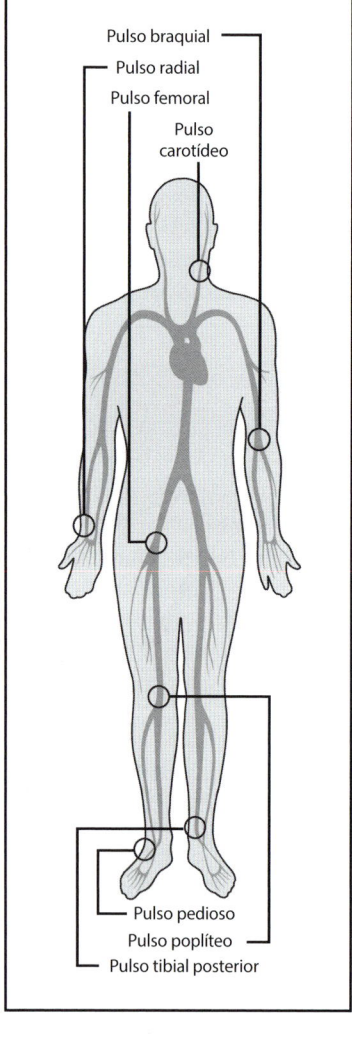

- Pulso braquial
- Pulso radial
- Pulso femoral
- Pulso carotídeo
- Pulso pedioso
- Pulso poplíteo
- Pulso tibial posterior

FIG. 6.5 → Pulsos.
Fonte: Adaptada de Schull.[3]

Pressão arterial

Quanto à pressão arterial, deve ser verificada, de preferência, nos membros superiores, pelo uso de um estetoscópio e de um esfigmomanômetro de tamanho apropriado. Em um adulto pequeno com a circunferência do braço entre 22 a 26 cm, deve-se utilizar um manguito com a bolsa de borracha de 10 cm de largura e 24 cm de comprimento; no adulto de porte médio, com 27 a 34 cm de circunferência do braço, utiliza-se um manguito com a bolsa de 13 cm de largura e 30 cm de comprimento; e nos adultos grandes (35 a 44 cm de circunferência do braço), deve-se utilizar o manguito com bolsa de borracha de 20 cm de largura e 42 cm de comprimento (**FIGS. 6.6** e **6.7**). Caso seja necessário aferir a pressão arterial nos membros inferiores, indivíduos com coxa entre 45 e 52 cm deverão utilizar manguito com largura de 20 cm e comprimento de 42 cm. Se a pressão arterial estiver fora dos padrões basais do indivíduo ou das recomendações das diretrizes, deverá ser mensurada novamente, em uma fase subsequente do exame. Outros cuidados para a aferição da pressão arterial estão descritos no **QUADRO 6.1**, seguindo as recomendações das VII Diretrizes Brasileiras de Hipertensão Arterial.[2]

Temperatura corporal

A avaliação da temperatura corporal é feita com o auxílio de um termômetro, podendo ser verificada na cavidade oral, retal, axilar ou no pavilhão auricular. Para a verificação da temperatura oral, deve-se introduzir o termômetro debaixo da língua, instruindo o paciente para que feche os lábios e que espere 3 a 5 minutos. Caso esse período não seja suficiente, deve ser introduzido

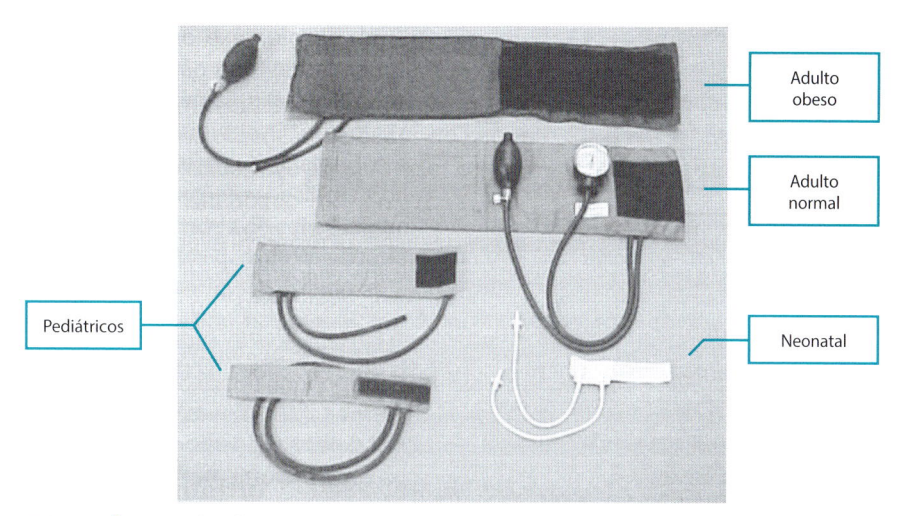

FIG. 6.6 → Tamanho do manguito.

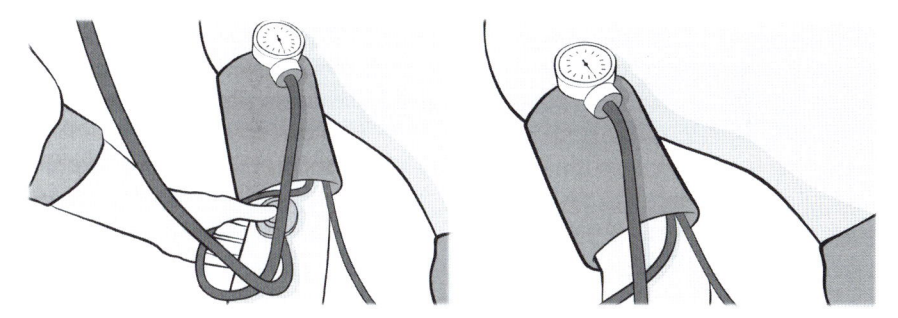

FIG. 6.7 → Localização para mensuração da pressão arterial.

novamente, até que a leitura permaneça estável. Para a verificação da temperatura retal, utiliza-se um termômetro específico para esse fim (com a ponta curta e grossa), lubrificado e introduzido cerca de 3 a 4 cm no ânus, com o paciente em decúbito lateral. Ele é removido após cerca de 3 minutos, para a realização da leitura. Na verificação da temperatura axilar, é preciso tomar cuidado para que essa região esteja isenta da umidade do suor, pois o resultado da leitura pode ser alterado. Por ser uma região mais externa do corpo, o termômetro deve permanecer por um período mais longo (5 a 7 minutos). A medida da temperatura no pavilhão auricular é um recurso mais utilizado em unidades de terapia intensiva, pois exige um recurso tecnológico especial.

QUADRO 6.1 Cuidados para a aferição da pressão arterial

	PREPARO DO PACIENTE PARA MEDIDA DA PRESSÃO ARTERIAL
1	Explicar o procedimento ao paciente.
2	Repouso de 3 a 5 minutos em ambiente calmo.
3	Evitar bexiga cheia.
4	Não praticar exercícios físicos 60 minutos antes.
5	Não ingerir bebidas alcoólicas, café ou alimentos e não fumar 30 minutos antes.
6	Manter pernas descruzadas, pés apoiados no chão, dorso recostado na cadeira e relaxado.
7	Remover roupas do braço no qual será colocado o manguito.
8	Posicionar o braço na altura do coração (nível do ponto do esterno ou quarto espaço intercostal), apoiado com a palma da mão voltada para cima.
9	Solicitar para que não fale durante a medida.

	PROCEDIMENTOS PARA MEDIDA DA PRESSÃO ARTERIAL
1	Medir a circunferência do braço do paciente, no ponto médio entre o acrômio e o olécrano.
2	Selecionar o manguito de tamanho adequado ao braço.
3	Colocar o manguito sem deixar folgas acima da fossa cubital, cerca de 2 a 3 cm.
4	Centralizar o meio da parte compressiva do manguito sobre a artéria braquial.
5	Estimar o nível da pressão sistólica pela palpação do pulso radial. Palpar o pulso radial e inflar o manguito até seu desaparecimento, desinflar; o seu reaparecimento corresponderá à pressão arterial sistólica.
6	Palpar a artéria braquial na fossa cubital e colocar a campânula do estetoscópio sem compressão excessiva.
7	Inflar rapidamente até ultrapassar 20 a 30 mmHg do nível estimado da pressão sistólica, obtido pela palpação.
8	Proceder à deflação lentamente (velocidade de 2 mmHg por segundo).
9	Determinar a pressão sistólica na ausculta do primeiro som (fase I de Korotkoff), que é um som fraco seguido de batidas regulares, e, em seguida, aumentar ligeiramente a velocidade de deflação.
10	Determinar a pressão diastólica no desaparecimento do som (fase V de Korotkoff).
11	Auscultar cerca de 20 a 30 mmHg abaixo do nível do som, para confirmar seu desaparecimento e, depois, proceder à deflação rápida e completa.
12	Se os batimentos persistirem até o nível zero, determinar a pressão diastólica no abafamento dos sons (fase IV de Korotkoff) e anotar valores da sistólica/diastólica/zero.
13	Esperar em torno de 1 minuto antes de novas medidas.
14	Informar os valores de pressão arterial obtidos para o paciente.
15	Registrar os valores sem "arredondamentos" e o membro no qual foi aferida a pressão arterial.

Pele, mucosas e anexos

Para realizar a avaliação de *pele*, *mucosas* e *anexos*, é necessário considerar uma série de fatores, como a questão da etnia. Em pessoas de pele escura, a melanina poderá mascarar outros pigmentos, dificultando a identificação de palidez, vermelhidão incomum ou cianose. Deve-se, então, observar a cor, a umidade, a temperatura, a textura, o turgor e a presença de lesões e edemas.

Pele

A avaliação da coloração da pele deve ser realizada em um ambiente claro, de preferência à luz do dia. A cor normal depende, principalmente, de quatro pigmentos: a melanina, o caroteno, a oxiemoglobina e a desoxiemoglobina. A quantidade de melanina é determinada geneticamente, sendo aumentada por meio da exposição à luz solar. O caroteno é um pigmento dourado, que existe na gordura subcutânea e nas regiões queratinizadas do corpo, como as regiões palmar e plantar. A oxiemoglobina é um pigmento vermelho, predominante em artérias e capilares, que causa vermelhidão na pele quando em excesso e palidez quando escasso. Caso a oxiemoglobina perca parte de seu oxigênio para os tecidos, transforma-se em desoxiemoglobina, que é um pigmento mais escuro, menos avermelhado e mais azulado. Quando ocorrem grandes concentrações desse pigmento nos vasos sanguíneos da pele, tornando-a de coloração azulada, há um quadro denominado cianose, que pode ser um sinal indicativo de má perfusão sanguínea periférica ou, em casos mais graves, central. A cianose é avaliada observando-se os lábios, a mucosa bucal e a língua. Nesses indivíduos, é importante avaliar a velocidade de enchimento capilar das extremidades, apertando-se a polpa digital e observando o tempo de retorno da circulação nesse local, anotando o tempo maior ou menor que 3 segundos.

> A cianose é avaliada observando-se os lábios, a mucosa bucal e a língua. Nesses indivíduos, é importante avaliar a velocidade de enchimento capilar das extremidades, apertando-se a polpa digital e observando o tempo de retorno da circulação nesse local.

A coloração amarelada da pele é denominada icterícia e pode estar associada à presença excessiva de caroteno ou a distúrbios hepáticos ou hemólise de hemácias. Para a verificação da icterícia, devem ser observados as escleróticas, as conjuntivas palpebrais, os lábios, o palato duro e embaixo da língua, devendo-se também associar aos resultados dos exames laboratoriais, nível de bilirrubinas séricas e função hepática.

Em relação à umidade da pele, deve ser observada a presença de ressecamentos, oleosidades e sudorese. Quanto à temperatura, utiliza-se o dorso dos dedos para a identificação de calor ou frio generalizados da pele ou de quaisquer áreas que estejam avermelhadas, com sinais de inflamação.

A avaliação da textura da pele é importante, pois pode estar relacionada a alguma doença, como no caso do hipotireoidismo, em que apresenta aspereza. Já o turgor pode estar associado a estados de desidratação, sendo avaliada por meio da formação de uma prega cutânea, verificando-se a facilidade com que ela é deslocada e a velocidade de seu retorno.

Na pele, deve-se observar também a presença de lesões. Muitas doenças cutâneas apresentam lesões distribuídas de forma característica, como as infecções causadas por fungos nas regiões interdigitais. Por essa razão, devem ser consideradas as localizações anatômicas das lesões, sua distribuição corporal e o tipo delas.

Bickley[4] classifica as lesões de pele em primárias (que podem surgir em pele previamente normal), secundárias (resultantes de alterações das lesões primárias) e diversas, como descrito no Capítulo 22.

Pode-se, ainda, avaliar na pele a presença de edema (FIG. 6.8), que poderá apresentar variações em sua localização e distribuição (localizado ou generalizado), intensidade, consistência (mole ou duro), duração e horário de aparecimento, dependendo de sua origem, que pode estar relacionada principalmente aos sistemas cardiovascular e/ou renal. A pesquisa do edema é feita por meio da inspeção e da palpação. Na inspeção, observam-se o aumento do volume daquela área, o desaparecimento das proeminências ósseas e marcas de correntes, roupas ou calçados. Na palpação, realiza-se a compressão digital de uma superfície óssea, que causa uma depressão na região comprimida, o chamado sinal de Godet. Realizar

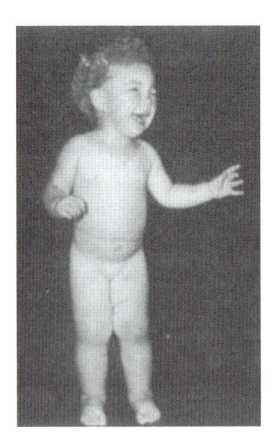

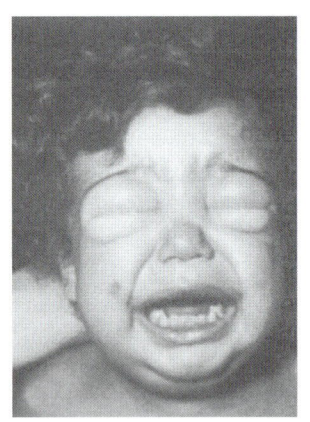

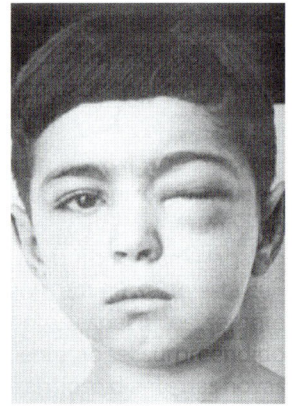

FIG. 6.8 → Edemas. A – Edema generalizado ou anasarca (síndrome nefrótica). B – Edema facial muito acentuado nas regiões periorbitárias. C – Edema localizado em uma das regiões orbitárias (caso agudo de doença de Chagas com sinal de Romaña) (Rassi).
Fonte: Porto e Porto.[1]

a avaliação objetiva dos edemas por meio da mensuração em centímetros também é indicado quando possível (p. ex., edema maleolar – realizar a circunferência maleolar).

Mucosas

As mucosas devem ser inspecionadas com bastante rigor, verificando-se sua coloração (a normal é róseo-avermelhada) e hidratação. A presença de icterícia e descoramento é evidenciada na mucosa ocular, e a cianose apresenta-se frequentemente nos lábios e na língua. Na avaliação da coloração das mucosas, é importante que os exames laboratoriais estejam associados – por exemplo, mucosa descorada com o nível de hemoglobina do hemograma do paciente; mucosa ictérica com o nível das bilirrubinas séricas.

Anexos

Em relação aos anexos, é fundamental a avaliação por meio da inspeção da distribuição, quantidade e cor dos pelos, que podem variar com a maturidade sexual, a idade, o sexo e a raça. Alterações nos pelos podem estar relacionadas a algumas doenças ou ao uso de alguns medicamentos. A hipertricose (aumento da quantidade de pelos) aparece quando há aumento dos hormônios androgênicos, produzidos por adenomas ou tumores da suprarrenal ou da hipófise anterior ou, ainda, pelo uso de corticoides. Mulheres, em especial, podem apresentar um aumento de quantidade de pelos em locais que são comuns no homem, como queixo, buço, abdome inferior, ao redor de mamilos, entre os seios, glúteos e parte interna das coxas, o que se denomina hirsutismo. O hirsutismo, embora raro, costuma afetar as mulheres durante os anos de fertilidade e logo após a menopausa, e pode estar associado a alterações hormonais, irregularidade menstrual e infertilidade.

Já a hipotricose (diminuição dos pelos) pode aparecer, por exemplo, no hipotireoidismo. A alopecia, por sua vez, é a ausência generalizada ou localizada de pelos, característica de pacientes que fazem quimioterapia.

As unhas também são avaliadas por meio da inspeção, devendo-se verificar a cor, o formato e a presença de lesões. Em geral, devem ser róseas, lisas e convexas. Algumas doenças podem deformar as unhas, como nos casos de pneumopatias crônicas, cardiopatias congênitas ou mesmo no caso de infecções (micoses).

> **Algumas doenças podem deformar as unhas, como nos casos de pneumopatias crônicas, cardiopatias congênitas ou mesmo no caso de infecções (micoses).**

Mais informações a respeito da avaliação de pele e anexos poderão ser obtidas no Capítulo 22.

➔ Considerações finais

O conjunto dos vários sinais e sintomas apresentados pelo paciente durante o exame físico geral irá suscitar a necessidade de um exame mais detalhado de algum segmento. O enfermeiro experiente utiliza o exame geral como um recurso para estabelecer uma relação profissional de confiança com o paciente e, então, proceder ao exame específico minucioso dos sistemas que julgar necessário. Também se pode confrontar os dados que têm avaliação subjetiva ou dependente da experiência do examinador com exames laboratoriais ou escalas que permitam uma avaliação objetiva trazendo uma fidedignidade aos dados encontrados.

➔ Referências

1. Porto CC, Porto AL, editores. Semiologia médica. 8. ed. Rio de Janeiro: Guanabara Koogan; 2019.
2. Malachias MVB, Gomes MAM, Nobre F, Alessi A, Feitosa AD, Coelho EB. 7th Brazilian Guideline of Arterial Hypertension: chapter 2 - diagnosis and classification. Arq Bras Cardiol. 2016;107(3 Suppl 3): 7-13.
3. Schull PD. Enfermagem básica: teoria e prática. São Paulo: Rideel; 2005.
4. Bickley LS. Bates propedêutica médica essencial: avaliação clínica, anamnese, exame físico. 8. ed. Rio de Janeiro: Guanabara Koogan; 2018.

➔ Leituras recomendadas

Assessment made incredibly easy! 5th ed. Philadelphia: Lippincott Williams & Wilkins; 2013.

Barros ALBL, Glashan RQ, Michel JLM. Bases propedêuticas para a prática de enfermagem: uma necessidade atual. Acta Paul Enf. 1996;9(1):28-37.

Bertolucci PHF, Brucki SMD, Campacci SR, Juliano Y. (1994). O mini-exame do estado mental em uma população geral: impacto da escolaridade. Arq Neuro-Psiquiatr. 1994;52(1):1-7.

Brucki SMD, Nitrini R, Caramelli P, Bertolucci PHF, Okamoto IH. Sugestões para o uso do miniexame do estado mental no Brasil. Sugestões para o uso do mini-exame do estado mental no Brasil. Arq Neuro-Psiquiatr. 2003;61(3B):777-81.

Hood GH, Dincher JR. Fundamentos da prática de enfermagem. 8. ed. Porto Alegre: Artmed; 1995.

Horiuchi LNO, Ohl RIB, Gedraite MCS, Abrahão AR, FaraH LMS, Bertini AM, et al. Enfoque do exame físico ministrado pela área de fundamentos de enfermagem. In: I Ciclo de debates sobre a sistematização do exame físico pelo enfermeiro; 1990. São Paulo: Escola Paulista de Medicina; 1990.

Jensen S. Semiologia para enfermagem: conceitos e prática clínica. Rio de Janeiro: Guanabara Koogan; 2013.

Luiz DI, Damkauskas T, Ohl RIB. A importância da relação aluno-professor na vivência do exame físico de enfermagem: um enfoque fenomenológico. Acta Paul Enf. 1997;10(3):62-72.

Porto CC, Porto AL, editores. Exame clínico. 8. ed. Rio de Janeiro: Guanabara Koogan; 2017.

Posso MBS. Semiologia e semiotécnica de enfermagem. São Paulo: Atheneu; 2010.

Potter PA, Stockert PA, Perry AG, Hall AM, Ostendorf WR. Fundamentos de enfermagem. 9. ed. Rio de Janeiro: Elsevier; 2018.

Rivitti EA. Manual de dermatologia clínica de Sampaio e Rivitti. 4. ed. São Paulo: Artes Médicas; 2014.

Smeltzer SC, Bare BG, Hinkle JL, Cheever KH. Brunner & Suddarth: tratado de enfermagem médico--cirúrgica. 12. ed. Rio de Janeiro: Guanabara Koogan; 2011.

Smith SF, Duell DJ, Martin BC. Clinical nursing skills: basic to advanced skills. 9th ed. London: Pearson; 2017.

Sociedade Brasileira de Endocrinologia e Metabologia, Sociedade Brasileira de Dermatologia. Hirsutismo: diagnóstico. Rev Assoc Med Bras. 2010;56(1):6-8.

Viana DL, Petenusso M. Manual para realização do exame físico. 2. ed. São Paulo: Yendis; 2012.

7

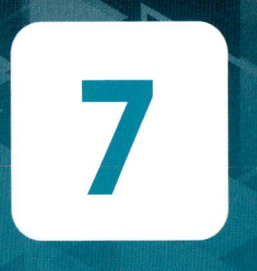

Exame neurológico

Solange Diccini // Iveth Yamaguchi Whitaker //
Eliane de Araujo Cintra

O exame neurológico é complexo e extenso, o que às vezes dificulta sua realização. No entanto, ele é parte indispensável do aprendizado do aluno de enfermagem, pois, em situações pertinentes, um exame neurológico detalhado e cuidadoso traz informações relevantes para a assistência de enfermagem.

O objetivo da avaliação neurológica conduzida pelo enfermeiro compreende a realização do exame neurológico inicial na admissão do paciente, a identificação de disfunções no sistema nervoso, a determinação dos efeitos dessas disfunções na vida diária do indivíduo e a detecção de situações de risco de morte encefálica. A frequência da realização desse exame depende das condições de admissão e da estabilidade do paciente.

Neste capítulo, é abordado o exame neurológico do paciente adulto, uma vez que a semiologia da criança tem suas particularidades no enfoque atual do estudo da neurologia. Para uma adequada avaliação neurológica, é importante que o exame seja feito após a entrevista. Os dados coletados podem nortear os pontos relevantes e necessários para o exame neurológico. Ressalta-se a importância de um exame neurológico bem feito, com conhecimento e aplicação de técnicas corretas de pesquisa dos sinais clínicos.

Vários autores sugerem a utilização de um roteiro para a realização do exame neurológico. A realização do exame em etapas sucessivas (deitado, sentado e em pé) pode torná-lo mais rápido e lógico, bem como reduzir as inúmeras mudanças de posição, resultando em um exame menos aborrecido e cansativo para paciente e examinador.[1] Cada item do exame neurológico é importante na elaboração do diagnóstico de enfermagem. As diversas etapas devem ser realizadas de forma criteriosa, para que seja possível obter dados relevantes para sistematizar a assistência de enfermagem.

Os aspectos da propedêutica neurológica abordados neste capítulo são: anamnese neurológica, inspeção, avaliação do estado mental, avaliação da consciência, avaliação pupilar, avaliação da função motora, avaliação do equilíbrio, avaliação da função cerebelar e da coordenação motora, avaliação da função sensitiva, avaliação dos reflexos superficiais e profundos e avaliação dos nervos cranianos.[2]

Anamnese neurológica

A anamnese neurológica deve ser dirigida de forma a captar dados relevantes para o exame físico.[2,3] A história da doença atual deve incluir fatos como início e modo de instalação e evolução (lenta em doenças musculares progressivas, progressiva em tumores e doenças degenerativas, surtos em esclerose múltipla, paroxística em epilepsia, enxaqueca e histeria), alterações do ritmo de sono, perdas de consciência, possíveis acidentes e traumatismos, cirurgias, parasitoses, alergias e doenças venéreas.

A história pessoal deve abordar os dados referentes a condições de habitação e alimentação (avitaminoses, neuropatias carenciais), vícios, trabalho e condições emocionais (histeria e simulação). No levantamento de antecedentes familiares, deve-se questionar sobre patologias hereditárias, como esclerose tuberosa, degeneração muscular progressiva, coreia de Huntington, doença de Wilson, entre outras.

> A história pessoal deve abordar os dados referentes a condições de habitação e alimentação, vícios, trabalho e condições emocionais.

Inspeção

A inspeção neurológica deve ser realizada nas posições em pé, sentado ou no leito, e o enfermeiro deve procurar observar as posições, as expressões e os movimentos do paciente. Esses aspectos já foram devidamente abordados no Capítulo 6. A seguir, encontram-se descritos alguns aspectos importantes relacionados às alterações do sistema nervoso que são evidentes no momento do exame físico geral.

Na doença de Parkinson, estão presentes as hemiplegias piramidais e as paraplegias. As lesões de nervos periféricos apresentam como sinal a mão caída ou em gota, relacionada a lesão do nervo radial; a mão simiesca, associada ao nervo mediano; e o pé equino, proveniente de dano ao nervo fibular.

A posição em gatilho, caracterizada pela hiperextensão da cabeça, pela flexão das pernas sobre as coxas e pelo encurvamento do tronco com concavidade para a frente, é típica de irritação meníngea. O opistótono, derivado das palavras *opisthen* (para trás) e *tonus* (tensão), constitui atitudes decorrentes da contratura da musculatura lombar, observadas nos casos de tétano e meningite. O emprostótono, derivado de *emprosthen* (para diante) e *tonus* (tensão), é o contrário do opistótono, ou seja, o corpo do paciente forma uma concavidade voltada para diante.

A expressão facial está relacionada a diversas patologias de ordem neurológica. A face inexpressiva ou congelada é característica da doença de Parkinson. A expressão congelada, porém, com riso e choro imotivados, é característica das paralisias pseudobulbares.

Já a pele pode apresentar manchas "café com leite" (FIG. 7.1), que tipicamente são lisas e uniformemente pigmentadas, resultando de um aumento da produção de pigmento nos melanócitos da pele, e que estão presentes ao nascimento em 95% dos indivíduos afetados pela neurofibromatose. Alterações tróficas da pele, perda de pelo e mudanças de cor e temperatura são alterações características de doenças do sistema nervoso autônomo.

→ Avaliação do estado mental

A avaliação resumida das funções psíquicas faz parte do exame neurológico, devendo-se avaliar a orientação alopsíquica, a memória e a linguagem. Para essa avaliação, utiliza-se o Miniexame do Estado Mental (MEEM) universalmente adotado e de fácil aplicação.[4,5]

Adaptado de Folstein e colaboradores[4] e Rovner e Folstein:[5]

1. Orientação temporal (0 a 5 pontos): ano, estação, mês e dia do mês e da semana.
2. Orientação espacial (0 a 5 pontos): estado, rua, cidade, local e andar.
3. Registro (0 a 3 pontos): nomear três objetos – pente, rua e caneta.
4. Cálculo (0 a 5 pontos): por exemplo, subtrair 7 a partir de 100: 100-93-86-79-72-65.
5. Evocação (0 a 3 pontos): as três palavras anteriores – pente, rua e caneta.
6. Linguagem 1 (0 a 2 pontos): nomear um relógio e uma caneta.

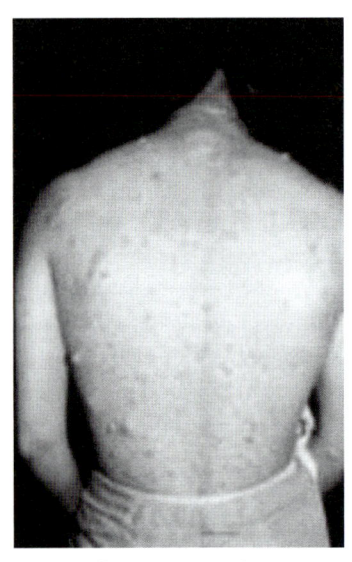

FIG. 7.1 → Manchas "café com leite", alterações típicas da neurofibromatose.

7. Linguagem 2 (0 a 1 ponto): repetir – nem aqui, nem ali e nem lá.
8. Linguagem 3 (0 a 3 pontos): siga o comando – pegue o papel com a mão direita, dobre-o ao meio e coloque-o em cima da mesa.
9. Linguagem 4 (0 a 1 ponto): ler e obedecer – feche os olhos.
10. Linguagem 5 (0 a 1 ponto): escrever uma frase completa.
11. Linguagem 6 (0 a 1 ponto): copiar o desenho.

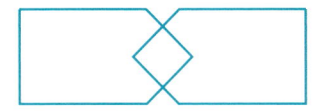

A pontuação normal deve estar entre 27 e 30 pontos, com ausência de alterações no estado mental. Pontuações abaixo de 23 são consideradas anormais, com redução do estado mental. Para pacientes analfabetos, devem ser dispensadas as provas que exigem saber ler e escrever. No entanto, o enfermeiro não deve ficar restrito a essa avaliação. No Capítulo 5, há uma abordagem mais ampla das condições emocionais e mentais do paciente que não devem ser subestimadas na clínica.

Avaliação da consciência

O nível de consciência é o indicador mais sensível de disfunção cerebral, que pode ser resultante de alterações encefálicas estruturais ou metabólicas. A *consciência* é definida como o conhecimento de si mesmo e do ambiente. Trata-se da capacidade da pessoa de reagir quando está em perigo ou de interagir para satisfazer suas necessidades biológicas e psicossociais.[2] O fenômeno da consciência é dividido em dois componentes: o despertar e o conteúdo de consciência.[6]

Despertar

A capacidade de abrir os olhos e de despertar indica o estado de alerta ou de vigília da pessoa examinada. No ciclo de sono e vigília, o despertar é mediado pelo sistema reticular ativador ascendente (SRAA). O SRAA é uma estrutura complexa constituída por uma rede de neurônios que se estende do núcleo central do tronco cerebral, de onde partem difusamente fibras nervosas para estruturas no diencéfalo, incluindo o tálamo e hipotálamo, e, a partir daí, para o córtex de ambos os hemisférios cerebrais.

As lesões na região do SRAA e/ou do córtex cerebral afetam diretamente o nível de consciência, provocando rebaixamento da consciência, que vão desde sonolência e confusão mental até coma.

Conteúdo da consciência

A capacidade cognitiva e afetiva do indivíduo (linguagem, memória, crítica, humor, etc.) depende exclusivamente de funções mentais das regiões corticais cerebrais. O conteúdo da consciência abrange esse conjunto integrado e dinâmico de funções mentais que possibilita a pessoa estar ciente de si, perceber e interagir com o meio ambiente.

As lesões no córtex cerebral podem resultar em distúrbios específicos no conteúdo da consciência, como afasia (perda ou deterioração da linguagem), agnosia (dificuldade ou incapacidade de reconhecer objetos ou sons, na ausência de alterações ópticas, auditivas ou táteis), apraxia (alteração da atividade gestual, não podendo o paciente executar determinadas ações de forma correta), entre outros.

Entre os distúrbios das funções cerebrais superiores, podem ser encontrados os de linguagem, que afetam a comunicação do indivíduo com o mundo ao seu redor. Existem alterações relacionadas à fala, como dislalia (lesões do palato) e disartria (lesões dos nervos cranianos VII, IX, X e XII), sendo ambas alterações de articulação da palavra. A dislexia é a dificuldade em aprender a ler.

A afasia é a incapacidade de expressão da linguagem. Possui diversas formas clínicas:[7]

→ *Afasia motora ou verbal*: classicamente conhecida como afasia de Broca, é caracterizada pela dificuldade de se expressar pela fala ou pela escrita decorrente de lesão do opérculo frontal e da área motora adjacente ao hemisfério cerebral esquerdo.
→ *Afasia receptiva ou sensorial*: conhecida como afasia de Wernicke, é caracterizada por dificuldade leve ou extrema de compreensão da linguagem decorrente do comprometimento do giro superior esquerdo do lobo temporal esquerdo.
→ *Afasia global*: decorrente de lesão das duas regiões anteriormente citadas, em que a compreensão e a expressão da linguagem estão comprometidas.
→ *Afasia de condução*: caracterizada pela repetição de vocábulos (parafasia), acompanhada de dificuldade na escrita. A lesão está localizada no feixe de fibras que liga os dois centros da linguagem sensorial e motora.
→ *Afasia amnésica*: incapacidade de nomear objetos, ainda que o conhecimento de sua utilidade seja preservado, decorrente de lesão de pequena área na junção dos lobos parietal, temporal e occipital esquerdos.

Outro distúrbio das funções corticais superiores está relacionado às gnosias (que significam reconhecimento). À sua perda dá-se o nome de *agnosias*, cujas formas mais importantes são a incapacidade de reconhecimento de som (*agnosia auditiva*), de visão (*cegueira cortical ou psíquica*), de objetos colocados na mão (*estereoagnosia*), do próprio corpo em relação ao espaço (*somatoagnosia*), da fisionomia alheia (*prosopoagnosia*) ou da própria (*autoprosopoagnosia*).

As apraxias constituem outro distúrbio e significam a incapacidade de atividade gestual consciente. A perda da capacidade de gestos organizados, como desenhar, é denominada **apraxia construtiva**; a incapacidade de gestos simples ordenados, como bater palmas e segurar a orelha, é a **apraxia ideomotora**; a incapacidade de organizar gestos simples, como virar uma garrafa sobre um copo de água para enchê-lo de maneira lógica e ordenada, é a **apraxia ideatória**; e a incapacidade de executar atos de vestir-se ou despir-se é denominada **apraxia de vestir**. As lesões relacionadas às apraxias estão localizadas nos lobos parietais e frontais.

Na avaliação do nível de consciência, o despertar e o conteúdo da consciência são avaliados por meio das respostas de reatividade e perceptividade, respectivamente.[6]

Perceptividade

A perceptividade está relacionada à função cortical. A avaliação é feita por meio da análise das respostas que envolvem mecanismos de aprendizagem (gestos e palavras), o que requer certo grau de integração cortical.[6]

Reatividade

A avaliação da reatividade é realizada quando há perda da consciência, sendo que as respostas estão relacionadas às atividades subcorticais e do tronco encefálico, constituindo-se em reflexos.[6] A reatividade pode ser:

→ *Inespecífica:* a reação é abrir os olhos, ou seja, acorda, mas não interage com o meio ambiente.
→ *À dor:* a reação pode ser a retirada do membro, indicando função desencadeada em nível medular; a resposta com componente facial ou vocal depende de atividade do tronco encefálico.
→ *Vegetativa:* corresponde ao controle das funções neurovegetativas (respiração, circulação do sangue, controle de temperatura e digestão).

Estímulos auditivos e táteis

Estímulos verbais, ruídos e estímulo por pressão (estímulo doloroso) são utilizados para a obtenção de respostas, que podem ser abertura dos olhos, verbalização e/ou movimentação. A avaliação do nível de consciência depende da correta utilização de estímulos para gerar respostas, isto é, da utilização de estímulos e da observação de respostas. Esses estímulos devem ser, inicialmente, auditivos e, depois, táteis.[8-10]

O estímulo auditivo se inicia com o tom de voz normal. Obtendo-se resposta verbal (RV) do paciente, o enfermeiro deve avaliar o nível de orientação (no tempo, no espaço e em relação a si mesmo), bem como a função cognitiva (memória, atenção, concentração, linguagem, resolução de problemas). A ausência de resposta ao tom de voz normal pressupõe a necessidade de aumentar o tom de voz ou produzir algum ruído, como bater as mãos ou estalar os dedos. Em caso de obtenção da RV, a orientação e a cognição devem ser avaliadas.[8,9]

> O estímulo por pressão, que está substituindo o termo estímulo doloroso, deve ser aplicado na ausência de resposta ao estímulo auditivo e tátil.

O estímulo por pressão, que está substituindo o termo estímulo doloroso, deve ser aplicado na ausência de resposta ao estímulo auditivo e tátil. Na ausência de resposta ao estímulo auditivo ou verbal, deve-se aplicar o estímulo tátil. Inicia-se com um leve toque no braço do paciente, chamando-o pelo nome; se não responder, o estímulo por pressão deve ser aplicado. A aplicação do estímulo inicia-se pela compressão do leito ungueal, que consiste na aplicação de pressão na parte distal das unhas das mãos com o uso de um instrumento, que pode ser uma caneta. Outros locais para aplicação do estímulo doloroso são a região supraorbital e o trapézio. A compressão da região supraorbital é realizada com o polegar, observando-se que, em caso de suspeita ou de fratura nessa região, essa técnica não deve ser utilizada. A compressão do músculo trapézio é realizada com o dedo indicador, médio e o polegar.[10] A aplicação do estímulo doloroso por meio da compressão no esterno não é recomendada por causar hematomas na região. Ressalta-se que a estimulação dolorosa pode resultar em lesões quando a técnica for realizada de forma inadequada; deve-se considerar a alternância dos locais de aplicação dos estímulos por pressão quando há necessidade de avaliação frequente e por vários profissionais da saúde.

> A decorticação é indicativa de lesões nos hemisférios cerebrais ou na cápsula interna, que interrompem a via corticospinal. A descerebração relaciona-se às lesões diencéfalo-mesencefálicas, estruturas do tronco cerebral e é considerada importante sinal de disfunção cerebral.

A descerebração relaciona-se às lesões diencéfalo-mesencefálicas, estruturas do tronco encefálico. A resposta observada após a aplicação do estímulo por pressão é do tipo motor. As respostas motoras podem ser consideradas apropriadas, inapropriadas ou ausentes. As respostas motoras apropriadas ocorrem quando o paciente retira o membro após o estímulo e/ou empurra a mão do examinador, indicando integridade de vias sensitivas e corticospinais. As respostas motoras inapropriadas (decorticação e descerebração) dependem do nível da lesão e indicam reações primitivas. A decorticação é indicativa de lesões nos hemisférios cerebrais ou na cápsula interna, que interrompem a via corticospinal. A descerebração relaciona-se às lesões diencéfalo-mesencefálicas, estruturas do tronco encefálico, e é considerada importante sinal de disfunção cerebral. A ausência da resposta motora (arreflexia) pode significar uma lesão atingindo a porção inferior do tronco encefálico ou depressão intensa causada por substâncias tóxicas ou sedativos.[6,11]

➔ Níveis de consciência

Entre a consciência e o coma há vários estados intermediários de alteração da consciência, representando depressões menores ou maiores do sistema reticular ativador ascendente e/ou do córtex cerebral.[6]

Existem inúmeros termos para descrever alterações no nível de consciência – letárgico, confuso, sonolento, obnubilado e torporoso. Subjetivos em sua definição e interpretação, esses termos não devem ser utilizados devido à ambiguidade e à confusão que geram durante a avaliação do nível de consciência.

A consciência e o coma são definições amplamente aceitas e que não geram contradições em sua interpretação. O paciente consciente é aquele que está acordado, alerta, que responde adequadamente ao estímulo verbal e que está orientado no tempo e no espaço, enquanto o indivíduo em coma está em sono profundo, inconsciente, com os olhos fechados, não emite som verbal, não interage consigo ou com o ambiente. Para reduzir a subjetividade dos termos e padronizar os registros, foram idealizadas escalas que possibilitam a avaliação do nível de consciência de maneira objetiva, pelo uso de uma linguagem uniforme e pelo registro das informações de forma simples e rápida.

A escala de coma de Glasgow (ECGl) tem sido amplamente utilizada para determinar e avaliar a profundidade e a duração do coma e para prognosticar a evolução dos pacientes com ou sem trauma craniencefálico.[12-16] A avaliação tanto da função e do dano cerebral quanto da evolução do nível de consciência é feita com base em três indicadores, conforme apresentado no QUADRO 7.1.

A utilização da ECGl deve seguir recomendações para sua aplicação. A primeira regra a ser obedecida é pontuar sempre a melhor resposta apresentada pelo paciente. Quando a condição do paciente impede a avaliação de qualquer indicador da ECGl, o registro deve ser descrito como não testável (NT) acrescido do fator que impossibilitou a avaliação. Nenhuma pontuação é atribuída à condição NT. A condição NT atribuída a cada indicador ECGl deve ser sempre registrada.

Na avaliação da abertura ocular (AO), a pontuação máxima (4) é registrada quando os olhos estão abertos, com o piscar normal, indicando que os mecanismos de despertar no tronco cerebral estão ativos. O despertar não implica estar consciente, mesmo com a presença da movimentação dos olhos. Os pacientes em estado vegetativo persistente que mantêm a AO espontânea parecem reagir virtualmente às pessoas à sua volta, porém os reflexos oculares são executados ao nível subcortical. A pontuação 3 é registrada quando se observa a AO a qualquer

QUADRO 7.1 Escala de coma de Glasgow

INDI-CADOR	MELHOR RESPOSTA	PONTOS	PADRÃO DA RESPOSTA
AO	Espontânea	4	Olhos abertos previamente à estimulação.
	Ao som	3	AO após ordem em tom de voz normal ou voz alta.
	À pressão	2	AO após estimulação das extremidades dos dedos (aumentando progressivamente a intensidade por 10 segundos). Por exemplo, por compressão do leito ungueal.
	Ausente	1	Ausência persistente de AO, sem fatores de interferência.
	NT	NT	Olhos fechados devido a fator local. Mantém os olhos fechados por causa de fatores que impedem a sua abertura. Por exemplo, edema periorbital, hematoma periorbital, trauma ocular, lesão do III par craniano (ptose palpebral), drogas.
RV	Orientado	5	Resposta adequada relativa ao nome, local e data.
	Confuso	4	Resposta não orientada, mas comunicação coerente. Consegue conversar em frases, mas não responde corretamente às perguntas de nome, local e data.
	Palavras	3	Palavras isoladas compreensíveis.
	Sons	2	Apenas produz gemidos.
	Ausente	1	Ausência de resposta audível, sem fatores de interferência.
	NT	NT	Fator que interfere na comunicação. Não fala por causa de fatores que impedem a fala, como presença do tubo endotraqueal ou de traqueostomia, afasia, disfasia, fratura mandibular e maxilar, drogas.
RM	Obedece aos comandos	6	Cumprimento de ordens com duas ações, como apertar a mão do profissional e colocar a língua para fora.
	Localiza	5	Elevação da mão acima do nível da clavícula ao estímulo na cabeça (estímulo no arco supraorbitário ou incisura supraorbitária) ou pescoço (pinçamento do trapézio).
	Flexão normal	4	Flexiona o braço rapidamente, mas não apresenta movimento anormal.
	Flexão anormal	3	Flexão do membro superior ao nível do cotovelo, padrão predominante claramente anormal (decorticação).
	Extensão	2	Extensão do membro superior ao nível do cotovelo (descerebração).
	Ausente	1	Ausência de movimentos dos membros superiores/ inferiores, sem fatores de interferência.
	NT	NT	Fator que limita a RM. Ausência de atividade motora devido aos seguintes fatores: lesões medulares ou de nervos periféricos, doenças neuromusculares, imobilização de extremidades devido a fraturas, sedação e bloqueadores neuromusculares.

Total = AO + RV + RM

AO, abertura ocular; NT, não testável; RM, resposta motora; RV, resposta verbal.
Fonte: Adaptado de Institute of Neurological Sciences.[17]

estímulo verbal, não necessariamente ao comando específico para abrir os olhos. Na pontuação 2, aplica-se o estímulo por pressão (estímulo doloroso) para o exame da AO. Esse estímulo deve ser aplicado nos membros superiores (compressão do leito ungueal), pois o uso da pressão supraorbitária pode resultar em expressão facial de dor e fechamento dos olhos, impedindo a observação da resposta. A pontuação mínima (1) é indicativa de ausência de AO. A avaliação dessa resposta não é válida se os olhos estiverem impossibilitados de serem abertos devido a edema, hematoma palpebral ou lesão no III par craniano. O fator que impede o exame deve ser registrado, atribuindo-se "NT" na ECGl.

A fala indica um alto grau de integração no sistema nervoso central (SNC). Por isso, uma manifestação comum da recuperação da consciência é a expressão vocal compreensível. Na avaliação da RV, a pontuação máxima (5) é registrada quando informações simples, como nome, idade ou ano e localização no espaço são obtidas. Isso denota consciência de si e do ambiente. A pontuação 4 é indicativa de estado de confusão, ou seja, a atenção é mantida, e as informações são obtidas em forma de diálogo, mas as respostas indicam variações de desorientação e confusão. A pontuação 3 indica a existência de palavras isoladas, isto é, as palavras são compreensíveis, mas a fala é desconexa, aleatória. Quando houver emissão de sons incompreensíveis, sem que as palavras sejam pronunciadas, tais como gemidos e suspiros, atribui-se a pontuação 2. Essa condição não deve ser confundida com uma obstrução respiratória parcial. A pontuação mínima (1) é atribuída à inexistência da RV. A avaliação do indicador RV não será possível quando, por qualquer razão, a fala estiver impedida (tal como na presença de tubo endotraqueal). Essa condição deve ser registrada, atribuindo-se "NT" na ECGl.

No indicador resposta motora (RM), deve-se considerar a melhor resposta obtida em qualquer extremidade. As respostas à estimulação por pressão podem ser interpretadas mais adequadamente quando a estimulação for conforme a técnica padronizada e mantida até a obtenção de uma resposta máxima. A pontuação máxima (6) é registrada quando movimentos adequados são observados ao comando verbal do avaliador, sem necessidade da aplicação do estímulo por pressão. O reflexo de preensão palmar patológica (preensão involuntária do objeto colocado em contato com a palma da mão) não deve ser interpretado como obedecendo ao comando do tipo "aperte a mão". A pontuação 5 é registrada quando houver movimentação do membro para o ponto de aplicação do estímulo doloroso com tentativa de removê-lo. A pontuação 4 indica que houve somente a retirada do membro à aplicação do estímulo doloroso. Estímulo doloroso no leito ungueal pode resultar em flexão ou extensão do membro. Nesse caso, o estímulo deve ser aplicado no músculo trapézio ou na região supraorbital, para confirmar a localização. A pontuação 3 indica a resposta em flexão (decorticação) ao estímulo doloroso, isto é, adução, flexão do cotovelo, flexão de punho e dos dedos do membro superior e hiperextensão, flexão plantar e rotação interna do membro inferior. A pontuação 2 indica a resposta em extensão (descerebração) ao estímulo doloroso, observando-se adução, extensão, hiperpronação do membro superior e extensão e flexão plantar do membro inferior, às vezes com opistótono e fechamento da mandíbula. A pontuação 1 indica que não houve resposta ao estímulo doloroso (hipotonia). Nessa situação, deve-se excluir a secção medular e certificar-se de que o estímulo foi aplicado de maneira adequada.

> No paciente em morte encefálica (ME), pode-se observar o reflexo ou sinal de Lázaro, decorrente somente de reflexo medular. Esse reflexo pode ocorrer de forma espontânea ou após estímulos.

No paciente em morte encefálica (ME), pode-se observar o reflexo ou sinal de Lázaro, decorrente somente de reflexo medular. Esse reflexo pode ocorrer de forma espontânea ou após estímulos, como o doloroso, aspiração orotraqueal, movimentos da cabeça e testes clínicos para o diagnóstico de ME. O paciente pode apresentar elevação e flexão súbita dos membros superiores, adução dos braços, entrecruzamento das mãos, flexão do tronco e de membros inferiores.[18]

O efeito de sedativos, bloqueadores neuromusculares, anestésicos, drogas e álcool interfere na resposta do paciente, prejudicando a avaliação. A presença desses fatores contraindica a aplicação da ECGl. Na vigência de hipotensão e hipoxia, a avaliação do nível de consciência deverá ser realizada após a estabilização das condições do paciente.

A pontuação na ECGl varia de 3 a 15, sendo que os escores mais elevados indicam melhores condições do nível de consciência. A pontuação 15 significa que o tronco cerebral e o córtex estão preservados. A pontuação que indica o coma é ≤ 8; isso significa que pacientes sem AO (1 ponto), que não apresentam RV ou emitem somente sons (1 ou 2 pontos) e que não obedecem aos comandos verbais (1 a 5 pontos) são considerados em coma. A pontuação 3, indica um paciente aperceptivo ou arreativo. Está relacionada a distúrbios do tronco cerebral, sendo sugestiva, mas nem sempre indicativa, de ME.

> Na ECGl, a redução de 2 ou mais pontos significa que as condições do paciente estão se deteriorando, e uma redução de 3 ou mais pontos indica deterioração grave.

Na ECGl, a redução de 2 ou mais pontos significa que as condições do paciente estão se deteriorando, e uma redução de 3 ou mais pontos indica deterioração grave. Com a aplicação da ECGl, é possível avaliar o nível de consciência por meio da obtenção de respostas relacionadas tanto à perceptividade quanto à reatividade do paciente.

A avaliação do paciente com alteração do nível de consciência deve ser seguida da avaliação das pupilas, dos movimentos oculares extrínsecos, do padrão respiratório e do padrão das respostas motoras.

Avaliação pupilar

O exame das pupilas deve ser realizado observando-se o diâmetro, a simetria e a reação à luz.[2,6] Na avaliação das pupilas, deve-se sempre comparar uma pupila com a outra. O diâmetro pupilar é mantido pelo sistema nervoso autônomo, sendo que o simpático dilata a pupila (midríase) e o parassimpático a contrai (miose). O diâmetro da pupila varia de 1 a 9 mm,[10] sendo considerada uma variação normal de 2 a 6 mm, com um diâmetro médio em torno de 3,5 mm (FIG. 7.2).

> O exame das pupilas deve ser realizado observando-se o diâmetro, a simetria e a reação à luz.

As pupilas com o mesmo diâmetro são denominadas isocóricas. Se uma pupila for maior do que a outra, são consideradas anisocóricas. Nesse caso, deve-se sempre anotar a pupila maior em relação à menor – por exemplo, pupilas anisocóricas, esquerda maior que a direita (E > D). Cerca de 17% da população possui pupilas anisocóricas, com uma variação de 1 a 2 mm, sem que isso esteja relacionado a alguma lesão neurológica. É importante comparar o exame pupilar diário com aquele realizado na admissão do paciente. A forma das pupilas costuma ser arredondada como um círculo, e sua avaliação deve ser feita pela observação do contorno (FIG. 7.3).

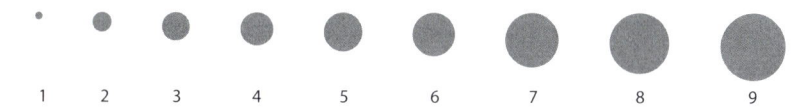

FIG. 7.2 → Diâmetro pupilar (mm).

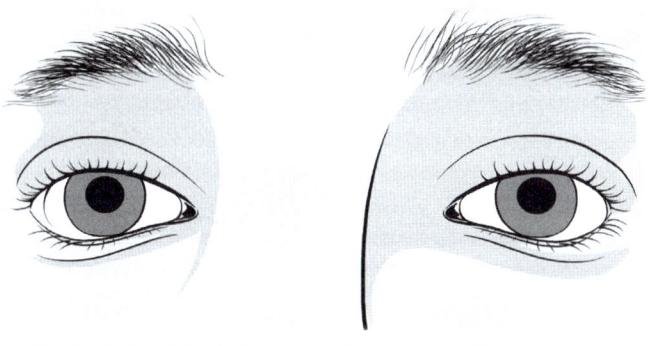

FIG. 7.3 → Avaliação da simetria, da forma e do tamanho pupilar.

O reflexo fotomotor da pupila depende dos nervos óptico (via aferente) e oculomotor (via eferente). A fotorreação é observada com o auxílio do foco de luz de uma lanterna. O exame consiste em manter o olho fechado por alguns segundos, elevar rapidamente a pálpebra dirigindo o foco de luz diretamente sobre a área temporal da pupila para observar a fotorreação. Repete-se o procedimento no outro olho. O que se observa quando o foco de luz incide sobre a pupila é sua constrição (reação direta), e, quando retirado o estímulo, a pupila se acomoda novamente (FIGS. 7.4 e 7.5).

A anatomia das estruturas responsáveis pelo reflexo fotomotor, nervo óptico e oculomotor permite observar a reação direta e consensual da pupila ao estímulo luminoso. Ao incidir a luz na pupila, esse estímulo dirige-se pelo nervo óptico (via aferente) e é compartilhado com o olho oposto no quiasma óptico, quando as fibras se cruzam parcialmente. A partir desse ponto, o estímulo luminoso continua até alcançar o núcleo de Edinger-Westphal para retornar pela fibra parassimpática do nervo oculomotor (via eferente) de ambos os olhos. Assim, o estímulo

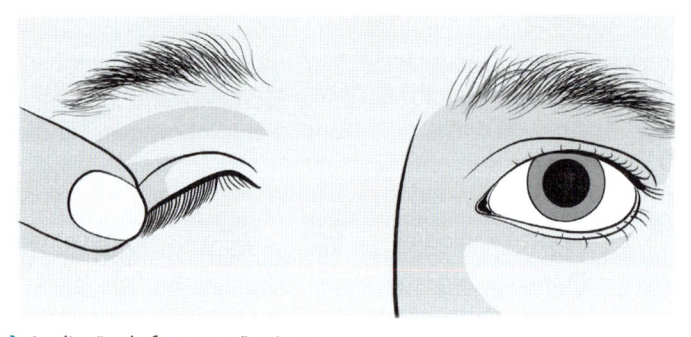

FIG. 7.4 → Avaliação da fotorreação: 1º passo.

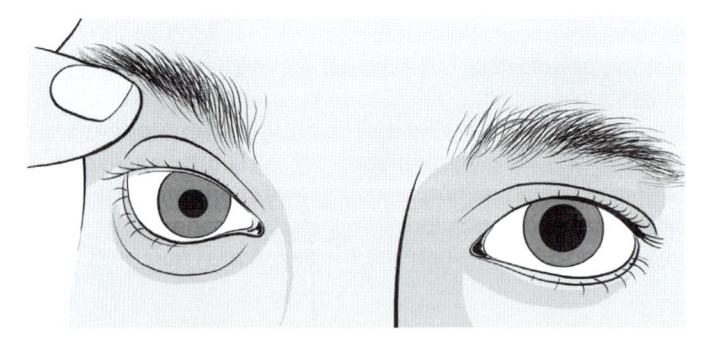

FIG. 7.5 → Avaliação da fotorreação: 2º passo.

luminoso em um olho resulta em sua pupiloconstrição (reação direta) e também no olho contralateral (reação consensual). A reatividade das pupilas à luz deve ser avaliada pela velocidade da resposta. Normalmente, a constrição da pupila é rápida, mas pode ocorrer de forma mais lenta do que o esperado, ou pode ser arreativa ou fixa após estímulo luminoso.

> Normalmente, a constrição da pupila é rápida, mas pode ocorrer de forma mais lenta do que o esperado, ou pode ser arreativa ou fixa após estímulo luminoso.

As alterações pupilares observadas em pacientes comatosos relacionam-se com a localização de lesões estruturais. As pupilas denominadas uncal ou do III nervo craniano são anisocóricas, sendo que a pupila dilatada (midriática) não apresenta reação fotomotora. Pupilas com essas características podem ser observadas na herniação transtentorial. As pupilas do tipo mesencefálicas caracteristicamente medem de 4 a 5 mm de diâmetro e não apresentam reação ao estímulo luminoso; podem ser observadas na presença de lesões da porção ventral do mesencéfalo. A pupila tectal pode ser observada em casos de lesão na região do teto mesencefálico, sendo que as pupilas estão levemente dilatadas (5 a 6 mm de diâmetro) sem reação fotomotora ao estímulo luminoso. Pupilas pontinas apresentam-se em extrema miose com reação fotomotora preservada (de difícil observação), indicativas de lesão da ponte. Pupilas mióticas com reação fotomotora positiva podem ser observadas na disfunção diencefálica bilateral e na encefalopatia metabólica (QUADRO 7.2).

A avaliação do nível de consciência e da reatividade das pupilas são indicadores-chave para a avaliação da gravidade da lesão cerebral traumática e do prognóstico do paciente. Tanto os escores ECGl quanto as respostas da reatividade pupilar têm forte correlação com o resultado/desfecho de pacientes com lesão cerebral traumática. A combinação desses dois indicadores-chave em um único índice, escore da escala de coma de Glasgow-pupilas (escore ECGl-P), fornece uma medida preditiva quantitativa do prognóstico do paciente, ou seja, sobre recuperação, incapacidade ou morte após lesão cerebral traumática grave.[19] Para a obtenção do escore ECGl-P, subtraia do escore total da ECGl (3 a 15) o escore referente à reatividade pupilar:

→ Nenhuma reatividade em ambas as pupilas = 2 pontos
→ Sem reatividade em uma das pupilas = 1 ponto
→ Reatividade presente em ambas as pupilas = 0 ponto

O escore da ECGl-P varia de 1 a 15, sendo que os escores mais elevados indicam menor gravidade e melhores prognósticos. Os escores da ECGl-P de 1 a 8 indicam trauma cerebral grave.

QUADRO 7.2 Alterações pupilares segundo a localização encefálica

DESCRIÇÃO	PUPILAS	LOCALIZAÇÃO ENCEFÁLICA
Pupilas uncal ou do III nervo craniano		Herniação de úncus
Pupilas do tipo mesencefálicas		Porção ventral mesencefálica
Pupila tectal		Teto mesencefálico
Pupilas pontinas		Lesão de ponte
Pupilas mióticas – fotorreação positiva		Disfunção diencefálica bilateral
		Encefalopatia metabólica

Avaliação da função motora

A função motora depende da integridade do córtex motor, do trato corticospinal (sistema piramidal), do sistema extrapiramidal, do tronco encefálico e da função cerebelar. O impulso motor origina-se no córtex motor, no giro pré-central. Do neurônio motor superior, desce pela cápsula interna até o tronco encefálico, onde as fibras se cruzam ao nível da decussação piramidal do bulbo, para o mesmo lado da musculatura inervada por ele. Passa pelo trato corticospinal até fazer sinapse, na porção posterior da medula, com o neurônio motor inferior, e este com a junção mioneural na placa motora.[2,21]

O sistema extrapiramidal (composto por núcleos da base, núcleo rubro, formação reticular, núcleo vestibular, tálamo e cerebelo) modula a função motora.[1] Todas essas estruturas agem através de seus neurotransmissores para manter a força muscular e o movimento harmônico. O cerebelo está relacionado ao ritmo das atividades motoras, intensidade da contração muscular e o inter-relacionamento entre grupos musculares agonistas e antagonistas, enquanto os gânglios da base ajudam a planejar e controlar padrões complexos de movimento, como a intensidade de movimentos separados e o sequenciamento de múltiplos movimentos sucessivos (p. ex., digitar em uma tecla de computador, pentear o cabelo). O cerebelo e o núcleo vestibular controlam o equilíbrio, e o núcleo rubro, os movimentos mais delicados (p. ex., a intensidade da força que é colocada nos dedos para segurar um copo). Além disso, todas essas estruturas estão em comunicação com o sistema somatossensorial, pois sem a sensibilidade não há como harmonizar todos os movimentos. As **FIGS. 7.6** e **7.7** são representações simplificadas do funcionamento dessas estruturas.

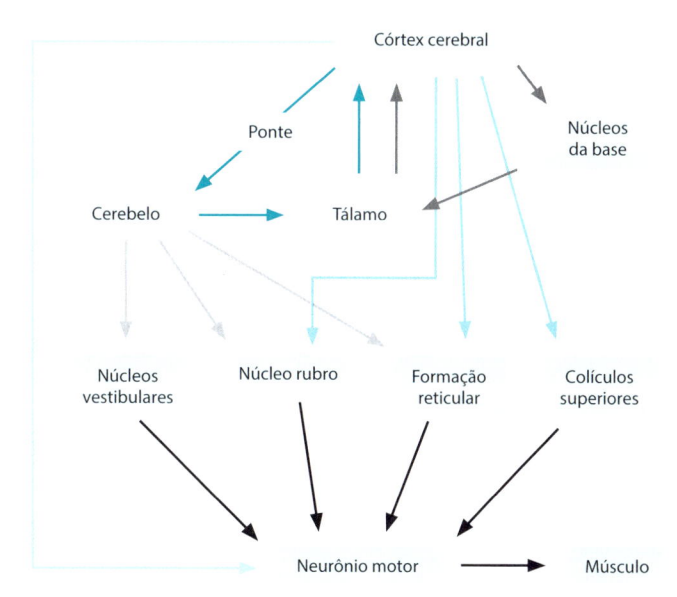

FIG. 7.6 → Representação esquemática das estruturas extrapiramidais envolvidas no ato motor.

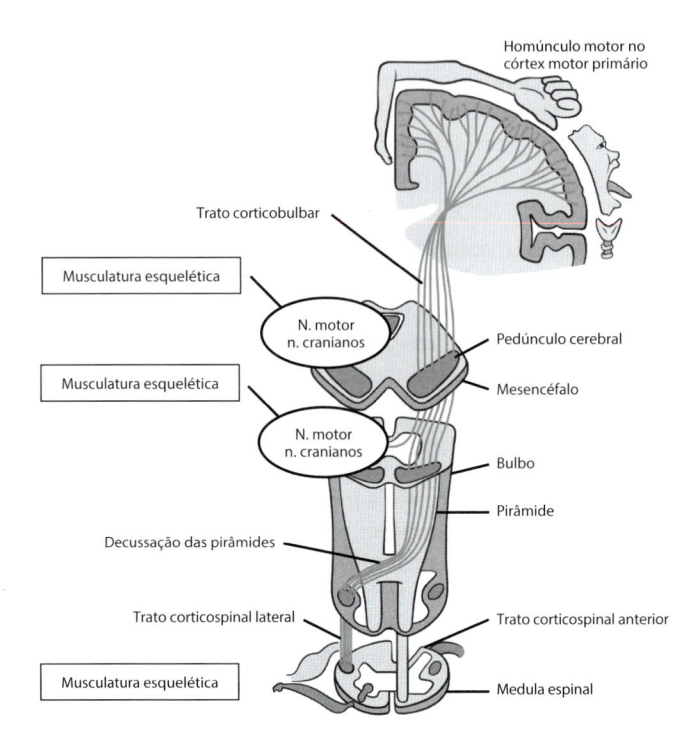

FIG. 7.7 → Representação esquemática da via motora descendente, trato piramidal. Desde o córtex até as sinapses com os neurônios da medula.

A avaliação rigorosa do movimento permite ao enfermeiro relacionar quais estruturas estão comprometidas, direcionando-o para um diagnóstico de enfermagem correto, permitindo a elaboração de intervenções adequadas que possam melhorar a qualidade de vida do cliente com problemas no sistema motor.

O exame do sistema motor inclui a avaliação do tônus e da força muscular. O tônus muscular é avaliado palpando-se grupos musculares tanto em repouso como em sua movimentação ativa. As alterações no tônus incluem flacidez, rigidez e espasticidade. A flacidez reflete lesões no neurônio motor inferior; a espasticidade está associada a lesões no neurônio motor superior; e a rigidez, a lesões de gânglios basais.[2,3,21]

Tônus muscular

O tônus pode ser considerado como o estado de tensão dos músculos tanto em repouso (postura) quanto em movimento. A regulação periférica do tônus é feita a partir dos fusos musculares e órgãos neurotendíneos. Já a regulação central é feita a partir do cerebelo (paleocerebelo) e do sistema extrapiramidal (corpo estriado).

O exame do tônus é realizado com o paciente deitado e em completo relaxamento. Na inspeção, avalia-se a presença do achatamento das massas musculares ao encontro do plano do leito, que representa acentuada diminuição do tônus. A palpação das massas musculares é realizada para averiguação da consistência muscular, que se mostra aumentada nas lesões motoras. A movimentação dos membros com flexão e extensão deve ser feita para avaliação da passividade, ou seja, para a verificação da resistência (se o tônus está aumentado ou diminuído) e para o teste de extensibilidade da fibra muscular. Por exemplo, na flexão da perna sobre a coxa, se o calcanhar toca com facilidade a região glútea, fala-se em diminuição do tônus. Sua diminuição denomina-se hipotonia; seu aumento, hipertonia. Ambas as condições devem ser registradas com a respectiva graduação: hipotonia leve, moderada ou acentuada.[2,21]

Na hipotonia, observam-se achatamento das massas musculares, consistência muscular diminuída, com passividade e extensibilidade aumentadas. É encontrada nas neuropatias periféricas, na lesão cordonal posterior, nas mielopatias transversas (fase inicial), nas lesões cerebelares, na coreia (síndrome neoestriada), na degeneração muscular progressiva, na fase flácida do acidente vascular cerebral, nas lesões do cerebelo, no coma profundo, no estado de choque do SNC e em algumas encefalopatias.

Na hipertonia, a consistência muscular está aumentada, a passividade diminuída e a extensibilidade aumentada, estando presente nas lesões das vias motoras piramidais e extrapiramidais. A hipertonia piramidal é denominada espasticidade e tem como características principais: quando eletiva, é maior em certos grupamentos musculares (flexores em membros superiores; extensores e adutores em membros inferiores); quando elástica, o membro volta à posição inicial, ele cede à força do examinador e é acompanhado de hiper-reflexia profunda (sinal do canivete). A hipertonia extrapiramidal apresenta-se como rigidez global, quando o paciente mantém exagero do tônus postural, e como plástica, quando apresenta resistência constante à mobilização. O membro se mantém na posição em que é deixado: cede aos poucos à força do examinador (sinal da roda denteada de Negro).

Outras alterações do tônus muscular:

→ *Miotonia*: relaxamento lentificado após contração muscular; avalia-se solicitando ao paciente que cerre o punho e, em seguida, abra a mão rapidamente. Se houver miotonia, a mão abre lentamente. Ocorre nas distrofias miotônicas, como na miotonia congênita de Thoms.
→ *Distonia*: contração muscular da musculatura agonista e antagonista, ocasionando posturas anômalas intermitentes ou contínuas. O músculo agonista é o responsável pelo movimento; ele se contrai ativamente para produzir um movimento desejado, enquanto o antagonista se opõe à ação dos agonistas.

Por exemplo, para pegar uma chave sobre a mesa, os agonistas são os flexores dos dedos, e os antagonistas, os extensores dos dedos.

Força muscular

A avaliação da função motora mede a força dos membros superiores e inferiores, com a finalidade de verificar a dependência ou independência do paciente para realizar atividades de vida diárias. Durante a avaliação, um membro é sempre comparado com o seu par contralateral.[22]

A técnica utilizada para a avaliação da força muscular depende do nível de consciência do paciente. Se estiver consciente, pede-se para que estenda os membros superiores e aperte as mãos do avaliador (FIG. 7.8). O aperto em cada uma das mãos deverá ser forte, firme e igual.

Nos membros inferiores, pede-se ao paciente que deite sobre a cama, estendendo e flexionando, bem como elevando e abaixando um membro de cada vez. Observa-se a força realizada pelo paciente para executar esses movimentos (FIG. 7.9).

Deve-se, também, observar o modo de caminhar do paciente, os movimentos de balanço dos braços e a firmeza na deambulação. Nos pacientes inconscientes, é aplicado o estímulo doloroso e avaliada a RM, considerando, principalmente, sinais de decorticação e de descerebração.

O comprometimento da força é denominado de fraqueza ou paresia. A ausência de força é chamada de paralisia ou plegia. A hemiparesia consiste na diminuição

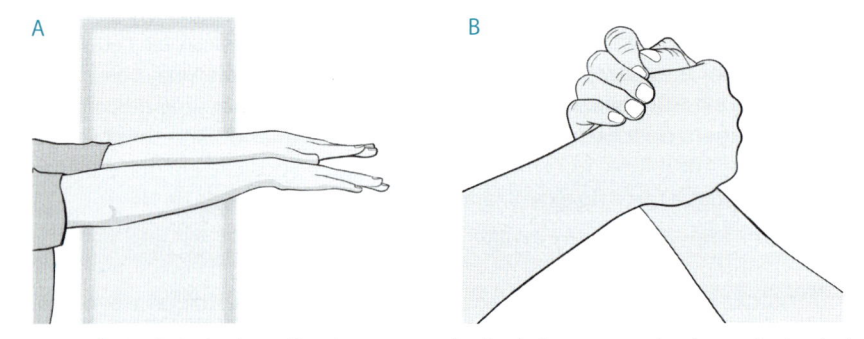

FIG. 7.8 → **A** e **B**. A técnica utilizada para a avaliação da força muscular depende do nível de consciência do paciente: se estiver consciente, pede-se para que estenda os membros superiores (**A**), avaliando-se a capacidade do paciente de mantê-los estendidos contra a força da gravidade (quanto menor a capacidade, menor a força, que deve ser pontuada de acordo com a Medical Research Council Scale).[22] No segundo teste (**B**), pede-se para que o paciente aperte as mãos do avaliador: o aperto das mãos deverá ser forte, firme e igual de ambos os lados (quanto menor a firmeza, menor a força e a pontuação).

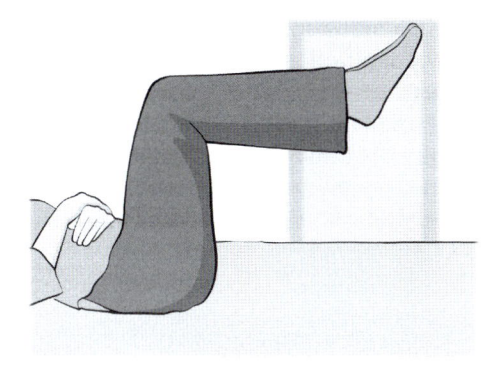

FIG. 7.9 → Avaliação da força motora: membros inferiores.

da força muscular de metade do corpo, enquanto a hemiplegia é a paralisia de metade do corpo. A paraplegia é a ausência de força muscular dos membros inferiores, e a tetraplegia significa paralisia dos quatro membros. A força muscular pode ser registrada de acordo com a classificação do Medical Research Council Scale,[23] anotando-se o local e o movimento em uma escala de Grau 0 a Grau 5:

→ Grau 0 – Nenhuma contração muscular visível ou palpável.
→ Grau 1 – Vê-se ou palpa-se uma contração muscular, mas não há movimento de uma articulação.
→ Grau 2 – Capacidade de mover o membro, sem conseguir um movimento antigravitacional.
→ Grau 3 – Movimento contra a gravidade, porém não contra a resistência.
→ Grau 4 – Movimento contra a gravidade e movimento moderado ativo contra a resistência.
→ Grau 5 – Força muscular normal.

Outra forma de registro da força muscular é a descrição literal, anotando-se a graduação, o local e o movimento. Exemplo: força normal nos quatro membros ou força discretamente diminuída na extensão do braço direito, ou força moderadamente diminuída na flexão da perna esquerda.

Manobras deficitárias

Nos casos de alteração da força motora discreta ou duvidosa, realizam-se as denominadas manobras deficitárias,[21] conhecidas como:

→ *Manobra de Mingazzini nos membros superiores*: paciente com os braços estendidos e separados, dedos abertos e olhos fechados. Observa-se se há queda das mãos e dos braços, bem como oscilações dos membros.

- *Manobra de Mingazzini nos membros inferiores:* com o paciente em decúbito dorsal e flexão das coxas. Respostas esperadas: 1 – oscilação e queda progressiva da perna: insuficiência do quadríceps (extensor da perna); 2 – queda isolada da coxa: insuficiência do psoas (flexor da coxa); 3 – queda simultânea da perna e da coxa.
- *Manobra de Barré:* paciente em decúbito ventral, com as pernas fletidas sobre as coxas. Oscilação e queda indicam insuficiência dos flexores da perna.
- *Manobra dos braços estendidos com o paciente sentado:* manter os braços estendidos. Oscilações e queda indicam déficit motor.

Tremores

O tremor é um movimento involuntário e oscilatório em torno de um eixo fixo. Os movimentos involuntários acentuam-se com o movimento, diminuem com o repouso e desaparecem no sono. A seguir, são descritos os tremores decorrentes de alterações do sistema nervoso.[21]

- *Tremor do parkinsonismo:* é lento e regular, desaparece com o movimento e volta após um período de latência.
- *Tremor intencional ou cerebelar, de movimento e/ou atitude:* inicia ao desencadear um movimento ou pensar em fazê-lo. Em geral, acomete todo um membro e não somente os dedos ou a mão.
- *Asterix (flapping):* são movimentos rápidos, de amplitude variável, que ocorrem nos segmentos distais e são semelhantes ao bater de asas de uma ave. Para pesquisá-lo, deve-se pedir ao paciente que segure um objeto.
- *Movimentos coreicos:* são decorrentes de lesão dos núcleos estriado e caudado. São abruptos, sem finalidade e ritmo, de média e grande amplitude (membro, hemicorpo ou generalizado).
- *Balismo:* é decorrente de lesão do núcleo subtalâmico de Luys, sendo o hemibalismo a forma mais comum. É uma coreia de grande amplitude, provocando o desequilíbrio do paciente e, às vezes, até queda.
- *Atetose:* movimento de extremidades distais, em que cada dedo ocupa uma posição no espaço a cada momento, decorrente de lesão dos núcleos basais.
- *Mioclonia:* é uma contração brusca e involuntária de um ou mais músculos, sem deslocamento do segmento. Dependendo do músculo ou segmento envolvido, ocorrem movimentos clônicos, arrítmicos e paroxísticos. A mioclonia é atribuída a lesão do núcleo denteado do cerebelo, do núcleo rubro e da oliva bulbar.

Avaliação do equilíbrio

Devem-se avaliar o equilíbrio estático e o dinâmico.

Equilíbrio estático

O mecanismo responsável por manter o corpo em pé inclui o sistema proprioceptivo (cordão posterior), a visão, o sistema vestibular e cerebelar, além da integridade dos sistemas osteoarticular e muscular. Um sistema está em equilíbrio mecânico quando a somatória de forças que atuam sobre ele é igual a zero; entretanto, como a manutenção do equilíbrio estático e dinâmico não é uma tarefa fácil, uma pessoa tem oscilações constantes para a manutenção da posição (bípede). A FIG. 7.10 representa as estruturas envolvidas na manutenção do equilíbrio. O exame e pesquisa dos sinais mencionados a seguir estão associados a alterações dessas estruturas.

Etapas da avaliação do equilíbrio estático

Deve-se solicitar ao paciente que fique em pé, com os pés unidos e as mãos junto à coxa e com os olhos abertos. Se o paciente não apresentar risco de queda, por falta de equilíbrio, repete-se a avaliação com os olhos fechados (sinal de Romberg).[2,3,9,21]

O **sinal de Romberg** indica que há lesão no cordão posterior, sendo evidenciado quando, ao fechar os olhos, o paciente oscila e cai sem direção (FIG. 7.11).

A lesão vertebrobasilar, em pacientes idosos, manifesta-se como queda para trás.

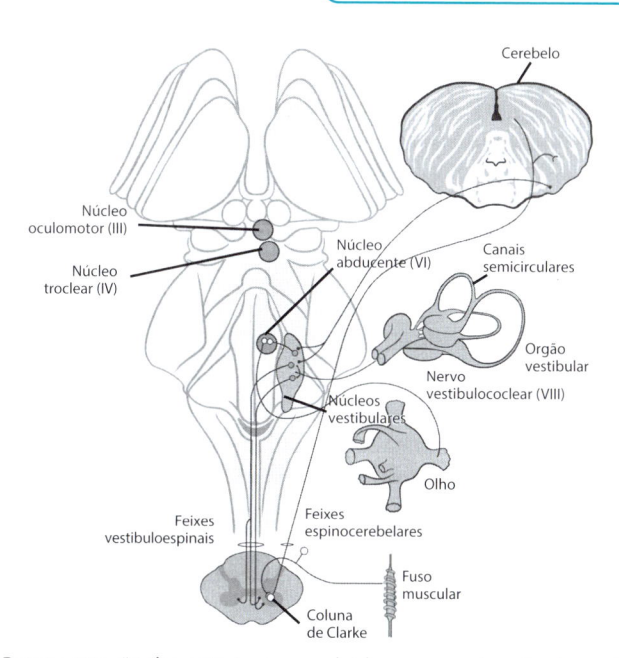

FIG. 7.10 → Representação das estruturas envolvidas na manutenção do equilíbrio.

Na lesão cerebelar, o paciente balança e cai para o lado da lesão, com instabilidade do tronco. Na lesão do sistema vestibular, ocorre queda para o lado da lesão após um período de latência, de relativa lentidão e de constância da direção do desvio, se não houver alteração na posição da cabeça. A lesão vertebrobasilar, em pacientes idosos, manifesta-se como queda para trás. Se houver alterações na pesquisa básica, o enfermeiro deverá realizar as manobras de sensibilização.

Manobras de sensibilização

Com um pé na frente do outro; ficar em um só pé. Sentado, braços estendidos: desvio dos membros superiores paralelos e para o mesmo lado indica lesão vestibular. Desvio de só um braço, lesão cerebelar.

A **astasia** é a impossibilidade de se manter em pé, e a **abasia** é a impossibilidade de andar.

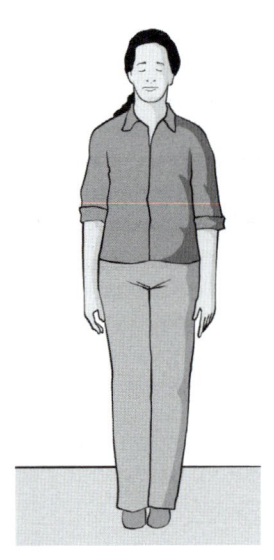

FIG. 7.11 → Avaliação do equilíbrio (sinal de Romberg).

Equilíbrio dinâmico

Modo de pesquisar:

Solicitar ao paciente que caminhe normalmente e, depois, pé ante pé. A princípio, em marcha normal; depois, nas pontas dos pés; e, enfim, nos calcanhares; andar rapidamente, voltar rapidamente, ir para a frente e para trás.[2,3,9,21] Essa última manobra deve ser usada em caso de suspeita de lesão vestibular, para a verificação da formação da "estrela de Babinski", ou marcha em estrela. Quando o paciente caminha de frente e de costas com os olhos fechados, descreve uma figura semelhante a uma estrela (FIG. 7.12).

→ Avaliação da função cerebelar e da coordenação motora

O paciente com disfunção cerebelar apresenta falta de coordenação motora, caracterizada por irregularidade ou incapacidade de realização correta e sincrônica de um movimento. Apresenta instabilidade na marcha, falta de coordenação nos movimentos dos

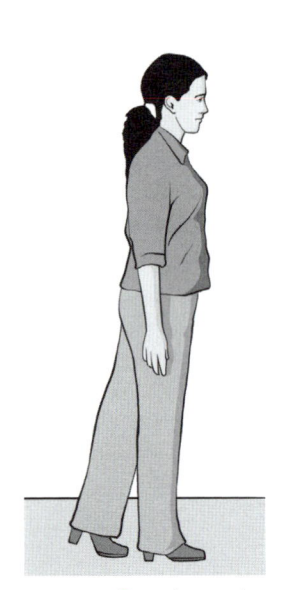

FIG. 7.12 → Avaliação da marcha.

membros superiores, da fala ou da movimentação do olhar.[2,3,9,21] Para testar a marcha (alterações já descritas na avaliação do equilíbrio dinâmico (ver FIG. 7.12), peça ao paciente que ande em linha reta, com um pé após o outro.

O sinal de Romberg, já descrito na avaliação do equilíbrio estático (ver FIG. 7.11), visa detectar o comprometimento do sentido de posição. Solicita-se ao paciente que permaneça em posição ereta, com os pés juntos, com os olhos abertos e, depois, fechados, observando-se a presença de algum balanço ou perda de equilíbrio.

Os movimentos rápidos e alternados determinam a possível falta de coordenação nas extremidades superiores. Solicita-se que o paciente toque o nariz com um dedo, com uma mão por vez, cada vez mais rápido, e depois com os olhos fechados. Nos membros inferiores, solicita-se que passe o calcanhar sobre a região tibial da outra perna, invertendo o movimento depois. Deve-se observar a noção de distância e a maneira harmônica e coordenada de realização dos movimentos.

A coordenação adequada traduz o bom funcionamento do cerebelo e da sensibilidade proprioceptiva, definida como qualquer informação postural e posicional encaminhada ao SNC pelos receptores encontrados em músculos, tendões, ligamentos, articulações ou pele. Em outras palavras, é a consciência dos movimentos produzidos pelos membros (FIG. 7.13), pois ela é que informa aos centros coordenadores do movimento as modificações das várias posições do corpo. A perda da coordenação é denominada **ataxia**, que pode ser de três tipos: **cerebelar**, **sensitiva** ou **mista**. O paciente utiliza a visão para fiscalizar os movimentos. Portanto, quando a ataxia acentua-se com os olhos fechados, ela é do

> A coordenação adequada traduz o bom funcionamento do cerebelo e da sensibilidade proprioceptiva.

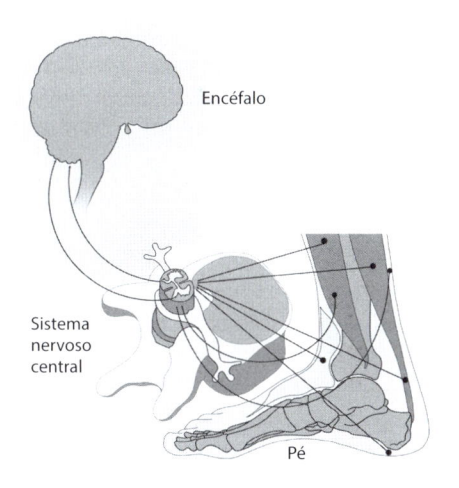

FIG. 7.13 → Representação simplificada das vias de sensibilidade proprioceptiva e do cerebelo.

tipo sensitiva, o que não ocorre nas ataxias cerebelares. As principais provas que devem ser realizadas para avaliação da coordenação são:

→ *Prova dedo-nariz*: tocar a ponta do nariz com o indicador. Nesta prova, o membro superior deve estar estendido lateralmente. Repete-se a prova com os olhos abertos e fechados.
→ *Prova calcanhar-joelho*: em decúbito dorsal, o paciente deve tocar o joelho com o calcanhar, com os olhos abertos e fechados, respectivamente (FIG. 7.14).

A **dismetria** é a incapacidade que o paciente tem de alcançar o alvo com precisão.

→ Prova dos movimentos alternados: solicitar ao paciente que realize movimentos rápidos e alternados, abrir e fechar a mão, pronação e supinação, extensão e flexão dos pés.

Eudiadococinesia é a capacidade de realizar esses movimentos. **Disdiadococinesia** é a incapacidade do paciente de realizar movimentos rápidos de forma alternada.

Avaliação da marcha

A todo e qualquer distúrbio de marcha dá-se o nome de disbasia.[2,3,9,21] Os tipos mais representativos são:

→ *Marcha helicópode, ceifante ou hemiplégica*: ao andar, o paciente mantém o membro superior fletido a 90°, em adução, mão fletida em leve pronação e membro inferior ipsilateral espástico. O caminhar lembra o movimento de uma foice em ação.

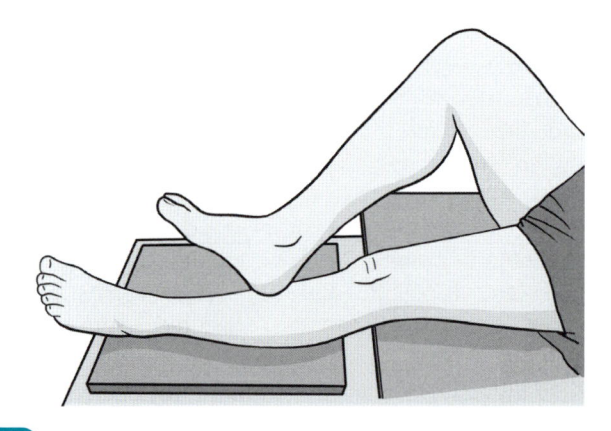

FIG. 7.14 →
Prova calcanhar-joelho.

- → *Marcha de pequenos passos*: passos pequenos e curtos e, ao caminhar, arrastam-se os pés. É uma marcha característica da paralisia pseudobulbar e de idosos (arteriosclerose).
- → *Marcha parkinsoniana*: o doente anda como um bloco enrijecido, sem o movimento automático dos braços, e com a cabeça inclinada para a frente.
- → *Marcha paraparética, espástica ou em tesoura*: membros inferiores enrijecidos e espásticos, semifletidos, os pés se arrastam e as pernas se cruzam uma na frente da outra, marcha frequente nas formas espásticas de paralisia cerebral; doença de Little.
- → *Marcha escarvante uni e bilateral*: paralisia do movimento de flexão do pé. O paciente levanta acentuadamente o membro inferior para evitar tropeçar, lembrando o passo do ganso. É uma marcha característica das neuropatias periféricas.
- → *Marcha atáxica, ebriosa (cerebelar)*: o doente caminha em zigue-zague, como um bêbado. Indica falta de coordenação em virtude de lesões no cerebelo.
- → *Marcha talonante ou tabética*: olhar fixo no chão, os membros levantam-se de forma abrupta e tocam o solo pesadamente. Com os olhos fechados, o paciente praticamente não consegue andar. É indicativa de perda da sensibilidade proprioceptiva (lesão do cordão posterior da medula, aparecendo na *tabes dorsalis* [neurolues]).
- → *Marcha anserina ou miopática*: para caminhar, o paciente acentua a lordose lombar e inclina o tronco ora para a direita, ora para a esquerda, lembrando o andar de um pato, traduzindo a diminuição da força dos músculos pélvicos. É uma alteração característica das miopatias.[1]

▶ Avaliação da função sensitiva

As sensações somáticas são classificadas em três tipos fisiológicos: (1) sensações mecanorreceptivas, que incluem as sensações de tato e posição do corpo, (2) as sensações termorrecepitivas, que detectam frio e calor, e a (3) sensação de dor, ativada por qualquer fator que lesione o corpo.[24] O exame da sensibilidade superficial inclui o tato, a dor e a temperatura.[2,3,9,21] Embora o tato, a pressão e a vibração sejam frequentemente classificados como sensações distintas, todos eles são detectados pelo mesmo tipo de receptores que transmitem à medula espinal dorsal e anterolateral e subsequentemente ao sistema nervoso somatossensorial localizado no córtex. A FIG. 7.15 é uma representação simplificada das vias que essas sensações percorrem até o córtex somatossensório. O exame da sensibilidade necessita da colaboração do paciente, bem como do conhecimento, por parte do examinador, dos campos segmentares da pele que cada nervo espinal inerva. Esses campos são denominados dermátomos e representam a distribuição dos nervos periféricos, originários da medula espinal. Durante o exame sensitivo, peça ao paciente para fechar os olhos. Pesquise a sensibilidade nos membros superiores,

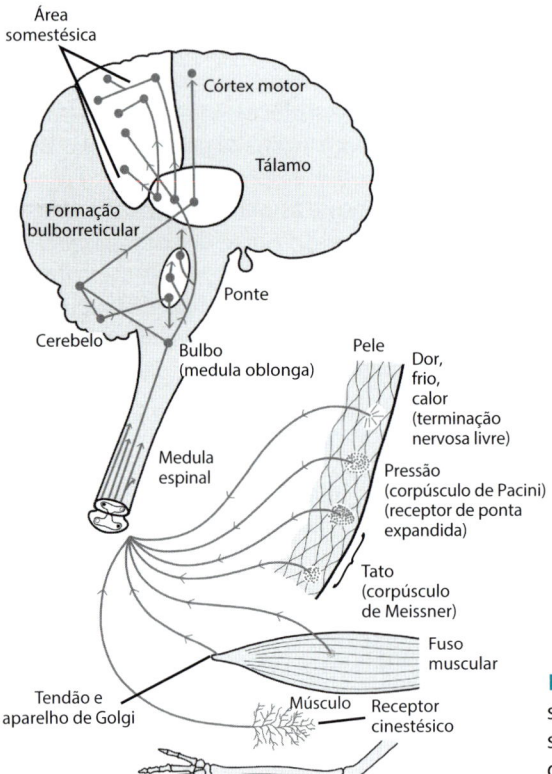

FIG. 7.15 → Representação simplificada das vias da sensibilidade que vão da medula ao córtex somatossensório.

no tronco e nos membros inferiores, de maneira comparativa, relacionando um hemicorpo com o outro.

Para testar a sensibilidade tátil do paciente, utiliza-se uma gaze ou algodão seco, comparando um lado do corpo com o outro. Para a sensibilidade à dor superficial, utiliza-se um objeto de ponta romba. Para a sensibilidade térmica, utilizam-se tubos de ensaio contendo água fria e água morna.

> A parestesia constitui a sensação de formigamento ou adormecimento referida pelo paciente.

A **analgesia** consiste na ausência de sensação de dor; a **hipoalgesia**, em diminuição da sensação de dor; e a **hiperalgia**, no aumento da sensação de dor. A **anestesia** é a ausência de sensibilidade, sendo utilizada com mais frequência para a perda da sensibilidade tátil; a **hipoestesia** é a diminuição da sensibilidade; e a **hiperestesia**, o aumento da sensibilidade. A **parestesia** constitui

Anamnese e Exame Físico

a sensação de formigamento ou adormecimento referida pelo paciente.

A **sensibilidade profunda** é composta pela **sensibilidade vibratória (palestesia)**, avaliada utilizando-se o diapasão de 128 vibrações por segundo, colocando-o em saliências ósseas; pela **sensibilidade à pressão (barestesia)**, que é explorada mediante compressão digital ou manual de qualquer parte do corpo, especialmente as massas musculares (FIG. 7.16); e pela **sensibilidade cinética postural ou artrocinética (batiestesia)**, que é pesquisada deslocando-se suavemente qualquer parte do corpo em várias direções, fixando-a em um dado momento. O paciente deve reconhecer a posição em que foi colocada.

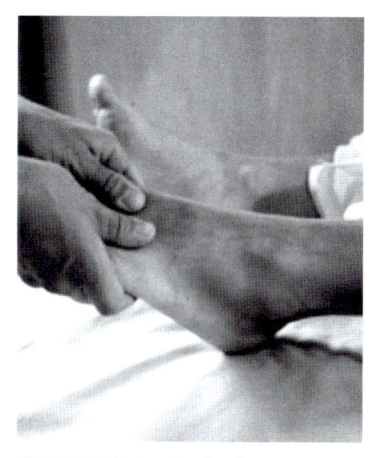

FIG. 7.16 → Avaliação da sensibilidade barestésica.

A **estereognesia** é a capacidade de se reconhecer um objeto com a mão sem o auxílio da visão. É função tátil discriminativa ou epicrítica, com componente proprioceptivo. A ausência desse reconhecimento é denominada *asterognosia* ou *agnosia tátil*.

Sinais meningorradiculares

Alguns sinais específicos devem ser pesquisados quando houver suspeita de meningite, radiculopatias e hemorragia subaracnóidea.[2,3,9,21]

A **rigidez da nuca** indica comprometimento meningorradicular. A prova é positiva quando há resistência à flexão passiva da cabeça e até retração, por hipertonia, dos músculos cervicais posteriores. O **sinal de Kernig** é pesquisado colocando-se o paciente em decúbito dorsal, flexionando a coxa sobre a bacia, em ângulo reto, e, depois, realizando extensão da perna sobre a coxa, observando-se resistência, limitação e dor com a manobra (FIG. 7.17). Considera-se a prova positiva quando o paciente referir dor ao longo do trajeto do nervo isquiático e tentar impedir o movimento.

O **sinal da nuca de Brudzinski** é evidenciado quando a flexão da nuca determina flexão involuntária das pernas e das coxas e expressão fisionômica de dor (FIG. 7.18).

O **sinal de Lasègue** é pesquisado com o paciente em decúbito dorsal, com a perna em completa extensão, fazendo-se a flexão da coxa sobre a bacia. A prova é positiva quando o paciente refere dor no trajeto do isquiático. Pode-se fazer também a dorsiflexão do pé e do hálux, com a mesma resposta. A presença do sinal

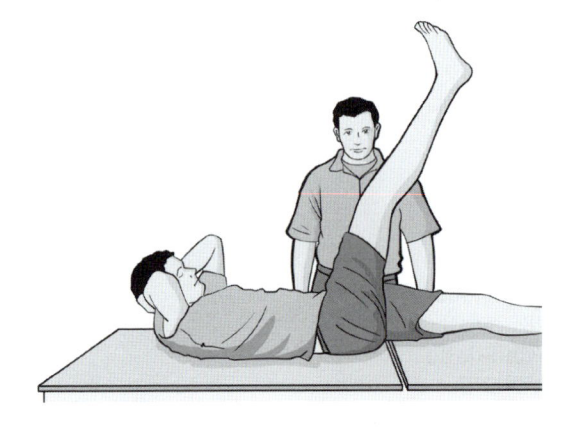

FIG. 7.17 → Prova de estiramento da raiz nervosa – sinal de Kernig.

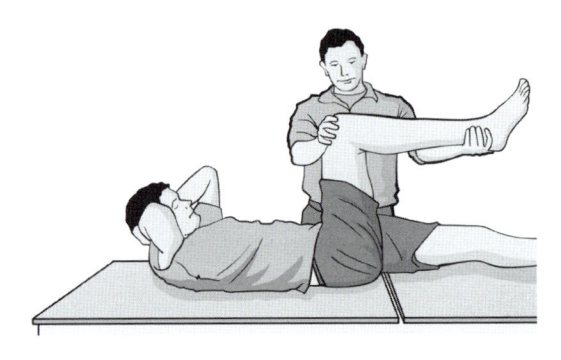

FIG. 7.18 → Prova de estiramento da raiz nervosa – sinal de Brudzinski.

indica processos radiculares lombossacrais, hérnia discal em L5 e S1, neuralgia isquiática, bem como leptomeningites, significando comprometimento meníngeo.

→ Avaliação dos reflexos superficiais

Reflexo é uma resposta do organismo a um estímulo de qualquer natureza.[2,3] A reação pode ser motora ou secretora. No exame neurológico, estudam-se os reflexos motores que têm origem no arco reflexo. Para a avaliação, o estímulo é aplicado na pele (FIG. 7.19).

Reflexo cutaneoplantar

Pesquisa-se estimulando a região plantar próximo à borda lateral. A resposta normal é a flexão dos dedos (FIG. 7.20).

Reflexo cutaneoabdominal

Com o paciente em decúbito dorsal e com a parede abdominal relaxada, o examinador estimula o abdome no sentido da linha mediana em três níveis: superior, médio e inferior (FIG. 7.21). A resposta normal é a contração dos músculos abdominais. São reflexos de integração segmentar relativos aos dermátomos abdominais superiores (T6 a T9), médios (T9 a T11) e inferiores (T11 a T12). Esse reflexo está abolido na síndrome piramidal. Porém, também pode estar ausente sem significado patológico em pacientes obesos, com ascite, na velhice, na gravidez e na presença de cicatriz cirúrgica, dentre outras ocasiões.

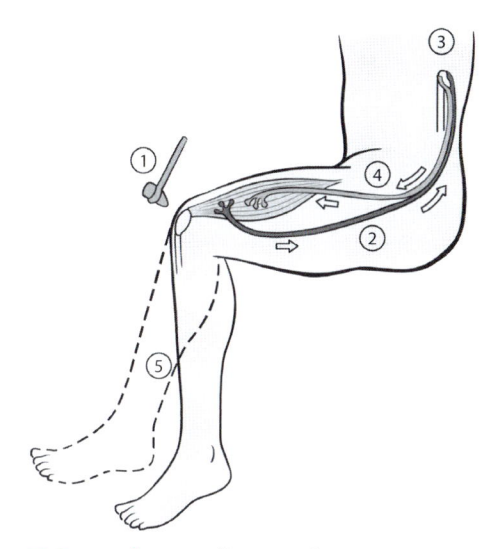

FIG. 7.19 → Arco reflexo patelar.

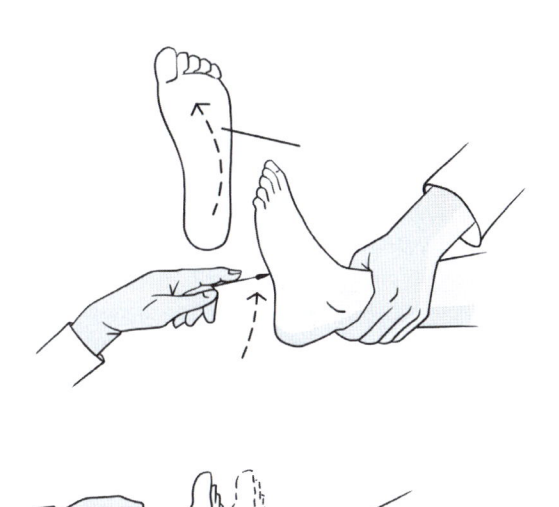

FIG. 7.20 → Reflexo cutaneoplantar.

Exame neurológico 137

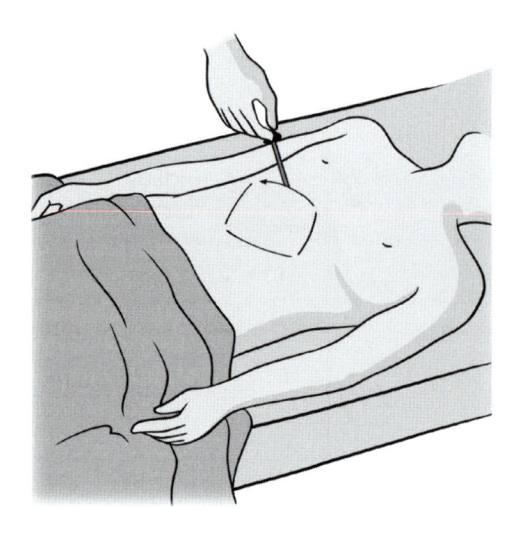

FIG. 7.21 → Reflexo cutaneoabdominal.

→ Avaliação dos reflexos proprioceptivos miotáticos (profundos)

São reflexos monossinápticos. Sua pesquisa é feita com o martelo, percutindo-se o tendão muscular. A pesquisa deve ser realizada de forma metódica e comparativa, com o paciente relaxado. Exige conhecimento das posições adequadas à pesquisa, de modo a obter a tensão muscular ideal para o estiramento das fibras, bem como das áreas de pesquisa.

Algumas manobras de facilitação podem ser utilizadas com a finalidade de relaxar o paciente: conversar durante o exame, pedir para que olhe para o teto, pedir que realize cálculos, etc. Outras manobras serão referidas em relação a algumas pesquisas em particular. Os reflexos investigados de rotina são descritos a seguir.

Reflexos axiais da face

→ *Orbicular das pálpebras (glabela ou nasopalpebral) – centro reflexo*: ponte; via aferente V; via eferente VII. A percussão da glabela leva à contração bilateral do orbicular, com oclusão da rima palpebral.
→ *Orbicular dos lábios – centro reflexo*: ponte; pares cranianos: V-VII. A percussão do lábio superior leva à projeção dos lábios para a frente.
→ *Mandibular (massetérico) – centro reflexo*: ponte; pares cranianos: V-V. A percussão do mento ou da arcada dentária inferior (usar espátula) leva à contração do masseter, com elevação da mandíbula.

Membros superiores

Bicipital

Nervo – musculocutâneo, centro reflexo: C5-C6. Percute-se o tendão distal do bíceps, e a resposta é a flexão do braço (FIG. 7.22). O nervo responsável é o musculocutâneo.

Tricipital

Nervo – radial; centro reflexo: C6-C8. Percute-se o tendão distal do tríceps, e a resposta é a extensão do braço (FIG. 7.23). O nervo responsável é o radial.

Flexor dos dedos

Nervo – mediano; centro reflexo: C7-C8-T1. Percute-se a face anterior do punho, e a resposta é a flexão dos dedos.

Pronador da mão

Nervos – mediano, ulnar e radial; centro reflexo: C6-C7. Percute-se o processo estiloide da ulna.

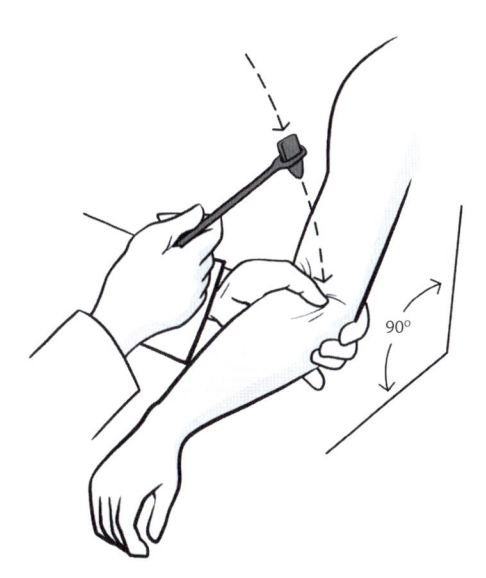

FIG. 7.22 → Pesquisa do reflexo bicipital.

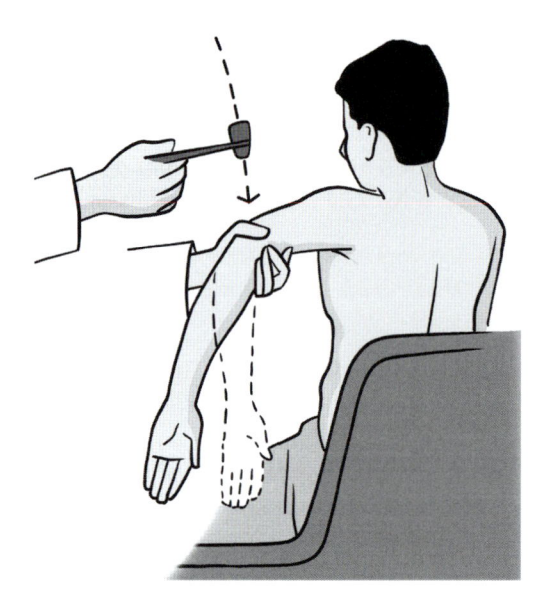

FIG. 7.23 → Pesquisa do reflexo tricipital.

Supinador

Nervo – ulnar. Percute-se a apófise estiloide do rádio ou um pouco acima da extensão dos tendões. A resposta é a flexão do antebraço e, às vezes, ligeira pronação e flexão dos dedos.

Membros inferiores

Adutores da coxa

Nervo – obturatório, L2-L4. Alterações na avaliação do nervo femoral podem também envolver lesões no obturatório, de modo que, havendo dúvidas nesse sentido, devem ser realizados exames complementares.

Patelar (quadríceps)

Nervo – femoral, L2-L4. Percute-se o tendão da rótula. A resposta é a extensão da perna **(FIG. 7.24)**. O nervo responsável é o femoral.

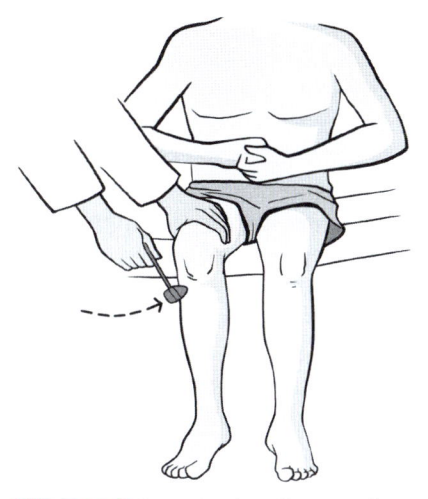

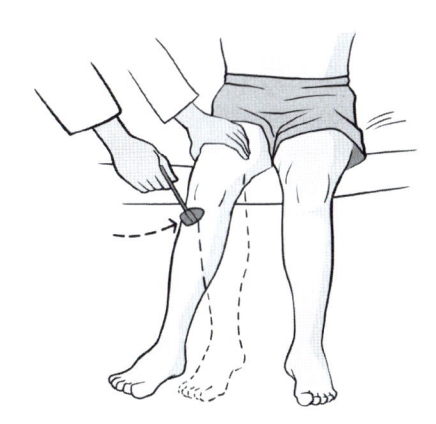

FIG. 7.24 → Pesquisa do reflexo patelar.

Calcaneano ou aquileu (tríceps sural)

Nervo – tibial, L5-S2. Percute-se o tendão do calcâneo. A resposta é a flexão do pé (**FIG. 7.25**). O nervo responsável é o tibial.

Hiper-reflexia

Manifesta-se como reflexos vivos ou exaltados, com diminuição do período de latência e aumento de amplitude, constituindo, junto com a presença da hipertonia, do clônus, do automatismo medular e das sincinesias e sinreflexias, a síndrome de liberação piramidal. A hiper-reflexia pode aparecer também no tétano e na hidrofobia, nas intoxicações por estricnina e atropina, em distúrbios metabólicos, como o hepático e a uremia, e até em distúrbios psicogênicos.

Pesquisa de clônus

Essa pesquisa é feita ao se provocar passivamente a distensão brusca de um

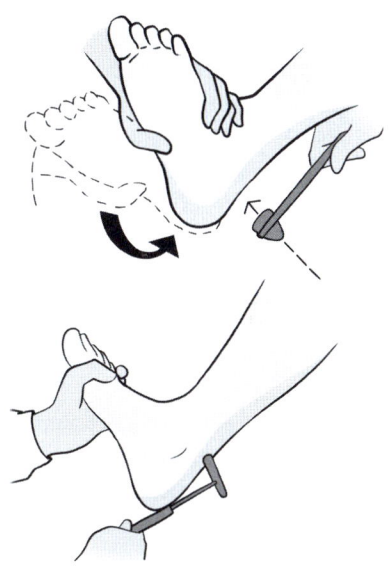

FIG. 7.25 → Pesquisa do reflexo aquileu.

tendão, desencadeando uma série de contrações clônicas e rítmicas, involuntárias, de duração subordinada ao tempo em que se mantém a distensão (clônus inesgotável), pesquisando-se, em geral, pés, rótulas, mãos e mandíbula.

Hiporreflexia

Observada em neurites, polirradiculoneurites, afecções do cordão posterior, polimiosites e degeneração muscular progressiva, crises de paralisia periódica e de miastenia, traumatismo raquimedular (fase de choque espinal), hipertensão intracraniana grave, coma, etc. A **arreflexia** é a ausência dos reflexos encontrada nas mesmas lesões da hiporreflexia.

→ Avaliação dos nervos cranianos

Doze pares de nervos cranianos originam-se do encéfalo.[2,3,9,21] A maioria deles se ligam ao tronco cerebral, excetuando-se apenas os nervos olfatório e óptico, que têm conexão com o cérebro. É necessário que o paciente esteja consciente e colaborativo, a fim de se verificar, de modo objetivo, as alterações das funções dos nervos cranianos.[9,25,26]

I Par – nervo olfatório

> Hiposmia é a redução do olfato, e anosmia é a ausência do olfato.

Nervo sensitivo responsável pelo sentido do olfato. Origina-se de células olfatórias, situadas na mucosa nasal, que atravessam a lâmina crivosa do osso etmoide, atingindo os bulbos olfatórios, localizados no telencéfalo. Durante o exame físico, devem-se observar possíveis obstruções das vias nasais, como desvio de septo, fratura e presença de secreção. Com os olhos fechados, o paciente deve identificar odores familiares (café, cravo-da-índia, limão, sabonete). Cada narina deve ser testada separadamente. **Hiposmia** é a redução do olfato, e **anosmia** é a ausência do olfato.[9,24,25]

II Par – nervo óptico

O nervo óptico é sensitivo, sendo responsável pela visão. É constituído por um feixe de fibras nervosas que se originam na retina, na qual a imagem é focada. Os dois nervos ópticos formam o quiasma óptico, situado anteriormente à hipófise. No quiasma óptico, as fibras nervosas da metade medial de cada retina cruzam-se para o lado oposto, e as metades laterais de cada retina permanecem do mesmo lado. As fibras formadas após o quiasma originam os tratos ópticos. A progressão dessas fibras termina no córtex visual do lobo occipital.

O **campo visual** é constituído pelos campos nasal e temporal. A área do lado nasal é chamada campo visual nasal, e a área do lado lateral ou temporal é denominada campo visual temporal. Para avaliar o campo visual, o paciente deve cobrir um dos olhos, fixando seu olhar no nariz do examinador. Este, por sua vez, move o seu dedo na frente do paciente, do campo temporal ao campo nasal. O paciente deverá informar quando estiver visualizando o dedo do examinador.

Aquele que não possui visão em metade do campo visual de cada olho apresenta uma **hemianopsia** (hemicegueira). Quando ocorre lesão do nervo óptico, haverá perda dos campos nasal e temporal, levando a **amaurose** (perda total da visão) do lado lesado. A lesão do quiasma óptico gera perda dos campos temporal direito e esquerdo, característica em tumores hipofisários.[9,24,25]

III, IV e VI Par – nervo oculomotor, nervo troclear e nervo abducente

Os nervos oculomotor, troclear e abducente são responsáveis pela motricidade ocular. O nervo oculomotor inerva os músculos reto superior (movimento do globo ocular para cima), reto medial (movimento de convergência do globo ocular), reto inferior (movimento do globo ocular para baixo), oblíquo inferior (movimento do globo ocular para cima e rotação externa) e levantador da pálpebra. Inerva, ainda, o músculo ciliar, que faz a acomodação visual, permitindo focalizar objetos próximos ou distantes, e o esfincter da íris, que produz a constrição pupilar.

O nervo troclear inerva o músculo oblíquo superior, realizando a movimentação do globo ocular para baixo e para fora, com rotação para dentro. O nervo abducente inerva o músculo reto lateral do olho, com a função de abdução do globo ocular.

Os distúrbios desses nervos podem provocar dilatação pupilar, com perda do reflexo luminoso hemilateral, alteração do movimento ocular, diplopia (visão dupla), paralisia do olhar, ptose palpebral (queda da pálpebra) e nistagmo (abalo rítmico do globo ocular). A lesão dos nervos oculomotor e abducente pode provocar estrabismo convergente e divergente (quando os dois olhos não se fixam no mesmo objeto).

Para avaliar a motilidade ocular, pede-se ao paciente para seguir o dedo do examinador em movimento, para o lado, para cima e para baixo. Isso é feito com cada um dos olhos. Dessa forma, examinam-se os movimentos do globo ocular, os movimentos conjugados (movimentos simultâneos de ambos os olhos) e a presença de nistagmo (tremor do globo ocular). Com o uso de uma lanterna, testam-se os reflexos pupilares (ver **FIGS. 7.4** e **7.5**). Para testar o reflexo corneopalpebral, deve-se encostar delicadamente uma gaze na superfície temporal de cada córnea, enquanto o paciente olha para cima. A resposta esperada é o piscar de olhos e o lacrimejamento.[9,24,25]

V Par – nervo trigêmeo

O nervo trigêmeo é um nervo misto, com raiz motora e sensitiva. A raiz sensitiva é formada por três ramos: oftálmico, maxilar e mandibular, os quais inervam todo o território da face. As informações exteroceptivas (dolorosa, térmica e tátil) e nociceptivas (dor) da face, além da sensibilidade somática da maior parte das mucosas oral e nasal e dos dois terços anteriores da língua, passam pelo nervo trigêmeo até o SNC. O trigêmeo inerva a maior parte da dura-máter. As raízes motoras acompanham o ramo mandibular e distribuem-se pelos músculos da mastigação: masseter, temporal e pterigóideos.

Para verificar a sensibilidade, o examinador deve instruir o paciente a fechar os olhos. Com uma gaze, toca a fronte do indivíduo, seu queixo e a face lateral do rosto, comparando sempre as duas metades do rosto. O paciente deve descrever que tipo de toque lhe está sendo feito. Para a realização do teste da função motora do nervo trigêmeo, o examinador deve pedir ao paciente para que abra a boca amplamente e, usando as mãos, deve tentar fechá-la.[9,24,25]

VII Par – nervo facial

O nervo facial desempenha as funções motora e sensitiva. As fibras motoras inervam a grande maioria dos músculos da face, principalmente a musculatura da mímica. As fibras sensitivas inervam as glândulas salivares, submandibulares e sublinguais e ainda conduzem a sensibilidade gustativa dos dois terços anteriores da língua. Inervam, também, o músculo abaixador da pálpebra.

O examinador avalia a simetria dos movimentos faciais enquanto o paciente sorri, assobia, franze as sobrancelhas e cerra as pálpebras. Testa-se, ainda, a diferenciação entre doce e salgado, examinando, dessa forma, a sensibilidade gustativa da língua. As lesões do nervo facial são caracterizadas por hemiparesia facial, desvio da comissura dos lábios para o lado contralateral e o não fechamento da pálpebra.[9,24,25]

VIII Par – nervo vestibulococlear

O nervo vestibulococlear tem duas porções distintas: a porção vestibular e a porção coclear. A primeira é responsável pela percepção consciente da posição da cabeça, do movimento e do equilíbrio. A segunda tem como função a sensibilidade auditiva.

No exame da acuidade auditiva, deve-se cobrir um dos condutos auditivos e testar a audição por meio do som de um relógio, um sussurro ou estalar dos dedos. O paciente deve estar apto a ouvir o som e a fazer a sua diferenciação. A avaliação de equilíbrio deve ser feita da seguinte maneira: instruir o paciente para que fique de olhos fechados e em pé, com as pernas aproximadas, posicionando os braços e as mãos paralelamente ao corpo. A posição é mantida por 10 segundos, sem perder o equilíbrio. Caso o paciente apresente alteração de equilíbrio, com risco de queda, a avaliação deve ser interrompida. Logo em seguida, o paciente é orientado a assumir a posição normal para andar, unindo o calcanhar de um pé com o dedo do outro, e dar 10 passos.[9,24,25]

IX Par – nervo glossofaríngeo

O nervo glossofaríngeo é um nervo misto, e suas fibras distribuem-se principalmente para a língua e para a faringe. Na língua, é responsável pela sensibilidade gustativa e pela sensibilidade geral do terço posterior. Fornece inervação sensitiva para a membrana mucosa da faringe, sendo responsável também pela sensibilidade dessa região. Possui, ainda, fibras viscerais e motoras que se dirigem para a glândula parótida.

> O nervo glossofaríngeo é um nervo misto, e suas fibras distribuem-se principalmente para a língua e para a faringe. Na língua, é responsável pela sensibilidade gustativa e pela sensibilidade geral do terço posterior.

O paciente deve ser instruído para que abra a boca e diga "ah". Observa-se a elevação e a contração do palato mole e da úvula. Avalia-se o reflexo de deglutição, percebendo sinais de disfagia. Recomenda-se anotar alguma dificuldade de fonação e articulação de palavras. Também é importante avaliar a capacidade do paciente de discriminar entre o gosto doce e o salgado no terço posterior da língua.[9,24,25]

X Par – nervo vago

O nervo vago é um nervo misto, com funções motoras, sensitivas, sensoriais e vegetativas. Possui fibras motoras que inervam os músculos do palato mole, da faringe e da laringe (mecanismo da fonação). Juntamente com o IX par, participa do reflexo da deglutição.

As fibras vegetativas são responsáveis pela inervação parassimpática de vísceras torácicas e abdominais. No caso de lesão unilateral do vago, as funções vegetativas não são comprometidas. O examinador deve tocar a parte posterior da língua com um abaixador ou estimular a faringe posterior para desencadear o reflexo de vômito. Deve também observar a presença de rouquidão e a simetria da úvula e do palato mole.[9,24,25]

XI Par – nervo acessório

Esse nervo possui fibras motoras que vão para os músculos esternoclidomastóideo e trapézio. O examinador deve avaliar a capacidade do paciente de encolher os ombros e de fazer rotação com a cabeça contra uma resistência imposta. Um desvio do queixo para baixo, contra a resistência, indica o lado paralisado. O exame deve ser feito em busca de atrofia muscular e de queda de ombro.[9,24,25]

XII Par – nervo hipoglosso

> Os distúrbios e as manifestações mais frequentes são movimentos anormais da língua, paralisia e debilidade dos músculos da língua, bem como dificuldade para falar, mastigar e deglutir.

O nervo hipoglosso inerva os músculos extrínsecos e intrínsecos da língua. A força da língua é testada pedindo-se ao paciente para que empurre sua ponta contra a bochecha, para ambos os lados, contra resistência do dedo do examinador. Deve-se observar a presença de desvio, atrofia ou tremores na protrusão da língua. Os distúrbios e as manifestações mais frequentes são movimentos anormais da língua, paralisia e debilidade dos músculos da língua, bem como dificuldade para falar, mastigar e deglutir.[9,24,25]

→ Referências

1. Porto CC. Exame neurológico. In: Porto CC, Porto AL, editores. Exame clínico: bases para a prática médica. 6. ed. Rio de Janeiro: Guanabara Koogan; 2008. p. 368-95.
2. Hickey JV. Comprehensive neurological examination. In: The clinical practice of neurological and neurosurgical nursing. 7th ed. Philadelphia: Lippincott Willians & Wilkins; 2014. p. 113-54.
3. Nitrini R. Semiologia neurológica. In: Nitrini R, Bachaschi LA. A neurologia que todo médico deve saber. 3. ed. São Paulo: Atheneu; 2015. p. 53-67.
4. Folstein MF, Folstein SE, McHugh PR. "Mini-mental state". A practical method for grading the cognitive state of patients for the clinician. J Psychiatr Res. 1975;12(3):189-98.
5. Rovner BW, Folstein MF. Mini-mental state exam in clinical practice. Hosp Pract (Off Ed). 1987;22(1A):99, 103, 106, 110.
6. Posner JB, Saper CB, Schiff ND, Plum F. Plum and Posnser's diagnosis of stupor and coma. 4th ed. New York: Oxford University; 2007.
7. Ortz KZ, Gonçalves MIR. Distúrbios da fala e da linguagem. In: Diccini S. Enfermagem em neurologia e neurocirurgia. São Paulo: Atheneu; 2017. p. 493-500.
8. Cook NF, Braine ME, Trout R. Nurses' understanding and experience of applying painful stimuli when assessing components of the Glasgow Coma Scale. J Clin Nurs. 2019;28(21-22):3827-39.
9. Hickey JV. Neurological assessment. In: Hickey JV. The clinical practice of neurological and neurosurgical nursing. 7th ed. Philadelphia: Lippincott Willians & Wilkins; 2014. p. 154-81.

10. Derbyshire J, Hill B. Performing neurological observations. Br J Nurs. 2018;27(19):1110-4.
11. Mendes PD, Maciel MS, Brandão MVT, Rozental-Fernandes PC, Antonio VE, Kodaira SK, et al. Distúrbios da consciência humana – parte 2 de 3: abordagem dos enfermos em coma. Rev Neurocienc. 2012;20(4):576-83.
12. Reith FC, Brennan PM, Maas AI, Teasdale GM. Lack of standardization in the use of the glasgow coma scale: results of international surveys. J Neurotrauma. 2016;33(1):89-94.
13. Middleton PM. Practical use of the Glasgow Coma Scale; a comprehensive narrative review of GCS methodology. Australas Emerg Nurs J. 2012;15(3):170-83.
14. Teasdale G, Maas A, Lecky F, Manley G, Stocchetti N, Murray G. The Glasgow Coma Scale at 40 years: standing the test of time. Lancet Neurol. 2014;13(8):844-54.
15. Teasdale G. Forty years on: updating the Glasgow Coma Scale. Nurs Times. 2014;110(42):12-6.
16. Cook NF. The Glasgow Coma Scale: a european and global perspective on enhancing practice. Crit Care Nurs Clin North Am. 2021;33(1):89-99.
17. Institute of Neurological Sciences. Escala de coma de Glasgow: avalie da seguinte forma [Internet]. 2015 [capturado em 4 maio 2021]. Disponível: https://www.glasgowcomascale.org/downloads/GCS-Assessment-Aid-Portuguese.pdf.
18. Moon JW, Hyun DK. Chronic brain-dead patients who exhibit lazarus sign. Korean J Neurotrauma. 2017;13(2):153-7.
19. Brennan PM, Murray GD, Teasdale GM. Simplifying the use of prognostic information in traumatic brain injury. Part 1: The GCS-Pupils score: an extended index of clinical severity. J Neurosurg. 2018;128(6):1612-20.
20. Naqvi U, Sherman AL. Muscle Strength Grading. 2020 Sep 3. In: StatPearls [Internet]. Treasure Island (FL): StatPearls; 2021 [capturado em 4 maio 2021]. Disponível em: https://www.ncbi.nlm.nih.gov/books/NBK436008/.
21. Nitrini R. Princípios fundamentais. In: Nitrini R, Bachaschi LA. A neurologia que todo médico deve saber. 3. ed. São Paulo: Atheneu; 2015. p. 3-51.
22. Medical Research Council. Aids to examination of the peripheral nervous system: memorandum n. 45. London: Her Majesty's Stationary; 1976.
23. Guyton AC, Hall JE. Tratado de fisiologia médica. 12. ed. Rio de Janeiro: Elsevier; 2011.
24. Fritz D, Musial MK. Neurological assessment. Home Healthc Now. 2016;34(1):16-22.
25. Rank W. Simplifying neurologic assessment. Nurs Made Incred Easy. 2010;8(2):15-9.

Leituras recomendadas

Bickley LS. Sistema nervoso. In: Bates propedêutica médica. 8. ed. Rio de Janeiro: Guanabara Koogan; 2005. p. 523-609.

Diccini S, Koizumi MS. Exame neurológico do paciente com alteração da consciência e coma. In: Diccini S. Enfermagem em neurologia e neurocirurgia. São Paulo: Atheneu; 2017. p. 47-68.

Diccini S, Santos L. Exame neurológico. In: Diccini S. Enfermagem em neurologia e neurocirurgia. São Paulo: Atheneu; 2017. p. 11-46.

Mendes PD, Maciel MS, Brandão MVT, Rozental-Fernandes PC, Antonio VE, Kodaira SK, et al. Distúrbios da consciência humana – parte 3 de 3: intermezzo entre coma e vigília. Rev Neurocienc. 2013;21(1):102-7.

Norris D, Clark MS, Shipley S. The mental status examination. Am Fam Physician. 2016;94(8):635-41.

Shahrokhi M, Asuncion RMD. Neurologic exam. 2020 May 6. In: StatPearls [Internet]. Treasure Island (FL): StatPearls; 2021 [capturado em 4 maio 2021]. Disponível em: https://www.ncbi.nlm.nih.gov/books/NBK557589/.

Teasdale G, Jennett B. Assessment of coma and impaired consciousness. A practical scale. Lancet. 1974;2(7872):81-4.

Wijdicks EF. Management of the comatose patient. Handb Clin Neurol. 2017;140:117-29.

Site recomendado

https://www.glasgowcomascale.org/

8

Exame da cabeça e do pescoço

Alba Lucia Bottura Leite de Barros // Juliana de Lima Lopes //
Heloísa Cristina Quatrini Carvalho Passos Guimarães //
Selma R. Axcar Salotti // Glaci R. R. M. Franco

A cabeça centraliza os órgãos dos sentidos, os quais são de fundamental importância para o indivíduo proteger-se das ameaças externas mediante a visão, a audição, o olfato e o paladar.

Para a realização do exame físico da cabeça e do pescoço, o profissional deve iniciar, de preferência, pela cabeça, utilizando os métodos propedêuticos para examinar as principais estruturas dessa região, bem como instrumentos específicos para a avaliação e a mensuração das respectivas funções. O paciente, quando possível, deve ser posicionado sentado. Para realizar o exame, o enfermeiro deverá utilizar as técnicas de inspeção e palpação. Contudo, a observação durante todo o procedimento é de fundamental importância para detectar sinais e sintomas que possam passar despercebidos e que, muitas vezes, são manifestações características de alguma doença. O exame detalhado dos órgãos dessa região é da alçada de especialistas. Neste capítulo, uma abordagem geral de cada estrutura é apresentada.

→ Exame da cabeça

Inicialmente, deve ser observada a posição da cabeça do paciente, que deve estar ereta e em perfeito equilíbrio, sem movimentos involuntários. A alterações na postura, com inclinação para frente

> A alterações na postura, com inclinação para frente ou para trás, por exemplo, podem indicar doenças do pescoço ou das meninges.

ou para trás, por exemplo, podem indicar doenças do pescoço ou das meninges. Movimentos involuntários ou tremores sugerem parkinsonismo ou coreia; movimentos de confirmação, especialmente sincronizados com o pulso, podem estar associados a insuficiência aórtica, e a inclinação da cabeça para um lado pode indicar perda unilateral da audição ou da visão.

Crânio

Deve ser observado seu tamanho, que varia de acordo com a idade e o biotipo. Alterações como micro ou macrocefalia devem ser verificadas. Na hidrocefalia, causada pelo aumento do líquido cerebrospinal, observa-se aumento desproporcional do crânio em relação à face. Outras alterações, como lesões localizadas, presença de cistos sebáceos, tumores ósseos, hematomas ou nódulos no couro cabeludo, devem ser investigadas e descritas de acordo com as regiões da cabeça. As características dos cabelos, como distribuição, quantidade, alterações na cor, higiene, seborreia e presença de parasitas, também devem ser observadas.

Face

Na propedêutica da face, é importante observar alterações na coloração da pele que indiquem doenças, como, por exemplo, palidez, cianose ou icterícia. As manchas localizadas podem caracterizar determinadas doenças, como o eritema nas regiões malares, produzido por lúpus eritematoso (sinal da asa da borboleta).

Denomina-se **fácies** o conjunto de alterações na expressão da face que caracteriza uma doença. A fácies renal, por exemplo, mostra-se com edema periorbicular bilateral e cor palha presente desde o período da manhã. Já a pessoa com hanseníase virchowiana pode apresentar fácies leonina, caracterizada por acentuação de eritema, infiltração, pele luzidia (reluzente), com poros dilatados, tipo "casca de laranja", e sobre essas áreas se sobrepõem pápulas, nódulos e tubérculos na região frontal e centromedial da face e nos lóbulos da orelha.

Pacientes com fácies parkinsoniana apresentam a cabeça um pouco inclinada para a frente e imóvel, olhar fixo, supercílios elevados, fronte enrugada (expressão de espanto), fisionomia impassível, parecendo-se com uma máscara, observada na síndrome ou na doença de Parkinson. A fácies basedowiana indica hipertireoidismo. Os olhos são salientes (exoftalmia) e brilhantes, bem destacados no rosto magro. A expressão fisionômica indica vivacidade, mas, às vezes, tem aspecto de espanto, ansiedade.

A fácies cushingoide apresenta-se arredondada (lua cheia), com atenuação dos traços faciais e com aparecimento secundário de acne. Indica hiperfunção da suprarrenal ou uso de corticoides.

A fenda palpebral (prega cutânea) é o elemento característico da fácies mongoloide, que inclui olhos oblíquos, bem distantes um do outro, rosto redondo e boca quase sempre entreaberta. A fácies de depressão é característica do indivíduo cabisbaixo, com olhos fixados em um ponto distante, sem brilho ou voltado para o chão. Acentua-se o sulco labial, e o canto da boca se rebaixa; o rosto é inexpressivo e a fisionomia denota indiferença, tristeza e sofrimento moral.

Na fácies etílica, os olhos são avermelhados e há certa ruborização na face e sorriso indefinido. O indivíduo tem voz pastosa e hálito etílico. Já na fácies esclerodérmica, a pele se assemelha a um pergaminho, é endurecida e aderente aos planos profundos; há repuxamento dos lábios, afinamento do nariz e imobilização das pálpebras, lembrando uma múmia.

> Na fácies etílica, os olhos são avermelhados e há certa ruborização na face e sorriso indefinido.

Por sua vez, a fácies acromegálica é vista em portadores de acromegalia, como consequência de hiperfunção hipofisária. Caracteriza-se por saliência das arcadas supraorbitárias, proeminência das maças do rosto, maior desenvolvimento do maxilar inferior e aumento do tamanho do nariz, das orelhas e dos lábios.

Olhos

O exame dos olhos pode revelar afecções locais ou manifestações oculares de doenças sistêmicas, como síndrome ictérica, hipertireoidismo (protrusão dos olhos/exoftalmia), entre outras.

As **pálpebras** são formadas por quatro camadas: pele, músculo orbicular, tarso e conjuntiva. A pele das pálpebras é muito fina e recoberta por pelos (cílios) na região tarsal. A abertura entre as pálpebras é denominada fissura ou fenda palpebral, cujos valores normais no adulto variam de 8 a 11 mm de altura (abertura vertical), média de 10 mm, e 27 a 30 mm de extensão (abertura horizontal). Nas crianças, a fenda palpebral é mais curta e mais larga e, nos recém-nascidos, é de contorno quase circular. Deve-se avaliar o fechamento e a abertura das pálpebras, se há alteração na mobilidade e presença de movimentos conjugados, processos inflamatórios das glândulas de Zeiss e Moll (que ficam na raiz do folículo piloso), provocando o hordéolo, e das glândulas de Meibomius (localizadas no tarso), que dão origem ao cálázio. O edema palpebral pode ser unilateral, caracterizado pelo sinal de Romaña (devido a inoculação do *Trypanosoma cruzi*), e bilateral, comum em doenças renais, endócrinas, alérgicas ou inflamatórias e secundário a picadas de insetos e traumatismo. Já nas regiões superciliar e ciliar, deve-se observar a simetria, a presença e a distribuição dos pelos. A ausência ou perda de pelos na região superciliar e/ou ciliar é denominada madarose e é classificada como parcial, difusa ou total.

O músculo orbicular contorna toda a circunferência da órbita, como um esfincter; é constituído por fibras estriadas, inervadas pelo nervo facial (VII par de nervos cranianos), ramos temporal e zigomático. Possui três porções: palpebral, orbital e lacrimal. Quando se contrai, a pálpebra se fecha (movimento de piscar). Podem ocorrer alterações, como incapacidade parcial ou total de fechar os olhos (lagoftalmia), inversão palpebral superior ou inferior (entrópio) e eversão palpebral inferior (ectrópio). A ptose palpebral (queda da pálpebra) ocorre devido a paralisia do músculo elevador da pálpebra superior e comprometimento do III par craniano (oculomotor). É medida pela distância entre o centro da pupila e a margem palpebral superior. Essa medida é denominada na literatura norte-americana de *margin reflex distance*, ou MRD. Usa-se uma régua e registra-se o resultado em milímetros. Os valores normais variam de 2,5 a 5,0 mm. Valores menores que 2,5 mm caracterizam as ptoses.

> As pálpebras, além de serem inspecionadas, podem ser palpadas, quando necessário, para avaliar nódulos ou lesões.

O tarso é um tecido fibroso que dá sustentação à pálpebra. Na placa tarsal, situam-se as glândulas tarsais que se abrem na margem palpebral. Essas glândulas secretam uma substância oleosa que faz parte da composição da lágrima.

As pálpebras, além de serem inspecionadas, podem ser palpadas, quando necessário, para avaliar nódulos ou lesões.

Os **globos oculares** podem se revelar protrusos (exoftalmia) unilateralmente, no caso de tumores, ou bilateralmente, no hipertireoidismo. A enoftalmia (afundamento dos globos oculares) ocorre, por exemplo, na desidratação grave. Também é possível identificar desvios, como no estrabismo, ou movimentos involuntários, rítmicos e repetidos como o nistagmo, nos sentidos horizontal (de um lado para o outro), vertical (de cima para baixo) ou rotatório (movimentos circulares), que podem dificultar muito a focalização das imagens.

A **conjuntiva** é o epitélio que recobre a porção visível do globo ocular, com exceção da córnea. Essa estrutura se junta ao epitélio corneano na borda da córnea. A porção da conjuntiva sobre a esclerótica denomina-se conjuntiva bulbar. A porção sob as pálpebras denomina-se conjuntiva palpebral, sendo, em geral, de coloração rósea, permitindo a visualização da rede vascular. Pode tornar-se pálida (nas anemias), amarelada (na icterícia) ou hiperemiada, quando ocorre um processo inflamatório (conjuntivite).

Para examinar a conjuntiva, as pálpebras devem ser tracionadas, sendo a inferior para baixo e a superior para cima (FIGS. 8.1 e 8.2). Deve-se observar a coloração, a congestão ou a presença de secreção mucopurulenta (conjuntivite aguda) e hemorragia subconjuntival.

A **córnea** é o mais importante meio refrativo do olho, caracterizada por alto grau de transparência. Deve apresentar a superfície regular. Ainda que as lesões sejam mais bem visualizadas com o auxílio de um aparelho oftalmológico e o uso de

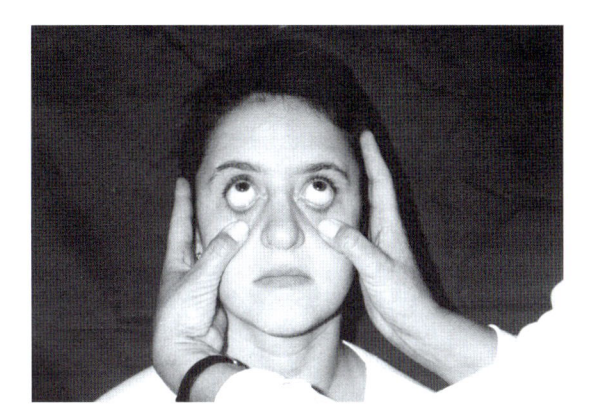

FIG. 8.1 → Exame da conjuntiva. Tracionar as pálpebras para baixo.

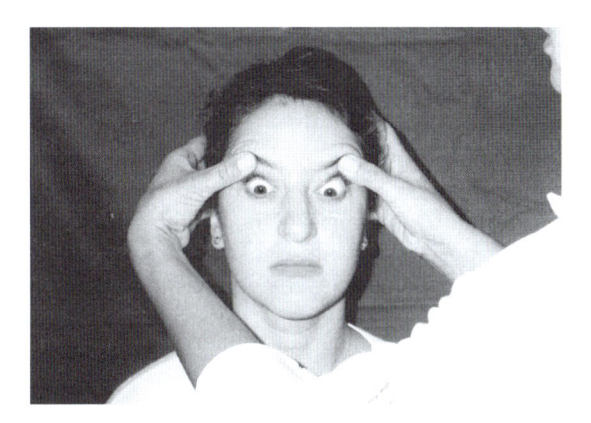

FIG. 8.2 → Exame da conjuntiva. Tracionar as pálpebras para cima.

substâncias corantes, quando examinada com boa iluminação, apresenta área de deflexão que permite identificar sua integridade ou a presença de ulcerações, corpos estranhos ou opacificações do cristalino, características da catarata.

O reflexo corneopalpebral pode ser avaliado quando se estimula a córnea. A contração do músculo orbicular das pálpebras é realizada pelos nervos trigêmeo (via aferente) e facial (eferente). Apresenta-se ausente nos comas profundos e na superdosagem anestésica. A abolição unilateral desse reflexo é observada nas paresias ou nas paralisias dos nervos trigêmeo ou facial e, também, em casos de tumor (neurinoma do nervo acústico).

A **esclerótica** corresponde à porção do globo ocular que está exposta ao redor da íris, apresentando-se branca ou levemente amarelada na periferia. A alteração de sua coloração pode ser fisiológica, como na presença de placas de pigmento marrom normalmente encontrada na esclerótica dos negros; ou pode indicar a presença de alguma doença, como na coloração amarelo forte (icterícia), sendo característica na hepatite ou na obstrução ou compressão dos ductos biliares. Outra alteração que pode ser encontrada na esclerótica são as hemorragias causadas por rompimento de vasos.

O **aparelho lacrimal** situa-se na porção anterossuperior externa da órbita, tendo duas porções: uma secretora e outra excretora. A primeira consiste em uma glândula lacrimal (pálpebra superior interna no canto temporal), cuja finalidade é produzir a lágrima para lubrificar o globo ocular. A porção excretora é constituída por pontos lacrimais superiores e inferiores, canalículos lacrimais, saco lacrimal e ducto lacrimal. As obstruções do aparelho lacrimal podem levar a ressecamento da córnea e a produção de lesões (úlceras de córnea, ceratite puntata).

O ressecamento do olho é um desequilíbrio entre a qualidade do filme lacrimal (a ausência de um ou mais componentes, como mucina e lipídeos) e a hipofunção da glândula lacrimal, gerando instabilidade e evaporação excessiva. Isso provoca a lubrificação inadequada do olho e da conjuntiva. A avaliação funcional do aparelho lacrimal é realizada medindo-se a quantidade de lágrimas produzida por unidade de tempo. É mensurável por meio do teste de Schirmer, que avalia quantitativamente o filme lacrimal, medindo a secreção básica e reflexa. Esse teste é realizado com uma fita de papel-filtro de laboratório cuja medida é de 35 ou 40 mm de comprimento × 5 mm de largura, com uma dobra de 5 mm em uma das extremidades. A fita é encaixada com a ponta dobrada no fundo do saco conjuntival, na união do terço externo com o terço médio da pálpebra inferior, com o cuidado de não encostar na córnea. Após 5 minutos, faz-se a leitura, medindo com uma régua a extensão da parte umedecida sem considerar a ponta dobrada. A técnica exige a realização simultânea em ambos os olhos, em ambiente com pouca luz. A produção normal é de 10 a 15 mm.

> O examinador deve testar cada olho separadamente, ocluindo um de cada vez, sem pressioná-los.

A **acuidade visual** é mantida pelos movimentos oculares, reflexos ou voluntários, coordenados pelos nervos oculomotores. A amaurose é a perda completa da função visual e pode ser uni ou bilateral, causada por problemas estruturais, metabólicos ou emocionais. É importante investigar há quanto tempo o paciente vem percebendo alteração na acuidade visual. O examinador deve testar cada olho separadamente, ocluindo um de cada vez, sem pressioná-los. Se o paciente usar óculos, deve-se testar sua acuidade visual com a correção óptica. Distúrbios nessa região exigem a avaliação de um especialista (oftalmologista).

O exame da mobilidade visual deve ser feito solicitando-se ao paciente que acompanhe com o olhar a movimentação de determinado objeto, da direita para a esquerda, para cima e para baixo (FIGS. 8.3 a 8.7). As alterações costumam apresentar-se por meio de nistagmos; essas alterações podem ser causadas por lesões oculares, labirintites ou processos cerebrais, como hemorragias e epilepsias (ver Cap. 7).

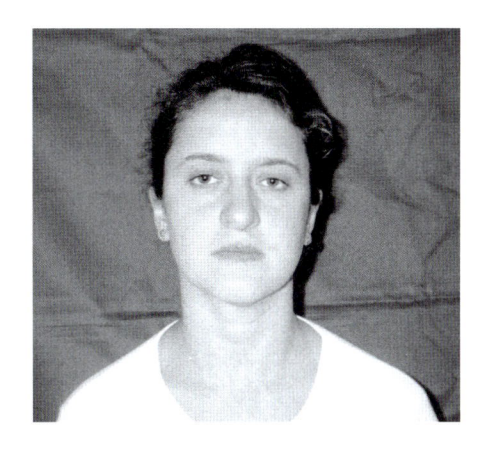

FIG. 8.3 → Exame da mobilidade visual. Solicitar ao paciente que acompanhe com os olhos um objeto.

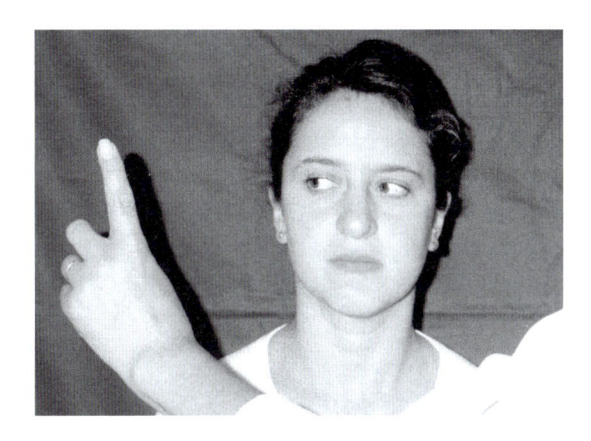

FIG. 8.4 → Da esquerda para a direita.

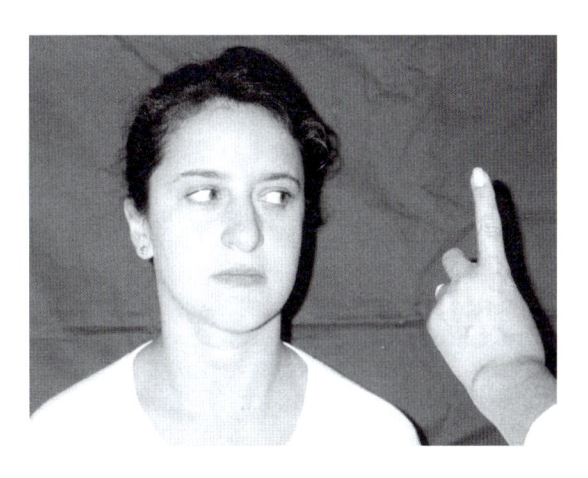

FIG. 8.5 → Acompanhar com os olhos um objeto movendo-se da direita para a esquerda.

Exame da cabeça e do pescoço 155

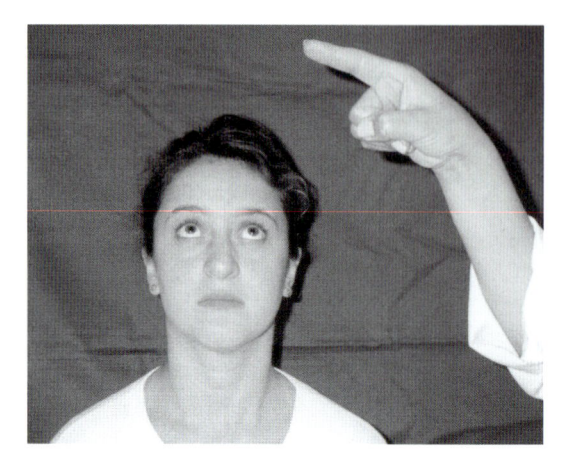

FIG. 8.6 → De baixo para cima.

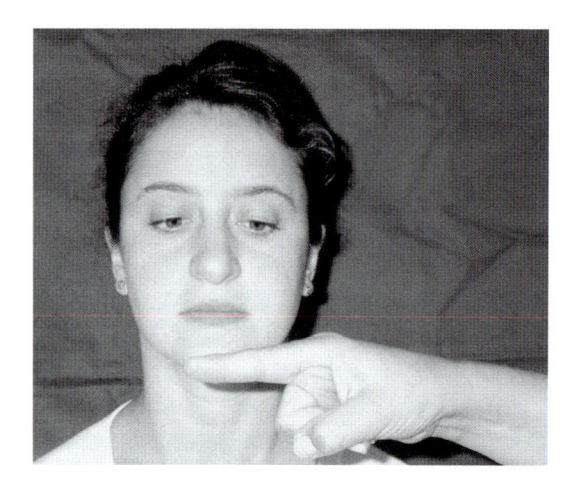

FIG. 8.7 → De cima para baixo.

A **íris** é um diafragma circular pigmentado, observado através da córnea transparente. Sua porção periférica (raiz) está ligada ao corpo ciliar e sua borda central é livre e delimita uma abertura, que é a **pupila**. Divide o espaço existente em duas câmaras, anterior e posterior, que são preenchidas pelo humor aquoso (controla a pressão intraocular, tem função óptica e estática). É formada por dois músculos, que são os responsáveis pela miose e midríase. Pode ocorrer a iridociclite aguda, que é um processo inflamatório cujos sinais e sintomas são dor, miose, hiperemia pericorneana, visão embaçada, fotofobia, lacrimejamento e às vezes aumento da pressão intraocular.

As **pupilas** são as aberturas contráteis no centro da íris ocular. Devem ser esféricas, negras e isocóricas (com diâmetro igual em ambos os olhos). Seu tamanho varia de acordo com a exposição à luz e com o foco do olhar. A constrição pupilar (miose) é mediada pelo nervo oculomotor e ocorre com o "olhar para perto" ou como reação à luz. Ocorre também pela paralisia do simpático ou pela contração do músculo dilatador.

A miose bilateral aparece no coma urêmico e na intoxicação alcoólica, por efeito da morfina ou da pilocarpina. A dilatação pupilar (midríase) ocorre por estímulo simpático ou quando há paralisia do esfíncter (músculo orbicular). A midríase bilateral pode ser causada por hipertireoidismo, atropinização, traumatismos craniencefálicos graves e meningoencefalites. A reação fotomotora é verificada com o auxílio de um foco de luz artificial (lanterna de bolso). Quando ausente, indica lesões do olho ou lesões mesencefálicas (ver Cap. 7).

Nariz e seios paranasais

As fossas nasais constituem o segmento inicial do sistema respiratório, comunicando-se com o exterior através das narinas e com a rinofaringe por meio das coanas. As fossas nasais, responsáveis pela filtragem, pelo aquecimento e pela umidificação do ar inspirado, são separadas pelo septo nasal, uma estrutura osteocartilaginosa. São revestidas pela mucosa nasal, que possui uma abundante vascularização e grande quantidade de glândulas caliciformes, produtoras de muco.

O examinador deve observar a forma e o tamanho do nariz, que poderão estar alterados em casos de traumatismos, tumores ou doenças endócrinas (acromegalia). Deve-se examinar a superfície externa do nariz, observando a simetria e a presença de deformidades e o movimento das asas do nariz durante a respiração, o qual está aumentado na dispneia.

Para realizar o exame endonasal, inclina-se a cabeça do paciente para trás e, se possível, usa-se um otoscópio e uma espátula (FIG. 8.8). Deve-se verificar a presença de sangue (epistaxe), secreções mucopurulentas, crostas e avaliar a integridade da mucosa. Além disso, deve-se observar o septo, verificando se há desvio ou sinais de sangramento.

Os **seios** ou **cavidades paranasais**, denominados também seios da face, são cavidades situadas ao lado das fossas nasais, comunicando-se com essas por meio de orifícios ou óstios. São quatro cavidades localizadas simetricamente de cada lado do nariz, chamadas de seios frontais, maxilares, etmoidais e esfenoidais. Essas cavidades são revestidas pela mucosa nasal, invaginada por meio dos óstios nasais. A mucosa possui uma camada epitelial ciliada e vibrátil. A finalidade dessa camada é eliminar exsudatos quando presentes nas cavidades sinusais.

No exame, por meio da palpação, deve-se verificar se há hipersensibilidade (dor) nos seios paranasais. Para avaliar os seios frontais, é preciso pressionar o osso

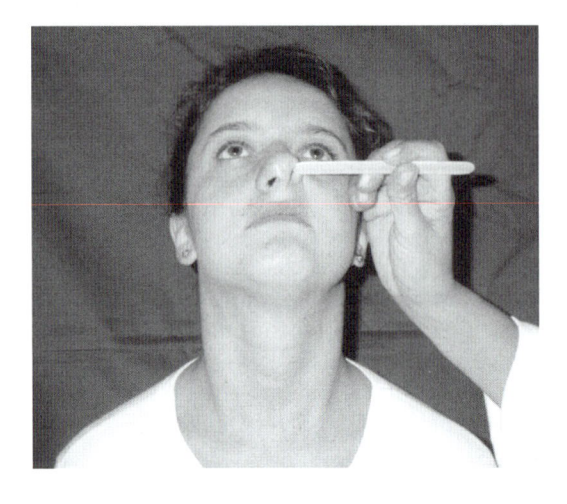

FIG. 8.8 → Exame endonasal. Inclinar a cabeça do paciente para trás e usar uma espátula.

frontal com os polegares sobre as sobrancelhas e, depois, pressionar os seios maxilares com os polegares, fazendo movimentos para cima. A hipersensibilidade, quando presente, sugere sinusite.

Em face da pandemia da Covid-19, é importante analisar a anosmia (incapacidade de sentir odores) ou a hiposmia (diminuição do olfato), sintomas frequentemente encontrados em indivíduos acometidos por essa doença.

Ouvidos

O aparelho auditivo é constituído por três partes: ouvido externo, ouvido médio e ouvido interno. O ouvido externo compreende o pavilhão auricular (orelha), estrutura cartilaginosa recoberta de pele, e o conduto auditivo externo. O ouvido médio compreende a caixa do tímpano, situada entre o ouvido externo e o interno. Comunica-se com a nasofaringe por meio da tuba auditiva e com as células mastóideas. O tímpano é visualizado como uma membrana oblíqua puxada para dentro pelo ossículo martelo. O ouvido interno, por sua vez, não pode ser visualizado e corresponde à parte onde está localizada a cóclea.

Na inspeção do pavilhão auricular, devem-se verificar a forma e o tamanho, bem como a presença de deformações congênitas ou adquiridas, como nódulos, tumorações e hematomas. O exame do conduto auditivo externo é realizado com o auxílio de um espéculo ou otoscópio **(FIG. 8.9)**. Deve-se observar a quantidade de cerume presente no canal auditivo. Quando em excesso, pode comprometer a audição. Podem ser encontrados processos inflamatórios, como eczema, furunculose ou lesões micóticas. A presença de sangue (otorragia) e pus (otorreia) é um sinal de otite média supurada, com ruptura do tímpano, traumatismos ou neoplasias.

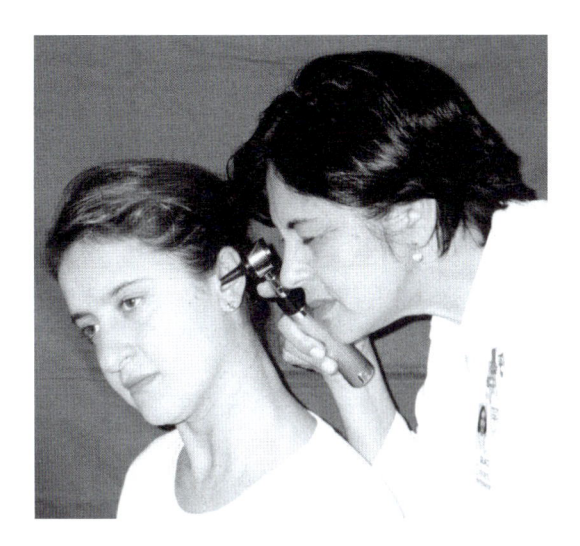

FIG. 8.9 → Exame do ouvido. Usar um otoscópio para examinar o conduto auditivo.

Boca

A cavidade bucal é revestida pela mucosa oral, bastante vascularizada, que deve apresentar-se íntegra. A boca deve ser inspecionada com o auxílio de luvas e espátula, observando-se a coloração da cavidade oral e o hálito. Os lábios podem apresentar deformações congênitas. O lábio leporino, ou fissura labial, é uma abertura que começa na lateral do lábio superior, dividindo-o em dois segmentos. Essa falha no fechamento das estruturas pode restringir-se ao lábio ou estender-se até o sulco entre os dentes incisivo lateral e canino, atingir a gengiva, o maxilar superior e alcançar o nariz. A fenda palatina é uma abertura que pode atingir todo o palato (céu da boca) e a base do nariz, estabelecendo comunicação direta entre um e outro. Pode, ainda, ser responsável pela ocorrência de úvula bífida. Outras alterações podem ser adquiridas (como ulcerações, lesões herpéticas ou neoplásicas). Deve-se verificar a presença de rachaduras nas comissuras, que podem ser decorrentes de deficiência vitamínica. É preciso verificar também a presença de edema, que pode aparecer na síndrome nefrótica, na insuficiência cardíaca, no hipertireoidismo e em processos alérgicos.

Com a ajuda de uma espátula, devem-se inspecionar as gengivas, que podem apresentar alterações, como hiperplasia gengival, lesões ulceradas ou hemorrágicas, além de processos infecciosos ou inflamatórios periodontais (FIGS. 8.10 e 8.11). Também é necessário verificar a quantidade e a conservação dos dentes, a presença de cáries ou lesões em suas raízes. Quando o paciente usar prótese dentária, deve-se observar o ajuste e sua higiene.

Em se tratando da língua, seu dorso deve apresentar superfície rugosa, recoberta por papilas e levemente esbranquiçada. Devem-se observar seu tamanho e

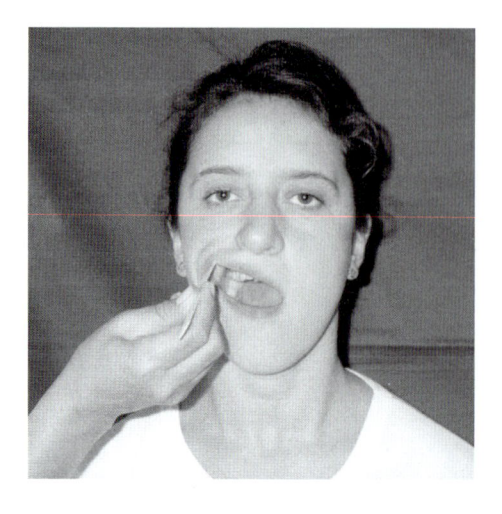

FIG. 8.10 → Exame da cavidade oral. Usar uma espátula.

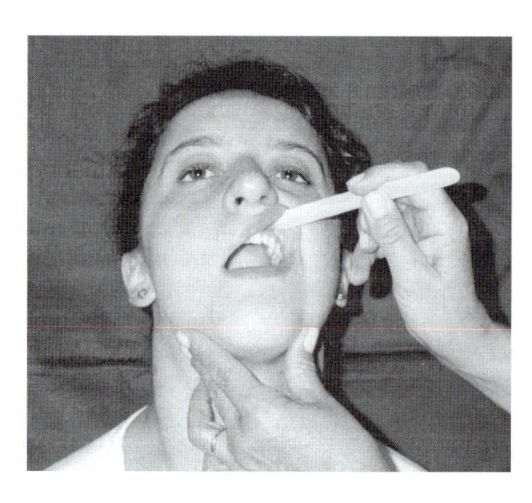

FIG. 8.11 → Verificar a conservação dos dentes e as condições da gengiva.

sua coloração, que podem conter alterações, indicando a ocorrência de doenças sistêmicas.

A coloração avermelhada (hiperemia), junto com hipertrofia das papilas, pode indicar escarlatina. Na anemia perniciosa, a língua fica lisa e sem papilas; no hipertireoidismo, torna-se volumosa, podendo exteriorizar-se. Na desidratação, a língua se apresenta seca. É preciso observar, ainda, a presença de lesões, como ulcerações, tumorações, manchas ou sangramento.

Acima da língua, em sua porção posterior, situam-se o **palato mole** e a **úvula**. As tonsilas palatinas devem ser inspecionadas no paciente com a boca bem aberta, com a ajuda de espátula, pressionando-se levemente a língua. No adulto, as tonsilas palatinas são pequenas ou ausentes. Nos processos inflamatórios ou infecciosos, no entanto, ocorre aumento do volume e presença de placas de pus. Também deve ser observada a orofaringe, que pode apresentar-se hiperemiada nos processos inflamatórios.

Em razão da pandemia de Covid-19, torna-se importante analisar a presença de ageusia (perda do paladar), um sintoma importante encontrado nos indivíduos acometidos por essa doença.

Cabelo

Além da estética, o cabelo tem a importante função de proteção de traumas, temperaturas extremas e exposição a elementos químicos. Sua análise revela dados toxicológicos (criminalística), nutricionais (medicina ortomolecular) e ambientais.

No exame físico, devem-se observar a integridade, a oleosidade e a implantação dos fios. No couro cabeludo, observar seborreia, pontos pretos, pústulas, escamas brancas que descamam (caspa); escamas amareladas que são oleosas e ardem; coceira, vermelhidão e perda de pelos (alopecias). As alopecias são doenças comuns no couro cabeludo. Elas podem ser:

→ *Cicatriciais*: são caracterizadas por inflamação e posterior destruição do folículo piloso, resultando na perda irreversível do pelo.
→ *Não cicatriciais*:
- alopecia areata: perda delimitada com formação de placas
- alopecia androgenética ou calvície: diminuição da quantidade de fios capilares
- eflúvio telógeno: queda difusa
- tricotilomania: perda visível, transtorno compulsivo
- alopecia congênita: rara e benigna, caracterizada por placa alopécica alaranjada, de configuração ovalada ou linear, com dimensões variáveis de 1 a 10 cm

Exame do pescoço

Ao examinar o pescoço, deve-se observar seu tamanho, que varia conforme o biotipo, e sua simetria. Para a realização desse exame, o paciente deve permanecer sentado e em posição ereta. As alterações da postura, como inclinações, podem ser decorrentes de contraturas ou paralisias da musculatura ou artrite da coluna cervical. Nos processos inflamatórios agudos das meninges, a musculatura posterior do pescoço se contrai, causando rigidez da nuca, sinal propedêutico importante para diagnóstico. Na inspeção do pescoço, é importante atentar-se à presença de cicatrizes, cianose e ingurgitamento das veias jugulares e verificar se há aumento das glândulas parótidas ou submaxilares.

A **glândula tireoide**, localizada na região anteromedial do pescoço, não costuma ser visível, nem palpável. A tireoide deve ser palpada para avalição de seu tamanho, forma, consistência, sensibilidade, mobilidade e volume. O aumento do volume da tireoide pode revelar nódulo ou bócio, indicando disfunção da glândula.

As **veias jugulares** normalmente não são visíveis, podendo apresentar ligeiro ingurgitamento na posição supina, que deve desaparecer no decúbito de 30°. A **estase jugular** (ingurgitamento das veias do pescoço) bilateral, que não desaparece na posição sentada, pode indicar insuficiência cardíaca. A estase jugular deve ser examinada com o paciente em decúbito de 45°.

As pulsações das **artérias carótidas** não costumam ser visíveis. Quando as pulsações mostram-se muito aumentadas, revelam doenças como hipertireoidismo, persistência do canal arterial, fístulas arteriovenosas periféricas e insuficiência aórtica. Os tumores pulsáteis podem ser observados na dilatação aneurismática das carótidas, das subclávias, do tronco braquiocefálico ou da aorta. O exame da carótida deve ser feito por meio da palpação com os dedos indicador e médio da mesma mão, sempre comparativamente (FIG. 8.12).

Devem-se palpar os **linfonodos** da região cervical, utilizando-se os dedos indicador e médio (FIG. 8.13), movendo a pele para cima sobre os tecidos subjacentes.

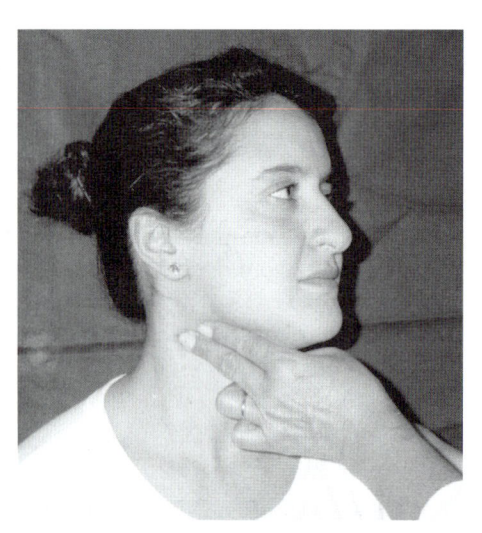

FIG. 8.12 → Palpação da carótida. Usar os dedos indicador e médio da mesma mão.

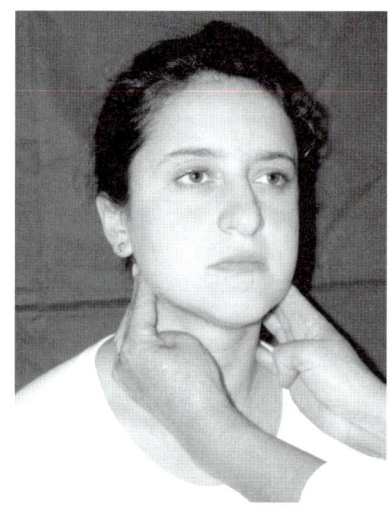

FIG. 8.13 → Palpar os linfonodos da região cervical com os dedos indicadores e médios das duas mãos simultaneamente.

Para verificar a presença de **gânglios submentonianos**, é preciso palpar com os dedos de uma das mãos, deixando a outra mão sob a cabeça.

Leituras recomendadas

Bickley LS. Bates: propedêutica médica. 12. ed. Rio de Janeiro: Guanabara Koogan; 2018.

Brasil. Ministério da Saúde. Manual de condutas para complicações oculares. Brasília: MS; 2002.

Brasil. Ministério da Saúde. Manual de prevenção de incapacidades. 3. ed. Brasília: MS; 2008.

Mastropietro DA, Alves LA, Cruz AAV. Posicionamento palpebral superior e inferior em diferentes graus de rotação ocular ao longo do meridiano vertical. Arq Bras Oftalmol. 2009;72(6):771-5.

Meireles A, Pereira M, Costa MJ. Nevo sebáceo de Jadassohn em recém-nascido. Acta Med Port. 2020;33(4):288.

Nogueira BRS, Paixão GP, Salvino LK, Nogueira DMJ, Bandeira SP, Rocha M, et al. Epidemiologia e ecologia das dermatofitoses na cidade de Fortaleza: o trichophyton tonsurans como importante patógeno emergente da Tinea capitis. Rev Soc Bras Med Trop. 2000;33(5):417-25.

Opromolla DVA, editor. Noções de hansenologia. Bauru: Centro de Estudos Dr. Reynaldo Quagliato; 2000.

Paula JS, Rocha EM, Cruz AAV, Rodriguez MLV. Exame oftalmológico. In: Martinez JB, Dantas M, Voltarelli JC, organizadores. Semiologia geral e especializada. Rio de Janeiro: Guanabara Koogan; 2013. v. 1, p. 291-309.

Porto CC, Porto AL, editores. Exame clínico. 8. ed. Rio de Janeiro: Guanabara Koogan; 2017.

Porto CC, Porto AL, editores. Semiologia médica. 8. ed. Rio de Janeiro: Guanabara Koogan; 2019.

Salotti SRA, Guimarães HCQCP, Virmond MLC. Elaboração e validação do diagnóstico de enfermagem: proteção ineficaz pelos anexos oculares. Rev Inst Ciênc Saúde. 2007;25:121-25.

Seidel HM, Ball JW, Dains JE. Mosby: guia de exame físico. 6. ed. Rio de Janeiro: Elsevier; 2007.

Vieth H, Salotti SRA, Passerotti S. Guia de prevenção ocular em hanseníase. Bauru: Centro de Prevenção Oftalmológica; 1996.

Weber JR. Semiologia: guia prático para enfermagem. Rio de Janeiro: Guanabara Koogan; 2007.

9

Exame do aparelho circulatório

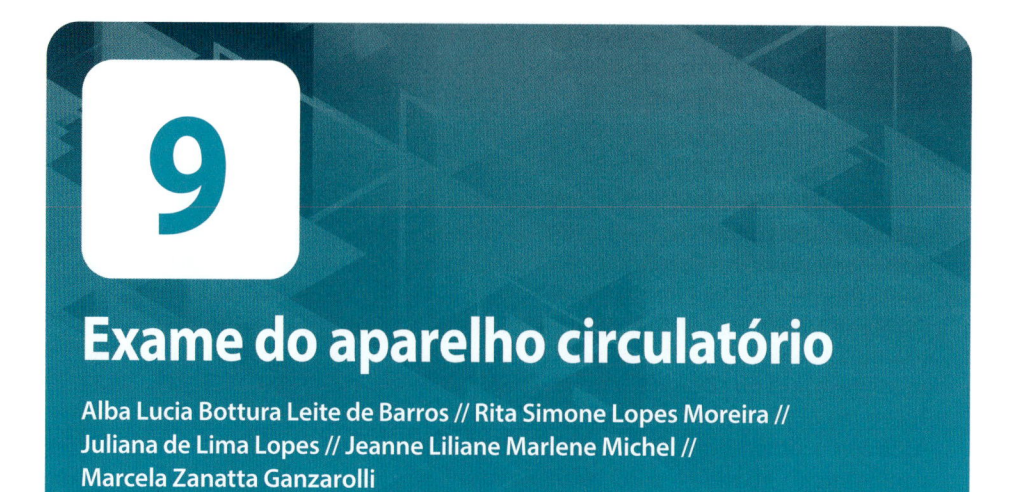

Alba Lucia Bottura Leite de Barros // Rita Simone Lopes Moreira // Juliana de Lima Lopes // Jeanne Liliane Marlene Michel // Marcela Zanatta Ganzarolli

A principal função do aparelho cardiovascular é levar aos tecidos sangue oxigenado e nutrientes, além dos hormônios, e transportar o sangue com dióxido de carbono (CO_2) e metabólitos para que seja novamente depurado e iniciado o processo de arterialização. Esse sistema é composto pelo coração e pelos vasos, que formam a grande e a pequena circulação.

As manifestações das doenças cardiovasculares por meio de sinais e sintomas podem se originar no próprio coração ou em outros órgãos que sofram a repercussão do mau funcionamento desse órgão, como pulmões, rins, vasos sanguíneos e cérebro. A avaliação do sistema cardiovascular deve ser realizada a partir de dados obtidos na anamnese do paciente, no exame físico e em outros recursos diagnósticos. As queixas manifestadas pelo paciente permitem estabelecer prioridades na procura de sinais no exame físico e nas intervenções que serão realizadas.

As manifestações clínicas mais comuns das doenças cardiovasculares são falta de ar (dispneia), fadiga, dor no peito (precordialgia), desconforto no peito, palpitações, desmaio, edemas, variações na pressão arterial (PA) e na frequência cardíaca, diurese, cianose e alterações periféricas. Pode haver mais de um sinal ou sintoma, com intensidades diferentes.

➔ Anamnese do aparelho circulatório

É necessário obter informações precisas sobre cada um dos sintomas referidos pelo paciente, verificando seu início (desde quando ele existe), o quanto é desconfortável, o desencadeador das crises de dor ou de falta de ar, o quanto as atividades diárias foram alteradas (consegue cuidar das atividades domésticas? interferiu no desempenho sexual? nos cuidados de higiene?) e as atitudes tomadas para que diminuam, aliviem ou cessem os sintomas (p. ex., deitar-se, sentar-se, interromper a atividade iniciada, etc.).

Dentre os sintomas relatados, a investigação da **dor** é fundamental, sendo esse sintoma incluído como a avaliação do quinto sinal vital. A dor é um fenômeno subjetivo e de percepção individual, sendo necessária a utilização de escalas que possam trazer essa avaliação de maneira objetiva para quantificação. É importante sempre caracterizar intensidade (escala de 0 a 10), tipo (em aperto, em pontada, facada, latejante, surda), localização (valorização da queixa precordial), irradiação (pescoço, braço esquerdo, região epigástrica, costas), duração (início e término, se é contínua ou intermitente), fatores relacionados ao desencadeamento ou à piora (pequenos, médios e grandes esforços ou emoções) e à melhora (repouso e/ou medicamentos), além da sua associação com náuseas, vômitos, sudorese, palpitação, tontura, pré-síncope ou síncope. A mesma avaliação deve ser feita quando a queixa for de desconforto no peito.

As **palpitações**, também referidas pelos pacientes como "batedeira", devem ser investigadas quanto à duração e aos fatores que as desencadeiam, como esforço, alimentação e até mesmo repouso. Deve-se investigar também se há outros sintomas associados ao momento da palpitação. Como as síncopes (desmaios) podem estar relacionadas às palpitações, deve ser investigada a relação palpitação-desmaio.

> As **palpitações** devem ser investigadas quanto à duração e aos fatores que as desencadeiam, como esforço, alimentação e até mesmo repouso. Deve-se investigar também se há outros sintomas associados ao momento da palpitação.

Apesar de serem fenômenos distintos, a **fadiga** e a **dispneia** costumam estar associadas e podem ser relatadas como sintomas ou apresentarem-se como sinais objetivamente detectados pela observação do paciente. É preciso verificar sempre os fatores de desencadeamento e melhora, além da duração dos episódios, quando não se tratar de uma queixa contínua. Outros dados que se relacionam são queda na PA – que repercute na diminuição da filtração glomerular, com consequente diminuição na diurese –, ganho de peso e edema nos membros.

Correlacionar esses sintomas com a fisiologia normal do organismo é uma condição imprescindível na identificação de padrões de normalidade, que deverão ser confrontados, levando à identificação de "pistas" ou indicadores que, quando agrupados, permitirão a inferência diagnóstica de enfermagem. A comparação com padrões e o agrupamento de indicadores levarão à consciência de possíveis dados que estão faltando. O padrão de sono dos pacientes também deve ser avaliado, pois o baixo débito cardíaco (DC) influencia nesse padrão.

Além de suas queixas, o paciente também deve informar sobre tratamentos anteriores e antecedentes familiares e pessoais. Os tratamentos anteriores podem ser:

- *Clínicos*: medicamentos específicos que tenha tomado anteriormente (p. ex., quimioterápicos, corticoides, entre outros), dietas e radioterapia.
- *Cirúrgicos*: qualquer cirurgia a que tenha se submetido.
- *Procedimentos invasivos*: cateterismo cardíaco com angioplastia ou valvoplastia, ablações em estudo eletrofisiológico, diálise, entre outros.
- *Implantes de dispositivos*: marca-passos, desfibriladores, entre outros.

Quanto aos antecedentes familiares e pessoais, devem-se verificar:

- Se os familiares em linhagem direta (pais, avós, tios e irmãos) estão vivos (se mortos, qual a causa e a idade do falecimento) e se são portadores de doenças crônicas cuja herança familiar representa um fator de risco para cardiopatias, como diabetes melito, hipertensão arterial sistêmica e coronariopatias.
- Se o paciente é portador de diabetes melito, hipertensão arterial sistêmica, se é tabagista (que quantidade e há quanto tempo fuma), se é (ou foi durante grande parte da vida) sedentário, se é (ou foi) obeso, se tem história de dislipidemias, se vive estressado. Quanto às mulheres, deve-se anotar o uso de anticoncepcionais hormonais e reposição hormonal. Convém verificar também relato de anemia, etilismo ou hipertireoidismo.
- Se o paciente é oriundo de regiões onde a doença de Chagas é endêmica.
- Se houve casos de febre reumática na família.
- Medicamentos utilizados em casa. Devem-se questionar quais são os medicamentos (prescritos ou não pelo médico), as doses e horários e se o uso é regular ou não.

→ Exame físico

Habitualmente, é dividido em duas partes: o geral e o específico dos diversos sistemas. É importante lembrar que, para avaliar o funcionamento do sistema cardiovascular, é preciso levar em consideração uma série de dados do exame físico geral (ver Cap. 6), além do exame cardiológico propriamente dito. Para a avaliação específica do sistema cardiovascular, são utilizados três dos passos propedêuticos: a inspeção, a palpação e a ausculta.

Dados do exame físico geral relacionados ao sistema cardiovascular

A inspeção do paciente portador de cardiopatia no exame físico geral inclui a medida de dados objetivos e a atenção a dados subjetivos, entre eles: Como o paciente encontra-se no leito? Está confortável? Qual sua posição? Está em decúbito dorsal, em posição ortostática ou sentado? Parece tranquilo ou inquieto? Apresenta sinais claros de desconforto respiratório (dispneia) ou de cansaço ao responder às perguntas? Refere exaustão ou cansaço mesmo sem executar atividades? Essa inspeção inicial já dá uma ideia da capacidade funcional do coração.

Após essa primeira avaliação, os dados seguintes a serem coletados no exame físico geral são os sinais vitais e os dados antropométricos, que permitem estabelecer valores básicos para o paciente, facilitando o registro de alterações em suas condições de saúde. Esses dados, sobretudo a PA, as características do pulso, a frequência cardíaca, o peso e o volume urinário em determinado tempo, fornecem informações importantes para a avaliação do funcionamento do sistema cardiovascular, pois traduzem eventuais alterações hemodinâmicas que possam estar ocorrendo. Os dados antropométricos (peso, altura, circunferência abdominal e relação cintura-quadril) são úteis para a avaliação do estado nutricional do paciente, em que o sobrepeso e a obesidade podem representar um fator de risco cardíaco, e a perda ponderal, um agravamento da condição cardíaca (insuficiência cardíaca). Além disso, o peso é um importante dado para a avaliação da insuficiência cardíaca congestiva, pois sua variação diária permite detectar o excesso de volume de líquidos causado pela descompensação da doença, bem como avaliar os resultados da terapêutica administrada e da assistência prestada, que resultam na eliminação desses líquidos e em consequente perda ponderal.

> A pressão arterial, as características do pulso, a frequência cardíaca, o peso e o volume urinário em determinado tempo fornecem informações importantes para a avaliação do funcionamento do sistema cardiovascular.

Atualmente, a circunferência abdominal e a relação cintura-quadril são consideradas indicadores melhores do que o índice de massa corporal (IMC) para determinar o risco de doenças cardiovasculares. Essas duas medidas, principalmente a relação cintura-quadril, levam em consideração a localização da gordura. O corpo humano possui dois tipos de gordura: a subcutânea, distribuída por todo o organismo, e a visceral, acumulada principalmente na cintura. Esta última é responsável por produzir hormônios que alteram a circulação e a inflamação, além de aumentar a resistência à insulina e o aparecimento de aterosclerose, potencializando o risco cardiovascular. Ou seja, os indivíduos que possuem acúmulo de gordura abdominal têm risco aumentado de desenvolver doenças cardiovasculares.

> O risco cardiovascular aumenta quando os homens apresentam circunferência abdominal superior a 102 cm e as mulheres, medidas superiores a 88 cm.

O método mais utilizado para a aferição da circunferência abdominal é a medição a partir de um ponto médio entre a costela inferior e a crista ilíaca, utilizando-se uma fita métrica. O risco cardiovascular aumenta quando os homens apresentam circunferência abdominal superior a 102 cm e as mulheres, medidas superiores a 88 cm. A relação cintura-quadril avalia a razão entre a medida da circunferência abdominal e a do quadril. A circunferência do quadril é realizada na área de maior protuberância glútea. O risco cardiovascular estará presente em mulheres em que essa relação estiver acima de 0,85 e em homens acima de 0,90.

Para avaliação do risco cardiovascular e de doença arterial obstrutiva periférica, pode ser utilizado o índice tornozelo-braquial (ITB). Esse índice é a razão entre a pressão arterial sistólica do tornozelo e do braço, sendo um método simples, não invasivo, de grande confiabilidade e de baixo custo. Para aferição do ITB, utiliza-se um Doppler vascular portátil e um esfigmomanômetro, e o cálculo é realizado pela divisão do valor da maior pressão sistólica da artéria tibial posterior ou da artéria dorsal do pé pelo valor da maior pressão sistólica da artéria braquial. As pressões a serem consideradas devem ser aferidas do mesmo lado. Caso exista a impossibilidade da medida (amputação), deve-se usar o valor aferido no membro contralateral. É utilizada a seguinte interpretação do ITB: valores entre 1,0 e 1,4 são considerados normais, entre 0,9 e 0,99, como limítrofes, valores inferiores a 0,9 indicam a presença de doença obstrutiva e índices superiores a 1,4 são indicativos de incompressibilidade arterial devido a provável calcificação.

Na inspeção, deve-se proceder, também, à avaliação do tipo morfológico, do nível de consciência, das condições de pele e mucosas, do padrão respiratório, da perfusão periférica e da presença de estase jugular e de edemas. Segue uma recapitulação de alguns itens do exame físico geral que se relacionam diretamente ao sistema cardiovascular:

→ *Pressão arterial*: tem uma relação direta com o DC e a resistência vascular sistêmica (RVS). A fórmula que retrata a PA é DC × RVS. A PA é a força exercida pelo sangue contra a parede de uma artéria, possuindo um componente sistólico e um diastólico. A pressão sistólica resulta do volume sanguíneo ejetado na sístole e da complacência arterial, atingindo seu ponto máximo. A pressão diastólica é a força exercida contra a parede arterial quando o ventrículo se encontra em diástole (fase de enchimento), com a valva aórtica fechada. Durante a diástole, a pressão cai ao seu ponto mais baixo. Portanto, quanto maior a resistência vascular periférica, maior a pressão diastólica.

A PA deve ser medida em ambos os braços. Se, na anamnese ou no exame dos membros, forem verificadas alterações nos pulsos ou sinais de comprometimento vascular (diminuição de perfusão e alterações na cor e na temperatura), deve-se realizar a medida também nos membros inferiores, observando se há variações (a diferença de PA entre membros superiores e inferiores pode ser sugestiva de aneurismas de aorta). A mensuração correta da PA deve seguir as diretrizes referidas no Capítulo 6.

→ *Pulso arterial*: as artérias carótidas se originam diretamente da aorta e assim refletem um pulso mais fidedigno da função cardíaca. O pulso radial é um dos mais avaliados. Deve-se anotar o número de batimentos por minuto, além de características como intensidade (cheio ou filiforme), ritmicidade (regular ou irregular) e tipo. As FIGS. 9.1 e 9.2 exibem os locais para aferição dos pulsos e os tipos mais encontrados.
→ *Frequência cardíaca*: pode ser verificada por meio da ausculta do pulso apical ou da visualização por cardioscópio (em pacientes monitorados). Convém observar se existe diferença em relação à medida de pulso radial, devido a arritmias.
→ *Temperatura*: é um dado importante em pacientes submetidos a procedimentos invasivos ou cirurgia, bem como naqueles com história de endocardite.
→ *Respiração*: é um dado importante para a avaliação do sistema cardiovascular, pois as alterações no funcionamento do ventrículo esquerdo resultam em sobrecarga na circulação pulmonar, com consequente alteração da função respiratória (dispneia), em virtude do edema pulmonar resultante.

A dispneia é uma manifestação que é identificada de forma subjetiva (dificuldade respiratória relatada pelo paciente) e objetiva, evidenciada pelo aumento (taquipneia) ou diminuição (bradipneia) nos movimentos respiratórios, bem como pela alteração do padrão respiratório e pela participação ativa da musculatura acessória da respiração (músculos do pescoço na inspiração e músculos abdominais na expiração). Devem-se identificar quatro tipos de dispneia: dispneia de esforço, dispneia de decúbito (ortopneia), dispneia paroxística noturna e dispneia periódica ou de Cheyne-Stokes.

A dispneia de esforço aparece quando o paciente executa esforço físico, sendo mais comum na insuficiência ventricular esquerda. De acordo com o tipo de exercício, pode ser classificada em relação a grandes, médios e pequenos esforços. A dispneia aos grandes esforços provém de atividades realizadas sem qualquer desconforto anteriormente ao desenvolvimento da cardiopatia, como subir lances de escadas, rampas, andar depressa, praticar esportes para os quais

> **Considera-se dispneia aos médios esforços aquela resultante de andar em locais planos, subir alguns degraus lentamente e realizar exercícios de média intensidade.**

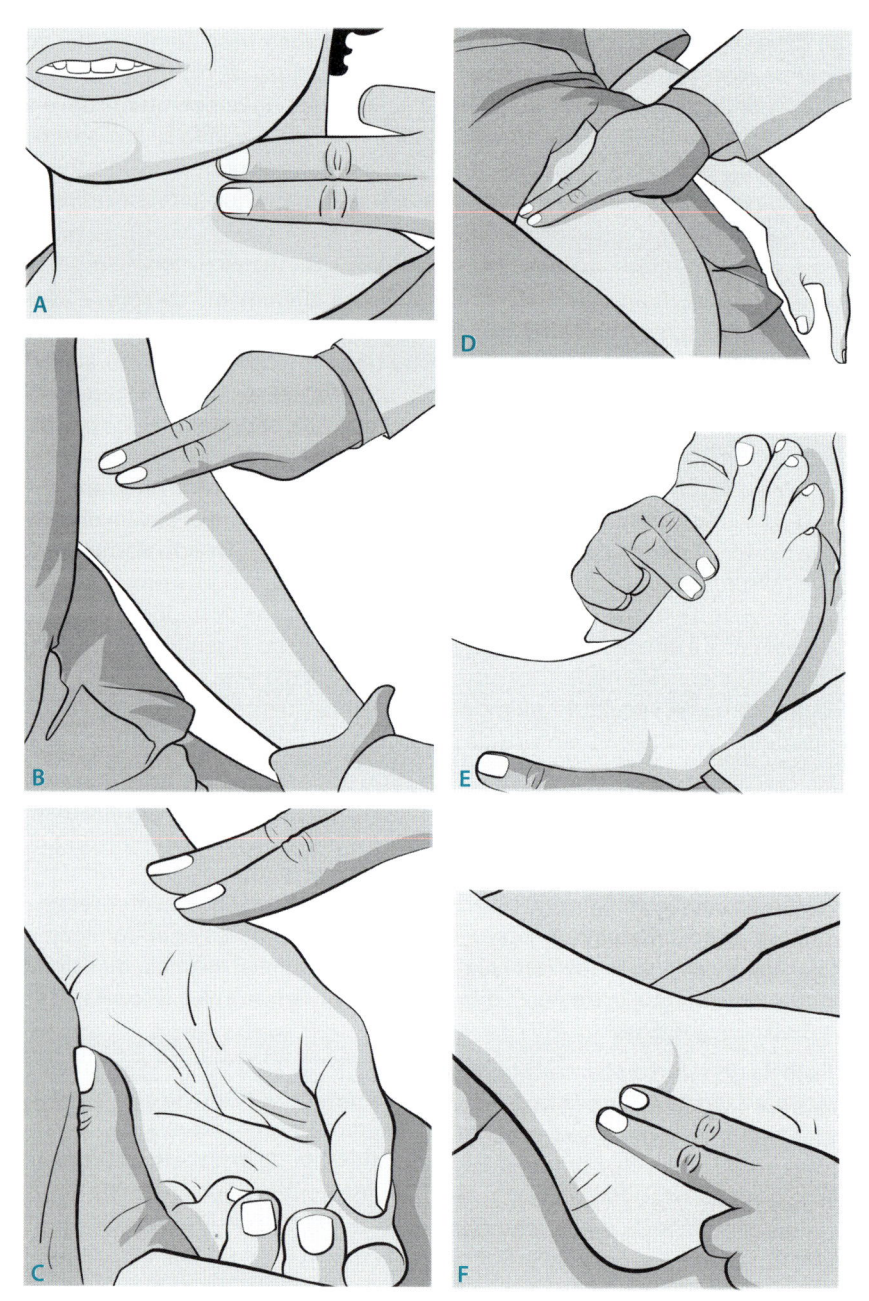

FIG. 9.1 → Locais para palpação do pulso. A – Carotídeo; B – braquial; C – radial; D – femoral; E – pedioso; F – tibial posterior.

Pulso

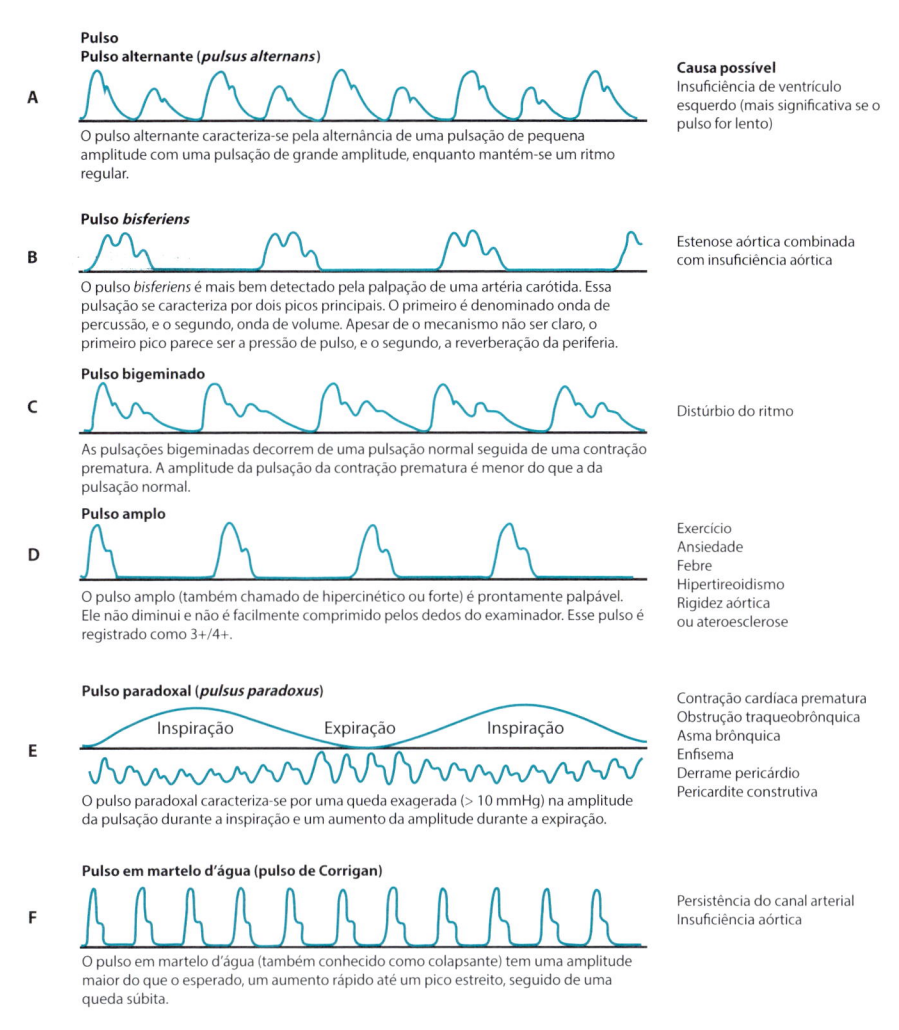

A — **Pulso alternante (pulsus alternans)**
O pulso alternante caracteriza-se pela alternância de uma pulsação de pequena amplitude com uma pulsação de grande amplitude, enquanto mantém-se um ritmo regular.

Causa possível: Insuficiência de ventrículo esquerdo (mais significativa se o pulso for lento)

B — **Pulso bisferiens**
O pulso *bisferiens* é mais bem detectado pela palpação de uma artéria carótida. Essa pulsação se caracteriza por dois picos principais. O primeiro é denominado onda de percussão, e o segundo, onda de volume. Apesar de o mecanismo não ser claro, o primeiro pico parece ser a pressão de pulso, e o segundo, a reverberação da periferia.

Causa possível: Estenose aórtica combinada com insuficiência aórtica

C — **Pulso bigeminado**
As pulsações bigeminadas decorrem de uma pulsação normal seguida de uma contração prematura. A amplitude da pulsação da contração prematura é menor do que a da pulsação normal.

Causa possível: Distúrbio do ritmo

D — **Pulso amplo**
O pulso amplo (também chamado de hipercinético ou forte) é prontamente palpável. Ele não diminui e não é facilmente comprimido pelos dedos do examinador. Esse pulso é registrado como 3+/4+.

Causa possível: Exercício, Ansiedade, Febre, Hipertireoidismo, Rigidez aórtica ou ateroesclerose

E — **Pulso paradoxal (pulsus paradoxus)**
Inspiração — Expiração — Inspiração
O pulso paradoxal caracteriza-se por uma queda exagerada (> 10 mmHg) na amplitude da pulsação durante a inspiração e um aumento da amplitude durante a expiração.

Causa possível: Contração cardíaca prematura, Obstrução traqueobrônquica, Asma brônquica, Enfisema, Derrame pericárdio, Pericardite construtiva

F — **Pulso em martelo d'água (pulso de Corrigan)**
O pulso em martelo d'água (também conhecido como colapsante) tem uma amplitude maior do que o esperado, um aumento rápido até um pico estreito, seguido de uma queda súbita.

Causa possível: Persistência do canal arterial, Insuficiência aórtica

FIG. 9.2 → Características do pulso.
Fonte: Seidel e colaboradores.[1]

estava treinado e desenvolver trabalhos costumeiros. Considera-se dispneia aos médios esforços aquela resultante de andar em locais planos, subir alguns degraus lentamente e realizar exercícios de média intensidade. A dispneia aos pequenos esforços manifesta-se com movimentos físicos de pequena magnitude, como comer, tomar banho, falar, trocar de roupa e movimentar-se na cama.

A dispneia de decúbito surge quando o paciente se deita. Quando a dispneia se torna mais intensa, o paciente necessita colocar um ou mais travesseiros para dormir ou descansar ou mesmo adotar a posição sentada para dormir (ortopneia). Às vezes, coloca as pernas para fora do leito e as mãos no colchão, inclinando a cabeça para a frente, ajudando, dessa maneira, a musculatura acessória da respiração. Esse tipo de dispneia aparece quando o paciente se deita, devido à congestão pulmonar causada pelo retorno venoso aumentado, oriundo dos membros inferiores e do leito esplâncnico.

A dispneia paroxística noturna ocorre à noite. O paciente acorda com dispneia intensa e súbita ou repentina, sensação de sufocação, opressão no peito, tosse seca, pele fria e pálida, sudorese, taquicardia e tórax expandido. Ele se senta na cama ou mesmo levanta em "busca de ar". Pode haver broncospasmo, com o aparecimento de sibilos, muito provavelmente decorrente de congestão brônquica. Essa condição pode evoluir para edema agudo de pulmão, no qual o paciente apresenta expectoração espumosa, branca ou rosada, cianose e respiração ruidosa pela presença de sibilos e estertores.

A evolução da dispneia de esforço da insuficiência cardíaca esquerda caracteriza-se por rápida progressão, passando dos grandes aos pequenos esforços em um curto período de tempo, diferente das demais dispneias de afecções pulmonares ou anemias. A avaliação da capacidade funcional dos cardiopatas toma como referência a dispneia. Os pacientes são classificados, de acordo com a New York Heart Association (NYHA),[2] em quatro classes, conforme o **QUADRO 9.1**.

> Problemas cardíacos importantes costumam ser encontrados em portadores de síndromes como Marfan, Turner, Down e Pickwick.

→ *Tipo morfológico*: embora, habitualmente, esse dado não seja muito utilizado no planejamento específico da assistência de enfermagem a

QUADRO 9.1 Classificação dos cardiopatas de acordo com a capacidade funcional do coração (NYHA)

Classe I	Pacientes com doença cardíaca, porém sem limitação da atividade física. A atividade física comum (ordinária) não provoca dispneia, fadiga exagerada, palpitação, nem angina do peito.
Classe II	Pacientes com doença cardíaca e que apresentam alguma limitação às atividades físicas. Esses indivíduos se sentem bem em repouso, mas a atividade física comum provoca dispneia, fadiga, palpitação ou angina do peito.
Classe III	Pacientes com doença cardíaca e que apresentam acentuada limitação nas atividades físicas. Eles se sentem bem em repouso, porém pequenos esforços provocam dispneia, fadiga, palpitação ou angina do peito.
Classe IV	Pacientes com doença cardíaca e que têm incapacidade para exercer qualquer atividade física. Os sintomas de dispneia, fadiga, palpitação ou angina do peito existem mesmo em repouso e acentuam-se em qualquer atividade.

Fonte: New York Heart Association.[2]

pacientes cardiopatas, é preciso lembrar que indivíduos longilíneos são mais suscetíveis a aneurismas da aorta. O aspecto físico é importante para a avaliação da natureza e da gravidade de cardiopatias, pois problemas cardíacos importantes costumam ser encontrados em portadores de síndromes como Marfan, Turner, Down e Pickwick, além de doenças como esclerodermia e doença da tireoide, que determinam biotipos específicos e facilmente identificáveis.

→ *Nível de consciência:* uma das primeiras manifestações da diminuição do DC é justamente a alteração da consciência, em virtude do hipofluxo cerebral. O nível de consciência é um dos dados da avaliação neurológica, juntamente com o exame pupilar e de movimentos oculares e as respostas motoras. Para mais detalhes sobre a avaliação neurológica, ver Capítulo 7.

→ *Pele, mucosas e anexos*: as características da pele, segundo sua coloração, turgescência, umidade, temperatura e textura, e as características das mucosas, segundo sua coloração e hidratação, são fundamentais para a avaliação cardiovascular. Por meio delas, é possível detectar alterações hemodinâmicas e hidreletrolíticas, cuja rápida correção é vital para esses pacientes.

A cianose, reconhecida por cor azulada ou acinzentada, evidencia-se geralmente ao redor dos lábios, na ponta do nariz, nos lobos das orelhas e nas extremidades das mãos e dos pés (no leito ungueal e nas polpas digitais). A congestão pulmonar provocada pela insuficiência cardíaca descompensada, especialmente insuficiência ventricular esquerda, provoca congestão pulmonar, impedindo, assim, a troca de CO_2 por oxigênio (O_2) ao nível pulmonar e diminuindo, por sua vez, o nível de O_2 sanguíneo e o consumo de O_2 ao nível capilar.

→ *Fadiga*: é definida como cansaço ou exaustão independente de esforço e é a sensação de cansaço relatada pelos pacientes. Ocorre devido à oferta diminuída de O_2 aos músculos esqueléticos, causada pelo DC diminuído em consequência da insuficiência cardíaca. Deve-se diferenciar de fadiga causada por anemia, doenças crônicas, ansiedade e depressão. Pode-se avaliar a fadiga por meio de escalas já padronizadas, como o pictograma de fadiga.

→ *Alterações do sono*: a insônia é um sintoma que ocorre com frequência em pacientes com insuficiência ventricular. Pode indicar congestão pulmonar em pacientes que não fazem esforço físico e não se queixam de dispneia. Sono inquieto e pesadelos podem ocorrer devido a edema cerebral e anoxia.

→ *Estase jugular*: dado importante em pacientes portadores de insuficiência cardíaca, que deve ser detalhado com informações sobre a posição exata para sua medida e a escala de avaliação. As veias do pescoço devem ser examinadas por meio da inspeção. Sua distensão indica alterações de pressão e volume dentro do átrio direito, refletindo a atividade do lado direito do coração e sua eficácia como bomba. As veias jugulares externas são mais superficiais e mais visíveis bilateralmente acima da clavícula, próximo à inserção dos músculos esternoclidomastóideos. As jugulares internas ficam mais próximas às carótidas e menos acessíveis.

O ingurgitamento das veias do pescoço (estase jugular) deve ser examinado com o paciente em decúbito de 45°. A avaliação da estase jugular é feita com base em uma escala em cruzes (de + a ++++), que, embora não seja extremamente precisa, por depender de uma avaliação subjetiva do observador, ainda é o método mais difundido no meio da enfermagem (FIG. 9.3).

→ *Ascite*: o acúmulo de líquidos pode ser, às vezes, observado no abdome, podendo indicar insuficiência cardíaca direita crônica. Esse dado é confirmado pela palpação e pela percussão do abdome, que irão, também, detectar as visceromegalias (hepato e esplenomegalia). Ver no Capítulo 11 como proceder a esse exame.
→ *Edemas*: a verificação de edemas, principalmente nos membros inferiores (complementada na palpação pelo sinal de Godet), fornece uma indicação de insuficiência ventricular direita (IVD). A IVD eleva o aumento de líquido, elevando a pressão hidrostática vascular e causando edema dos membros. A medida do edema também é feita por meio da escala em cruzes (de + a ++++); ele pode também avaliado de maneira objetiva, por meio da verificação da circunferência maleolar. Em pacientes cardiopatas, o edema em membros inferiores aparece durante todo o dia, ao contrário do que se verifica em indivíduos portadores de varizes, cujo edema surge ao final do dia. É comum também se observar edema na região sacral em pacientes acamados, devido ao acúmulo de líquidos nessa região, além do edema de pálpebras. A temperatura no local do edema de origem cardíaca tende a ser baixa, pois a vasoconstrição faz ele ser frio. A pele

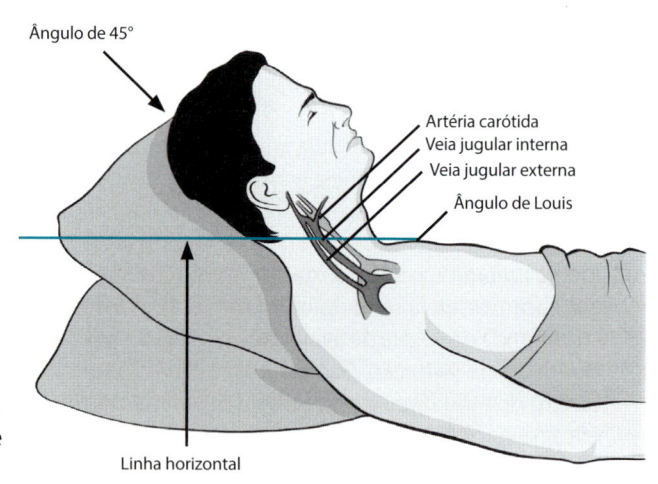

FIG. 9.3 → Avaliação da presença de estase jugular.

da região que apresenta edemas de longa duração tende a ficar marrom, pela estase sanguínea naquele local, que leva a um depósito de hemossiderina na pele (pigmentação formada pela decomposição da hemoglobina) (FIG. 9.4).
→ *Membros*: a avaliação da perfusão periférica (complementada na palpação pelo teste de enchimento capilar) e da coloração das extremidades fornece indícios para a avaliação da função ventricular esquerda e do DC. Em pacientes portadores de coronariopatias, é importante verificar cicatrizes indicadoras de cateterismo cardíaco e, caso o paciente tenha sido submetido a terapia trombolítica, notar a presença de grandes hematomas. Por fim, devido ao fato de a maioria dos pacientes cardiopatas serem considerados de alto risco pela instabilidade hemodinâmica, as condições da rede venosa passam a ser também uma informação prioritária, uma vez que a instalação de dispositivos intravenosos está entre as primeiras ações a serem realizadas pela equipe de enfermagem na admissão desses pacientes.

Dados do exame específico do tórax

→ *Inspeção:* a avaliação do precórdio deve ser feita com o paciente em decúbito dorsal, com o tórax exposto. O examinador sempre deve se posicionar à direita do paciente para a avaliação. Na inspeção, pode-se encontrar o *ictus cordis*, ou choque de ponta, que corresponde ao ponto mais externo do movimento do coração e que resulta do impacto da ponta do coração a cada sístole ventricular. Normalmente, está localizado no quinto espaço intercostal esquerdo, na linha hemiclavicular. Pode haver dificuldade de visualização em mulheres por causa da mama, sendo observado com maior facilidade em indivíduos magros que têm cardiomegalia. Trata-se de um dado mais facilmente verificado mediante palpação.

Além do *ictus cordis,* pode-se também encontrar, à inspeção do tórax, o levantamento sistólico do precórdio, que ocorre na hipertrofia do ventrículo direito, cuja

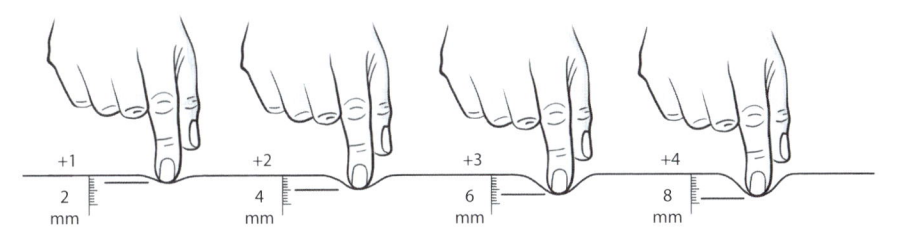

FIG. 9.4 → Avaliação de edema em membros inferiores.
Fonte: Adaptada de Potter e Weilitz.[3]

sístole provoca uma movimentação visível de uma grande área da região paraesternal esquerda. Pulsações epigástricas e supraesternais são frequentemente visualizadas em indivíduos normais. No entanto, quando muito acentuadas, podem representar hipertrofia ventricular direita (se epigástricas) ou, na região supraesternal, indicam a possibilidade de hipertensão arterial, aneurisma da aorta ou síndrome hipercinética.

> A posição lateral esquerda acentua os movimentos precordiais e certos ritmos cardíacos.

→ *Palpação:* a palpação do precórdio pode ser feita juntamente com a inspeção, a fim de determinar a presença de pulsações normais e anormais. Quando o *ictus cordis* não pode ser visualizado na inspeção, é possível localizá-lo por meio da palpação. Ele deve ser procurado no quinto espaço intercostal, na linha hemiclavicular esquerda e pode ser medido por meio das polpas digitais que localizam o choque de ponta (**FIG. 9.5A** e **B**). A posição lateral esquerda também pode ser usada, pois permite que o coração se desloque para mais próximo da parede torácica. Essa posição acentua os movimentos precordiais e certos ritmos cardíacos.

O *ictus cordis* pode estar deslocado para cima, quando há elevação do diafragma (ascite, gravidez), ou para baixo, quando há rebaixamento (enfisema, pneumotórax). Muitos processos cardíacos alteram o local do choque de ponta, ao levarem ao aumento global ou parcial do órgão. Assim, nas hipertrofias e dilatações do ventrículo esquerdo, o *ictus* pode estar mais desviado para baixo, enquanto nas doenças que acometem o ventrículo direito ele tende a pronunciar-se mais para fora da linha hemiclavicular do que para baixo.

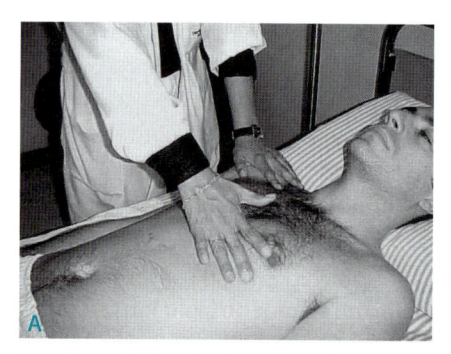

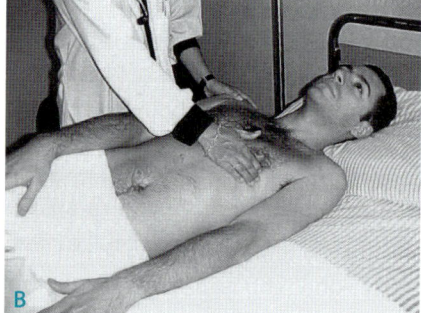

FIG. 9.5 → Palpação do *ictus cordis*.

Na palpação do precórdio (FIG. 9.6), pode-se verificar, ainda, a presença de frêmitos, que representam o fluxo turbulento de sangue pelas valvas cardíacas. Os frêmitos são percebidos como vibrações finas, semelhantes às vibrações observadas na "garganta de um gato miando". Eles são a tradução palpável dos sopros cardíacos. A pesquisa dos frêmitos deve ser feita com a mão espalmada sobre o precórdio, usando, de preferência, a palma da mão para melhor sentir as vibrações. A presença do levantamento sistólico do precórdio e de pulsações epigástricas ou supraesternais é confirmada na palpação, que permite uma avaliação mais precisa de sua intensidade.

→ *Ausculta:* é o método semiológico que oferece informações valiosas acerca dos sons cardíacos. A ausculta do coração deve ser realizada com o paciente relaxado e com o precórdio descoberto (FIGS. 9.7 e 9.8). Classicamente, a ausculta cardíaca é realizada em pontos do tórax nos quais é captado o ruído

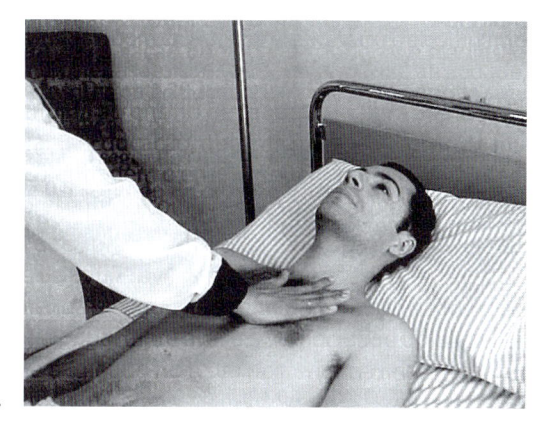

FIG. 9.6 → Palpação do precórdio.

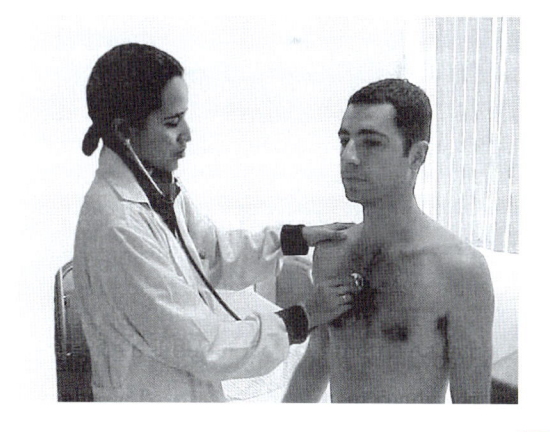

FIG. 9.7 → Ausculta cardíaca.

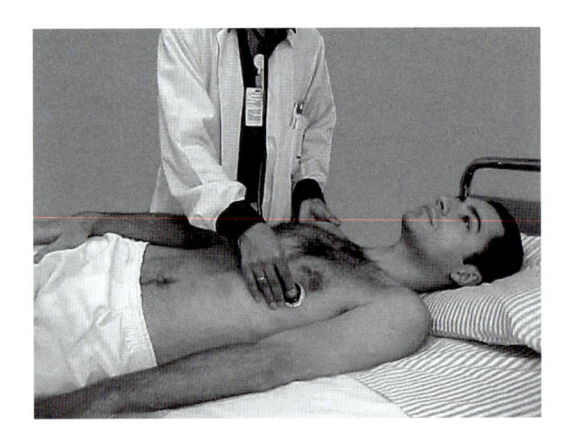

FIG. 9.8 → Ausculta cardíaca.

do fechamento das valvas. Deve-se dar especial atenção às áreas onde a audibilidade for melhor, apesar de não corresponderem à região onde se localizam anatomicamente as valvas. Essas áreas, chamadas de focos de ausculta, são: o *foco mitral*, que corresponde ao choque de ponta e está localizado no cruzamento do quinto espaço intercostal esquerdo com a linha hemiclavicular; o *foco tricúspide*, localizado à esquerda da base do apêndice xifoide; o *foco aórtico*, que fica no segundo espaço intercostal à direita, junto ao esterno; e o *foco pulmonar*, no segundo espaço intercostal à esquerda, junto ao esterno (**FIG. 9.9**).

Nos focos de ausculta, deve-se avaliar as bulhas cardíacas quanto a ritmicidade, fonese, quantidade e presença de sopros. Normalmente, ausculta-se duas bulhas cardíacas (primeira e segunda). A primeira bulha cardíaca (B1) está ligada ao

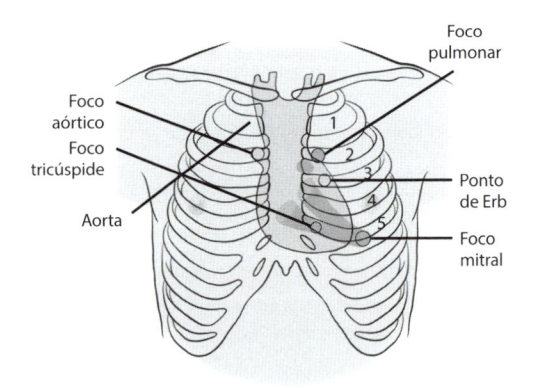

FIG. 9.9 → Focos de ausculta cardíaca.
Fonte: Adaptada de Jarvis.[4]

Anamnese e Exame Físico

fechamento das valvas mitral e tricúspide (valvas atrioventriculares [AVs]). Ela marca o início da sístole (contração ventricular). É mais audível com o diafragma do estetoscópio colocado sobre o ápice do coração (foco mitral) e no foco tricúspide. Ainda que o fechamento das valvas mitral e tricúspide seja ouvido como um único ruído, o fechamento da válvula mitral ocorre uma fração de segundo antes. A intensidade da B1 pode variar em certos distúrbios patológicos.

A segunda bulha (B2) guarda uma relação com o fechamento das valvas pulmonar e aórtica (semilunares), sendo mais audível com o diafragma do estetoscópio colocado sobre a base do coração, no segundo espaço intercostal direito, na região paraesternal (foco aórtico). Ela marca o final da sístole e o início da diástole (enchimento ventricular). Na base do coração, a B2 normal sempre é mais alta do que a B1, ao passo que ambas as bulhas, de regra, têm intensidade quase idêntica na altura da borda esternal esquerda, sobre o ponto de Erb, que se situa no terceiro espaço intercostal esquerdo paraesternal. Geralmente, a B1 é a mais intensa das duas bulhas no ápice e ocorre logo após o pulso carotídeo, ou juntamente com ele. Foneticamente, as bulhas cardíacas são consideradas como "tum-tá". A B1 corresponde ao "tum", e a B2, ao "tá" (FIG. 9.9).

O desdobramento fisiológico (normal) da B2 ocorre durante a inspiração e em decorrência do fechamento retardado da valva pulmonar. Ambos os componentes, aórtico e pulmonar, da B2 (A2 e P2) podem ser ouvidos. A inspiração cria uma pressão negativa dentro da cavidade torácica, fazendo retornar o sangue da periferia para o lado direito do coração. Por causa desse aumento transitório do retorno venoso, o volume ventricular direito aumenta e o esvaziamento é postergado, o que retarda o fechamento da valva pulmonar. A "segunda bulha desdobrada" é mais audível no foco pulmonar. Os dois componentes da B2 ocorrem tão próximos um do outro que a pausa entre eles produz um hiato fonético semelhante ao som "pl" da palavra *split*.

Em alguns casos pode-se auscultar a terceira e a quarta bulha. A terceira bulha ocorre durante a fase de enchimento rápido, após a abertura das valvas AVs. Pode originar-se em condições hemodinâmicas que aumentam o fluxo de sangue durante a fase de enchimento rápido, como na hipervolemia, ou em condições que causam desaceleração do sangue de forma abrupta, como na diminuição da complacência ventricular. A quarta bulha ocorre no fim da diástole e é provocada pelo enchimento ventricular aumentado durante a contração atrial em indivíduos com diminuição da complacência ventricular.

Além da quantidade de bulhas, deve-se avaliar sua ritmicidade, fonese e a presença de alterações, como sopros cardíacos. As bulhas são consideradas rítmicas quando o examinador consegue ouvi-las no mesmo intervalo de tempo e arrítmicas quando os intervalos não são idênticos. A fonese das bulhas está relacionada a quanto estão audíveis; o normal é que elas sejam normofonéticas, mas também se pode encontrá-las hipofonéticas (volume mais baixo) ou hiperfonéticas (volume mais alto). O sopro cardíaco é uma das alterações que podem ser encontradas na ausculta cardíaca. A presença do sopro indica que uma ou mais valvas cardíacas não estão funcionando adequadamente. O sopro cardíaco pode ser classificado como sistólico, quando o som anormal é auscultado entre a primeira e a segunda bulha, e/ou diastólico, quando o som anormal é auscultado após a segunda bulha.

Outro som anormal que pode ser auscultado é o atrito pericárdico, que se origina do movimento das adesões inflamatórias entre as lâminas do pericárdio (visceral e parietal). Tem como característica um som rangente, assemelhando-se ao rangido de pedaços de couro friccionados uns contra os outros e de alta tonalidade.

Manifestações cardiovasculares e a Covid-19

A Covid-19 é a doença causada por um novo β-coronavírus, denominado SARS--CoV-2. Estudos demonstram que pacientes considerados como grupo de risco são aqueles com mais de 60 anos, com hipertensão arterial sistêmica, diabetes melito e doenças cardiovasculares, além de outras doenças crônicas.[5] A apresentação da doença se dá por meio de processo inflamatório importante, além de sua característica trombótica, podendo levar o paciente à manifestação de infarto agudo do miocárdio ou a outras tromboses que devem seguir a mesma avaliação semiológica, como já descrito neste capítulo. A lesão miocárdica é uma manifestação que pode estar presente durante a infecção da Covid-19, levando o paciente a um processo infeccioso no miocárdio, gerando uma incapacidade no seu funcionamento em bombear o sangue, devendo este ser avaliado como os mesmos instrumentos semiológicos descritos neste capítulo para pacientes portadores de insuficiência cardíaca, como cansaço aos esforços, precordialgia, edemas e outros.

Considerações finais

Deve-se estabelecer um diálogo com o paciente por pelo menos 15 minutos antes do exame sobre assuntos não relacionados à doença ou à internação, sendo recomendável identificar um tema com o qual o paciente não se exalte. É importante estar atento à comunicação não verbal, a gestos adaptadores, pois esses podem intensificar-se com a abordagem de determinados assuntos, como futebol, política, novela, entre outros. Após momentos de relaxamento, deve-se verificar a PA e a frequência cardíaca e, se necessário, fazer o encaminhamento a outros profissionais.

Referências

1. Seidel HM, Ball JW, Dains JE, Benedict GW. Mosby: guia de exame físico. 6. ed. Rio de Janeiro: Elsevier; 2007.
2. New York Heart Association. Diseases of the heart and blood vessels: nomenclature and criteria for diagnosis. 6th ed. Boston: Little Brown; 1964.

3. Potter PA, Weilitz PB. Mosby's pocket guide to health assessment. 3rd ed. St. Louis: Mosby; 1994.
4. Jarvis C. Physical examination and health assessment. Philadelphia: WB Saunders; 1996.
5. Costa IBSS, Bittar CS, Rizk SI, Araújo Filho AE, Santos KAQ, Machado TIV, et al. O Coração e a COVID-19: o que o cardiologista precisa saber. Arq Bras Cardiol. 2020;114(5):805-16.

⇨ Leituras recomendadas

Bickley LS. Bates: propedêutica médica. 12. ed. Rio de Janeiro: Guanabara Koogan; 2018.

Dracup K. Meltzer's intensive coronary care: a manual for nurses. 5th ed. London: Prentice Hall; 1995.

Evans MJ. Cardiovascular nursing. 2nd ed. Pennsylvania: Springhouse; 1995.

Gabriel SA, Serafim PH, Freitas CEM, Tristão CK, Taniguchi RS, Beteli CB, et al. Doença arterial obstrutiva periférica e índice tornozelo--braço em pacientes submetidos à angiografia coronariana. Rev Bras Cir Cardiovasc. 2007;22(1):49-59.

Giollo Júnior LT, Martin JFV. Índice tornozelo-braquial no diagnóstico da doença aterosclerótica carotídea. Rev Bras Hipertens. 2010;17(2):117-18.

Korolishin TMO. Instant nursing assessment: cardiovascular. Albany: Delmar; 1996.

Lopes JL, Tashima RT, Ferreira FG. Exame clínico do sistema cardiovascular. In: Palomo JSH, organizador. Enfermagem em cardiologia: cuidados avançados. São Paulo: Manole; 2007. p. 287-318.

McCracken T, Walker R. Atlas do corpo humano. São Paulo: Agora; 2001.

Mota DDCF, Pimenta CAM, Fitch MI. Pictograma de fadiga: uma alternativa para avaliação da intensidade e impacto da fadiga. Rev Esc Enferm USP. 2009;43:1080-7.

Porto CC, Porto AL, editores. Exame clínico. 8. ed. Rio de Janeiro: Guanabara Koogan; 2017.

Porto CC, Porto AL, editores. Semiologia médica. 8. ed. Rio de Janeiro: Guanabara Koogan; 2019.

Presti C, Miranda Junior F, Casella I, Luccia N, Covre MR. Doença arterial periférica obstrutiva de membros inferiores: diagnóstico e tratamento. São Paulo: SBACV; 2015.

Quilici AP, Bento AM, Ferreira FG, Cardoso LF, Moreira RSL, Silva SC. Enfermagem em cardiologia. 2. ed. São Paulo: Atheneu; 2014.

Rooke TW, Hirsch AT, Misra S, Sidawy NA, Beckman JA, Findeiss LK, et al. 2011 ACCF/AHA focused update of the guideline for the management of patients with peripheral artery disease (updating the 2005 guideline): a report of the American College of Cardiology Foundation/American Heart Association Task Force on Practice Guidelines. J Am Coll Cardiol. 2011;58(19):2020-45.

Serrano Junior CV, Timerman A, Stefanini E, editores. Tratado de cardiologia SOCESP. 2. ed. Barueri: Manole; 2010.

Sociedade Brasileira de Hipertensão. I Diretriz Brasileira de diagnóstico e tratamento da síndrome metabólica. Arq Bras Cardiol. 2005;84(Suppl 1):3-28.

Wang, J, Thornton JC, Bari S, Williamson B, Gallagher D, Heymsfield SB, et al. Comparisons of waist circumferences measured at 4 sides. Am J Clin Nutr. 2003;77(2):379-84.

10

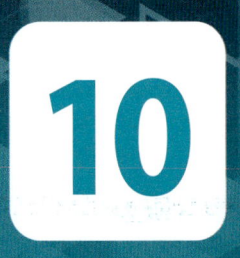

Exame do tórax: aparelho respiratório

Ana Rita de Cássia Bettencourt // Patricia Rezende do Prado // Sandra Salloum Zeitoun // André Luiz Leite

O sistema respiratório tem como principal função a promoção das trocas gasosas. É responsável pelo transporte de ar do ambiente para os alvéolos pulmonares, onde ocorre a extração de oxigênio e a liberação de dióxido de carbono (CO_2). Esse sistema compreende as vias aéreas superiores e inferiores.

As vias aéreas superiores são formadas pelas fossas nasais, nasofaringe, orofaringe, laringofaringe e laringe. Suas funções são a condução do ar para as vias aéreas inferiores, a proteção contra corpos estranhos, além de aquecimento, filtração e umidificação do ar inspirado.

As vias aéreas inferiores são formadas por traqueia, brônquios, bronquíolos e alvéolos. Suas funções são a condução (zona condutora composta por traqueia, brônquios e bronquíolos membranosos) e a troca gasosa (zona de transição composta por bronquíolos respiratórios e ductos alveolares com funções de condução e troca gasosa, e zona respiratória com função de troca gasosa, sendo composta por alvéolos).

A traqueia possui aproximadamente 15 a 20 cm de comprimento e 2 cm de diâmetro, subdividindo-se em brônquios principais direito e esquerdo, que rapidamente se dividem em brônquios segmentares e subsegmentares. O segmento final das vias aéreas são os bronquíolos terminais, que se ramificam em 2 ou 4 bronquíolos respiratórios, antes de entrar nos ductos alveolares. Os bronquíolos respiratórios têm a função primária de condução de ar, sendo responsáveis por mínima troca gasosa. Os ácinos são as unidades funcionais dos pulmões, incluindo todas as estruturas, desde os bronquíolos respiratórios até os alvéolos. Os alvéolos são irrigados por capilares pré-pulmonares, com fluxo sanguíneo procedente do ventrículo direito. Sua principal função é promover as trocas gasosas.

Os enfermeiros contribuem significativamente para o tratamento de pacientes/clientes com problemas respiratórios, mediante a realização da anamnese e do exame físico do tórax. A coleta de dados da anamnese deve anteceder o exame físico, pois isso ajuda a identificar a queixa principal durante o processo de entrevista. Essa avaliação propicia estabelecer uma base de informações, além de garantir uma estrutura para a detecção de algumas alterações na condição respiratória do paciente. Como o enfermeiro está mais próximo do paciente, é ele quem, com frequência, detecta mudanças clínicas.

> A coleta de dados da anamnese deve anteceder o exame físico, pois isso ajuda a identificar a queixa principal durante o processo de entrevista.

⇒ Anamnese do aparelho respiratório

Na anamnese, obtêm-se informações subjetivas e, no exame físico, informações objetivas sobre o estado de saúde de um indivíduo. A anamnese respiratória tem por objetivo coletar informações sobre as condições atuais do paciente e seus problemas respiratórios progressivos. O entrevistador deve concentrar-se nas manifestações clínicas da queixa, na história patológica pregressa, familiar e em outros dados psicossociais.

Como se viu no Capítulo 4, as perguntas devem ser formuladas usando-se frases curtas, simples e de fácil compreensão. A história respiratória deve ser detalhada e fornecer pistas valiosas quanto aos sintomas do paciente e ao grau de disfunção respiratória, bem como quanto à compreensão do paciente e da família sobre a situação e possibilidade de controle; deve-se verificar também a capacidade do paciente de lidar com os sintomas e com o tratamento. Algumas questões são fundamentais para que se possam avaliar os sintomas respiratórios. Dentre elas, podem-se citar:

→ Quando e em que situações os sintomas ocorrem com maior frequência?
→ O aparecimento é gradual ou súbito?
→ Há quanto tempo ocorrem?
→ O que os alivia?

As queixas respiratórias mais comuns são dispneia, tosse, expectoração, hemoptise, dor torácica e rouquidão.

Dispneia

> Os pacientes definem a dispneia como falta de ar, sufocação, aperto no peito, perda de fôlego ou respiração curta.

Dispneia significa dificuldade respiratória, falta de ar. É um sintoma comum que afeta 7% dos pacientes em salas de emergência e até 60% daqueles em atendimento pneumológico ambulatorial. Reflete a avaliação do paciente sobre seu grau de trabalho respiratório relacionado a uma tarefa e/ou a determinado esforço. Os pacientes definem a dispneia como falta de ar, sufocação, aperto no peito, perda de fôlego ou respiração curta. O sinal objetivo da dispneia é a utilização da musculatura acessória (músculos esternoclidomastóideos, escalenos e trapézio), a retração das fossas supraesternal (fúrcula) e supraclavicular e o batimento das asas do nariz.

As principais causas estão relacionadas a problemas do sistema respiratório (controle central da respiração, vias aéreas, troca gasosa) e ao sistema cardiovascular (cardiopatias, arritmias); há também causas mistas (cardíacas e pulmonares) e outras causas, como anemia, doença da tireoide, má condição física (descondicionamento muscular), causas psicológicas (ansiedade), entre outras.

Estados de ansiedade, depressão e alta emotividade podem levar a queixas como "fôlego curto" e "o ar não entra até o fim", e à hiperventilação. Essa condição é denominada de falta de ar psicogênica.

O entrevistador deve perguntar ao paciente se a dispneia surge quando ele se movimenta, quando está em repouso ou quando realiza atividade física (leve/moderada), se ocorre quando se deita (ortopneia), se é constante, se o acorda à noite (dispneia paroxística noturna – DPN) e se existem outros sinais e/ou sintomas que ocorrem com a dispneia (dor, tontura, tosse, aperto no peito, sudorese).

Deve ser descrita toda a evolução da dispneia, incluindo fatores de exacerbação, duração dos episódios e medidas de alívio. A dispneia súbita, sem causa aparente, pode advir de pneumotórax espontâneo, embolia pulmonar ou infarto do miocárdio e pode ser classificada em dispneia aos grandes, médios ou pequenos esforços.

Tosse

A tosse é uma resposta reflexa a estímulos irritantes na laringe, na traqueia ou nos brônquios. Esses estímulos podem ser decorrentes de processos inflamatórios (hiperemia, edema e secreções), mecânicos (poeira, corpo estranho), químicos (gases irritantes) e térmicos (ar quente ou frio demais). É importante saber há quanto tempo a tosse iniciou, a frequência, a intensidade, se possui relação com a época do ano ou período do dia/noite, se é dolorosa, se é seca ou produtiva, se o paciente consegue aliviá-la e, em caso afirmativo, de que forma obtém o alívio. A tosse produtiva visa a eliminar as secreções que se acumulam em muitas alterações pulmonares. A tosse seca é um fenômeno irritativo cujo estímulo pode ser mecânico ou químico.

Expectoração

Quanto à expectoração, a árvore traqueobrônquica normalmente produz cerca de 100 mL diários de muco, que fluem das pequenas vias aéreas para as grandes, por meio de estruturas minúsculas e digitiformes denominadas cílios. Quando atingem a traqueia, tendem a misturar-se com a saliva, sendo deglutidos como parte do mecanismo normal de depuração. O escarro é a substância expelida pela tosse.

Doenças do sistema respiratório em geral resultam na produção de escarro. Devem-se investigar suas características quanto à coloração (claro, amarelo, verde, ferruginoso, róseo, sanguinolento), odor, qualidade (aquoso, mucoide, espumoso, espesso) e quantidade (colher de chá, de sopa ou xícara). As modificações de tais características são dados importantes, assim como seu início, frequência e sua relação com a posição (deitado, decúbito lateral).

É importante perguntar se há presença de sangue no escarro. A quantidade de sangue deve ser avaliada, verificando-se se há estrias ou pontos, muco tingido ou sangue puro. Deve-se tentar determinar se o sangue está associado à produção de escarro, como ocorre geralmente na bronquite e na pneumonia, ou se é isolado, como ocorre na embolia pulmonar. Recomenda-se verificar se o escarro não é uma secreção proveniente da região oral ou nasofaríngea (sinusite).

Hemoptise

A hemoptise corresponde à expectoração de sangue pela boca proveniente da ruptura dos vasos brônquicos (hemorragia brônquica) ou dos capilares, ou da transudação de sangue (hemorragia alveolar). As principais causas são bronquiectasias, neoplasias e tuberculose. Deve-se diferenciar das hemorragias das vias aéreas superiores (rinorragias ou epistaxe) e da hematêmese (sangramento proveniente do estômago que geralmente apresenta aspecto de borra de café e não é arejado). Também é preciso investigar se ocorreu como resultado de tosse forçada, além da frequência e da quantidade da expectoração; também se está relacionada a esforços ou se ocorre mesmo em repouso. O sangue proveniente dos pulmões, em geral, é vermelho-vivo, com algumas porções espumosas. Contudo, se estiver no pulmão por tempo prolongado, pode se tornar vermelho-escuro ou acastanhado.

Dor torácica

A dor torácica pode estar associada a problemas pulmonares ou cardíacos, e a diferenciação entre essas duas causas é muito importante.

O parênquima pulmonar, as vias respiratórias e a pleura visceral são inervadas por filetes sensitivos, mas não transmitem sensações dolorosas para o cérebro. Quando elas ocorrem, podem estar relacionadas à pleura parietal, às vias aéreas, à parede torácica, ao diafragma ou a estruturas mediastinais. Em geral, a dor de origem pulmonar manifesta-se por uma queimação constante e persistente (retroesternal), ou de forma aguda, com uma pontada que se acentua com o movimento e a inspiração profunda (dor pleurítica). Ela também pode originar-se nas partes ósseas e cartilagíneas do tórax. A localização, a duração, a intensidade e o tipo de dor são dados importantes a serem pesquisados. Deve-se questionar a existência de outros sintomas, como febre, tosse e expectoração (que podem indicar pneumonia ou perda de peso), fadiga e tosse persistente (que podem indicar tuberculose ou neoplasia) ou, ainda, situações relacionadas a dor torácica, como pós-operatório imediato ou tardio de cirurgia de grande porte (que pode indicar embolia pulmonar).

Rouquidão

A rouquidão em geral é resultante de alterações da laringe e das cordas vocais. Contudo, pode ser proveniente, também, de tumor pulmonar ou de aneurisma da aorta, que lesionam o nervo laríngeo recorrente, ocasionando paralisia da corda vocal.

> São extremamente importantes informações relativas às doenças comuns da infância, doenças respiratórias pregressas, alergias e imunizações.

É importante, também, reunir dados sobre a **história clínica anterior ou pregressa**, que se refere aos dados clínicos do paciente e de seus familiares, em relação ao sistema respiratório superior e inferior. Devem-se avaliar as alterações dos sintomas respiratórios dos pacientes crônicos (como tosse, dispneia e produção de escarro). São extremamente importantes informações relativas às doenças comuns da infância, doenças respiratórias pregressas (tuberculose, bronquite, asma, pneumonia, infecções de vias superiores), alergias (alimentos, medicamentos, pólen, fumaça, gases, poeira, pelo de animais, mofo, cheiros fortes) e imunizações (contra pneumonia e influenza). O paciente deve ser questionado também quanto a internações, tratamentos prévios (medicações) e visitas ao pronto-socorro por problemas respiratórios.

A **história familiar** de doenças respiratórias é outro dado que deve ser investigado. Os membros da família que apresentam asma, fibrose cística, doença pulmonar obstrutiva crônica (DPOC), câncer de pulmão, infecções respiratórias e tuberculose devem ser identificados, devido à transmissão genética ou infecciosa. É preciso pesquisar também a presença de familiares tabagistas, pois os produtos de tabaco podem desencadear ou agravar sintomas respiratórios.

Não se deve esquecer a **história profissional** e o **estilo de vida**, pois as condições respiratórias são afetadas por inúmeros fatores que podem levar a problemas agudos ou afetar a capacidade de adaptação do paciente em relação a problemas crônicos como a DPOC. Alguns agentes ambientais podem contribuir para o quadro respiratório do paciente, como produtos químicos, pó industrial, asbesto, sílica, poeiras, pólen, contato próximo com pombos, periquitos, papagaios, dentre outros, devendo, portanto, ser identificados. É importante perguntar sobre o ambiente de trabalho, o local e as condições ambientais da moradia. Esses dados devem conter o grau e o tempo da exposição a tais fatores.

Os medicamentos em uso devem ser investigados, pois a doença atual pode ser consequência de efeitos colaterais ou de pneumopatia induzida por fármacos. Por exemplo, inibidores da enzima conversora da angiotensina II podem produzir tosse, betabloqueadores não seletivos podem produzir broncospasmo e anti-inflamatórios não esteroides podem provocar pneumonia de hipersensibilidade.

Em relação aos **hábitos**, deve-se investigar a história de consumo de bebidas alcoólicas (fator de risco para determinadas pneumonias) e uso de drogas (*overdose* de heroína causa edema pulmonar).

O tabagismo atualmente não é mais considerado um hábito, e sim uma doença por dependência química catalogada na Classificação Internacional de Doenças (CID-10), versão 10, F17.[1] A história de tabagismo é fundamental, pois é a principal causa de câncer de pulmão, enfisema e bronquite crônica. Deve ser investigado o início do tabagismo (com quantos anos iniciou), o número aproximado de cigarros ou charutos que fuma por dia, o grau de dependência e, no caso de ter cessado o tabagismo, há quanto tempo. A resposta a essas perguntas geralmente é descrita em termos de anos/maços ou maços/ano. Para o cálculo da carga tabágica, multiplique o número de cigarros fumados por dia pelo tempo de tabagismo em anos e divida por 20 (número de cigarros em um maço). Tomemos, como exemplo, um indivíduo que fuma, há 20 anos, 40 cigarros por dia: (40 cigarros × 20 anos)/20 (cigarros em um maço) = 40 maços/ano ou anos/maços de história de tabagismo.

As doenças respiratórias crônicas determinam redução da capacidade pulmonar e maior carga de trabalho para os pulmões e para o sistema cardiovascular. À medida que as reservas proteicas são depletadas, ocorre perda de peso, que pode ser acompanhada de anorexia induzida por medicamentos e pelo cansaço resultante do maior trabalho ligado à respiração. O paciente pode não ter energia suficiente para consumir as calorias necessárias para manter o peso corporal. Outros sintomas relacionados ao sistema respiratório devem ser observados, como febre, rouquidão, sudorese noturna, anorexia, perda de peso, edema, resfriados, secreção nasal, epistaxe, dor e edema dos seios da face e cefaleia causada por sinusite.

→ Exame físico

O exame físico deve ser realizado após a entrevista. As técnicas de inspeção, palpação, percussão e ausculta são empregadas (TAB. 10.1). Ao realizar o exame, é

TABELA 10.1 → **Principais situações encontradas no exame pulmonar**

SITUAÇÃO	CAUSAS	INSPEÇÃO ESTÁTICA	INSPEÇÃO DINÂMICA	PALPAÇÃO	PERCUSSÃO	AUSCULTA
Condensação	Pneumonia, infarto e tuberculose	–	↓expansão	↓expansão ↑FTV	Submacicez ou macicez	Crepitações ↑broncofonia pectoriloquia
Cavidade ou caverna pulmonar	Tuberculose, abscessos, neoplasias e micoses	↑FTV	↓expansão	↓expansão, timpanismo	Claro pulmonar, ou submacicez	Crepitações ↑broncofonia pectoriloquia
Atelectasia (obstrução brônquica)	Neoplasias, corpos estranhos	Retração	↓expansão tiragem	↓ ou ausência de expansão, FTV ↓ ou abolido	Submacicez ou macicez	Ausência de MV↓ broncofonia
Derrame pleural	Pleurites, pneumonias, neoplasias, colagenoses, síndrome nefrótica e ICC	Abaulamento	↓expansão	↓expansão, FTV abolido	Macicez	Ausência de MV egofonia
Pneumotórax	Lesão traumática, ruptura de bolha, lesão de parênquima (TB, pneumoconiose, neoplasias)	Abaulamento	↓expansão	↓expansão, FTV ↓ ou abolido	Timpanismo	MV ↓ ou abolido
Obstrução	Asma brônquica	–	Tiragem Inspiratória	Normal ou FTV ↓	Timpanismo	MV ↓ sibilos
Infecção brônquica	Bronquite aguda ou crônica	–	Expansão normal ou ↓	FTV variável	Variável	Estertores disseminados
Bronquiectasia	Congênita, processos infecciosos (pertússis, sarampo, BCP, TB, pneumonia aspirativa)	–	Expansão normal ou ↓	Expansão normal ou ↓, FTV ↑	Claro pulmonar ou submacicez nas bases	Estertores localizados, roncos e sibilos eventuais
Hiperaeração	Enfisema pulmonar	Tórax em barril	↓ expansão	↓ expansão, FTV ↓	Timpanismo	MV ↓
Congestão passiva	Insuficiência ventricular E	–	Expansão normal	Expansão e FTV normais	Submacicez em bases	Estertores em bases

BCP, broncopneumonia; E, esquerda; FTV, frêmito toracovocal; ICC, insuficiência cardíaca congestiva; MV, murmúrio vesicular; TB, tuberculose.

necessário conhecer os marcos anatômicos das regiões posterior, lateral e anterior do tórax. Para descrever uma anormalidade no tórax, é preciso definir sua localização em duas dimensões ao longo do eixo vertical e em torno da circunferência torácica.

O tórax é um arcabouço osteomuscular que, no adulto, tem forma elíptica, maior no sentido transverso do que no anteroposterior. Para avaliá-lo verticalmente, é necessário numerar as costelas e os espaços intercostais. O ângulo esternal, ou ângulo de Louis, é o melhor parâmetro a ser utilizado. Para localizá-lo, identifique a chanfradura supraesternal (FIG. 10.1) e, a seguir, deslize seu dedo cerca de 5 cm para baixo, até encontrar a saliência óssea que une o manúbrio ao corpo do esterno. Desloque, então, o dedo para o lado, a fim de identificar a segunda cartilagem costal. Deslize o dedo para baixo, seguindo uma linha oblíqua, para identificar as demais costelas e os espaços intercostais.

Somente as sete primeiras cartilagens costais articulam-se com o esterno, enquanto a oitava, a nona e a décima costelas articulam-se com as cartilagens costais superiores. A décima primeira e a décima segunda são denominadas flutuantes e não possuem inserções na região anterior. A extremidade cartilagínea da décima primeira costela é palpada na região lateral, e a da décima segunda, na região posterior. Para localizar os espaços intercostais em mulheres com mamas volumosas, deve-se deslocar a mama lateralmente ou realizar a palpação em uma região mais medial.

Na região posterior (FIG. 10.2), o ponto inicial para a contagem de costelas e espaços intercostais dá-se pela palpação da borda inferior da décima segunda costela,

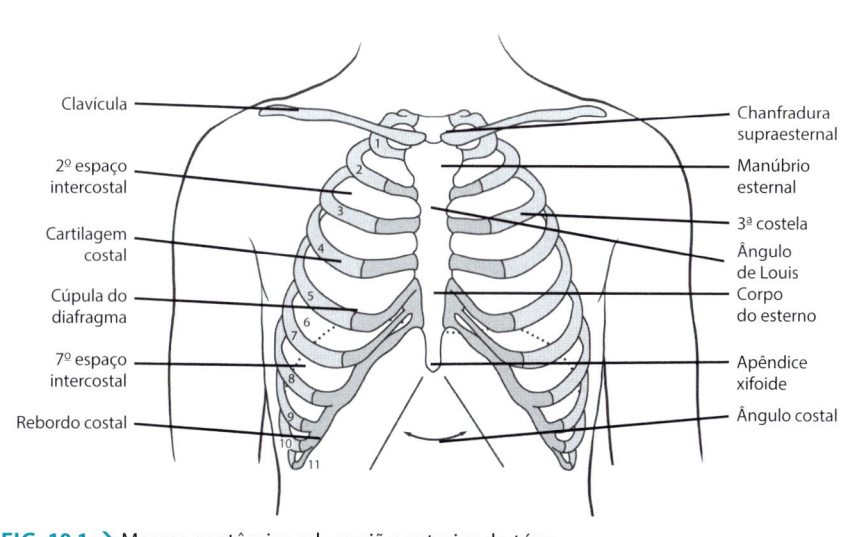

FIG. 10.1 → Marcos anatômicos da região anterior do tórax.

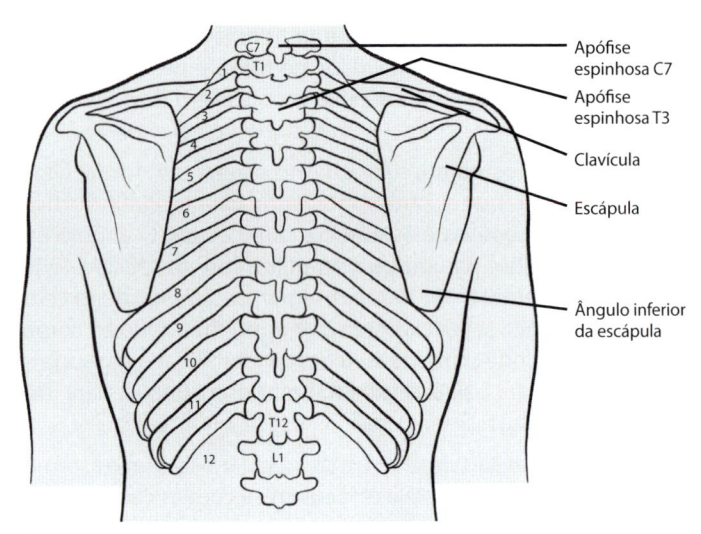

FIG. 10.2 → Marcos anatômicos da região posterior do tórax.

seguindo obliquamente em direção ao ângulo inferior da escápula (que, em geral, está situado ao nível da sétima costela ou do espaço intercostal). Para localizar os achados em torno da circunferência torácica, deve-se utilizar uma série de linhas verticais. As linhas medioesternal e vertebral são precisas, enquanto as demais são estimadas **(FIGS. 10.3 a 10.5)**.

Na região anterior, a linha hemiclavicular tem um trajeto vertical que parte do ponto médio da clavícula e divide o tórax em hemitórax direito e esquerdo. As linhas axilares anterior e posterior partem das pregas axilares anterior e posterior,

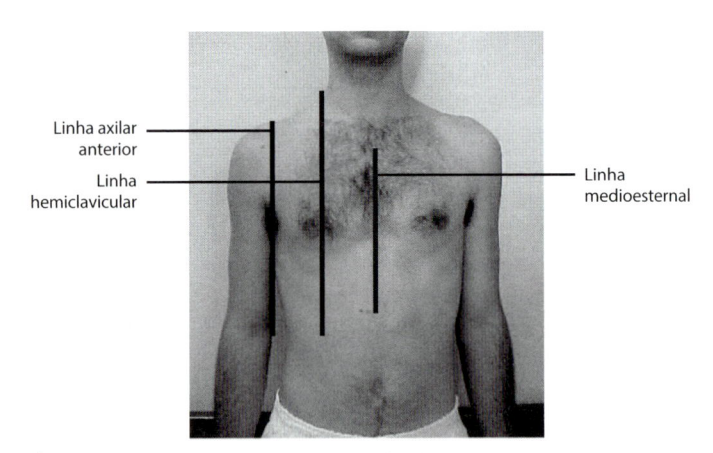

FIG. 10.3 → Linhas verticais na região anterior do tórax.

FIG. 10.4 → Linhas verticais na região lateral do tórax.

FIG. 10.5 → Linhas verticais na região posterior do tórax.

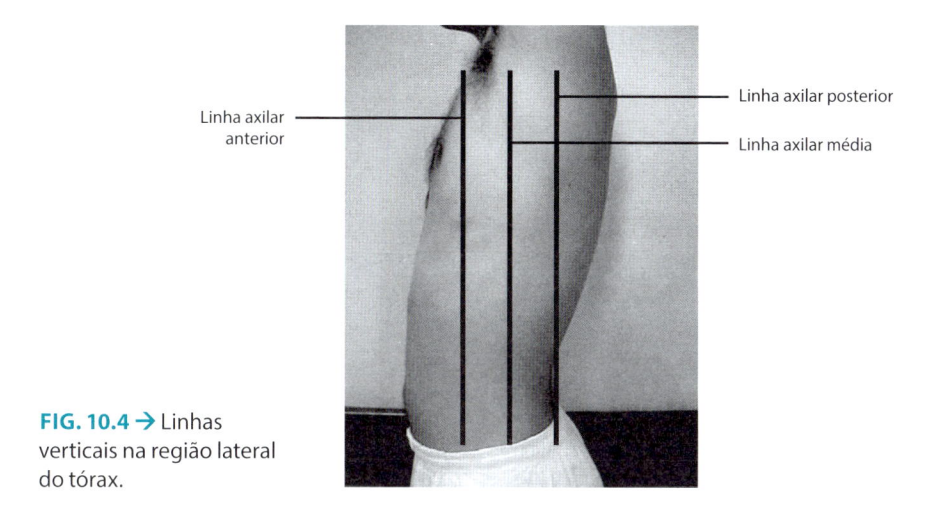

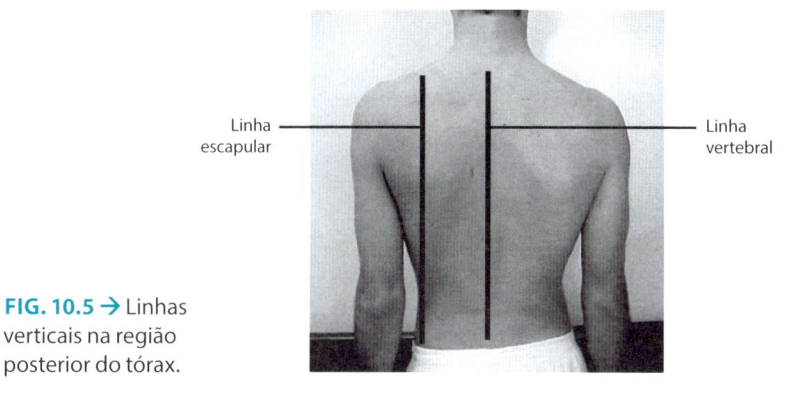

respectivamente (massas musculares que fazem fronteira com a axila), e delimitam a região lateral do tórax. A linha axilar média inicia-se no ponto mais alto da axila. Na região posterior, a linha vertebral acompanha as apófises espinhosas das vértebras, e as linhas escapulares partem do ângulo inferior das escápulas.

Os pulmões são delimitados pelas bordas superior (ápice) e inferior (base). Na região anterior, localiza-se o ápice, cerca de 2 a 4 cm acima do terço interno da clavícula, e a base cruza a sexta costela (linha hemiclavicular) e a oitava costela (linha axilar média). Na região posterior, a base do pulmão localiza-se ao nível da décima apófise espinhosa torácica, sendo que esse nível muda de acordo com a respiração. Cada pulmão é dividido por uma cissura oblíqua ou principal (que divide o pulmão em lobo superior e inferior), linha que parte da terceira apófise espinhosa torácica obliquamente para baixo, em torno do tórax, e que segue até a sexta costela na linha hemiclavicular. O pulmão direito é, ainda, subdividido pela cissura horizontal ou secundária que está localizada na região anterior e possui um trajeto próximo ao da quarta costela, fundindo-se à cissura oblíqua na linha hemiclavicular, próximo à quinta costela. Portanto, o pulmão direito possui três lobos: superior, médio e inferior (FIGS. 10.6 a 10.9).

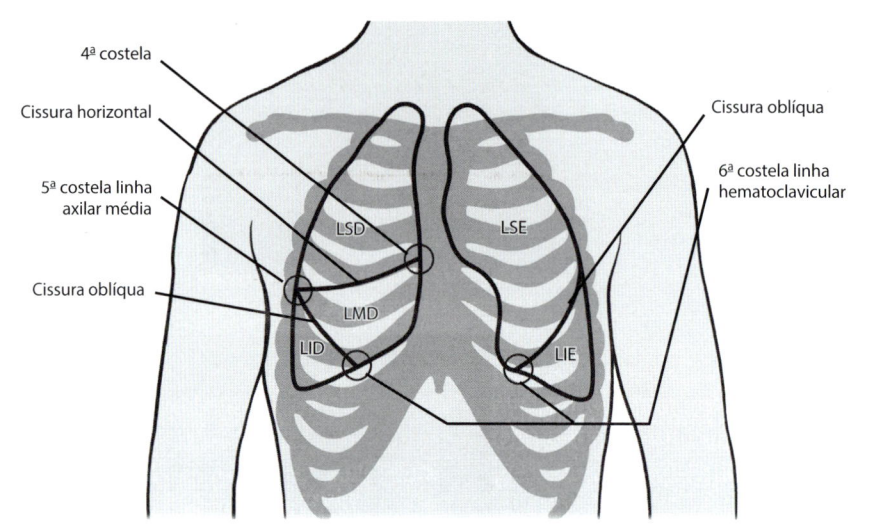

FIG. 10.6 → Localização dos pulmões dentro da caixa torácica: vista anterior.
LID, lobo inferior direito; LIE, lobo inferior esquerdo; LMD, lobo médio direito; LSD, lobo superior direito; LSE, lobo superior esquerdo.

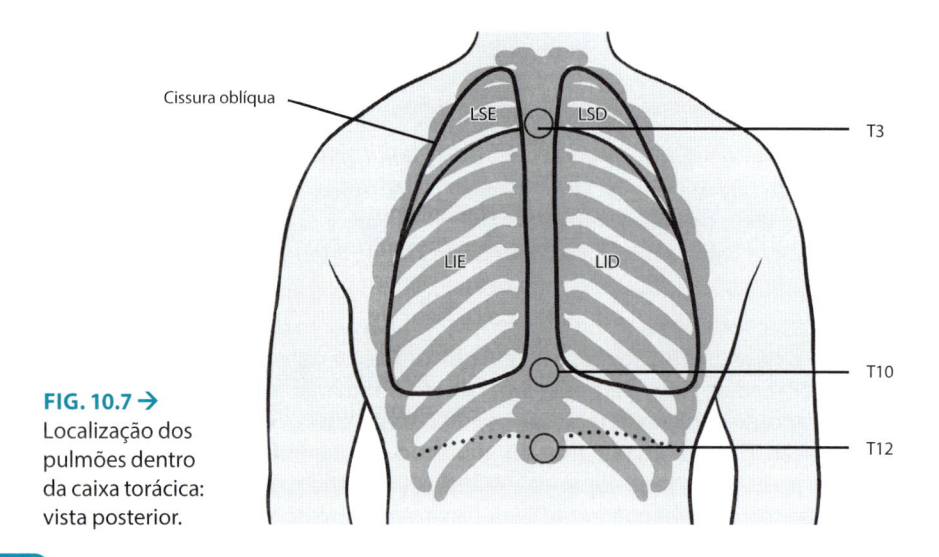

FIG. 10.7 → Localização dos pulmões dentro da caixa torácica: vista posterior.

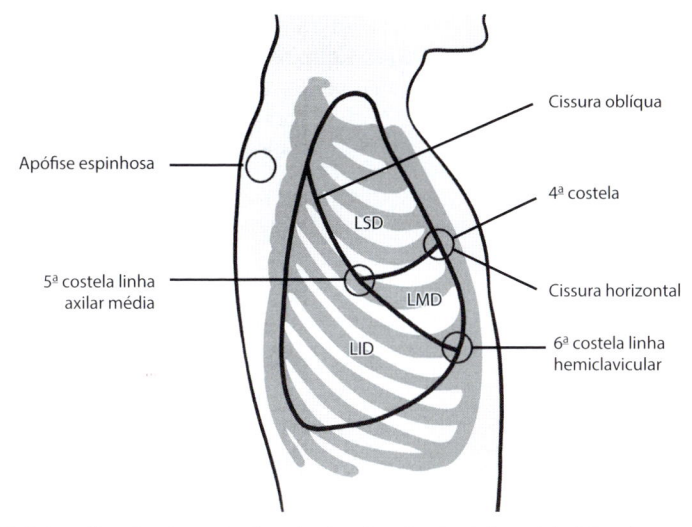

FIG. 10.8 → Localização dos pulmões dentro da caixa torácica: vista lateral.

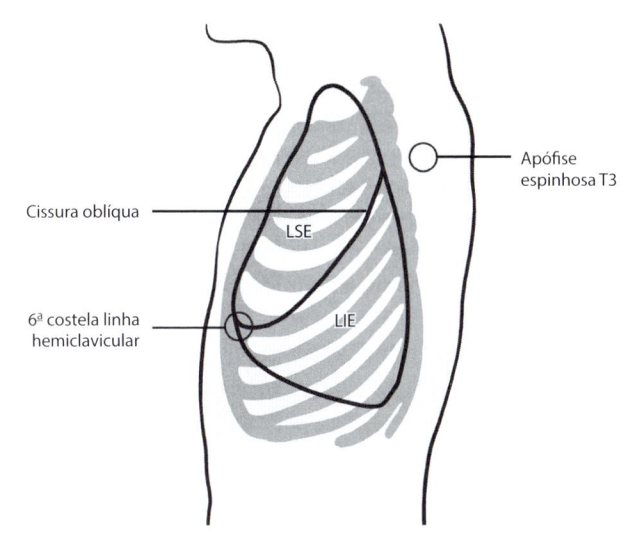

FIG. 10.9 → Localização dos pulmões dentro da caixa torácica: vista lateral.

A traqueia localiza-se na região retroesternal. Sua parte superior encontra-se acima da chanfradura supraesternal e desce até o nível do ângulo esternal, na região anterior, onde se bifurca em brônquios principais direito e esquerdo, e até o nível da quarta apófise espinhosa torácica, na região posterior. A comparação entre os achados de um lado e outro do tórax é fundamental. O exame deve começar do ápice em direção às bases pulmonares e de um hemitórax para o outro, usando como parâmetro de comparação o lado oposto do tórax. Durante sua realização, o paciente deve estar despido até a cintura, de forma que todo o tórax fique exposto. O ambiente deve ser tranquilo e a privacidade deve ser mantida.

No exame do tórax posterior, o paciente deve estar na posição sentada, com os braços cruzados sobre a região anterior e, de preferência, com as mãos nos ombros. Essa posição afasta as escápulas, aumentando a área de acesso aos campos pulmonares. Para o exame da região anterior, o paciente deve estar deitado em decúbito dorsal. Essa posição facilita o exame nas mulheres, pois as mamas são afastadas mais facilmente. O exame da região anterior, em especial a ausculta, pode ser realizado com o paciente na posição sentada.

Inspeção

A inspeção pode ser de dois tipos: estática e dinâmica.

Na **inspeção estática**, o examinador deve observar as condições da pele (coloração, hidratação, cicatrizes, lesões), os pelos e sua distribuição, a presença de circulação colateral, abaulamentos e retrações.

> Cianose é a cor azulada ou arroxeada da pele, das mucosas e do leito ungueal causada por hipoxemia.

Cianose é a cor azulada ou arroxeada da pele, das mucosas e do leito ungueal causada por hipoxemia. Pele, membranas mucosas, conjuntivas, palato mole, lábios e língua devem ser inspecionados para detectar essa condição. Os dedos e as unhas também devem ser inspecionados para detectar baqueteamento e manchas de fumo. Baqueteamento digital é uma anormalidade na qual as falanges distais e as unhas apresentam o formato de bulbo. Ainda que possa ser uma característica genética, geralmente está relacionado a cardiopatias, doenças respiratórias, doenças articulares e cirrose hepática. No baqueteamento, os leitos ungueais perdem sua angulação de 160° entre o eixo da unha e do dedo, e esse ângulo aumenta para 180°. A base do leito ungueal também pode tornar-se amolecida e esponjosa. Com o agravamento do baqueteamento, os dedos adquirem um aspecto bulboso, também conhecido como hipocratismo digital. Ainda não foi identificada a causa fisiológica (**FIG. 10.10**).

→ *Abaulamento* – é o aumento do volume, podendo localizar-se em qualquer região do tórax. O derrame pleural, por exemplo, provoca abaulamento na base do hemitórax correspondente. Aneurisma de aorta pode ser visto na parte anteroposterior como um abaulamento arredondado e pulsátil.

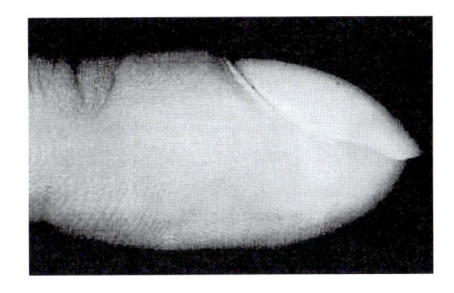

FIG. 10.10 → Baqueteamento digital.
Fonte: Bickley e colaboradores.[2]

→ *Retrações* – dizem respeito à restrição do hemitórax, que também pode localizar-se em qualquer região do tórax. Assim, atelectasias ou lesões fibróticas podem levar à depressão do lobo ou do pulmão correspondente.

A inspeção estática prossegue com a observação da caixa torácica. A forma do tórax apresenta variações em relação à idade, ao sexo e ao biotipo. As alterações no diâmetro anteroposterior ou transverso indicam algumas deformidades torácicas **(FIG. 10.11)**, como apresentado a seguir.

→ *Tórax chato ou plano* – tem como característica o reduzido diâmetro anteroposterior, com sobressalência das escápulas no relevo torácico. É mais comum nos indivíduos longilíneos e em alguns portadores de doença pulmonar crônica.
→ *Tórax em barril ou globoso* – é aquele em que o diâmetro anteroposterior iguala-se ao transversal, sendo frequentemente relacionado a enfisema pulmonar, mas pode, algumas vezes, ser encontrado em idosos que não tenham essa doença.
→ *Tórax em funil ou infundibuliforme (pectus escavatum)* – é uma deformidade na qual o esterno fica deprimido no nível do terço inferior e os órgãos que se situam abaixo dele são comprimidos. O diâmetro anteroposterior está diminuído. Nos casos graves, o esterno pode chegar a tocar a coluna espinal. As causas do tórax em funil incluem raquitismo, síndrome de Marfan e distúrbios congênitos do tecido conectivo.
→ *Peito de pombo (pectus carinatum)* – é o oposto de tórax em funil. O esterno projeta-se para frente, aumentando o diâmetro anteroposterior. As comunicações interatriais ou interventriculares congênitas são as causas mais comuns, mas a asma, o raquitismo, a síndrome de Marfan e a cifoescoliose congênita grave podem contribuir para o peito de pombo.
→ *Tórax em sino ou cônico* – produz um alargamento da porção inferior, como uma boca de sino, comum nas grandes hepatoesplenomegalias e na ascite volumosa.
→ *Tórax cifótico* – consiste na acentuação da curvatura torácica normal. O paciente adota uma postura encurvada ou um aspecto corcunda. As causas incluem

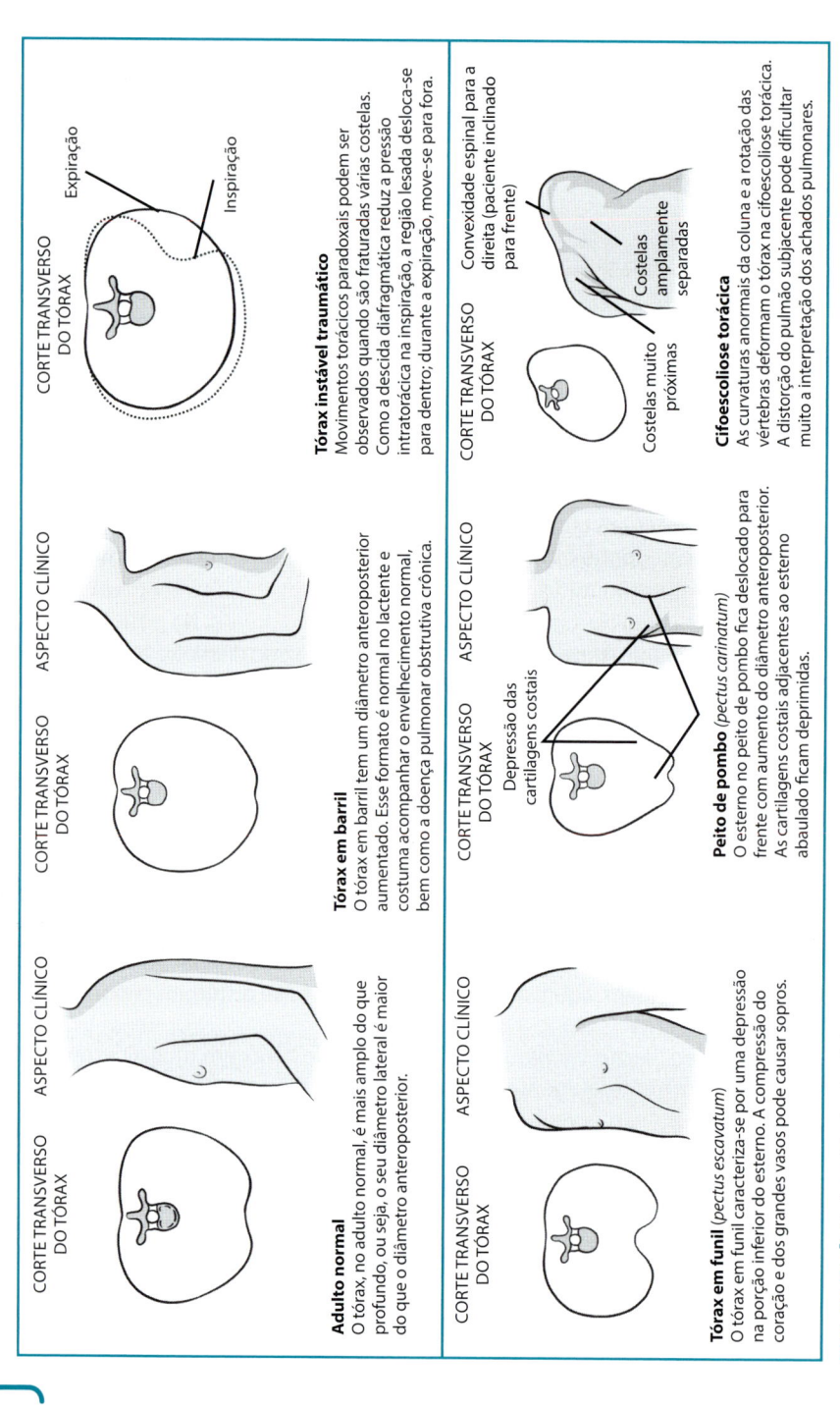

CORTE TRANSVERSO DO TÓRAX	ASPECTO CLÍNICO	CORTE TRANSVERSO DO TÓRAX	ASPECTO CLÍNICO	CORTE TRANSVERSO DO TÓRAX	
Adulto normal O tórax, no adulto normal, é mais amplo do que profundo, ou seja, o seu diâmetro lateral é maior do que o diâmetro anteroposterior.		**Tórax em barril** O tórax em barril tem um diâmetro anteroposterior aumentado. Esse formato é normal no lactente e costuma acompanhar o envelhecimento normal, bem como a doença pulmonar obstrutiva crônica.		**Tórax instável traumático** Movimentos torácicos paradoxais podem ser observados quando são fraturadas várias costelas. Como a descida diafragmática reduz a pressão intratorácica na inspiração, a região lesada desloca-se para dentro; durante a expiração, move-se para fora.	Expiração / Inspiração

CORTE TRANSVERSO DO TÓRAX	ASPECTO CLÍNICO	CORTE TRANSVERSO DO TÓRAX	ASPECTO CLÍNICO	CORTE TRANSVERSO DO TÓRAX	
Tórax em funil (*pectus escavatum*) O tórax em funil caracteriza-se por uma depressão na porção inferior do esterno. A compressão do coração e dos grandes vasos pode causar sopros.		**Peito de pombo** (*pectus carinatum*) O esterno no peito do pombo fica deslocado para frente com aumento do diâmetro anteroposterior. As cartilagens costais adjacentes ao esterno abaulado ficam deprimidas.	Depressão das cartilagens costais	**Cifoescoliose torácica** As curvaturas anormais da coluna e a rotação das vértebras deformam o tórax na cifoescoliose torácica. A distorção do pulmão subjacente pode dificultar muito a interpretação dos achados pulmonares.	Convexidade espinal para a direita (paciente inclinado para frente) / Costelas amplamente separadas / Costelas muito próximas

FIG. 10.11 → Deformidades torácicas.
Fonte: Adaptada de Bickley e colaboradores.[2]

osteoporose secundária ao envelhecimento, tuberculose da coluna, artrite reumatoide e vícios de postura por tempo prolongado.
→ *Tórax cifoescoliótico* – presença de cifose e também do desvio lateral da coluna (escoliose). Os pulmões situados abaixo dessa deformidade ficam distorcidos, tornando difícil a interpretação dos achados.

Na **inspeção dinâmica**, o examinador deve observar a dinâmica respiratória. A movimentação da caixa torácica é observada durante a respiração. A frequência respiratória considerada normal para adultos varia, segundo diversos autores,[3,4] em um intervalo entre 12 e 20 incursões respiratórias por minuto, e a relação entre a inspiração e a expiração normalmente é de 1:2.

> A frequência respiratória considerada normal para adultos varia em um intervalo entre 12 e 20 incursões respiratórias por minuto.

A movimentação respiratória é observada quanto à sua amplitude ou profundidade de expansão e ritmo, podendo alterar-se, o que torna a respiração superficial ou profunda. A respiração torácica ou costal em indivíduos sadios tanto do sexo feminino quanto masculino, em pé ou sentado, é a mais comum. Na posição dorsal, a respiração diafragmática prevalece em ambos os sexos, com destaque para os movimentos da metade superior do abdome e inferior do tórax. O emprego da musculatura acessória, as retrações, a simetria e quaisquer movimentos paradoxais devem ser registrados.

Tórax instável ou traumático é observado na presença de costelas fraturadas, em que se notam movimentos torácicos paradoxais na inspiração (área fraturada desloca-se para dentro) e na expiração (para fora). Ritmo respiratório refere-se à sequência, à forma e à amplitude das incursões respiratórias, que devem ser observadas por um período de tempo. As alterações nesse evento levam a ritmos respiratórios anormais. Uma frequência respiratória anormal pode estar presente nas condições descritas a seguir (FIG. 10.12).

→ *Taquipneia* é a respiração rápida e superficial. Está presente em casos de doenças pulmonares restritivas, dor torácica, distúrbios do diafragma e alcalose metabólica, além de aparecer nos quadros de febre.
→ *Bradipneia* é a respiração lenta e superficial. Ocorre fisiologicamente durante o sono e em atletas. Pode ser secundária ao coma diabético e à depressão do centro respiratório, devido ao aumento da pressão intracraniana e a intoxicações exógenas.
→ *Apneia* é a ausência de movimento respiratório.
→ *Hiperpneia* é a respiração rápida e profunda que é fisiológica após exercício intenso. Pode ser causada, também, por ansiedade, acidose metabólica ou lesões neurológicas.

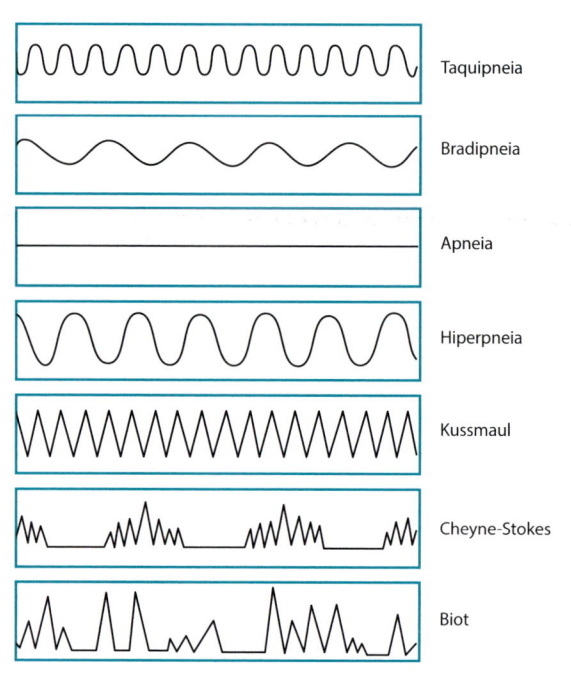

FIG. 10.12 → Anormalidades na frequência e no ritmo respiratórios.

→ *Respiração de Kussmaul* é a respiração profunda; sua frequência pode ser rápida, normal ou lenta. Caracteriza-se por inspirações rápidas e amplas, intercaladas por inspirações rápidas com pouca amplitude e curtos períodos de apneia em inspirações e expirações profundas e ruidosas e períodos de apneia expiratória. Está associada a acidose metabólica, cetoacidose diabética e insuficiência renal com uremia.

→ *Respiração de Cheyne-Stokes*, também chamada de dispneia periódica, corresponde a períodos de respiração lenta e superficial que gradualmente vai se tornando rápida e profunda, alternando períodos de apneia. Essa respiração está associada a uma sensibilidade anormal do centro bulbar, pois o excesso de CO_2 acumulado no período de apneia estimula o centro respiratório a aumentar a amplitude das incursões respiratórias, levando à hipocapnia. Nesse momento, ocorre diminuição do estímulo do centro respiratório e consequente diminuição da profundidade da respiração. Pode ocorrer em recém-nascidos, cujo centro respiratório encontra-se imaturo, ou em pacientes com insuficiência cardíaca grave, acidentes vasculares cerebrais, traumatismos craniencefálicos e intoxicações por barbitúricos ou opiáceos.

→ *Respiração de Biot*, também denominada atáxica, caracteriza-se por ser irregular. As incursões respiratórias podem ser algumas vezes lentas, algumas vezes rápidas, algumas vezes superficiais ou algumas vezes profundas, cessando por curtos períodos, sem relação constante entre os tipos respiratórios. As causas incluem depressão respiratória e lesão cerebral (no nível bulbar).

Outras alterações que podem ser observadas na respiração são:

→ *Platipneia* – dificuldade de respirar na posição ereta, com melhora do ritmo respiratório na posição deitada. Comum na pneumectomia.
→ *Ortopneia* – dificuldade de respirar na posição deitada.
→ *Trepopneia* – situação em que o paciente se sente mais confortável para respirar em decúbito lateral.

Outro fenômeno observável na dinâmica respiratória é a **tiragem intercostal**, fisiologicamente observável em pessoas magras na região infra-axilar. Entretanto, quando existe um obstáculo em uma via aérea dificultando ou impedindo a passagem de ar para um ou ambos os pulmões, ocorre a depressão dos espaços intercostais na parte correspondente do pulmão afetado. A localização da obstrução determina a amplitude da área de tiragem, que pode ser restrita, unilateral ou bilateral.

A **tiragem unilateral** é observada em um hemitórax quando ocorre oclusão de um brônquio principal. É **bilateral** quando a oclusão mecânica está acima da bifurcação traqueal ou nos estreitamentos generalizados de pequenos brônquios, como na asma brônquica.

Palpação

A técnica de palpação é empregada para avaliar os seguintes parâmetros: **traqueia**, **estrutura da parede torácica**, **expansibilidade** e **frêmito**.

→ *Palpação da traqueia*: o examinador posiciona suavemente o dedo da mão em um dos lados da traqueia e observa o espaço entre ele e o esternoclidomastóideo. Os espaços devem ser simétricos em ambos os lados. A traqueia é suavemente deslocada de um lado para outro, ao longo de toda a sua extensão, enquanto o examinador, por meio da palpação, pesquisa massas, crepitações ou desvio da linha média. A traqueia, em geral, apresenta uma discreta mobilidade, retornando rapidamente à linha média após ser deslocada. As massas cervicais e mediastinais, as atelectasias ou pneumotórax de grande volume podem deslocar a traqueia para um dos lados (FIG. 10.13).
→ *Estrutura da parede torácica*: a parede torácica inclui a pele, o tecido subcutâneo, as cartilagens e os ossos. Sua palpação é realizada com a base palmar ou com a face ulnar da mão, que é posicionada contra o tórax do paciente. As anormalidades observadas na inspeção são investigadas mais detalhadamente durante

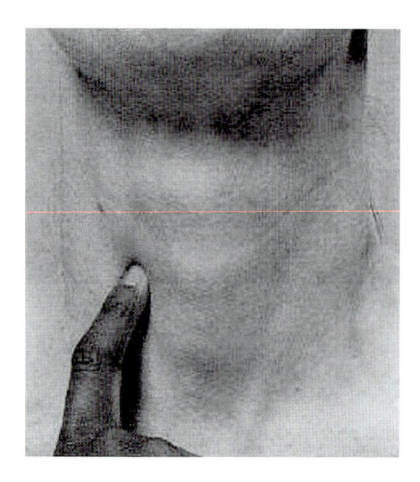

FIG. 10.13 → Palpação da traqueia.
Fonte: Bickley e colaboradores.[2]

a palpação. A combinação dos dois processos de análise é especialmente eficaz na avaliação da simetria e da amplitude dos movimentos respiratórios. Durante a palpação, o examinador avalia a presença de crepitações, dor na parede torácica (áreas hipersensíveis), tônus muscular, presença de massas, edema e frêmito palpável.

→ *Expansibilidade torácica*: para avaliar a **expansibilidade dos ápices**, o examinador se coloca atrás do paciente, posicionando as mãos espalmadas nas regiões dos ápices pulmonares, de tal modo que os polegares se toquem em ângulo quase reto no nível da vértebra proeminente. Os demais dedos permanecem justapostos e semifletidos. Solicita-se que o paciente respire fundo e, enquanto isso, o examinador observa a movimentação simétrica ou não de suas mãos.

Na avaliação da **expansibilidade das bases**, o examinador coloca as mãos espalmadas na face posterior do tórax. Os polegares encontram-se na linha média, na altura das apófises espinhosas da nona ou décima vértebra torácica, enquanto os dedos ficam estendidos e justapostos, procurando envolver o máximo da área correspondente às bases pulmonares. Ao posicionar as mãos, deve-se deslizá-las um pouco para dentro, a fim de fazer uma prega cutânea entre os polegares e a coluna. À medida que o paciente inspira, as mãos do examinador deslocam-se para fora e para cima, simetricamente. Qualquer assimetria pode ser indicativa de um processo patológico na região **(FIG. 10.14)**. Na face anterior do tórax, as mãos devem estar posicionadas margeando as costelas inferiores.

As causas mais comuns de diminuição **unilateral** da expansão torácica incluem doença fibrótica do pulmão ou da pleura subjacente, derrame pleural, pneumotórax, pneumonia lobar, dor pleurítica com defesa associada e obstrução brônquica unilateral. Quanto à diminuição **bilateral nos ápices**, as causas incluem processo

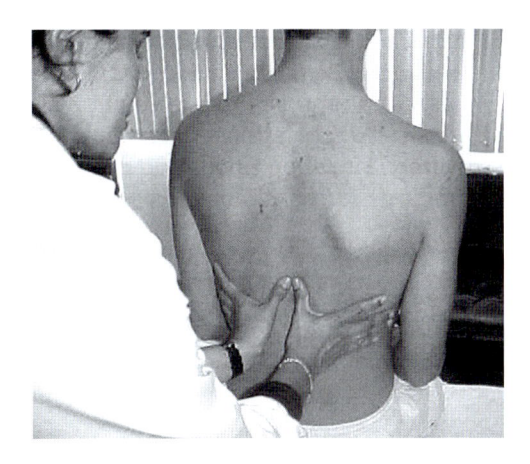

FIG. 10.14 → Avaliação da expansibilidade torácica: vista posterior.

infeccioso ou cicatricial. Diminuição **bilateral basal** pode indicar gravidez, ascite, obesidade grave ou derrame pleural bilateral.

→ *Frêmito toracovocal*: é a transmissão da vibração do movimento do ar através da parede torácica durante a fonação. A palpação deve ser realizada junto à parede posterior do tórax, enquanto o paciente pronuncia palavras que produzem intensa vibração, como "trinta e três", "um, um, um". As vibrações são transmitidas da laringe através das vias aéreas e podem ser palpadas na parede torácica. Deve-se utilizar a parte óssea da palma das mãos e dos dedos ou a superfície ulnar da mão para obter a sensibilidade vibratória dos ossos da mão, a fim de detectar o frêmito. Pode ser utilizada apenas uma das mãos ou ambas, para comparar os lados. Identifique e localize qualquer região com aumento, diminuição ou ausência do frêmito. As regiões para localização do frêmito, posterior e anterior do tórax, são demonstradas nas **FIGS. 10.15** e **10.16**. As vibrações mais fortes são sentidas nas áreas em que existe condensação pulmonar, como em casos de pneumonia.

A redução do frêmito palpável costuma estar associada a anormalidades que afastam o pulmão da parede torácica, como o derrame pleural e o pneumotórax.

→ *Frêmito brônquico*: é provocado pela vibração das secreções nos brônquios de médio e grosso calibre durante a respiração (fase inspiratória e expiratória). Pode desaparecer, diminuir ou mudar de localização com a mobilização das secreções (tosse, mudança de decúbito).

As variações fisiológicas não devem ser esquecidas durante o exame físico. O frêmito, por exemplo, é notado com maior nitidez no ápice direito e na região

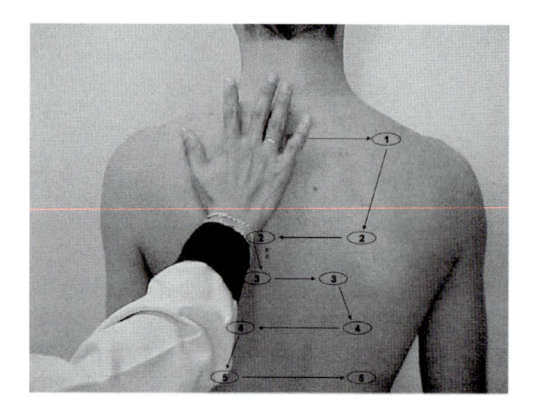

FIG. 10.15 → Regiões para localização do frêmito: vista posterior.

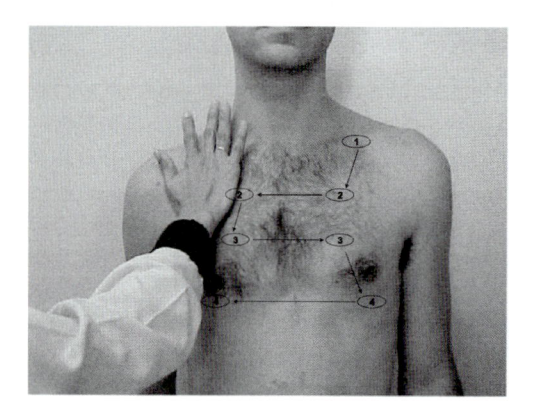

FIG. 10.16 → Regiões para localização do frêmito: vista anterior.

interescapulovertebral direita, pois, nessas áreas, as vibrações chegam à superfície com mais facilidade devido ao menor comprimento do brônquio direito. Fatores extrapulmonares, como parede torácica espessa devido a hipertrofia muscular, aumento do panículo adiposo ou voz débil, também interferem na interpretação do frêmito.

Percussão

Como visto no Capítulo 2, a percussão é uma técnica de avaliação da produção de sons pelo contato da mão com a parede torácica nos espaços intercostais. Esse procedimento ajuda a determinar se os tecidos estão cheios de ar, líquido ou se são sólidos. Realiza-se a percussão dígito-digital do tórax em localizações simétricas, dos ápices em direção às bases; primeiro, em um dos lados do tórax e, em seguida, no outro, no mesmo nível, como mostram os números das **FIGS. 10.17** e **10.18**.

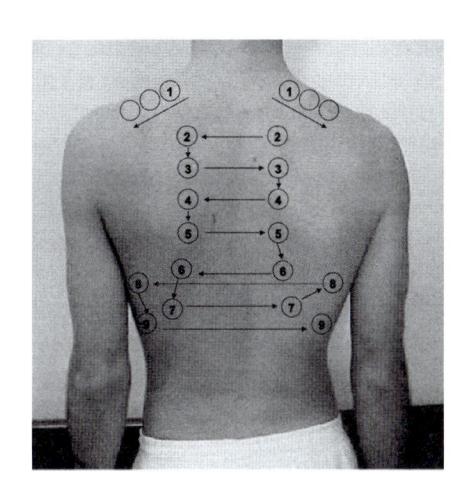

FIG. 10.17 → Regiões para avaliação da percussão: vista posterior.

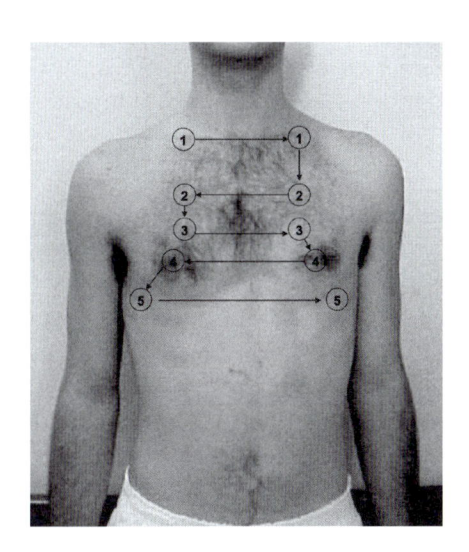

FIG. 10.18 → Regiões para avaliação da percussão: vista anterior.

Os sons encontrados podem ser **claro pulmonar**, **hipersonoro**, **timpânico**, **maciço** e **submaciço**. A força do golpe aplicada na percussão varia de acordo com o tórax do paciente, isto é, magro, musculoso ou obeso. O tecido pulmonar normal apresenta **som ressonante ou claro pulmonar**, com timbre grave e oco. Os **sons hipersonoros** indicam aumento do ar nos pulmões ou no espaço pleural, sendo mais intensos e de timbre mais grave do que o **claro pulmonar**. São encontrados principalmente no pneumotórax e no enfisema pulmonar.

A percussão sobre regiões que apresentam condensação pulmonar resulta em **sons maciços**, como ocorre na pneumonia, no derrame pleural e no tumor. Tanto os **sons maciços** como os **submaciços** indicam diminuição ou inexistência de ar no interior dos alvéolos. Os **sons maciços** são ruídos surdos e secos identificados normalmente sobre a coxa ou as estruturas ósseas. Os **submaciços** são suaves, de alta frequência, como na percussão sobre o fígado. As causas mais comuns de **macicez** e **submacicez** são derrames pleurais, condensação pulmonar e neoplasias, porém todas de grande extensão para serem detectáveis à percussão. O **som timpânico** é oco, semelhante ao rufar de um tambor, e é ouvido durante a percussão do fundo do estômago (espaço de Traube) em caso de amplo pneumotórax ou se houver alguma câmara repleta de ar (FIGS. 10.19 e 10.20).

A percussão também é utilizada para avaliar a excursão diafragmática. Solicita-se ao paciente que inspire profundamente e mantenha-se assim enquanto o examinador percute todo o campo pulmonar posterior e observa a modificação do som obtido, do **claro pulmonar** até a **macicez**, marcando essa região. O processo é repetido após o paciente ter expirado, e a região novamente é marcada. Devem-se avaliar os dois lados. A distância entre as duas marcas tem que ser de 3 a 6 cm. Variações menores são observadas nas mulheres, enquanto variações maiores são características de homens. As marcas à direita localizam-se um pouco mais acima, devido à presença do fígado. Um paciente com elevação diafragmática relacionada a um processo patológico apresentará excursão diafragmática reduzida, como, por exemplo, a condensação do líquido pleural nas bases, que apresenta **som maciço** à percussão (FIG. 10.21).

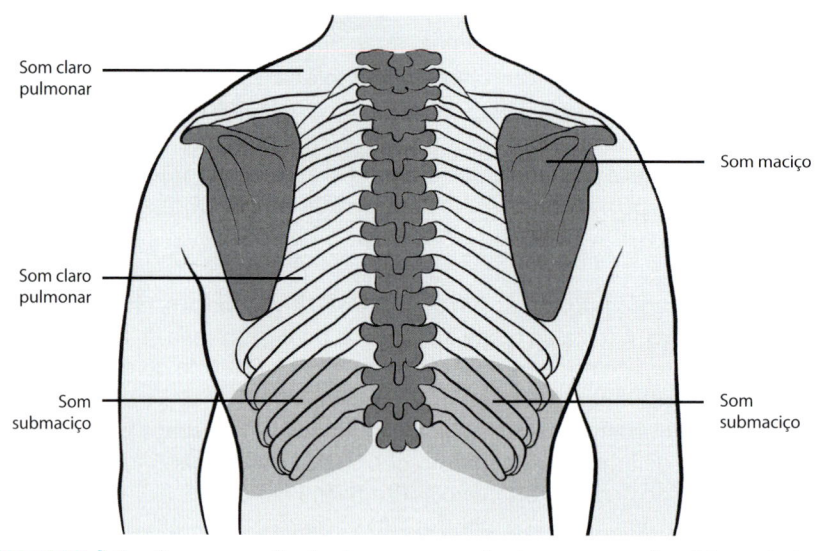

FIG. 10.19 → Regiões para avaliação dos sons encontrados na percussão: vista posterior.

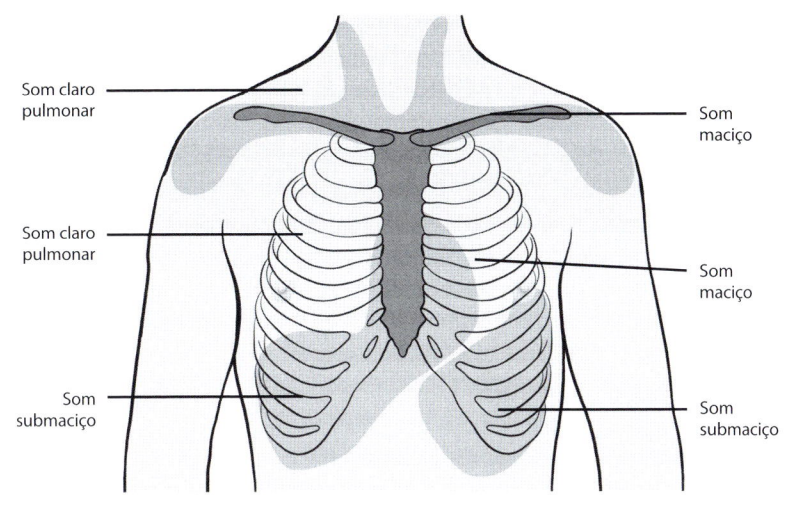

FIG. 10.20 → Regiões para avaliação dos sons encontrados na percussão: vista anterior.

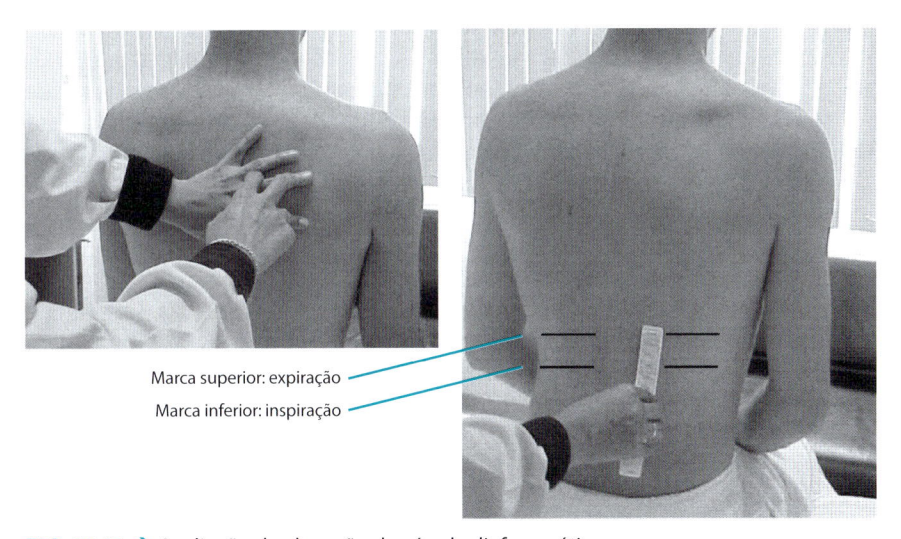

Marca superior: expiração
Marca inferior: inspiração

FIG. 10.21 → Avaliação da elevação da cúpula diafragmática.

Ausculta

A ausculta é a técnica de exame mais importante para avaliar o fluxo aéreo pela árvore traqueobrônquica. Consiste em ouvir os ruídos torácicos com o diafragma do estetoscópio durante todo o ciclo respiratório (inspiração e expiração). A ausculta pulmonar deve ser realizada preferencialmente com o paciente sentado, com o tórax parcial ou totalmente descoberto, enquanto ele respira com a boca entreaberta e um pouco mais profundamente, seguindo a mesma localização já referida na percussão. Na impossibilidade de o paciente sentar, a ausculta é realizada em decúbito dorsal ou lateral. É preciso estar atento para um possível desconforto respiratório em virtude da hiperventilação e deixar o paciente descansar, conforme necessário (FIG. 10.22).

O examinador é capaz de avaliar três elementos: características dos ruídos respiratórios, presença de ruídos adventícios e característica da voz falada e sussurrada. Os achados devem ser descritos quanto ao tipo de ruído, à localização, à quantidade (esparsos, difusos) e à fase (inspiratórios, expiratórios ou ambos).

Sons respiratórios normais

Os sons respiratórios normais resultam da transmissão de vibrações produzidas pela movimentação do ar nas vias respiratórias. São denominados de **som traqueal**, **som brônquico**, **murmúrio vesicular** e **som broncovesicular** (FIGS. 10.23 e 10.24).

→ *Som traqueal*: é auscultado nas áreas de projeção da traqueia, isto é, fenda glótica e região supraesternal. São intensos, agudos e têm qualidade pouco sonora. A fase expiratória é um pouco mais audível e longa do que a inspiratória.
→ *Som brônquico*: é auscultado na região de projeção dos brônquios de maior calibre, próximo ao esterno. Tem timbre agudo, intenso e oco. Na fase expiratória, é mais forte e prolongado. Quando auscultado na periferia do pulmão, significa transmissão anormal do som decorrente de condensação pulmonar, como em casos de pneumonia ou atelectasia.
→ *Murmúrio vesicular*: é auscultado em toda a extensão do tórax, sendo mais intenso nas bases pulmonares. Tem timbre grave e suave. É mais forte e prolongado na fase inspiratória e mais audível na região anteroposterior, nas axilas

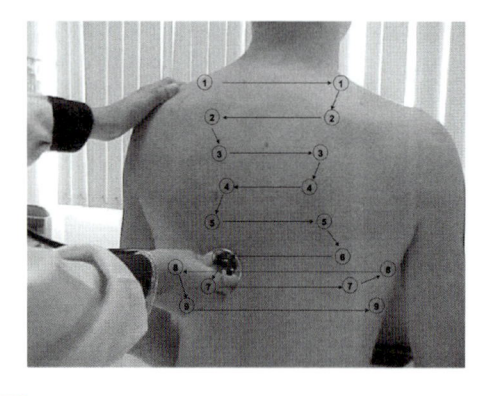

FIG. 10.22 → Regiões para realização da ausculta: vista posterior.

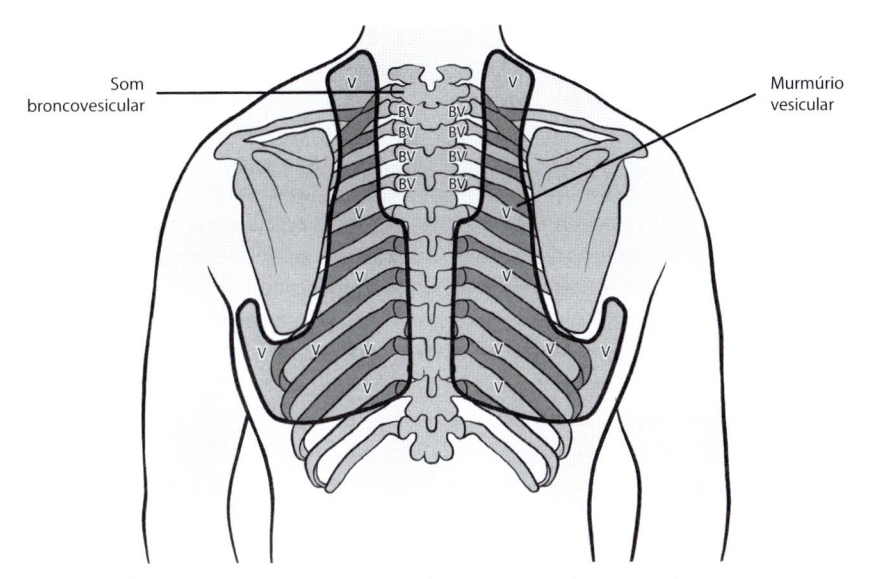

FIG. 10.23 → Localização dos sons respiratórios normais: vista posterior.

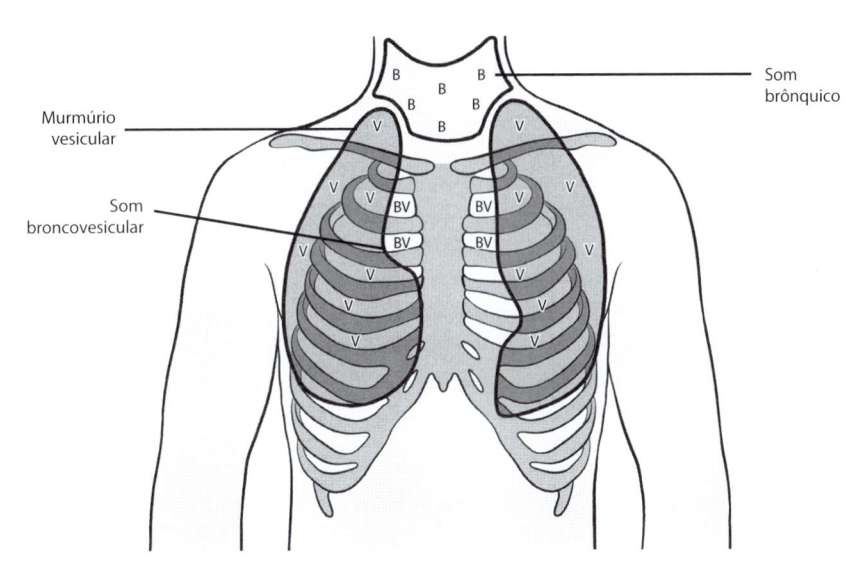

FIG. 10.24 → Localização dos sons respiratórios normais: vista anterior.

Exame do tórax: aparelho respiratório **207**

e nas regiões infraescapulares. Fatores extrapulmonares, como obesidade e hipertrofia muscular, podem torná-lo mais débil. Dentre as causas patológicas que implicam diminuição do murmúrio vesicular, destacam-se pneumotórax, derrame pleural, enfisema pulmonar, dor torácica de qualquer etiologia, obstrução traqueal e edema de glote.

→ *Som broncovesicular*: aqui se somam as características da respiração brônquica com as do murmúrio vesicular. É auscultado, em condições normais, no primeiro e no segundo espaços intercostais no tórax anterior e entre as escápulas no nível da terceira e quarta vértebras dorsais. Quando auscultado em regiões distantes das citadas, indica condensação pulmonar, atelectasia por compressão ou presença de caverna, percebendo-se o som brônquico como citado anteriormente.

Ruídos adventícios

Os ruídos adventícios são sons anormais que se sobrepõem aos sons respiratórios normais. São denominados de **crepitações grossas e finas**, **roncos**, **sibilos**, **atrito pleural** e **cornagem**. Quando auscultados, devem-se observar a intensidade, o timbre e a duração (fase inspiratória, expiratória ou ambas), a localização e qualquer alteração após tosse ou modificação da posição do paciente.

→ *Crepitações finas, ou estertores finos*, são sons agudos, de curta duração e mais audíveis na inspiração, que não se modificam com a tosse e podem mudar de acordo com a posição. O mecanismo mais provável para a geração de crepitações finas é a abertura inspiratória súbita das pequenas vias aéreas mantidas fechadas por pressão decorrente da presença de pequena quantidade de líquido ou exsudato no parênquima pulmonar durante a expiração anterior. O som de uma crepitação pode ser reproduzido esfregando-se uma mecha de cabelo contra os dedos próximo ao ouvido ou pela delicada abertura de um velcro (denominado estertor em velcro). Podem ser audíveis na pneumonia, congestão pulmonar e doenças intersticiais.

→ *Crepitações grossas, ou estertores grossos* ou bolhosos, são sons mais graves, de maior duração, audíveis no início da inspiração e ao longo da expiração; eles se modificam com a tosse e não são influenciados pelas mudanças de posição. O mecanismo mais provável para a geração de crepitações grossas é a abertura e fechamento das pequenas vias aéreas contendo secreção mais viscosa e também pela alteração no tecido de suporte das paredes brônquicas. O som é semelhante ao rompimento de pequenas bolhas. Podem ser audíveis na DPOC e em bronquiectasias.

→ *Roncos* são sons mais graves, de maior duração, audíveis na inspiração e ao longo da expiração, com predomínio nessa última fase, e se modificam com a tosse. Ocorrem em consequência da passagem do ar por estreitos canais repletos de líquidos/secreções. Quando há produção excessiva de muco, como na pneumonia, na bronquite ou na bronquiectasia, as doenças estão frequentemente associadas a roncos.

→ *Sibilos* são ruídos musicais ou sussurrantes, mais agudos, de maior duração, audíveis na inspiração e ao longo da expiração e que não se modificam com a tosse. São decorrentes da passagem do ar por vias aéreas estreitadas. Quando intensos, podem ser audíveis sem estetoscópio. Os sibilos são frequentemente associados a asma e broncoconstrição, mas corpos estranhos também podem gerar estreitamento das vias aéreas.

→ *Atrito pleural* decorre de inflamação pleural e, com frequência, associa-se a pleurite, pneumonia e infarto pleural. O atrito é descrito como um ruído semelhante a um estalo ou a um "roçar" entre dois pedaços de couro. É mais intenso na inspiração, mas também pode ser percebido na expiração, sobre a área de inflamação.

→ *Cornagem* ou *estridor* é a respiração ruidosa devido à obstrução no nível da laringe e/ou da traqueia, percebida mais marcadamente na fase inspiratória. Pode ser decorrente de laringite, edema de glote, corpos estranhos, câncer da laringe e estenose de traqueia.

Sons vocais transmitidos

A ausculta dos sons da fala (ressonância vocal) é feita por meio da voz falada e cochichada, com a finalidade de determinar se o frêmito tátil é normal. A ausculta é feita enquanto o paciente fala. Em geral, revela sons abafados e indistintos. O som quase sempre é mais alto na região medial, sobre as grandes vias aéreas, e diminui na direção da periferia. A ressonância vocal normal, tanto falada como cochichada, deve ser de sons incompreensíveis, devido à absorção do componente sonoro, exceto no ápice direito, na região interescapulovertebral direita e esternal superior.

Na **broncofonia**, ou aumento da ressonância, quando o paciente pronuncia "trinta e três", as palavras são claramente ouvidas. Geralmente está presente quando há condensação pulmonar, seja ela inflamatória, neoplásica ou cavitária, pois essas condições facilitam a transmissão sonora. A **egofonia** é uma modificação na qualidade do som da letra "i", que se torna "a", com uma qualidade anasalada. Pode ocorrer na porção superior dos derrames pleurais, nas pneumonias e nas atelectasias.

Para a avaliação da **pectoriloquia áfona**, solicita-se ao paciente que sussurre "um-dois-três". Ao sussurrar, não há oscilação das cordas vocais e, portanto, devem ser inaudíveis. Caso seja possível ouvir com nitidez as palavras, há presença de um tecido pulmonar condensado e sem ar, resultante de tumores pulmonares, pneumonia ou fibrose pulmonar. Esse sinal é chamado de **pectoriloquia áfona ou sussurrada** (FIG. 10.25).

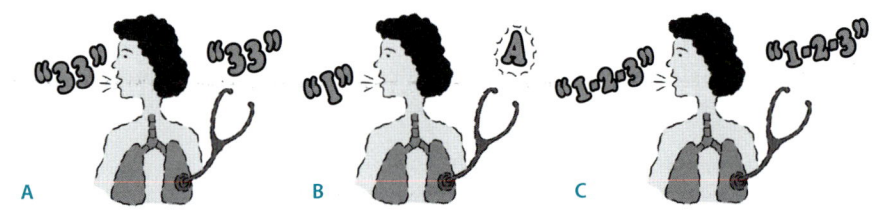

FIG. 10.25 → Sons vocais anormais: A – Broncofonia; B – egofonia; C – pectoriloquia áfona.

→ Pandemia de Covid-19

Em 2020, celebrado como o ano internacional da enfermagem, as enfermeiras de todo o mundo estiveram em um grande desafio na linha de frente para a assistência aos pacientes portadores do novo coronavírus humano, o Sars-CoV-2, causador da doença mundialmente conhecida como Covid-19.

Esse novo coronavírus surgiu de uma epidemia na China, com alta transmissibilidade e morbimortalidade. Em 12 de abril de 2021, já era responsável por mais de 136 milhões de casos e quase 3 milhões de mortes no mundo. O maior continente atingido era o americano, com mais de 58 milhões de casos. O Brasil era o segundo país com mais casos confirmados na América, passando de 13,5 milhões de pacientes diagnosticados e mais de 350 mil mortes.

A transmissão do Sars-CoV-2 ocorre de pessoa para pessoa pelo ar e por meio de secreção contaminada (gotículas de saliva, tosse, catarro). O vírus pode iniciar o ciclo de transmissão com contato pessoal próximo (fala, toque ou aperto de mão) ou contato com objetos ou superfícies contaminadas, seguido de contato com a boca, nariz ou olho.

Os principais sinais e sintomas nos pacientes com Covid-19 são febre, tosse, dispneia, mialgia, coriza, diarreia e perda de olfato e paladar. Além disso, as principais complicações são arritmias cardíacas, lesão renal, pulmonar, alteração na coagulação e trombólise. A maioria dos pacientes com alterações pulmonares apresentam ruídos adventícios na ausculta pulmonar. Os fatores de risco identificados para óbito são idade acima de 60 anos, doenças crônicas e dispneia na admissão, merecendo, portanto, maior atenção na assistência à saúde. Em casos de dispneia, um dos principais objetivos na assistência aos pacientes com Covid-19 é aliviá-la e restabelecer a função respiratória normal.

As medidas preventivas incluem a higiene das mãos; cobrir a boca e o nariz ao tossir ou espirrar; evitar tocar olhos, boca e nariz; evitar aglomeração de pessoas; utilizar máscara, mantendo-a ajustada ao rosto, protegendo nariz e boca; manter os ambientes ventilados; e evitar compartilhar objetos de uso pessoal, como talheres, pratos, copos ou garrafas.

Os profissionais de saúde devem utilizar medidas de precaução padrão, isolamento de contato e de gotículas (máscara cirúrgica e/ou N95, luvas, avental não estéril, gorro e óculos de proteção nos casos de contato com secreção utilizando avental impermeável).

Diagnóstico clínico

O diagnóstico é feito por investigação clinicoepidemiológica e exame físico. Torna-se fundamental a anamnese com informações sobre viagens e contato com possíveis portadores nos últimos 14 dias antes do aparecimento dos sintomas.

O diagnóstico laboratorial pode ser realizado por meio de dois testes: reação em cadeia da polimerase (PCR), que é uma técnica da biologia molecular, ou teste imunológico (sorologia). O PCR permite, de forma imediata, identificar a presença do Sars-CoV-2 por meio da coleta de secreção da nasofaringe, realizada com a utilização de *swab*, até o 8º dia do início dos sintomas. Já o teste imunológico tem como objetivo a detecção de anticorpos IgM e/ou IgG. Os testes de detecção de anticorpos contra o Sars-CoV-2 podem diagnosticar doença ativa ou pregressa. Apesar da validade desse segundo teste, é importante ressaltar que ele apresenta limitações e a coleta deve ocorrer somente após o 8º dia de sintoma, tempo necessário para que o indivíduo produza anticorpos em quantidade suficiente para ser detectado pelo teste.

O diagnóstico por imagem – tomografia computadorizada – pode indicar as seguintes alterações tomográficas: opacidade em vidro fosco periférica, bilateral, com ou sem consolidação; opacidade em vidro fosco multifocal de morfologia arredondada com ou sem consolidação; e sinal de halo reverso ou outros achados de pneumonia.

É função do enfermeiro avaliar o paciente por meio da anamnese e do exame físico e identificar alterações nas funções respiratória e cardiovascular, avaliar a necessidade de oxigenoterapia agindo prontamente para o restabelecimento dessas funções e prescrever os cuidados de enfermagem necessários.

Considerações finais

Para que o exame físico pulmonar seja bem realizado, é importante que o examinador siga os passos propedêuticos descritos – inspeção, palpação, percussão e ausculta. Para isso, é necessário treinamento exaustivo, a fim de desenvolver as habilidades necessárias para detectar as anormalidades possíveis. É importante que o paciente esteja com o tórax descoberto e, se possível, sentado, pois essa posição possibilita um exame mais preciso.

→ Glossário

Abaulamento: aumento do volume do tórax.

Ácinos: unidades funcionais dos pulmões.

Amplitude respiratória: varia de modo a tornar a respiração superficial ou profunda.

Atrito pleural: decorre da inflamação pleural, sendo descrito como um estalo ou um "roçar" entre dois pedaços de couro.

Baqueteamento digital: anormalidade na qual as falanges distais e as unhas apresentam o formato de bulbo.

Bradipneia: respiração lenta e profunda.

Cianose: coloração azulada da pele nas extremidades. Pode ocorrer por deficiência de oxigênio ou de circulação.

Cifoescoliose torácica: curvatura torácica anormal na qual o paciente adota uma postura encurvada ou um aspecto corcunda.

Cílios: estruturas minúsculas e digitiformes que têm como função fluir a secreção das pequenas vias aéreas para as grandes.

Cornagem ou estridor: respiração ruidosa devido à obstrução no nível da laringe e/ou da traqueia.

Crepitações: sons produzidos quando ocorre abertura das pequenas vias aéreas contendo pequena quantidade de líquido.

Dispneia: respiração difícil, trabalhosa.

Dispneia paroxística noturna: dispneia que surge após algumas horas de sono em decúbito dorsal horizontal.

Escarro: substância expelida pela tosse.

Expectoração: eliminação de secreção da árvore brônquica.

Frêmito: transmissão da vibração do movimento do ar através da parede do tórax durante a fonação (frêmito toracovocal), sendo verificado pela ausculta, ou durante a respiração (frêmito brônquico), sendo verificado pela palpação.

Frequência respiratória: número de movimentos respiratórios por minuto.

Hemoptise: expectoração de sangue pela boca.

Hiperpneia: respiração rápida e profunda.

Manúbrio: parte superior do esterno.

Ortopneia: dispneia que surge com o indivíduo deitado.

Peito de pombo: é aquele em que o esterno se projeta para frente e aumenta o diâmetro anteroposterior.

Platipneia: dificuldade de respirar na posição ereta, melhorando o ritmo respiratório na posição deitada.

Respiração de Biot, ou atáxica: caracteriza-se por ser irregular.

Respiração de Cheyne-Stokes, ou dispneia periódica: corresponde a períodos de respiração lenta e superficial que gradualmente vai se tornando rápida e profunda, alternando com períodos de apneia.

Respiração de Kussmaul: respiração profunda. Sua frequência pode ser rápida, normal ou lenta.

Retração: restrição do hemitórax.

Roncos: sons produzidos em consequência da passagem do ar por estreitos canais repletos de líquidos ou secreções.

Rouquidão: som resultante das alterações da laringe e das cordas vocais, assim como de tumores e aneurismas.

Sibilos: ruídos musicais ou sussurrantes, decorrentes da passagem do ar por vias aéreas estreitadas.

Subcrepitantes: sons que se assemelham ao rompimento de pequenas bolhas.

Taquipneia: respiração rápida e superficial.

Tórax chato: o diâmetro anteroposterior é diminuído e há sobressalência das escápulas no relevo torácico.

Tórax em funil: deformidade na qual o esterno fica deprimido no nível do terço inferior e o diâmetro anteroposterior fica diminuído.

Tórax em sino: é aquele que apresenta alargamento da porção inferior do tórax.

Tórax em barril: é aquele em que o diâmetro anteroposterior iguala-se ao transversal.

Tosse: resposta reflexa a estímulos irritantes na laringe, na traqueia ou nos brônquios.

Tosse produtiva: tosse com produção de secreção.

Tosse seca: tosse sem produção de secreção.

Trepopneia: é quando o paciente se sente mais confortável para respirar em decúbito lateral.

Referências

1. Organização Mundial da Saúde. Classificação de transtornos mentais e de comportamento da CID-10. Porto Alegre: Artmed; 1993.
2. Bickley LS, Szilagyi PG, Hoffman RM, editores. Bates: propedêutica médica. 12. ed. Rio de Janeiro: Guanabara Koogan; 2018.
3. Goldman L, Schafer AI. Goldman-Cecil medicina. 25. ed. Rio de Janeiro: Elsevier; 2018.

Leituras recomendadas

Andris DA. Semiologia: bases para a prática assistencial. Rio de Janeiro: Guanabara Koogan; 2011.

Berliner D, Schneider N, Welte T, Bauersachs J. The differential diagnosis of dyspnea. Dtsch Arztebl Int. 2016;113(49):834-45.

Bethlem N. Pneumologia. 4. ed. São Paulo: Atheneu; 2002.

Bohadana A, Izbicki G, Kraman SS. Fundamentals of lung auscultation. N Engl J Med. 2014;370(8):744-51.

Bourgault AM. A tribute to frontline health care professionals during the COVID-19 pandemic. Crit Care Nurse. 2020;40(3):10-2.

Brasil. Ministério da Saúde. Nota técnica nº 4 de 2020: medidas de prevenção e controle que devem ser adotadas durante a assistência aos casos suspeitos ou confirmados de infecção pelo novo coronavírus (SARS-CoV-2). Brasília: Anvisa; 2020.

Conselho Federal de Enfermagem. Resolução nº 639, de 6 de maio de 2020. Brasília: COFEN; 2020.

Ewert R, Gläser S. Dyspnea. From the concept up to diagnostics. Internist (Berl). 2015;56(8):865-71.

Hall JE. Guyton & Hall tratado de fisiologia médica. 13. ed. Rio de Janeiro: Guanabara Koogan; 2017.

Jarvis C. Physical examination and health assessment. 8th ed. Philadelphia: WB Saunders; 2019.

Lehrer S. Semiologia do sistema respiratório: ausculta pulmonar. In: Entendendo os sons pulmonares. 3. ed. São Paulo: Roca; 2005.

Nursing Department of Tongji Hospital Affiliated to Tongji Medical College of Huazhong University of Science and Technology; Nursing Department of Peking Union Medical College Hospital; Intensive Care Professional Committee of the Chinese Nursing Association; Writing Committee Members, Wang

H, Zeng T, et al. Holistic care for patients with severe coronavirus disease 2019: an expert consensus. Int J Nurs Sci. 2020;7(2):128-34.

Porto CC, Porto AL, editores. Semiologia médica. 8. ed. Rio de Janeiro: Guanabara Koogan; 2019.

Taylor CR, Lilliis C, LeMone P, Lynn P. Fundamentos de enfermagem: a arte e a ciência do cuidado de enfermagem. 7. ed. Porto Alegre: Artmed; 2014.

Turino GM. Abordagem do paciente com doença respiratória. In: Bennett JC, Plum F. Goldman-Cecil: tratado de medicina interna. 24. ed. Rio de Janeiro: Guanabara Koogan; 2014.

Wang D, Hu B, Hu C, Zhu F, Liu X, Zhang J, et al. Clinical characteristics of 138 hospitalized patients with 2019 novel coronavirus-infected pneumonia in Wuhan, China. JAMA. 2020;323(11):1061-9.

Wang T, Du Z, Zhu F, Cao Z, An Y, Gao Y, et al. Comorbidities and multi-organ injuries in the treatment of COVID-19. Lancet. 2020;395(10228):e52.

World Health Organization. Coronavirus disease (COVID-19): situation report150 [Internet]. Genebra: WHO; 2020 [capturado em 18 Jun. 2020]. Disponível em: https://www.who.int/docs/default-source/coronaviruse/situation-reports/20200618-covid-19-sitrep-150.pdf?sfvrsn=aa9fe9cf_4.

World Health Organization. WHO health emergency dashboard (COVID-19). Geneva: WHO; 2020.

Wu C, Chen X, Cai Y, Xia J, Zhou X, Xu S, et al. Risk Factors associated with acute respiratory distress syndrome and death in patients with coronavirus disease 2019 pneumonia in Wuhan, China. JAMA Intern Med. 2020;180(7):934-43.

Wu Z, McGoogan JM. Characteristics of and important lessons from the coronavirus disease 2019 (COVID-19) outbreak in China: summary of a report of 72 314 cases from the Chinese Center for Disease Control and Prevention. JAMA. 2020;323(13):1239-42.

Zamboni M, Pereira CAC, editores. Pneumologia: diagnóstico e tratamento. São Paulo: Atheneu; 2006.

Zhao JY, Yan JY, Qu JM. Interpretations of "diagnosis and treatment protocol for novel coronavirus pneumonia (trial version 7)". Chin Med J (Engl). 2020;133(11):1347-9.

Zhu N, Zhang D, Wang W, Li X, Yang B, Song J, et al. A novel coronavirus from patients with pneumonia in China, 2019. N Engl J Med. 2020;382(8):727-33.

11

Exame do abdome: sistema digestório

Cássia Regina Vancini Campanharo // Isabel Umbelina Ribeiro Cesaretti // Carla Roberta Monteiro Miura

Os órgãos que compõem o sistema digestório têm funções específicas, como mastigação, ingestão, digestão e absorção dos alimentos e, ainda, eliminação dos resíduos e das substâncias não aproveitados, e são responsáveis por prover o organismo de suprimento contínuo de água, nutrientes e eletrólitos. Para tanto, o sistema movimenta o bolo alimentar ao longo do tubo digestivo; secreta enzimas e substâncias que determinam as alterações químicas nos alimentos que compõem esse bolo; absorve a água, os eletrólitos e os nutrientes resultantes do processo da digestão; circula o sangue através dos órgãos gastrintestinais para levar as substâncias absorvidas; e controla todas essas funções por intermédio de regulação nervosa e hormonal.

Quando um processo patológico instala-se em qualquer um dos segmentos do sistema digestório, gera alterações na sua estrutura e/ou na sua função e, como consequência, determina problemas relacionados à ingestão, digestão e absorção dos nutrientes, ou à eliminação dos resíduos e das substâncias não aproveitados. Esses problemas manifestam-se por sinais e sintomas característicos, como disfagia, pirose, soluços, dispepsia, náuseas e vômitos, flatulência, diarreia, constipação, dor abdominal, perda de peso, hemorragia digestiva alta ou baixa, sangramento oculto nas fezes, icterícia, entre outros. Esses sinais e sintomas podem ser avaliados por meio da anamnese e do exame físico, e complementados pela avaliação laboratorial e por exames de imagem especializados.

O enfermeiro, no exercício de suas atividades, deve estar habilitado a realizar o exame físico do abdome, pois o conhecimento das alterações de saúde do paciente, bem como a coleta e a interpretação dos achados, são essenciais para a obtenção de subsídios necessários à prestação da assistência. Nesse particular, destaca-se a importância da interação enfermeiro-paciente no momento da realização desse exame, considerando-se o fato de que o paciente pode estar inseguro e ter expectativas formadas em relação ao atendimento profissional. Para ajudar nessa relação, é imprescindível que sejam respeitados os medos, anseios e valores do paciente e adotadas atitudes empáticas, não só para amenizar o possível desconforto, mas, principalmente, para gerar confiança.

→ Planejamento: condições ideais e entrevista

> A execução do exame físico do abdome deve ser precedida do planejamento das condições ideais, de modo a garantir o conforto e a segurança do paciente.

A execução do exame físico do abdome deve ser precedida do planejamento das condições ideais, de modo a garantir o conforto e a segurança do paciente. São elas:

- → *Preparo do ambiente* – a unidade de internação, ou uma sala de consultório, equipada com mobiliário básico, é o local ideal para a realização desse exame. É fundamental que haja boa iluminação e ventilação, que se garanta a privacidade do paciente e que se evitem correntes de ar durante o procedimento, de modo a prevenir desconforto e alteração na tensão da musculatura do abdome.
- → *Preparo do material* – o enfermeiro deve ter à disposição alguns materiais, como balança antropométrica, estetoscópio, fita métrica, relógio com marcador de segundos, régua (20 cm), caneta marcadora e dois travesseiros pequenos.
- → *Preparo do paciente* – antes de dar início à realização do exame, deve ser solicitado ao paciente que esvazie a bexiga. A posição mais adequada é a supina ou em decúbito dorsal horizontal, com os braços estendidos ao longo do corpo e com um travesseiro pequeno colocado sob a cabeça e outro sob os joelhos, para permitir o relaxamento da musculatura do abdome. Para realizar o exame, o examinador deve expor o abdome do paciente, tornando-o completamente visível desde o apêndice xifoide até a sínfise púbica. Deve preocupar-se em cobrir-lhe a genitália e, se ele for do sexo feminino, cobrir também as mamas. Para completar o exame, a região posterior do abdome também deve ser examinada, principalmente quando se pretende avaliar órgãos retroperitoneais, como rins (ver Cap. 12). Para tal, solicita-se ao paciente que se sente na borda do leito ou da mesa de exame com os pés apoiados sobre a escada de dois degraus, as mãos sobre os joelhos ou sobre a cama lateralmente ao corpo e que mantenha o tronco ereto.

O enfermeiro deve dialogar com o paciente, proporcionando-lhe condições para que se sinta confortável e, com isso, mais relaxado para o exame. Além disso, é importante que o examinador tenha as unhas aparadas e as mãos aquecidas, preocupando-se em aquecer, também, o diafragma do estetoscópio.

Também como parte do planejamento, antes do exame físico do abdome ou de qualquer outro segmento corporal, é de extrema importância entrevistar o paciente, de modo a obter dados que forneçam subsídios a serem relacionados com os demais achados clínicos. O enfermeiro deve incluir questões sobre os hábitos relacionados ao funcionamento do sistema digestório e aos sinais e sintomas manifestados. As queixas atuais do paciente devem ser investigadas de forma minuciosa, incluindo início, duração e intensidade dos sintomas, sendo fundamental que o entrevistador questione os fatores que as exacerbam ou inibem, bem como a sintomatologia associada.

> As queixas atuais do paciente devem ser investigadas de forma minuciosa, incluindo início, duração e intensidade dos sintomas, sendo fundamental que o entrevistador questione os fatores que as exacerbam ou inibem, bem como a sintomatologia associada.

O roteiro a seguir pode orientar a fase de coleta de dados:

- *Hábito alimentar* – número de refeições diárias, tipos de alimentos ingeridos, preferências e aversões alimentares, intolerância a alimentos, restrições alimentares culturais ou orientadas por tratamento clínico, uso de suplementos alimentares, anorexia ou outras alterações no apetite, ingestão habitual de líquidos ao dia.
- *Alteração de peso* – peso corporal habitual, se o peso aumentou ou diminuiu ultimamente e em quanto tempo, associação da alteração de peso com algum outro sintoma ou com alteração no estilo de vida.
- *Sialorreia ou ptialismo* – frequência e fatores desencadeantes da produção excessiva de saliva.
- *Soluço* – início e evolução do sintoma, relação com a ingestão de alimentos.
- *Disfagia* – início e evolução da dificuldade para deglutir; consistência dos alimentos que consegue deglutir, altura em relação à projeção do esterno (alta, média ou baixa), dor associada à deglutição (odinofagia), sensação de alívio após a ingestão de água sobre o bolo alimentar e a regurgitação dos alimentos durante ou após as refeições.
- *Pirose ou azia* – se a "queimação" retroesternal é contínua ou intermitente, se irradia para o pescoço e abdome superior, se há relação com a ingestão de determinados alimentos, ou de refeições copiosas, ou com o repouso pós-prandial, ou com a postura adotada no exercício das atividades diárias.
- *Náuseas* – intensidade, frequência, fatores desencadeantes (odores, ingestão de determinados alimentos) e período do dia em que ocorre.

- → *Vômitos (êmese)* – frequência, quantidade, características (cor, odor, presença de alimentos não digeridos, precedido de náuseas ou em jato), fatores desencadeantes (dor, medicamentos, alimentos), presença de sangue vivo (hematêmese) ou digerido (tipo "borra de café").
- → *Eructação* – frequência e fatores desencadeantes.
- → *Dispepsia* – início e frequência do desconforto na região alta do abdome (indigestão, sensação de plenitude gástrica, dor), relação com a ingestão de determinados tipos ou quantidade de alimentos e o que proporciona alívio (medicamentos, repouso, atividade).
- → *Hábito intestinal* – frequência e consistência das evacuações intestinais (diarreia ou obstipação), descrição da cor, odor, volume, presença de sangue, muco, alimentos não digeridos, alteração no formato das fezes (fezes afiladas ou em cíbalos), dor associada ao ato de evacuar, sensação de puxo e tenesmo, perda involuntária de fezes, uso de medicamentos (antidiarreicos ou laxantes) e distensão abdominal.
- → *Dor abdominal* – tipo (aguda, em pontada, em cólica ou em queimação), característica (superficial ou profunda, contínua ou intermitente), intensidade, região do abdome, propagação para outras regiões, sinais e sintomas associados, fatores que a precipitam ou que a melhoram e pioram.
- → *Antecedentes pessoais* – presença de úlceras pépticas, problemas de vesícula biliar, apendicite, hérnia e/ou cirurgias anteriores, hipertensão, alcoolismo, uso de medicações que alteram o funcionamento gastrintestinal, como antibióticos e analgésicos opioides, e uso de anti-inflamatórios.
- → *Antecedentes familiares* – presença de antecedentes familiares de doença gastrintestinal, como câncer.

> O enfermeiro deve investigar icterícia, prurido, febre, adinamia, caquexia e descoloração de mucosas, que podem indicar alterações no sistema digestório.

Além dos itens descritos, o enfermeiro deve investigar ainda outros sinais e sintomas, como icterícia, prurido, febre, adinamia, caquexia e descoloração de mucosas, que podem indicar alterações no sistema digestório.

Examinando o abdome

Topografia

O abdome é a região do tronco compreendida entre o diafragma – o músculo que o separa do tórax – e a pelve. Por definição, a cavidade abdominal é uma cavidade grande, de formato oval, separada da cavidade torácica por intermédio do diafragma, na porção superior, e que está em continuidade com a cavidade pélvica, na porção inferior, no plano superior da abertura da pelve. Dada a sua estrutura, essa cavidade estende-se para debaixo do gradeado costal até aproximadamente o 5º espaço intercostal, quando a pessoa está em posição dorsal. Dessa forma, grande parte do fígado, do estômago e do baço fica protegida nessa localização. Por essa razão, a manobra de palpação do fígado é combinada com a inspiração profunda.

As manobras ou técnicas utilizadas no exame físico são realizadas por meio da parede anterior do abdome. Daí a necessidade de se estabelecerem bem os seus limites. Desse modo, ela é delimitada, na parte superior, pelo processo xifoide do esterno e pelas 7ª e 10ª costelas (rebordos costais). Na parte inferior, a delimitação é dada pelas cristas ilíacas, espinhas ilíacas anterossuperiores, ligamentos inguinais e púbis. As pregas inguinais, que estão sobre os ligamentos inguinais, são o limite indicativo de separação entre a parede anterior do abdome e a face anterior das coxas. Além disso, destaca-se que essa parede é constituída pelos músculos: reto do abdome, na parte anterior, oblíquo externo, oblíquo interno e transverso do abdome, na parte anterolateral, direita e esquerda, e que pode estar sujeita a modificações ocasionais em seu contorno na obesidade, na gravidez, na presença de tumor abdominal e em outras situações.

Com base no exposto, para a realização do exame físico, é necessário dividir topograficamente o abdome, de modo a facilitar a descrição e a localização dos órgãos e de pontos de referência relativos à dor ou à presença de massas. Para tanto, são utilizados dois métodos: a divisão em quatro quadrantes e em nove regiões.

A divisão em **quatro quadrantes** é um método simples e bastante utilizado. Os quadrantes são obtidos traçando-se duas linhas imaginárias ou dois planos perpendiculares entre si, que se cruzam junto à cicatriz umbilical (FIG. 11.1). A linha vertical é o plano sagital mediano, e a horizontal é o plano transversal ou transumbilical. Os quadrantes resultantes são: quadrantes superiores, direito e esquerdo, e quadrantes inferiores, direito e esquerdo.

A situação dos órgãos abdominais em relação aos quadrantes é a seguinte: no quadrante superior direito, encontram-se o lobo direito do fígado, a vesícula biliar, o piloro, o duodeno, a cabeça do pâncreas, a flexura hepática do cólon e parte dos cólons ascendente e transverso; no superior esquerdo, estão o lobo esquerdo do fígado, o estômago, o corpo do pâncreas, a flexura esplênica do cólon e parte dos cólons transverso e descendente; no quadrante inferior direito, situam-se o ceco, o apêndice vermiforme e parte do cólon ascendente; e, finalmente, no inferior esquerdo, o cólon descendente e parte do cólon sigmoide.

O abdome é dividido em **nove regiões** quando se quer localizar mais precisamente um achado. Essas regiões são estabelecidas ou limitadas por dois planos ou duas linhas horizontais (plano subcostal ou transpilórico e plano transtubercular)

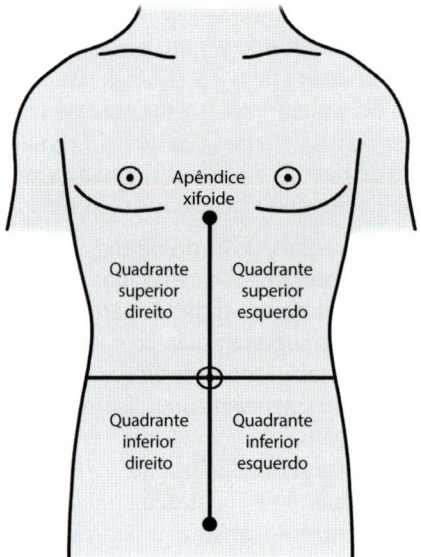

FIG. 11.1 → Quadrantes abdominais.

e dois verticais que se cruzam (plano medioclavicular, direito e esquerdo, ou pelos pontos médios dos ligamentos inguinais) **(FIG. 11.2)**. Assim, a linha horizontal superior passa tangencialmente às partes mais caudais do rebordo costal e a inferior, às mais craniais das cristas ilíacas, dividindo o abdome em três andares:

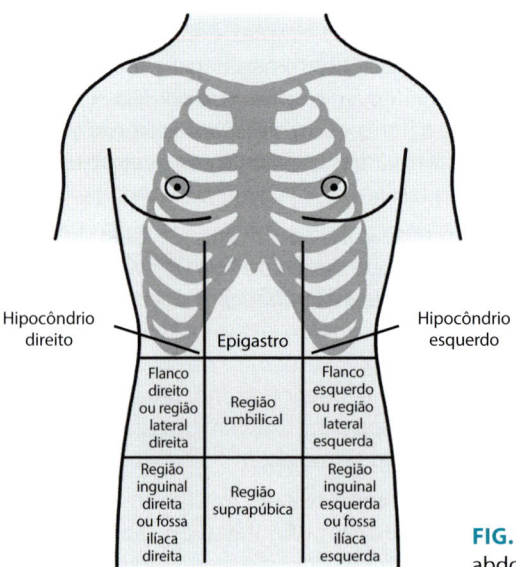

FIG. 11.2 → Nove regiões da parede abdominal anterior.

epigástrico, mesogástrico e hipogástrico. As linhas verticais, direita e esquerda, que passam pelos pontos médios dos ligamentos inguinais, subdividem os três andares mencionados em nove regiões. Dessa forma, tem-se, no andar epigástrico, as regiões dos hipocôndrios, direito e esquerdo, e do epigastro; no andar mesogástrico, os flancos ou regiões laterais do abdome, direita e esquerda, e a umbilical; e, no andar hipogástrico, as regiões inguinais ou ilíacas, direita e esquerda, e a suprapúbica.

Os órgãos abdominais relacionados às nove regiões do abdome estão assim distribuídos: na região do hipocôndrio direito encontram-se parte do fígado e a flexura hepática do cólon; no epigastro, a cárdia, o estômago, o piloro, parte do fígado, o cólon transverso e o pâncreas; no hipocôndrio esquerdo, o baço e a flexura esplênica do cólon. No flanco ou região lateral do abdome, à direita, situam-se parte do apêndice vermiforme, o ceco e o cólon ascendente; na umbilical, o grande epíplon, o intestino delgado, o íleo e os gânglios mesentéricos; no flanco ou lateral do abdome, à esquerda, o cólon descendente e, na região inguinal direita, parte do apêndice vermiforme.

Técnicas de exame do abdome

Para um exame sistematizado do abdome, utilizam-se as técnicas propedêuticas, obedecendo à sequência: inspeção, ausculta, percussão e palpação. Dessa forma, evita-se a obtenção de informações equivocadas como sons intestinais alterados por uma palpação ou percussão anterior, ou ainda dificuldades em completar o exame devido ao desconforto, ou aumento da dor produzido no paciente. Além disso, antes de tocar o abdome, recomenda-se solicitar ao paciente que indique qualquer ponto ou área dolorosa ou sensível, que deverá ser examinado por último. Durante todo o exame, devem-se acompanhar as reações manifestadas por meio de sinais faciais de dor ou desconforto pelo paciente, assim como manter mentalmente a topografia dos quatro quadrantes ou das nove regiões, tentando associar os achados aos órgãos em cada quadrante ou região.

> Para um exame sistematizado do abdome, utilizam-se as técnicas propedêuticas, obedecendo à sequência: inspeção, ausculta, percussão e palpação.

Inspeção

A inspeção inclui a observação da forma, simetria e características da pele da superfície do abdome, incluindo outros acidentes anatômicos, como abaulamentos, retrações, cicatrizes, circulação colateral, hérnias, presença de estomas e movimentos peristálticos visíveis na parede.

A observação deve ser iniciada com o enfermeiro posicionado em pé e à direita do paciente. Entretanto, para melhor visualizar o contorno da parede abdominal, bem como na procura por peristalse ou pulsações visíveis, o enfermeiro pode sentar-se ou abaixar-se de maneira que consiga perceber tangencialmente a parede, ou ainda solicitar ao paciente para respirar profundamente, destacando as alterações abdominais. O abdome normal deve manter-se liso e simétrico na inspiração.

Quanto à forma, o abdome pode apresentar-se: plano e simétrico; globoso, com aumento predominante do diâmetro anteroposterior, que pode ter como consequência o acúmulo de tecido gorduroso na parede e na cavidade abdominal (obesidade), ou de líquido dentro da cavidade abdominal (ascite), ou de gases dentro das vísceras ocas (meteorismo), causando distensão em outras situações patológicas, como grandes visceromegalias (fígado e baço) e megacólon chagásico. Nas pessoas obesas, podem-se encontrar ainda o abdome pendular ou em aventa l e o abdome em ventre de batráquio. Nesse último, além da obesidade, que pode não ser tão intensa, há a associação com a flacidez muscular da parede abdominal, o que faz esta se projetar para ambos os lados; e abdome escavado (comum em pessoas muito emagrecidas e em caquéticas). Nesse caso, há um afundamento ou depressão da parede anterior quando a pessoa está em posição supina, deixando bem visíveis as saliências das cristas ilíacas, da sínfise púbica e dos rebordos costais.

Suspeitando-se de ascite ou distensão abdominal ou, ainda, no acompanhamento de uma gestante, recomenda-se medir a circunferência abdominal com a fita métrica usando a linha da cicatriz umbilical como ponto de referência. A comparação com as medidas subsequentes ou periódicas confere objetividade na descrição da forma e do contorno abdominal.

A cicatriz umbilical normalmente está localizada na linha média e é invertida, podendo apresentar-se plana, evertida ou com sinais de inflamação ou hérnia. Condições como gestação, ascite ou alguma massa adjacente podem causar a protrusão do umbigo. Nesse caso, o exame pode ser favorecido com elevação da cabeça e dos ombros do paciente (em relação à superfície em que se encontra deitado), pois, com essa manobra, a protrusão torna-se mais evidente. Além da localização e das características, deve-se observar a presença de hérnia, retração ou abaulamento.

A pele da parede do abdome possui uma superfície lisa e uniforme, de coloração homogênea. Deve ser observada quanto à integridade e presença de cicatrizes, as quais devem ser descritas em relação à localização e às características, assim como outras marcas anormais, como manchas, trajetos venosos dilatados e estrias. As estrias podem ocorrer devido à gestação, ao aumento excessivo de peso ou à presença de ascite. Quando antigas, são de coloração clara e brilhante e, se recentes, róseas ou azuladas. As veias dilatadas, especialmente na área periumbilical, estão frequentemente relacionadas ao aumento de pressão no sistema da veia porta. Além das características da pele, deve-se avaliar o turgor cutâneo, que reflete o estado nutricional saudável e, para sua avaliação, deve-se pinçar suavemente uma prega de pele com os dedos polegar e indicador e, em seguida, liberá-la, verificando seu retorno, que, se normal, deve ser imediato.

Pode ser normal a observação de movimentos peristálticos na região mesogástrica em pessoas muito emagrecidas e com abdome flácido. Entretanto, quando aparecem ondas peristálticas com maior frequência e intensidade e o abdome está rígido, é indicativo de obstrução intestinal. As pulsações da aorta também podem ser visíveis em pessoas magras na região epigástrica, sendo consideradas normais. Porém, pulsações mais intensas podem ocorrer devido a hipertensão arterial ou a aneurisma da aorta.

Ausculta

A avaliação dos ruídos intestinais, denominados *ruídos hidroaéreos*, que são decorrentes dos movimentos peristálticos e do deslocamento de ar e líquidos ao longo das alças intestinais, constitui a principal finalidade da ausculta abdominal. Como citado anteriormente, devido à sensibilidade do abdome ao toque, a palpação antes da ausculta pode modificar os sons peristálticos, razão pela qual a ausculta deve preceder a percussão e a palpação.

Utilizando o estetoscópio com o diafragma previamente aquecido, o enfermeiro deve iniciar a ausculta abdominal pelo quadrante inferior direito, aplicando leve pressão e identificando a presença e a qualidade dos ruídos intestinais. Podem ser necessários até 5 minutos de ausculta contínua antes que se possa determinar a ausência de ruídos hidroaéreos. Quando for difícil auscultá-los, o enfermeiro deve prosseguir sistematicamente repetindo a ausculta por 2 a 5 minutos em cada um dos demais quadrantes abdominais em busca de atividade peristáltica.

Quando presentes, os ruídos hidroaéreos devem ser descritos quanto a frequência e intensidade. Os sons do tipo gargarejo ou borbulhar são característicos, com frequência irregular, que pode variar entre 5 e 35 por minuto, dependendo da fase de digestão em que se encontra o paciente. A intensidade é descrita, em geral, em termos de ruídos hidroaéreos normativos, hipoativos ou hiperativos. Os ruídos hipoativos ocorrem em distúrbio eletrolítico, em pós-operatório de cirurgia abdominal, no íleo paralítico, na peritonite, na isquemia do cólon e na obstrução intestinal avançada, podendo estar inaudíveis. Os hiperativos são ruídos altos, sonoros, em gargarejo ou tinidos que refletem hipermotilidade e acompanham quadros de diarreia, uso de laxantes ou na fase inicial da obstrução intestinal. O peristaltismo prolongado e intenso (sentido quando o estômago "ronca") é chamado de borborigmo.

Percussão

> A percussão direta ou indireta do abdome auxilia na determinação do tamanho e da localização de vísceras sólidas e na avaliação da presença e distribuição de gases, líquidos e massas.

A percussão direta ou indireta do abdome auxilia na determinação do tamanho e da localização de vísceras sólidas e na avaliação da presença e distribuição de gases, líquidos e massas.

A percussão direta é realizada utilizando-se uma das mãos, ou os dedos, a fim de estimular diretamente a parede do abdome por meio de golpes. Na percussão indireta, coloca-se a mão não dominante estendida sobre o abdome e, com o dedo médio da mão dominante, flexionado e usado como se fosse um martelo, percute-se sobre um dedo da mão estendida (FIG. 11.3). Inicia-se levemente a percussão no quadrante inferior direito, prosseguindo-se pelos demais quadrantes no sentido horário, até percorrer todos os quadrantes do abdome.

Os sons produzidos pela percussão são descritos como timpânicos, hipertimpânicos, maciços ou submaciços, e a distribuição ou as mudanças observadas durante a percussão determinam o tamanho (ou a extensão) e a posição dos órgãos e o conteúdo intra-abdominal. Em geral, predominam os sons timpânicos, definidos como sons claros e de timbre baixo, semelhantes à batida de tambor devido ao conteúdo de gás das vísceras ocas do trato gastrintestinal. Esses sons são encontrados sobre o estômago vazio e os intestinos. O grau de timpanismo depende da quantidade de ar e da intensidade de distensão desses órgãos. Entretanto, sons breves, com timbre alto de macicez ou submacicez, são percebidos sobre órgãos sólidos, como o fígado, o baço ou sobre vísceras preenchidas por líquido ou fezes.

Ao percutir um paciente com abdome distendido, que apresenta hipertimpanismo difuso, deve-se ter em mente a possibilidade de uma obstrução intestinal.

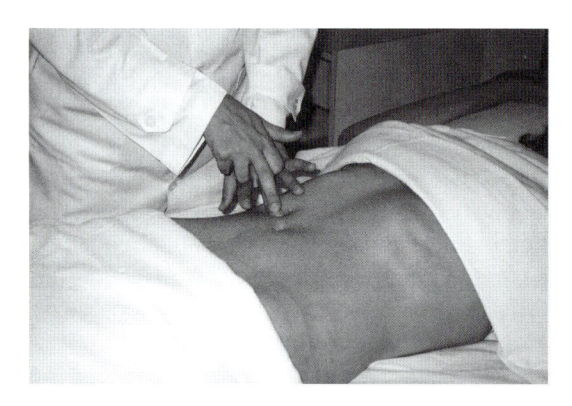

FIG. 11.3 → Percussão indireta do abdome.

Também merecem atenção do enfermeiro áreas extensas de macicez, sugestivas de massas ou de órgãos aumentados, que irão dirigir a palpação subsequente. Em um abdome protuberante, a presença de submacicez em ambos os flancos sugere a ocorrência de ascite, recomendando-se um procedimento adicional, como teste da onda líquida (piparote), a fim de confirmar o achado.

> Em um abdome protuberante, a presença de submacicez em ambos os flancos sugere a ocorrência de ascite, recomendando-se um procedimento adicional, como teste da onda líquida (piparote), a fim de confirmar o achado.

Palpação

A palpação do abdome pode ser superficial e profunda, e auxilia na determinação do tamanho, forma, posição e sensibilidade da maioria dos órgãos, além da identificação de massas e acúmulo de fluidos. Os quatro quadrantes devem ser palpados em sentido horário, reservando-se para o final do exame aquelas áreas previamente mencionadas como dolorosas ou sensíveis.

A palpação superficial é iniciada mantendo-se os dedos de uma das mãos estendidos, fechados entre si, e com a palma da mão e o antebraço em plano horizontal; pressiona-se de forma delicada a superfície do abdome, em aproximadamente 1 cm, com movimentos suaves e em sentido horário, evitando-se golpes súbitos (FIG. 11.4). Assim,

> Quando percebida a resistência muscular, é necessário distinguir entre resistência voluntária, chamada de defesa, e a contratura muscular involuntária, característica da resposta inflamatória do peritônio.

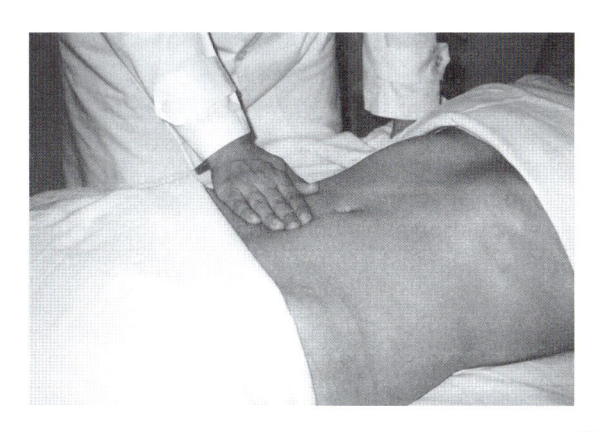

FIG. 11.4 → Palpação superficial do abdome.

além de contribuir para o relaxamento do paciente, o enfermeiro vai determinando as condições gerais da parede do abdome, identificando grosseiramente massas ou órgãos superficiais e áreas de sensibilidade dolorosa, além de reconhecer a contratura muscular reflexa. Quando percebida a resistência muscular, é necessário distinguir entre resistência voluntária, chamada de defesa, e a contratura muscular involuntária, característica da resposta inflamatória do peritônio. Para isso, algumas técnicas de relaxamento devem ser tentadas, incluindo o aquecimento das mãos e a realização da palpação durante as expirações do paciente, quando os músculos do abdome tornam-se relaxados.

A palpação profunda é usada para delimitar mais precisamente os órgãos abdominais e detectar massas menos evidentes. Com o paciente respirando pela boca, com a mandíbula entreaberta, a parede do abdome é deprimida em profundidade (aproximadamente 5 cm) a cada expiração, procurando-se perceber, com maior pressão dos dedos, tamanho, forma, consistência, localização, sensibilidade, mobilidade e pulsação de órgãos ou massas.

Em pessoas obesas, a palpação profunda pode ser facilitada usando-se as duas mãos, uma sobre a outra. Uma delas, em contato com a parede do abdome, percebe os achados, enquanto a outra que a cobre exerce a pressão (FIG. 11.5). São considerados normais os achados de um abdome liso, de consistência macia, sem tensão, indolor e sem órgãos aumentados ou massas.

> À medida que a palpação é realizada, com cuidado e lentamente, deve ser observada a expressão do paciente em busca de manifestação de desconforto ou dor.

À medida que a palpação é realizada, com cuidado e lentamente, deve ser observada a expressão do paciente em busca de manifestação de desconforto ou dor. Todos os achados da palpação do abdome, subjetivos ou objetivos, normais ou anormais, devem ser associados aos achados da avaliação.

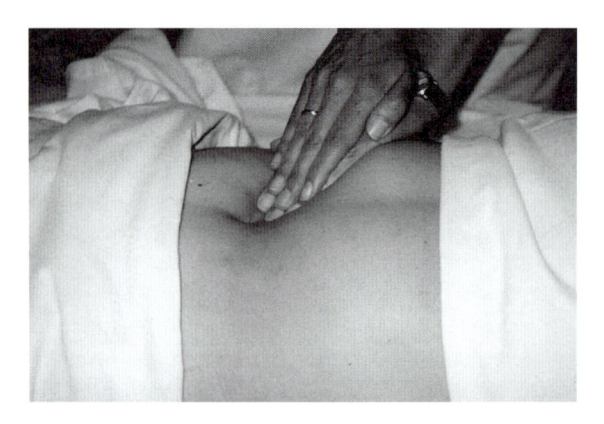

FIG. 11.5 → Palpação profunda: técnica bimanual.

Procedimentos especiais

Na avaliação da dor abdominal sugestiva de irritação peritoneal, a pesquisa do **sinal de descompressão brusca dolorosa** é de grande valor. Se, durante a palpação superficial e profunda, for detectada alguma área de sensibilidade dolorosa, o teste deve ser feito. Assim, evitando as áreas mais dolorosas, aplica-se com os dedos uma compressão lenta e profunda no abdome para, então, subitamente suspender a mão, soltando a parede do abdome. Observando as reações do paciente, o examinador também deve pedir que ele compare a intensidade da dor sentida durante a compressão com aquela sentida na descompressão. A descompressão brusca pode ser acompanhada de dor intensa e aguda, descrita como lancinante ou em facada, causada pelo rebote das estruturas internas contra um peritônio inflamado, decorrente de apendicite aguda, colecistite aguda, pancreatite, diverticulite ou lesão peritoneal.

A descompressão brusca dolorosa, quando ocorre no ponto médio entre a cicatriz umbilical e crista ilíaca direita, é conhecida como **sinal de McBurney** e é indicativa de apendicite aguda. O **sinal de Rovsing** é identificado pela palpação profunda e contínua do quadrante inferior esquerdo que produz dor intensa no quadrante inferior direito, mais especificamente na fossa ilíaca direita, e também é sugestivo de apendicite aguda.

O **sinal de Murphy** deve ser pesquisado quando a dor ou a sensibilidade no quadrante superior direito sugerir colecistite. Ao comprimir o ponto cístico, solicita-se ao paciente que inspire profundamente. A resposta de dor intensa no ponto pressionado e a interrupção súbita da inspiração caracterizam o sinal de Murphy, indicativo de colecistite aguda.

O **sinal de Jobert** é encontrado quando a percussão da linha axilar média sobre a área hepática produz sons timpânicos ao invés de maciços, indicando ar livre na cavidade abdominal por perfuração de víscera oca.

O exame do fígado e do baço requer procedimentos especiais de percussão e palpação para se detectarem alterações no seu tamanho, superfície, consistência e sensibilidade, pelo fato de esses órgãos estarem localizados quase que totalmente sob as costelas.

A percussão auxilia na delimitação do fígado, pela avaliação da área de macicez. Para tal procedimento, inicia-se percutindo suavemente a linha clavicular média à direita em direção superior, a partir de um ponto de timpanismo no abdome, próximo à cicatriz umbilical, até perceber-se a mudança de som timpânico para maciço, o que identifica a borda inferior do fígado, em geral, muito próxima ao rebordo costal direito. A seguir, a borda superior é identificada pelo mesmo procedimento, percutindo-se a mesma linha média clavicular em sentido contrário, desde a área de ressonância pulmonar até encontrar a macicez hepática, em geral, entre o quinto e o sétimo espaços intercostais. Os dois pontos são marcados, e a distância deve ser medida em centímetros, determinando-se a envergadura da macicez hepática. Na pessoa com fígado normal, essa medida varia entre 6 e 12 cm, sendo superior em indivíduos com fígado aumentado.

O fígado pode ser palpado por meio de duas técnicas. A primeira, conhecida como **técnica bimanual** (FIG. 11.6), exige palpação com uma das mãos e pressão em sentido contrário à outra. É realizada com o examinador posicionado à direita do paciente, com a mão esquerda sob o tórax posterior direito do paciente, na altura da 11ª e 12ª costelas. A mão direita é colocada sobre o abdome, com os dedos estendidos apontando para a cabeça e com as pontas dos dedos tocando a linha média clavicular, logo abaixo do rebordo costal direito. A mão direita exerce compressão para dentro e para frente, enquanto a mão esquerda pressiona o tórax posterior para cima e o paciente inspira profundamente, de modo a deslocar o fígado para baixo, tentando-se sentir sua borda. O fígado normal é indolor, com borda fina e cortante ou romba, firme, macia e lisa.

A outra forma de palpar o fígado, com a **técnica das mãos em garra**, exige que o enfermeiro se posicione próximo ao tórax superior, à direita do paciente, voltado na direção de seus pés, palpando o abdome na linha do rebordo costal direito com os dedos das duas mãos curvados. Solicita-lhe que inspire profundamente, ao mesmo tempo em que pressiona a parede do abdome para dentro e para cima (FIG. 11.7). Se o fígado for palpável, sua borda pode ser sentida pelas pontas dos dedos, à medida que se desliza para dentro do abdome durante a inspiração. O fígado normal é palpável, durante a inspiração, cerca de 3 cm abaixo do rebordo costal à direita na linha hemiclavicular. Quando não é palpável, pode ser indicativo de cirrose hepática avançada e, se palpável mais do que 3 cm do rebordo costal, pode indicar a presença de hepatopatias, como hepatite e tumor.

A localização em que se encontra o baço na cavidade abdominal dificulta a execução tanto da percussão quanto da palpação. Sua localização aproximada é abaixo

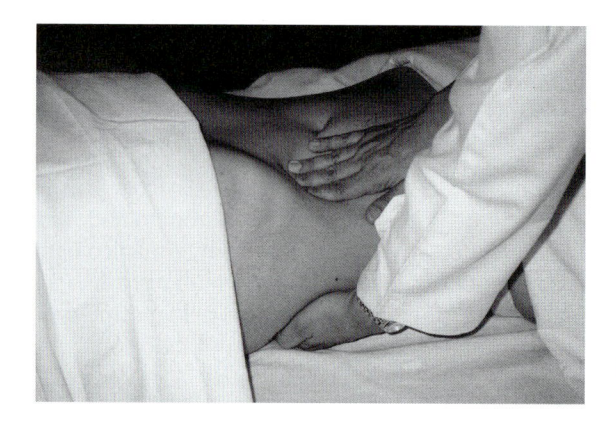

FIG. 11.6 → Palpação do fígado: técnica bimanual.

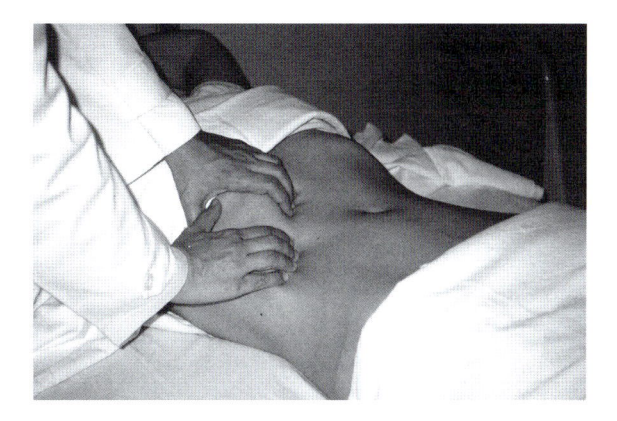

FIG. 11.7 → Palpação do fígado: técnica das mãos em garra.

da 10ª costela, na linha axilar média esquerda, e a percussão deveria produzir uma pequena área de macicez que é, no entanto, quase sempre mascarada pelo timpanismo do cólon.

O baço normal raramente pode ser palpado. Entretanto, quando se encontra aumentado, pode ser percebido pela parede do abdome. A técnica bimanual é empregada de modo semelhante ao da palpação do fígado. Mantendo-se à direita do paciente, o examinador passa o braço esquerdo sobre o seu tronco, colocando a mão sob o tórax posterior (inferior esquerdo) do paciente, apoiando-a sob o gradeado costal posterior, projetando-o para cima. As pontas dos dedos da mão direita, estendidos, pressionam o abdome abaixo do rebordo costal esquerdo, para dentro e para cima em direção ao baço, enquanto o paciente realiza uma inspiração profunda. Se o contorno do baço for sentido, esse achado indica que a víscera pode estar aumentada. Nesse caso, não é recomendado persistir na palpação, devido ao risco de ruptura do baço.

Ascite

Ascite é o acúmulo de fluidos na cavidade peritoneal e, entre as muitas causas, destacam-se: doença hepática avançada, insuficiência cardíaca e câncer, determinando um abdome proeminente com aumento na circunferência e submacicez à percussão dos flancos.

A confirmação da presença de ascite pode ser obtida por meio de duas técnicas especiais. Na primeira, pela percussão do abdome, com o paciente em decúbito lateral, pode-se perceber a diferença entre o som timpânico e maciço, devido ao deslocamento gravitacional do conteúdo líquido para a parte mais baixa da cavidade peritoneal, em relação ao conteúdo de gás do cólon, que permanece na parte mais alta. Assim, devem predominar os sons maciços no lado do abdome em contato com a superfície da cama, enquanto o som timpânico é encontrado no lado oposto. A outra técnica, chamada teste da onda líquida, ou **piparote**, exige que uma terceira pessoa, ou pelo menos o próprio paciente, coloque a borda lateral externa das mãos sobre a linha média do abdome, exercendo pressão moderada, porém firme. O enfermeiro aplica golpes rápidos com a ponta dos dedos de uma mão sobre um dos flancos, enquanto, com a outra mão espalmada sobre o flanco oposto, palpa o impulso da onda líquida assim transmitida (FIG. 11.8).

→ Exame do reto, canal e orifício anal

Considerando as características do procedimento, talvez seja esse o momento mais constrangedor do exame físico, tanto para o paciente como para o examinador. Tanto os homens como as mulheres devem ser submetidos ao exame quando, na entrevista, referirem algum sinal ou sintoma relacionado a esses segmentos. Para tanto, o paciente necessita ser orientado sobre a importância do exame e, para a sua realização, devem lhe ser garantidos o conforto e a privacidade. Por essa razão, é recomendável que o exame seja realizado na presença de outro componente da equipe de saúde ou de um acompanhante.

O reto, o canal e o orifício anal constituem os últimos segmentos do sistema digestório e são os responsáveis pelos mecanismos de contenção e eliminação das fezes. O orifício anal é fechado por um esfincter e contém pregas cutâneas.

A inspeção e a palpação são os passos utilizados da propedêutica. O exame pode ser realizado com o paciente em decúbito lateral esquerdo, com flexão dos joelhos sobre o abdome e o tronco ligeiramente fletido, e com as nádegas posicionadas na borda do leito ou da mesa de exame. Na mulher, o exame também pode ser realizado em posição de litotomia ou ginecológica.

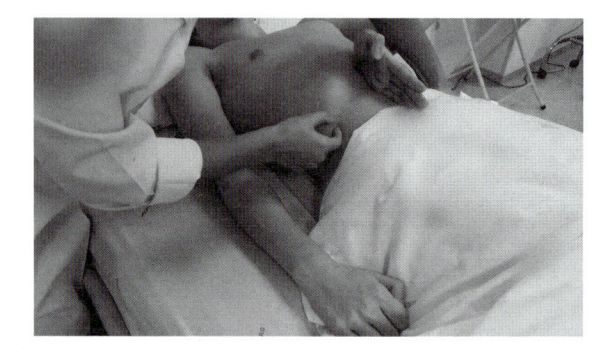

FIG. 11.8 → Teste do piparote.

Inspeção

Para realizar a inspeção estática da região anal e perianal, o examinador deve ter as mãos enluvadas para segurar e afastar as nádegas. É importante destacar que a pele perianal é, em geral, mais escurecida do que a das nádegas. Para a dinâmica, o paciente é orientado a fazer força para baixo (como se fosse evacuar), para que o examinador possa inspecionar o esfincter externo do ânus e detectar possíveis alterações como edema, hemorroidas, fissura, fístula, prolapso, deformações (cirurgias pregressas), ulceração ou abscesso.

Palpação

A palpação da região anal e perianal é realizada com a mão enluvada, e o examinador deve pesquisar formações tumorais e hipersensibilidade.

Para a palpação do reto, é importante que o paciente seja avisado sobre os passos do exame a ser realizado e que, durante esse procedimento, poderá sentir desejo de evacuar pelo estímulo causado na área, o que provavelmente não irá acontecer. O examinador deve utilizar luvas, lubrificar o dedo indicador da mão dominante e introduzi-lo delicadamente no orifício anal, alcançando o reto e possibilitando, assim, a realização do toque retal.

O examinador palpa, inicialmente, a parede posterior do reto e, em seguida, vai girando a mão para facilitar a palpação em sequência das paredes lateral direita, lateral esquerda e anterior, pesquisando a presença de áreas endurecidas, nódulos e impactação fecal. No homem, ao palpar a parede anterior, é possível tocar a próstata, dadas as relações anatômicas do reto com essa glândula, e avaliar tamanho, consistência, presença de nódulos e sensibilidade dolorosa. De forma semelhante, durante o toque prostático, o paciente pode referir desejo de urinar e deve ser tranquilizado. Ainda com o dedo introduzido no canal anal, pode ser avaliado o tônus do esfincter anal, solicitando ao paciente que contraia e relaxe os músculos ao comando do examinador. Ao término do exame, deve-se retirar delicadamente o dedo e avaliar a presença e características da sujidade observada no dedo da luva, como resíduo fecal, muco, sangue ou pus.

→ Considerações finais

Ao finalizar o exame físico do sistema digestório, o enfermeiro deve considerar que nenhum dado deve ser interpretado isoladamente, mas em correlação com os achados do mesmo sistema e dos demais, levando em conta, ainda, os dados obtidos na entrevista e nos exames de diagnósticos laboratoriais e de imagem. Assim, a interpretação correta poderá fornecer subsídios para um julgamento clínico apropriado, o que irá direcionar sua ação por meio de intervenções de enfermagem individualizadas.

→ Leituras recomendadas

Chaves LC, Oliveira LR, Posso MBS. Avaliação física em enfermagem do sistema digestório. In: Chaves LC, Posso MBS. Avaliação física em enfermagem. Barueri: Manole; 2012. p. 295-326.

Conselho Regional de Enfermagem de São Paulo. Parecer COREN-SP CAT nº 032, de 1 de setembro de 2010 [Internet]. São Paulo: COREN-SP; 2010 [capturado em 7 nov. 2014]. Disponível em: https://portal.coren-sp.gov.br/wp-content/uploads/2013/07/parecer_coren_sp_2010_32.pdf.

Cunha MLR, Bergamasco EC, Franco, FF. Exame digestório. In: Santos ER, Ferretti-Rebustini REL, Paula MFC. Exame físico na prática clínica da enfermagem. Rio de Janeiro: Elsevier; 2015. p. 149-64.

Drake RL, Wagner AV, Vogl AW, Mitchell VW. Abdome. In: Drake RL, Vogl AW, Mitchell VW. Gray's anatomia básica. Rio de Janeiro: Elsevier, 2013. p. 55-205.

Drake RL. Abdome. In: Drake RL, Vogl AW, Mitchell VW. Gray's: anatomia para estudante. 3. ed. Rio de Janeiro: Elsevier; 2015. p. 255-410.

Guyton AC, Hall JE. Fisiologia gastrointestinal. In: Hall JE. Guyton & Hall tratado de fisiologia médica. 13. ed. Rio de Janeiro: Elsevier; 2021. p. 758-804.

Hall JE, Guyton AC. Fisiologia gastrointestinal. In: Guyton & Hall fundamentos da fisiologia. 13. ed. Rio de Janeiro: Elsevier; 2017. p. 367-89.

Jarvis C. Abdome. In: Guia de exame físico para enfermagem. 6. ed. Rio de Janeiro: Elsevier; 2012. p. 527-64.

Moore KL, Dalley AF, Agur AMR. Abdome. In: Moore: anatomia orientada para a clínica. 8. ed. Rio de Janeiro: Guanabara Koogan; 2019. p. 396-535.

Porto CC, Silvério AO, Oliveira CP, Rosa H, Moreira H, Ximenes JAA, et el. Exame do Abdome. In: Porto CC, Porto AL, editores. Exame clínico. 8. ed. Rio de Janeiro: Guanabara Koogan; 2017. p. 429-60.

Potter PA, Stockert PA, Hall AM, Perry AG. Avaliação da saúde e exame físico. In: Potter PA, Stockert PA, Hall AM, Perry AG, Ostendorf WR. Fundamentos de enfermagem. 9. ed. Rio de Janeiro: Elsevier; 2018. p. 526-97.

Silvério AO, Rosa H, Moreira H, Porto JD, Filho JR, Ximenes JAA, et al. Sistema digestório. In: Porto CC, Porto AL, editores. Semiologia médica. 8. ed. Rio de Janeiro: Guanabara Koogan; 2019.

Szilagyi PG. Abdome. In: Bickley LS, Szilagyi PG, Hoffman RM. Bates: propedêutica médica. 12. ed. Rio de Janeiro: Guanabara Koogan; 2018. p. 435-73.

Exame do abdome: aparelho urinário

Anamaria Alves Napoleão // Patricia Fera // Juliana de Lima Lopes // Marcela Zanatta Ganzarolli // Cinthia Calsinski de Assis

O sistema renal e urinário é formado por dois rins, dois ureteres, bexiga e uretra. Juntas, todas essas estruturas anatômicas e funcionais auxiliam na remoção de substâncias indesejáveis ao organismo.

Os rins exercem funções de extrema importância para a homeostasia: livram o corpo dos produtos de degradação que são ingeridos ou produzidos pelo metabolismo e controlam o volume e a composição dos líquidos corporais. Essas estruturas desempenham suas funções mais importantes por meio da filtração do plasma e da remoção das substâncias do filtrado em graus variáveis, de acordo com as necessidades do organismo. Além disso, depuram o corpo de substâncias indesejáveis, excretando-as na urina, e retêm substâncias necessárias, devolvendo-as ao sangue.

Os dois rins estão localizados no **espaço retroperitoneal**, parte superior do abdome, a cada lado da coluna vertebral. Cada um se estende longitudinalmente do nível da vértebra T12 até a L3 e apresenta mobilidade inspiratória e de decúbito. Em geral, o rim direito é cerca de 1,5 cm inferior ao esquerdo, presumivelmente por causa do fígado, grande e pesado logo acima dele. Cada rim de um humano adulto pesa cerca de 150 g e tem, em média, o tamanho de um punho fechado, medindo cerca de 11 cm de comprimento, 5 cm de largura e 3 cm de espessura. Ambos os rins estão envoltos por gordura (gordura perirrenal) e fáscia, para proteção e sustentação, em contato com os músculos psoas maiores.

A irrigação dos rins é feita pelas artérias renais, que se originam em ângulo reto da aorta, e cada uma se divide próximo ao hilo renal em cinco artérias segmentares, correspondendo aos segmentos renais. A drenagem do sangue se dá por várias veias que formam a veia renal, que, por sua vez, desemboca na veia cava inferior. Além disso, os rins são inervados pelo plexo renal, que consiste em fibras simpáticas e parassimpáticas.

Cada rim contém mais de 2 milhões de **néfrons**, que são as unidades funcionais capazes de formar a urina. O rim não tem capacidade de gerar novos néfrons, de maneira que, nos casos de lesão ou doença renal e no processo de envelhecimento, verifica-se a diminuição gradual do número dessas unidades funcionais.

Cada néfron é composto de **glomérulo**, que é um tufo de capilares glomerulares, através dos quais grandes quantidades de líquido são filtradas no sangue, e de um longo túbulo, no qual o líquido filtrado é convertido em urina no seu trajeto até a **pelve renal**. O glomérulo é constituído de uma rede de capilares glomerulares que se ramificam e se anastomosam, envoltos pela **cápsula de Bowman**, para onde o líquido filtrado flui, para, em seguida, chegar ao **túbulo contornado proximal**, situado no **córtex renal**. Deste, o líquido flui para a **alça de Henle**, passando por suas duas porções, denominadas ramo descendente e ramo ascendente. Depois, o líquido penetra no túbulo contornado distal, que também está situado no córtex renal, e segue para os **ductos coletores** corticais, que se juntam para formar um único ducto coletor maior, o qual segue seu trajeto até a **medula**, chamado ducto coletor medular. Os ductos coletores unem-se para formar ductos progressivamente maiores, que terminam na pelve renal através das extremidades das **papilas renais (FIG. 12.1)**. A partir daí, grupos de ductos coletores formam os ductos papilares de Bellini, que aparecem na superfície da ponta da papila por onde sai a urina.

Os néfrons podem ser corticais (alças de Henle curtas que vão até a porção externa da medula) e justamedulares (glomérulos maiores e alças de Henle que adentram até o topo da papila renal).

Células epiteliais especializadas denominadas máculas densas, que se situam no segmento inicial do túbulo distal, justapõem-se às células granulares especiais do tufo vascular do mesmo glomérulo, o que constitui o aparelho justaglomerular, onde é secretada a renina, enzima fundamental na produção de angiotensina.

A formação da urina resulta de três processos:

→ Filtração glomerular
→ Reabsorção de substâncias dos túbulos renais
→ Secreção de substâncias para os túbulos renais

A etapa de filtração ocorre nos capilares glomerulares, na cápsula de Bowman, onde a maioria das substâncias do plasma, à exceção das proteínas, é filtrada livremente. Quando o líquido filtrado deixa a cápsula de Bowman e passa pelos túbulos, é modificado pela reabsorção de água e solutos específicos de volta ao

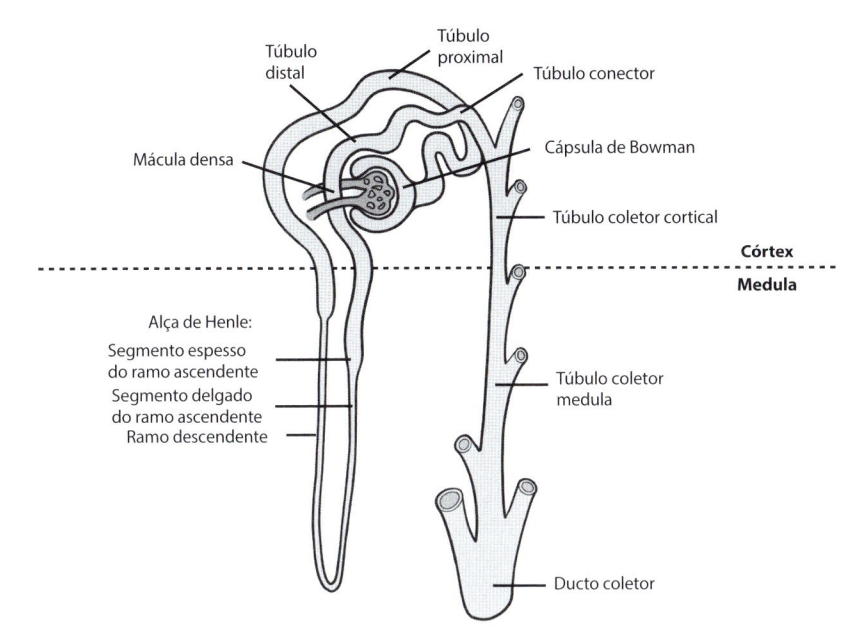

FIG. 12.1 → Néfron renal.

sangue ou pela secreção de outras substâncias dos capilares peritubulares para os túbulos.

Para cada substância existente no plasma, ocorre uma combinação particular de filtração, reabsorção e secreção. A excreção de determinada substância na urina depende das intensidades relativas desses três processos renais básicos. Cada rim recebe cerca de um oitavo do débito cardíaco através da artéria renal, ou aproximadamente 1.200 mL/min em um homem adulto de 70 kg. O glomérulo filtra o sangue a uma taxa de cerca de 125 mL/min no homem adulto e de 110 mL/min na mulher adulta. Essa taxa é chamada de filtração glomerular (FG). A fração do fluxo plasmático renal que é filtrada, ou fração de filtração, é, em média, 0,2. Isso significa que cerca de 20% do plasma que flui pelos rins é filtrado pelos glomérulos. O fluxo adicional que passa pelos rins tem por objetivo suprir plasma suficiente para as altas intensidades de FG necessárias para a regulação precisa dos volumes dos líquidos corporais e a concentração de solutos. Ainda que a ocorrência de variações na pressão arterial exerça alguma influência sobre o fluxo sanguíneo renal, os rins dispõem de mecanismos eficazes para manter relativamente constantes esse fluxo sanguíneo renal e a FG, por meio da *autorregulação*.

> A excreção de determinada substância na urina depende das intensidades relativas desses três processos renais básicos: filtração, reabsorção e secreção.

A membrana dos capilares glomerulares permite a entrada de líquido em alta velocidade ao mesmo tempo em que é seletiva, porquanto determina quais moléculas serão filtradas de acordo com seu tamanho e carga elétrica. Eletrólitos como o sódio e pequenos compostos orgânicos como a glicose são filtrados livremente. À medida que o peso da molécula se aproxima do peso molecular da albumina, a filtrabilidade diminui para quase zero. A maior parte do material filtrado, incluindo eletrólitos, glicose, água e proteínas pequenas, é ativamente reabsorvida no túbulo proximal. Alguns ácidos orgânicos também são ativamente secretados pelo túbulo distal.

O volume urinário é cuidadosamente controlado, atendendo à necessidade de regulação precisa dos volumes dos líquidos corporais e das concentrações de solutos. Para tal, os rins devem excretar diferentes solutos e água em intensidades variáveis e, algumas vezes, independentemente uns dos outros. Vários hormônios são responsáveis pela especificidade na formação da urina, o que permite manter o equilíbrio no volume e na concentração dos líquidos corporais: a **aldosterona** aumenta a reabsorção de sódio e a excreção de potássio, a **angiotensina II** aumenta a reabsorção de sódio e água, o **hormônio antidiurético (ADH)** aumenta a reabsorção de água, o **peptídeo natriurético atrial** diminui a reabsorção de sódio e água, e o **paratormônio** aumenta a reabsorção de cálcio.

A urina formada passa pelos dois tubos coletores e chega à pelve renal, seguindo para o ureter, que é um conduto que continua a partir de cada pelve renal, composto de musculatura lisa, e que mede cerca de 30 cm de comprimento e 4 a 8 mm de diâmetro. O ureter realiza movimentos peristálticos na presença de urina, sendo responsável pelo transporte da urina para a bexiga. A bexiga é um reservatório muscular oco, com capacidade para armazenar 400 a 500 mL de urina no adulto.

O músculo que compõe a parede vesical é o detrusor, e a bexiga tem função de armazenamento e condução. Durante o armazenamento da urina, a bexiga permanece relaxada e o detrusor se contrai no momento da micção.

À medida que a urina chega à bexiga, fibras aferentes parassimpáticas conduzem estímulos ao centro sacral da micção. Esses estímulos ascendem para o centro pontino da micção (CPM) de onde podem ser emitidos impulsos para inibir ou desencadear a micção. Outras regiões cerebrais pontinas e suprapontinas participam da regulação neurológica da micção e, dessa forma, tanto a continência como a capacidade de urinar dependem de integridade neurológica e estrutural.

Da bexiga, a urina passa para a uretra, que é o conduto responsável por sua condução para fora do corpo. A uretra feminina mede em torno de 4 cm de comprimento, e a masculina, aproximadamente 20 cm. Os esfíncteres uretrais, de forma oposta ao detrusor, permanecem contraídos durante o armazenamento de urina na bexiga e relaxam para desencadear a micção.

Em geral, um adulto apresenta cerca de 5 a 6 micções e elimina de 800 a 2.500 mL de urina diariamente. Após cada micção, cerca de 3 a 4 mL de urina permanecem na bexiga (urina residual).

➔ Propedêutica dos rins e da bexiga

A avaliação do sistema renal e urinário é realizada por meio da anamnese e do exame físico (inspeção, percussão, palpação e ausculta). Na anamnese, dados subjetivos, atuais e pregressos sobre a doença são obtidos junto aos pacientes, e, no exame físico, dados objetivos são coletados. Será utilizado aqui o termo "entrevista" para referência à anamnese.

Entrevista

Durante a entrevista, o enfermeiro deve investigar os dados que podem auxiliar na elucidação de possíveis queixas abdominais relacionadas à disfunção miccional, como infecção urinária, cólica nefrótica, obstruções do trato urinário e incontinência urinária. Dentre os principais achados estão:

→ Alterações nas características da urina: urina turva, escura, com sangue (hematúria), alteração no odor (odor forte, odor fétido)
→ Alterações no volume urinário
→ Aumento ou diminuição da frequência miccional
→ Dor ou desconforto ao urinar (disúria)
→ Sensação de urgência para urinar
→ Dor lombar ou suprapúbica
→ Perdas involuntárias de urina
→ Jato urinário fraco e fino

O levantamento dessas informações é fundamental para a avaliação e o direcionamento do tratamento das disfunções miccionais. De maneira geral, a entrevista deve incluir dados sobre o início, a duração e a gravidade dos sintomas, uso de medicamentos, sintomas neurológicos, presença de lesões ou doenças.

Ferramentas como diários miccionais têm se apresentado como ótimos recursos (FIG. 12.2), uma vez que possibilitam apontar problemas como perdas involuntárias de urina e inclusive estimar o volume miccional. O paciente deve ser orientado a preenchê-lo por 3 a 7 dias.

Instrumentos mais específicos, como escalas de medida de sintomas prostáticos, também podem ser adotados pelos enfermeiros nos serviços para uma coleta de dados mais precisa, de acordo com a população mais frequentemente atendida.

DIÁRIO MICCIONAL

Nome:____

Data:______________ Acordou às:______________ Dormiu às:______________

HORÁRIOS	VOLUME URINADO (mL)	PERDA URINÁRIA			EVENTO QUE DESENCADEOU A PERDA URINÁRIA (descrever)
		PEQUENA	MÉDIA	GRANDE	

FIG. 12.2 → Diário miccional.
Fonte: Elaborada pelas autoras.

Nomenclatura relacionada à eliminação urinária

- → *Anúria*: débito urinário inferior ao volume de 50 mL/dia.
- → *Oligúria*: diminuição do débito urinário, geralmente inferior a 400 mL/dia.
- → *Poliúria*: aumento do volume urinário acima de 3.000 mL/dia.
- → *Polaciúria*: aumento da frequência urinária com intervalo entre micções menor que 2 horas, sem aumento do volume urinário.
- → *Nictúria:* aumento do volume e da frequência urinária durante a noite.
- → *Noctúria:* acordar à noite para urinar, sendo cada micção precedida e seguida por sono. É clinicamente significativa se o paciente acordar duas ou mais vezes para urinar.
- → *Enurese*: perda de urina durante o sono, fisiológica até os 3 anos de idade.
- → *Urgência miccional ou urinária*: necessidade intensa e súbita de urinar.
- → *Hematúria*: presença de sangue na urina, podendo ser macroscópica (visível a olho nu) ou microscópica (detectada por exame microscópico).
- → *Piúria*: presença de pus na urina que, dessa forma, se apresenta turva e com presença de sedimentos.
- → *Disúria*: micção acompanhada de dor, desconforto ou queimação.
- → *Estrangúria*: eliminação lenta e dolorosa de urina.
- → *Hesitação*: demora ou atraso involuntário para iniciar a micção.

- *Retenção urinária*: incapacidade de esvaziar a bexiga parcial ou completamente, apesar de os rins produzirem urina normalmente.
- *Incontinência urinária*: eliminação involuntária de urina.
- *Incontinência urinária de esforço*: eliminação involuntária de urina após esforços e aumento da pressão intra-abdominal, como ocorre ao rir, tossir ou espirrar. O volume de urina eliminado pode ser pequeno ou grande.
- *Incontinência urinária de urgência*: eliminação involuntária de urina após sensação de vontade de urinar e incapacidade de chegar ao banheiro a tempo.
- *Incontinência urinária por transbordamento*: perda involuntária de urina associada à distensão excessiva da bexiga. Em geral, pode ocorrer devido à hipocontratilidade da bexiga ou por obstruções da saída de urina.

Exame físico

Após a entrevista, procede-se ao exame físico, que segue os passos descritos a seguir.

Inspeção

Em condições normais, a inspeção voltada para os rins pouco informa sobre alterações. Entretanto, nos grandes aumentos dos rins (hidronefrose e tumores), podem-se observar abaulamentos localizados no flanco e na fossa ilíaca correspondente, ou a presença de abaulamentos bilaterais típicos nos casos de rins policísticos.

Em relação à inspeção da urina, é possível obter dados objetivos sobre a coloração e o aspecto. Em condições normais, a urina é transparente e possui tonalidade que varia do amarelo-claro ao amarelo-escuro (amarelo-ouro). Urina turva, ou seja, sem a transparência habitual, com ou sem grumos, pode indicar piúria, que pode ocorrer nas infecções do trato urinário e nos abscessos renais, por exemplo. Urina de coloração avermelhada pode indicar hematúria. Em pacientes com icterícia, a coloração da urina pode ser escura, sendo referida muitas vezes como "cor de Coca-cola". Menos comumente, pode-se observar a turvação da urina conferindo a ela uma coloração esbranquiçada, denominada quilúria, que ocorre devido a condições em que há drenagem de linfa para as vias urinárias – por exemplo, na tuberculose e em algumas neoplasias. Vale lembrar que alguns medicamentos modificam a coloração da urina, conferindo coloração avermelhada, alaranjada ou até mesmo azulada. Durante a inspeção é importante obter dados relativos ao odor da urina.

É imprescindível também verificar a presença de sinais de insuficiência renal, como edema periorbital, sacral e de extremidades, mudança na coloração e turgescência da pele, estado mental alterado e sinais de encefalopatia urêmica, arritmias, hálito urêmico, alterações do peso e do volume urinário, entre outros aspectos. Nos casos agudos de retenção urinária completa, em que o indivíduo é incapaz de eliminar mesmo quantidades pequenas de urina, além da dor lombar ou no flanco, devem-se observar ansiedade, palidez e sudorese.

Percussão

Ao contrário do fígado e de outras estruturas, os rins não são delimitáveis pela percussão dígito-digital. No entanto, nos processos inflamatórios agudos, renais e perirrenais, a pesquisa por meio de punho-percussão é de grande valia para determinar alguns dados sindrômicos. Essa avaliação é conhecida como sinal de Giordano, sendo positiva na presença de dor e negativa na ausência.

Para avaliar cada rim em relação à dor, deve-se pedir para o paciente se sentar; o profissional deve, então, posicionar a palma de sua mão sobre o ângulo costovertebral direito e percutir sua mão com a superfície ulnar do punho de sua outra mão. Repetir a manobra sobre o ângulo costovertebral esquerdo (FIG. 12.3). A percussão direta com o punho sobre cada ângulo costovertebral também pode ser utilizada (FIG. 12.4).

Quanto à percussão da bexiga, a percussão dígito-digital deve ocorrer a 5 cm acima da sínfise púbica. A bexiga vazia não é percutível; nesse caso, o som obtido nessa região deve ser timpânico. Em casos de retenção urinária, o som obtido é de macicez, indicando que a bexiga encontra-se cheia. O som maciço pode também ser obtido na presença de massas nessa região.

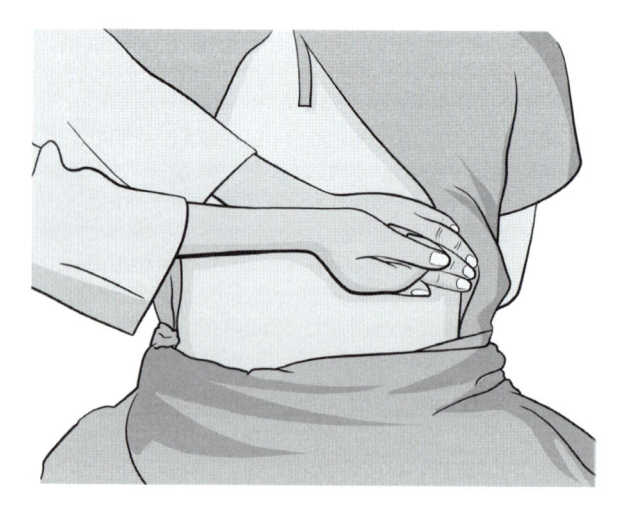

FIG. 12.3 →
Punho-percussão indireta do ângulo costovertebral.

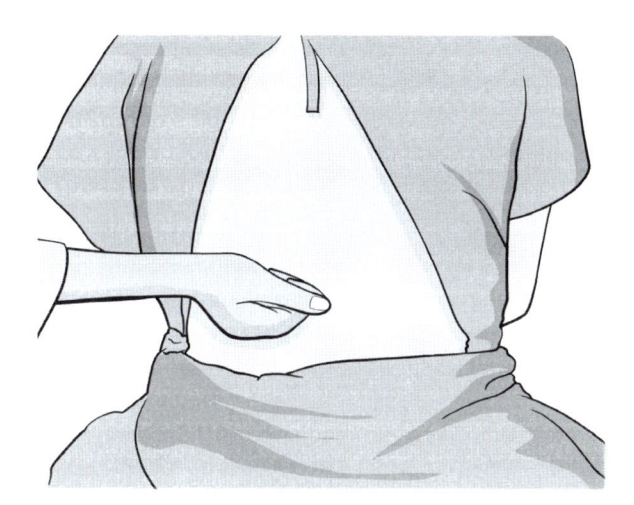

FIG. 12.4 →
Punho-percussão direta do ângulo costovertebral.

Palpação

Embora os rins normais sejam praticamente inacessíveis à palpação, esse método semiológico é o que fornece melhores informações sobre os rins. Algumas técnicas, como as descritas a seguir, auxiliam na avaliação quanto a forma, tamanho e presença de massas e líquido.

Método de Devoto: é realizado com o paciente em decúbito dorsal e com os joelhos levemente fletidos. O enfermeiro solicita ao paciente que tente relaxar a musculatura o máximo possível. O enfermeiro deve se colocar do mesmo lado do órgão que pretende palpar. Coloca-se uma mão contrária ao rim a ser examinado, no ângulo lombocostal, exercendo pressão de trás para frente, enquanto a outra mão, espalmada sobre o abdome abaixo do rebordo costal, procura sentir e pinçar o polo inferior do rim na sua descida inspiratória (FIG. 12.5).

Método de Israel: o paciente é posicionado em decúbito lateral, oposto ao lado do rim que será palpado. A coxa correspondente ao órgão que vai ser examinado deverá ficar fletida sobre a bacia, e o outro membro deverá permanecer em extensão. O enfermeiro deverá se posicionar do mesmo lado do dorso do paciente, colocar uma das mãos no ângulo lombocostal, fazendo pressão de trás para frente. Com a outra mão espalmada sobre o abdome, logo abaixo do rebordo costal, o enfermeiro procura pinçar o rim na sua descida inspiratória (FIG. 12.6).

Os rins são indolores, duros, de consistência parenquimatosa, de superfície regular e, nos casos normais, de formato não muito nítido, em virtude de apenas seu polo inferior ser acessível à palpação. O rim direito é mais facilmente palpável, por

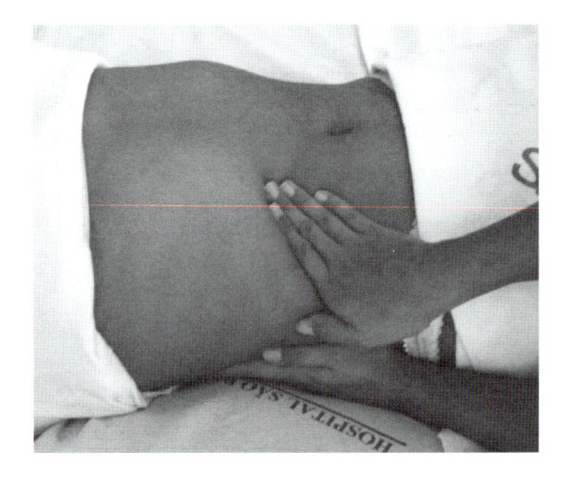

FIG. 12.5 → Método de Devoto.

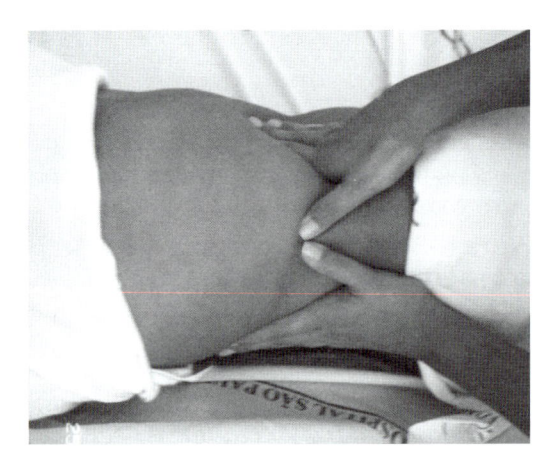

FIG. 12.6 → Método de Israel.

estar anatomicamente situado mais baixo do que o esquerdo. A palpação de rins policísticos é muito característica, uma vez que permite ao enfermeiro ter a sensação de estar palpando um "saco de laranjas". Nos casos de neoplasia renal com aumento de volume do órgão, o rim torna-se palpável como um tumor duro, geralmente indolor e de superfície nodular.

Já a palpação da bexiga, para conforto do paciente, deve ser realizada após ele ter urinado. Inicia-se a aproximadamente 2 cm da sínfise púbica, onde o enfermeiro pode sentir uma região firme e lisa. A palpação da bexiga vazia pode revelar hipersensibilidade na região. Em casos de distensão vesical por retenção aguda ou crônica, a reação dolorosa à palpação pode ser intensa. Nesses casos, pode-se sentir uma massa lisa e firme. A depender do volume de urina retido, a bexiga pode ser palpável até o nível da cicatriz umbilical, apontando para a necessidade de intervenção para promover o esvaziamento vesical.

Ausculta

A ausculta é útil somente na identificação de sopros abdominais, caracterizados por sons murmurantes de baixa intensidade, sugestivos de estenose da artéria renal.

Covid-19 e alterações do sistema renal

O Sars-CoV-2, vírus causador da doença do novo coronavírus (Covid-19), causa diversas complicações aos indivíduos. Apesar de as alterações pulmonares serem as mais prevalentes, outros órgãos podem ficar comprometidos, inclusive os rins. Esse vírus pode causar lesão endotelial, tempestade de citocinas, hipovolemia e hipercoagulabilidade (FIG. 12.7), podendo desencadear insuficiência renal aguda. Torna-se, portanto, importante realizar um exame físico criterioso, coletar rigorosamente dados sobre o volume urinário, bem como avaliar os exames laboratoriais (hemograma, coagulograma, ureia, creatinina, urina) diariamente.

Considerações finais

Para tornar mais criteriosos os dados obtidos durante a anamnese e o exame físico, o enfermeiro deve concluir a avaliação do sistema urinário revisando os resultados de exames laboratoriais que complementam dados de função renal ou que ajudam a avaliar criteriosamente o desempenho miccional. Ferramentas como diários miccionais podem ser incorporadas para uma melhor avaliação dos pacientes. Por fim, é preciso coletar e documentar rigorosamente os dados do sistema renal e urinário obtidos, incorporá-los ao planejamento da assistência, implementar as intervenções planejadas e, ainda, avaliar a eficácia do cuidado prestado ao paciente.

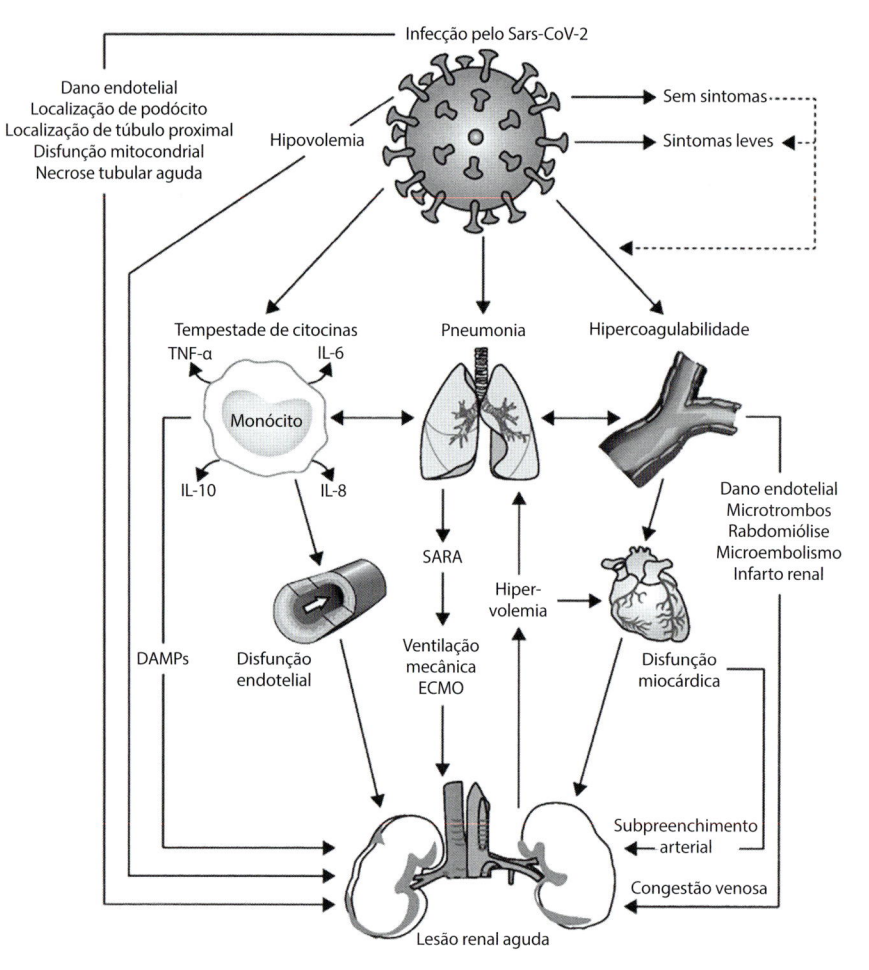

FIG. 12.7 → Manejo de lesão renal aguda em pacientes com Covid-19. DAMPs, padrões moleculares associados à lesão; ECMO, oxigenação por membrana extracorpórea; IL, interleucina; SARA, síndrome da angústia respiratória aguda; TNF-α, fator de necrose tumoral α.
Fonte: Adaptada de Ronco e colaboradores.[1]

→ Referências

1. Ronco C, Reis T, Husain-Syed F. Management of acute kidney injury in patients with COVID-19. Lancet Respir Med. 2020;8(7):738-42.

→ Leituras recomendadas

Adams LA, Brooks-Brunn JA, Blank-Reid C. Expert 10-minute physical examinations: rapid inpatient and outpatient assessments. St Louis: Mosby; 1997.

Bickley LS. Bates guide to physical examination and history taking. 13th ed. Philadelphia: Wolters Kluwer; 2020.

Bickley LS. Bates: propedêutica médica. 12. ed. Rio de Janeiro: Guanabara Koogan; 2018.

Clemens JQ, O'Leary MP, Givens J. Urinary incontinence in men. Waltham: UpToDate; 2020.

Dillon P, Morton PG. Health assessment in nursing. 2nd ed. Philadelphia: FA Davis; 1993.

Gray M, Dobkin K. Genitourinary system. In: Thompson J, MacFarland G. Clinical nursing. 3rd ed. St Louis: Mosby; 1996.

Guyton AC, Hall JE. Fisiologia humana e mecanismos das doenças. 13. ed. Rio de Janeiro: Guanabara Koogan; 2017.

Hooton TM, Gupta K, Calderwood S, Bloom A. Acute complicated urinary tract infection (including pyelonephritis) in adults. Waltham: UpToDate; 2021.

Inker LA, Perrone RD, Sterns RH, Forman JP. Assessment of kidney function. Waltham: UpToDate; 2021.

Johnson TM, O'Leary MP, Givens J. Nocturia: clinical presentation, evaluation, and management in adults. Waltham: UpToDate; 2020.

Kunutsor SK, Laukkanen JA. Renal complications in COVID-19: a systematic review and meta-analysis. Ann Med. 2020;52(7):345-53.

Lukacz ES, Brubaker L, Schmader KE, Givens J, Eckler K. Evaluation of females with urinary incontinence. Waltham: UpToDate; 2020.

Maria VLR. Exame clínico de enfermagem do adulto: focos de atenção psicobiológicos como subsídios para diagnósticos de enfermagem. São Paulo: Iátria; 2003.

Meticoff J. Clinical assessment. Urol Clin North Am. 1999;4(8):25-31.

Nygaard IE. Evidence-Based treatment for mixed urinary incontinence. JAMA. 2019;322(11):1049-51.

Porto CC, editor. Semiologia médica. Rio de Janeiro: Guanabara Koogan; 2001.

Porto CC, Porto AL, editores. Exame clínico. 8. ed. Rio de Janeiro: Guanabara Koogan; 2017.

Porto CC, Porto AL, editores. Semiologia médica. 8. ed. Rio de Janeiro: Guanabara Koogan; 2019.

Retzky SS, Rogers RM Jr. Urinary incontinence in women. Clin Symp. 1995;47(3):2-32.

Seidel HM, Ball JW, Dains JE, Benedict GW. Mosby: guia de exame físico. 6. ed. Rio de Janeiro: Elsevier; 2007.

Silva GF, Couto LA. Exame físico do sistema renal. In: Palomo JSH. Enfermagem em cardiologia: cuidados avançados. Barueri: Manole; 2007.

Thompson J, Wilson S. Health assessment for nursing practice. St Louis: Mosby; 1996.

Weinrebe W, Käbe-Frisch S, Füsgen I, Karaman M, Johannsdottir E, Rupp S. Do independent geriatric outpatients with nocturnal polyuria profit from desmopressin? Z Gerontol Geriatr. 2019;52(3):272-8.

13

Exame das mamas e dos órgãos genitais

Márcia Barbieri // Patricia Albuquerque Moraes // Sonia Maria Oliveira de Barros

Na sistematização da consulta de enfermagem, o exame físico representa um dos meios que complementam o levantamento dos problemas que necessitam de ações profissionais, além de contribuir para a individualização e melhoria da qualidade da assistência de enfermagem.

Para que se possam obter dados relevantes para a assistência de enfermagem, faz-se necessário, além da habilidade na execução do exame físico, competência profissional para interpretar os dados e discernir o que se encontra dentro dos limites de normalidade.

De modo geral, o exame físico sucede a análise dos dados obtidos na história de enfermagem, embora a avaliação das condições gerais, por meio da inspeção, desenvolva-se desde o início do contato com o paciente e no decorrer da entrevista, sendo considerada como ponto de partida da interação enfermeiro-cliente. Por meio da inspeção, são percebidos o aspecto geral, a expressão facial, o estado mental, a locomoção, a mobilidade, a postura, o estado nutricional, a hidratação, as condições gerais de higiene, entre outros aspectos. A obtenção e a análise dos dados provenientes da inspeção estruturam o exame físico e ajudam os clientes a se lembrarem de eventos clínicos.

> A privacidade é essencial em respeito à exposição do corpo, à manutenção da atitude profissional e ao desempenho rápido, eficiente e gentil do examinador.

O exame físico dos genitais deve ser realizado em ambiente limpo e organizado, com temperatura constante e luminosidade adequada. A privacidade é essencial em respeito à exposição do corpo, à manutenção da atitude profissional e ao desempenho rápido, eficiente e gentil do examinador. Cabe ao profissional explicar todas as etapas do exame, respeitando a confidencialidade e inspirando confiança ao paciente.

➔ Exame físico feminino

Consiste em examinar as mamas, a genitália externa e realizar o exame ginecológico.

Exame das mamas

Inspeções estática e dinâmica

A inspeção estática deve ser realizada na mulher com os membros superiores ao longo do corpo, sentada, tronco desnudo, voltada para o examinador e para a fonte de luz. A avaliação durante a inspeção estática envolve os seguintes aspectos:

➔ *Número*: as mamas são em número par.
➔ *Localização*: estão localizadas na parede anterior do tórax, sobre os músculos grandes peitorais, entre o segundo e o sexto espaço intercostal, entre a linha paraesternal e a axilar anterior.
➔ *Divisão*: a mama deve ser dividida topograficamente em quadrantes, como mostra a **FIG. 13.1**.
➔ *Forma*: podem-se considerar quatro formas distintas:
  — *Globosa:* o diâmetro anteroposterior é igual à metade do diâmetro da base.
  — *Periforme:* o diâmetro anteroposterior é igual ao diâmetro da base.
  — *Discoide ou plana:* o diâmetro anteroposterior é menor do que a metade do diâmetro da base.
  — *Pendente:* o arco do círculo inferior ultrapassa a base de implantação em mais de 2,5 cm.

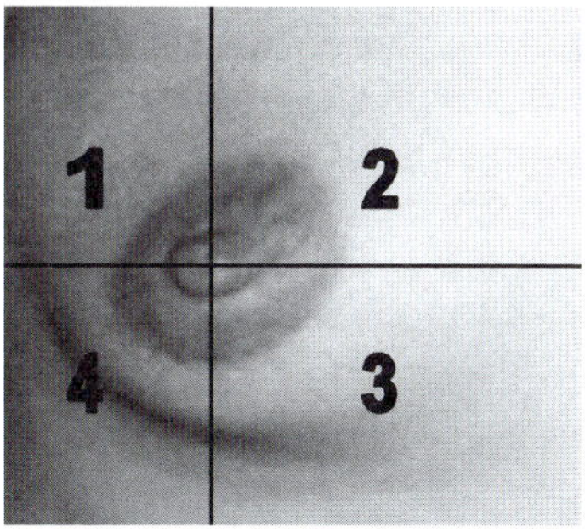

FIG. 13.1 ➔ Divisão da mama direita em quadrantes: 1) Superior externo. 2) Superior interno. 3) Inferior interno. 4) Inferior externo.

→ *Mamilos*: na região central de cada mama, há uma área mais pigmentada, a aréola, no centro da qual há uma estrutura sobrelevada, o mamilo, que deve ser avaliado quanto à forma:

— *Protruso:* mamilo eutrófico, saliente, apresentando ângulo de 90° em relação à junção mamiloareolar.
— *Semiprotruso:* mamilo geralmente curto, que apresenta protrusão relativa ao estímulo tátil e ângulo superior a 90°.
— *Pseudoumbilicado ou pseudoinvertido*: apresenta-se invaginado à inspeção; porém, ao estímulo, apresenta protrusão, voltando em seguida à posição original; esse tipo de mamilo dificulta e até impede a amamentação.
— *Umbilicado ou invertido:* apresenta-se invaginado em repouso, permanecendo assim após estímulo; apresenta aderência interna que impede a sua eversão.
— *Hipertrófico:* mamilo de tamanho aumentado, protruso, com borda em formato que lembra um cogumelo, mais frequente na raça negra.

Com a paciente sentada com os membros superiores (MMSS) dispostos naturalmente ao longo do corpo, inicia-se o exame físico.

> Ao aproximar-se da menopausa, o tecido mamário vai se atrofiando, sendo substituído progressivamente por tecido gorduroso.

Na inspeção dinâmica, solicita-se que a mulher eleve os braços e, depois, coloque as mãos no quadril, realizando movimentos e contrações musculares para diante, podendo fazer também pressão com as palmas das mãos para facilitar a compressão do músculo peitoral maior. O objetivo dessas manobras é realçar as possíveis retrações e abaulamentos da região e verificar o comprometimento dos planos musculares, cutâneos e do gradil costal, incluindo a região axilar (FIG. 13.2). Ressalta-se que as mulheres mais jovens apresentam mamas com maior quantidade de tecido glandular, o que as torna mais densas e firmes. Ao aproximar-se da menopausa, o tecido mamário vai se atrofiando, sendo substituído progressivamente por tecido gorduroso.

Palpação dos gânglios supraclaviculares, infraclaviculares, axilares e das mamas

A palpação deverá ser realizada com movimentos firmes e suaves, a fim de não causar dor. Dessa forma, é possível estabelecer um clima de segurança e confiança entre o enfermeiro e a paciente, facilitando a realização da palpação. Para a palpação dos gânglios, em um primeiro momento, a paciente deverá estar sentada. Utiliza-se a técnica de Bailey da seguinte forma: com a paciente em frente

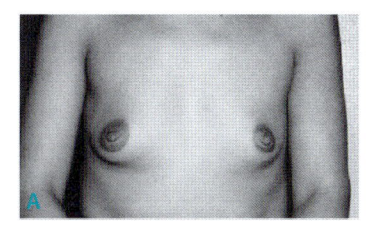

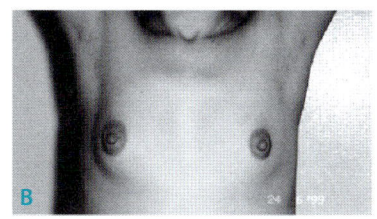

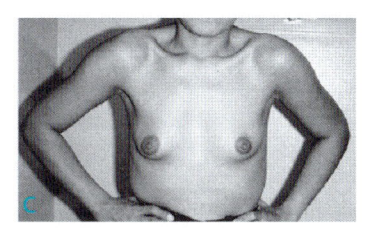

FIG. 13.2 → A) Posicionamento para inspeção estática. B e C) Posicionamentos para inspeção dinâmica.

ao enfermeiro, segura-se com a mão direita o braço direito da paciente, que deve ser mantido em posição horizontal e apoiado sobre o braço direito do enfermeiro, de modo a deixar livre o acesso à região axilar. Palpa-se a região axilar com a mão oposta, aprofundando-se tanto quanto possível à procura de linfonodos. Caso sejam localizados, devem-se registrar: número, volume, localização, sensibilidade, consistência e mobilidade. Repete-se o mesmo procedimento no lado esquerdo.

Em um segundo momento, a paciente deve estar deitada, com o braço repousado sobre as laterais do corpo ou sobre a mão do examinador, favorecendo, assim, o relaxamento da musculatura peitoral. O enfermeiro palpa as áreas supra e infraclaviculares com a face palmar dos dedos da mão dominante e, em seguida, procede à palpação dos gânglios axilares. Caso sejam palpáveis, devem-se anotar número, tamanho, consistência e mobilidade. Com os MMSS elevados e fletidos e com as mãos sob a nuca, passa-se à palpação das mamas.

As mamas devem ser palpadas delicadamente e de maneira ordenada, obedecendo-se à divisão de seus quadrantes. Deve ser iniciada no quadrante superior externo, incluindo a parte lateral superior do tecido mamário, que se projeta para cima e lateralmente na axila e é denominada **cauda axilar de Spencer** (prolongamento axilar de Spencer), seguindo a direção dos ponteiros do relógio. Toda a superfície deve ser examinada com as polpas digitais da mão dominante espalmada.

Os seguintes aspectos devem ser avaliados quando se observa a presença de massa palpável:

→ *Localização*: determinar o quadrante.
→ *Consistência*: pode ser classificada como edematosa, cística, firme, endurecida ou macia.

- → *Mobilidade*: fixa ou móvel.
- → *Tamanho*: quando redonda, o diâmetro; quando oval, o maior diâmetro; quando tubular, o comprimento, a largura e a espessura.
- → *Dor*: sensível e insensível.
- → *Textura*: uniforme, nodular e granular.

Expressão mamilar

Com o propósito de avaliar a existência de secreção, realiza-se a expressão do mamilo, executando moderada pressão junto a ele e à aréola, deslizando-se o dedo indicador sobre a projeção dos ductos até chegar à aréola, comprimindo-a. Toda secreção que, por ventura, surgir, quando não relacionada com a lactação ou a gravidez, deverá receber atenção especial, obedecendo-se à seguinte classificação:

- → *Serosa*: líquido claro e fluido.
- → *Serossanguinolenta*: líquido aquoso rosado.
- → *Purulenta*: líquido espesso, amarelado.
- → *Situação normal* (gravidez ou lactação).
- → *Colostro*: líquido claro e turvo.
- → *Secreção láctea*: leite.

Durante o exame ou mesmo ao seu final, deve-se orientar a paciente para a realização do autoexame das mamas 7 a 10 dias após o início de cada período menstrual, alertando-a para a importância da detecção precoce das doenças nas mamas.

Exame da genitália externa e ginecológico

A análise dos dados da paciente é fundamental para o início dessa avaliação. As queixas clínicas podem ser vagas, evidentes ou mesmo inexistentes. Pruridos, ardores, corrimentos genitais, sangramentos inesperados, presença de lesões papulosas, verrugosas, ulceradas ou tumorais, alterações da coloração da pele, alteração da sensibilidade ou de volume dos genitais são algumas queixas importantes, as quais devem ser observadas no exame físico (**FIG. 13.3**).

> Para a realização do exame da genitália e do exame ginecológico, a posição ginecológica ou de litotomia é a mais adequada.

Para a realização do exame da genitália e do exame ginecológico, a posição ginecológica ou de litotomia é a mais adequada. Assim, a paciente deve estar em decúbito dorsal, com a porção inferior da região glútea na borda da mesa ginecológica, as coxas fletidas sobre o

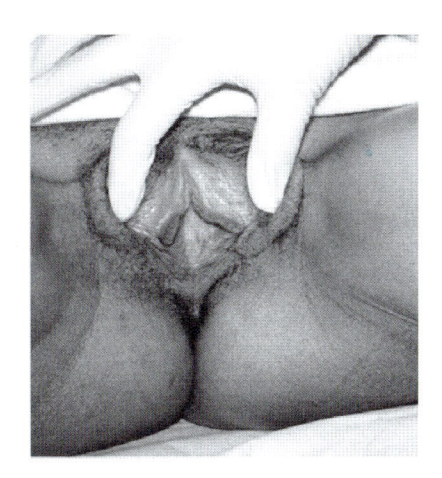

FIG. 13.3 → Genitália feminina externa.

abdome e as pernas fletidas sobre as coxas, formando um ângulo de 45° entre os joelhos e o períneo. O esvaziamento prévio espontâneo da bexiga é importante para o relaxamento durante o exame.

Inspeção da genitália externa

Deve-se inspecionar estaticamente toda a vulva, o períneo e o monte do púbis ou de Vênus, utilizando um foco de luz. A vulva compõe a porção mais superficial do triângulo urogenital. É constituída pelo monte do púbis, pelos grandes e pequenos lábios, pelo clitóris, pelo hímen, pelo introito vaginal, pelo meato uretral e pelas glândulas de Bartholin, também denominadas glândulas vestibulares e parauretrais ou glândulas de Skene. Deve-se separar os grandes lábios e observar:

→ *Clitóris*: tamanho e forma.
→ *Meato uretral*: presença de secreção.
→ *Grandes e pequenos lábios*: simetria, coloração, integridade do tecido, presença de secreção.
→ *Introito vaginal*: em mulheres que nunca tiveram relação sexual, este se apresenta recoberto pelo hímen. Em mulheres que já tenham iniciado a vida sexual, encontra-se entreaberto; nesse caso, observam-se em seu contorno restos ou carúnculas himenais. O introito vaginal pode não apresentar qualquer anormalidade ou ter:

— *Colpocele anterior*: protrusão da parede anterior vaginal, sugestiva de deslocamento de bexiga (cistocele)

- *Colpocele posterior*: protrusão da parede posterior vaginal, sugestiva de deslocamento do reto (retocele)
- *Colpocele anterior e posterior*

→ *Condições do períneo*: o períneo é a porção central de inserção da musculatura do diafragma urogenital entre o orifício vaginal e o ânus; pode estar íntegro, isto é, sem lacerações, cicatrizes de parto ou cirurgias ou, ainda, apresentar lacerações ou cicatrizes.

Exame especular

O exame especular deve preceder o toque vaginal. Essa sequência deve ser obedecida, pois oferece vantagens, como a possibilidade da coleta de material para citologia durante a consulta e a melhor visualização do conteúdo vaginal, o que possibilita uma avaliação adequada. Para a realização do exame, utilizam-se espéculos de valvas articulares, principalmente o modelo de Collins.

Técnica para colocação do espéculo

→ Material: foco de luz, espéculo de Collins, pinça de Cheron e luva de procedimento.
→ Etapas:
- Colocar a cliente em posição ginecológica ou litotômica após o esvaziamento da bexiga.
- Proceder à colocação de luvas.
- Expor o introito vaginal afastando as formações labiais com os dedos da mão esquerda, enquanto o espéculo é introduzido com a mão direita, de forma oblíqua, livrando o meato urinário e a fúrcula do contato com o aparelho, por serem muito sensíveis, procedendo-se, em seguida, à rotação no sentido horário, para a abertura das valvas.

Existem vários tamanhos de espéculos, que são classificados em pequeno, médio e grande e, ainda, o espéculo de virgem. Podem ser de aço ou material descartável. A pinça de Cheron é utilizada para, juntamente com uma gaze, retirar o excesso de secreção ou muco que esteja dificultando a visualização do colo uterino.

Avaliam-se, no exame especular, o canal vaginal e o colo uterino. Quanto ao canal vaginal, são observadas a amplitude, o comprimento (7 a 8 cm), a distensibilidade (propriedade elástica) e a superfície (na menacme, apresenta aspecto rugoso; no climatério, aspecto liso). No colo uterino, deve-se observar a forma (cônica, cilíndrica e cilíndrico-cônica), o volume (aproximadamente de um limão, podendo ser pequeno, médio ou grande), a superfície (lisa, regular, convexa e brilhosa, de coloração rósea, podendo estar alterada por ectopias), o orifício externo (circular e puntiforme nas nuligestas e bilabiado, em fenda transversa, nas multíparas) e a direção (voltado para a parede vaginal posterior). Quanto à retirada do espéculo, deve ser mantido aberto até que se tenha livrado o colo uterino de suas valvas, para, então, fechá-lo e retirá-lo da mesma forma como foi introduzido, ou seja, obliquamente.

Exame físico masculino

Informações gerais e história atual

Devem estar citados os dados biográficos, como nome, data de nascimento, estado civil, sexo e endereço. Essas informações devem estar acompanhadas do motivo da consulta e do diagnóstico médico, que nortearão o levantamento subsequente. Caso o paciente apresente queixas urológicas, é preciso obter informações sobre a duração e as características do problema. Perguntas diretas a serem investigadas podem ser feitas ao paciente, como:

- Quando o problema apareceu? (determinando se o problema é constante ou intermitente, qual a sua frequência e quanto dura)
- O início foi súbito ou gradual?
- Quais as atividades o paciente estava realizando no momento do aparecimento do problema?
- Qual a localização exata?
- Esse problema limita sua atividade diária? Se a resposta for afirmativa, qual a extensão da limitação?
- O que melhora e o que piora o problema?

Após essa entrevista, o enfermeiro pode resumir a informação e perguntar ao paciente se existe algo mais que ele deseje expor.

História pregressa

- História de problemas no trato urinário. Muitos problemas urológicos podem ser crônicos ou recorrentes, motivos pelos quais devem-se obter informações sobre a ocorrência de infecções do trato urinário, incontinência ou retenção urinária, anomalias congênitas, cirurgias urológicas anteriores, litíase renal, câncer e doenças renais.

- → História de acidentes ou traumas abertos ou fechados com lesão renal, trauma de ureter durante procedimentos diagnósticos, traumas de bexiga e de uretra (frequentemente associados a fratura pélvica).
- → Doenças sistêmicas, como hipertensão arterial, diabetes melito, lúpus eritematoso, gota, hiperparatireoidismo, doença de Crohn, insuficiência cardíaca.
- → Alergias, tendo em vista que reações alérgicas podem causar perda da função renal.
- → Uso de medicações, como ácido acetilsalicílico, furosemida, suplementos minerais, penicilinas, uso prolongado de analgésicos não esteroides e anti-inflamatórios, sedativos, anticolinérgicos, antiespasmódicos, cefalosporinas e outras que poderiam gerar implicações renais.
- → História familiar principalmente de rins policísticos, cistinúria, hipertensão arterial, diabetes melito, litíase renal, infecções do trato urinário, câncer de próstata e anomalias congênitas.
- → Estilo de vida (ocupação, como o ambiente de trabalho influencia na hidratação e no uso dos toaletes, exposição a agentes químicos ou físicos, radiação); questões específicas sobre alimentação, tipo de dietas e alimentos ingeridos; padrão de sono e repouso e exercícios físicos; uso de tabaco, álcool ou drogas ilícitas.
- → História sexual (questões sobre funcionamento sexual, identidade sexual ou problemas). As perguntas específicas devem ser feitas no caso de queixas sexuais, impotência, infertilidade ou doenças sexualmente transmissíveis.

Exame físico

> Os pacientes podem se sentir envergonhados ou com certo grau de ansiedade. Por isso, os procedimentos e os objetivos do exame físico devem ser explicados claramente antes, durante e após sua realização.

O exame físico é a segunda parte da base de dados dos pacientes e tem como objetivo a detecção das variações da normalidade, usando os órgãos do sentido para confirmar as hipóteses diagnósticas do levantamento dos dados. Os pacientes podem se sentir envergonhados ou com certo grau de ansiedade. Por isso, os procedimentos e os objetivos do exame físico devem ser explicados claramente antes, durante e após sua realização.

Para a realização do exame físico da genitália masculina, é necessária a completa exposição da região da virilha e da genitália sob iluminação adequada. É conveniente também que o paciente esteja despido e o examinador sentado à sua frente. Caso não seja possível ao paciente manter-se nessa posição, ele pode ser colocado na posição supina, com a cabeça apoiada, os quadris em rotação externa e os joelhos afastados. Pode-se utilizar um lençol para cobrir o abdome e outro para as coxas. O examinador deve usar luvas durante todo o exame.

Exame do pênis

Deve-se iniciar observando a distribuição dos pelos púbicos. Em geral, o pelo é mais grosso sobre a sínfise púbica e continua no escroto e nas pregas cutâneas. Na maioria dos homens, a pilificação estende-se do baixo abdome em um padrão triangular, e diferenças podem sugerir alterações endócrinas. A base dos pelos deve ser observada, a fim de se detectar parasitas. Na pele, deve ser observada a presença de vermelhidão (caso haja infecção por fungos ou dermatite de contato) ou escoriações (no caso de parasitoses como piolho ou escabiose).

A seguir, devem-se observar o tamanho e a forma do pênis. O tamanho é muito variável. Em geral, o pênis é flácido e sem curvaturas e de forma cilíndrica, e a veia dorsal pode ser evidente. A face ventral e dorsal do corpo do pênis deve ser examinada procurando-se por edema localizado, alterações na cor, nódulos ou lesões, registrando-se, também, se o paciente foi circuncidado. Em caso negativo, deve-se retrair o prepúcio e expor a glande, observando o tamanho do prepúcio e a ocorrência de secreções, lesões ou inflamações na glande. Com delicadeza, o examinador deve comprimir, com os dedos, o meato urinário no sentido anteroposterior, para visualizar a porção terminal da uretra, o tamanho do meato e a presença de secreções ou alterações; a borda do meato deve parecer rosada, lisa e sem secreção.

Em seguida, passa-se à palpação de toda a extensão do pênis, apreendendo-o com o dedo polegar e outros dois dedos, nas partes dorsal, ventral e laterais, buscando massas tumorais ou áreas de endurecimento. Deve-se recolocar o prepúcio sobre a glande para avaliar o risco de parafimose. Se forem descobertas ulcerações ou lesões, deve-se descrevê-las de acordo com a localização, o tamanho e o tipo (vesícula, úlcera, cicatriz, nódulo, erosão, etc.), a profundidade (rasas ou fundas, com bases endurecidas ou não) e a cor, salientando-se também se a lesão é seca ou molhada e descrevendo o tipo de secreção existente.

O paciente deve ser orientado quanto ao acúmulo de esmegma (secreção normal), que pode ocorrer no caso de higiene deficiente. A inflamação e a infecção do prepúcio e das glândulas podem ser resultado de fimose. Essa condição dificulta ou impossibilita a retração do prepúcio, causando inflamações e infecções frequentes, por dificultar a higiene.

Exame do escroto e da virilha

Escroto

Rebatendo-se o pênis em direção à sínfise púbica, é possível inspecionar a face anterior do escroto; já a face posterior fica evidente rebatendo-se o escroto. Normalmente, a pele escrotal é enrugada e pequenas veias são visíveis. Tal superfície rugosa assegura a textura e a elasticidade da bolsa escrotal. O tamanho do escroto varia de acordo com a temperatura ambiente. A assimetria é normal, com a metade escrotal esquerda geralmente mais baixa do que a direita. Devem-se observar a presença de edema, zonas de despigmentação, lesões ou cistos. A pele escrotal é suscetível a doenças de pele que afetam outras áreas do corpo. Quando ocorre edema ou presença de grandes massas tumorais, a pele fica lisa e brilhante. Uma infecção rara, mas muito grave, é a gangrena de Fournier, que progride rapidamente e caracteriza-se por intenso edema e necrose das paredes escrotais. Os cistos sebáceos são comuns e benignos, podendo ocorrer em número de um ou mais. São nódulos firmes e amarelados com cerca de 1 cm de diâmetro. Após trauma, edema de escroto e períneo pode ser resultante de sangramento ou extravasamento de urina, se ocorrer trauma uretral. Atrofia ou déficit de desenvolvimento do escroto podem estar associados a criptorquidismo.

A palpação do escroto obedece a uma sistemática para identificar as diferentes estruturas (FIG. 13.4). Quando uma massa intraescrotal é descoberta, é preciso determinar se ela é parte do testículo ou está separada dele. Também é indicado descrever sua localização, o tamanho, a consistência, assim como quaisquer sinais e sintomas, como dor ou febre.

A palpação dos testículos deve ser feita separadamente. Coloca-se o polegar na face anterior e movimenta-se o testículo entre os dedos, sentindo sua consistência e seu contorno. O testículo tem forma oval e localiza-se na parte inferior do hemiescroto. O tamanho normal é de aproximadamente 4,5 cm × 2,5 cm × 3 cm, com o eixo axial no sentido vertical. O testículo esquerdo, em geral, situa-se cerca de 1 cm abaixo do direito. A textura parece ser a de uma bola de borracha, e com palpação delicada não há dor. Caso a pressão dos dedos seja excessiva, o paciente pode sentir dor que se irradia para o baixo abdome.

Cada testículo contém de 500 a 1.000 túbulos seminíferos, que contêm, cada um, 800 milhões de células germinativas. No interstício do testículo, há 700 milhões de

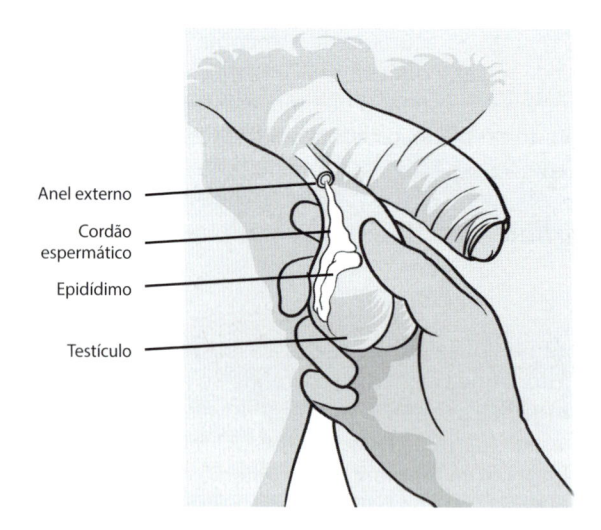

FIG. 13.4 → Palpação das estruturas do escroto.

células de Leydig. Cerca de 80 a 90% do volume do testículo é constituído pelos túbulos seminíferos e pelas células de Leydig. Para auxiliar na mensuração do testículo, utiliza-se o orquidômetro. Um testículo com menos de 3,5 cm de comprimento e com consistência macia é sinal de atrofia. A ausência dos testículos na base do escroto pode ser congênita (criptorquidismo ou ectopia, testículos não formados) ou, ainda, resultado de hiperatividade do reflexo cremastérico, também chamado de testículos retráteis. Os testículos retráteis são puxados para a parte superior do escroto, próximo ao anel inguinal externo após estimulação pelo frio ou excitamento. Nesse caso, se os testículos não forem localizados no escroto, deve-se palpar a área próxima ao canal inguinal. Os testículos retráteis podem ser manipulados e colocados no lugar, o que não é possível no caso de outras malformações.

Para palpar o epidídimo, posiciona-se a mão da mesma forma que foi feito para o testículo. O epidídimo é uma estrutura em forma de vírgula que se estende de cima a baixo do testículo, geralmente próximo à superfície posterolateral, ricamente vascularizado e enervado. Ele é importante para o estoque, a fagocitose e a maturação dos espermatozoides. Normalmente, é distinguível com facilidade dos testículos, não doloroso à palpação e macio. Nos jovens, pode ocorrer torção espontânea do epidídimo, o que se manifesta pela sensação dolorosa à palpação na fase inicial e, mais tardiamente, todo o escroto poderá estar edemaciado.

A seguir, com os dedos polegar e indicador, palpa-se o cordão espermático, a partir da porção inferior do epidídimo ao anel inguinal externo. Em geral, tem 3 mm de diâmetro, é fino, redondo e não doloroso à palpação. Seus diferentes componentes podem ser identificados: os vasos ou ductos deferentes, que são tubos musculares com 2 a 3 mm de diâmetro e cerca de 46 cm de comprimento, apresentam consistência mais firme; e os vasos sanguíneos, nervos e linfáticos são como linhas.

Caso algum nódulo ou massa tumoral seja encontrado durante o exame dos componentes escrotais, pode-se usar a transiluminação. Com a sala de exames no escuro, coloca-se uma fonte de luz diretamente na face posterior do escroto e, assim, observa-se a massa encontrada. Se a massa tiver um conteúdo líquido, como fluido seroso ou esperma, observa-se uma coloração avermelhada. Se a massa for sólida ou contiver sangue, observa-se uma coloração opaca.

Virilha

O exame da virilha deve ser realizado primeiro com o paciente em posição supina, como parte do exame abdominal e, então, repetido na posição em pé, como parte do exame da genitália externa. A inspeção da região inguinal é realizada procurando-se hérnias, pedindo ao paciente para tossir ou realizar algum esforço e observando o aparecimento de qualquer alteração. Na palpação da área inguinal, usa-se a mão direita para palpar a região inguinal direita e a mão esquerda para a região inguinal esquerda (FIG. 13.5).

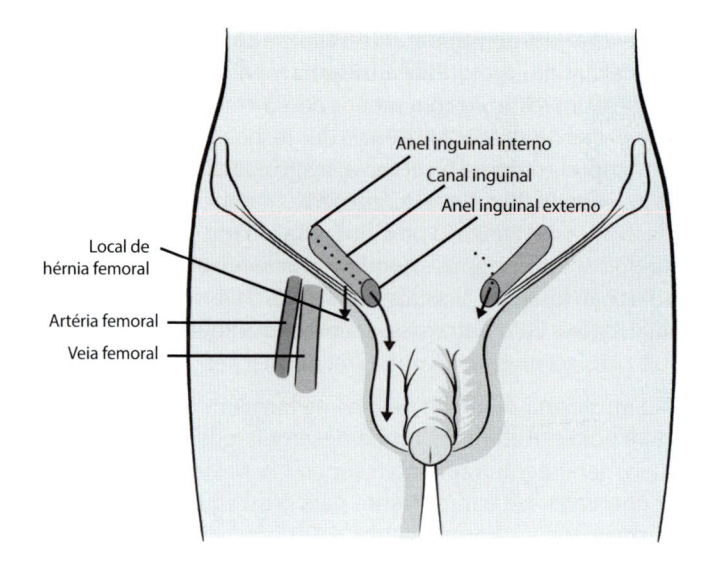

FIG. 13.5 → Genitália masculina externa.

Durante o exame, deve-se palpar também a região femoral. O canal femoral encontra-se entre o canal inguinal, medial aos vasos sanguíneos femorais. Pode-se utilizar o pulso femoral como marco e palpar cerca de 3 cm medial ao pulso, com o uso de três dedos. Normalmente, o canal femoral não é palpável, exceto na ocorrência de hérnia.

Junto ao ligamento inguinal, deve-se procurar o aumento de gânglios linfáticos, utilizando três dedos para palpar. Se houver gânglios palpáveis, observam-se o tamanho e a consistência. Um gânglio grande pode indicar inflamação ou lesão maligna na área genital ou perianal.

→ Leituras recomendadas

Barros SMO, Barbieri M, Gerk MAS. Exame dos genitais. In: Barros ALBL, organizador. Anamnese e exame físico: avaliação diagnóstica de enfermagem no adulto. 3. ed. Porto Alegre: Artmed; 2016. p. 267-80.

Bornstein J, Bentley J, Bösze P, Girardi F, Haefner H, Menton M, et al. 2011 colposcopic terminology of the International Federation for Cervical Pathology and Colposcopy. Obstet Gynecol. 2012;120(1):166-72.

Fourcroy JL. The urologic evaluation of the infertile male. In: Centola GM, Ginsburg KA. Evaluation and treatment of the infertile male. Cambridge: Cambridge University; 2004. p. 215-34.

Gibbs ID. Health assessment of the adult urology patient. In: Karlowicz KA. Urologic nursing: principles and practice. Philadelphia: WB Saunders; 1995. p. 60-3.

Jarvis C. Mamas e axilas, incluindo cadeia linfática regional. In: Guia de exame físico para enfermagem. 7. ed. Rio de Janeiro: Elsevier; 2016. p. 135-49.

Jarvis C. Sistema geniturinário masculino. In: Guia de exame físico para enfermagem. 7. ed. Rio de Janeiro: Elsevier; 2016. p. 258-343.

Nettina SM. Distúrbios ginecológicos. In: Prática de enfermagem. 10. ed. Rio de Janeiro: Guanabara Koogan; 2017.

Exame do aparelho locomotor

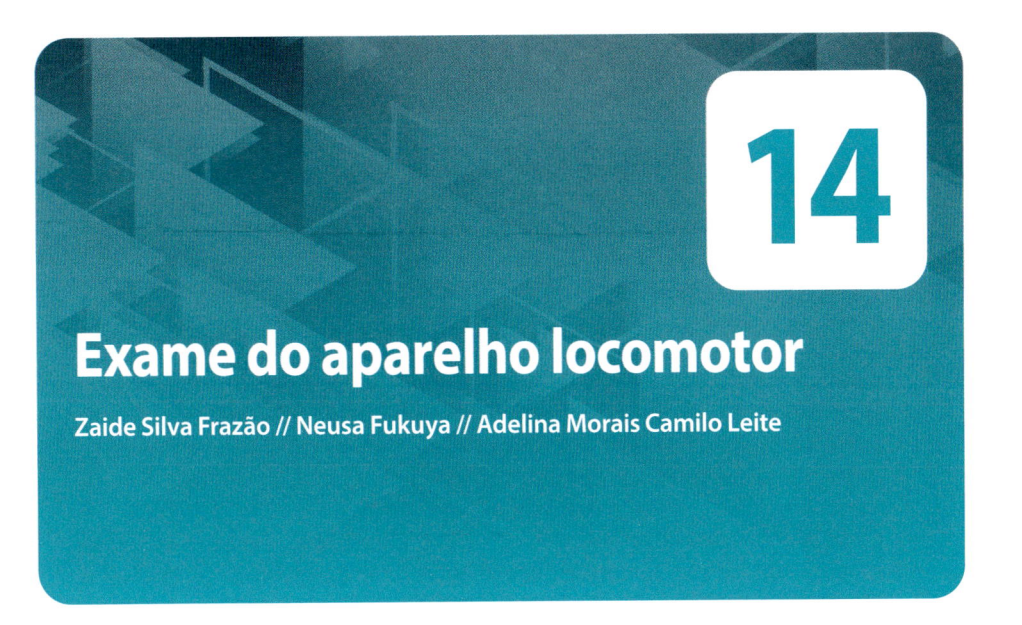

Zaide Silva Frazão // Neusa Fukuya // Adelina Morais Camilo Leite

O osso, ou tecido ósseo, é uma forma rígida de tecido conectivo que forma a maior parte do esqueleto. O sistema esquelético, ou esqueleto, do adulto é formado por mais de 200 ossos, que constituem a estrutura de sustentação do corpo.

O exame do sistema musculoesquelético emprega as técnicas de inspeção, palpação óssea, palpação dos tecidos moles por segmentos, grau de mobilidade e exame de força motora e sensibilidade (neurológico). Nessa sequência, o exame se divide em estático e dinâmico. No primeiro, prevalece a inspeção; no segundo, a palpação e a avaliação dos movimentos. Ainda que a sequência lógica e útil do exame ortopédico seja a descrita aqui, o examinador pode e deve voltar a repetir essas etapas, a fim de obter o maior número de informações. O enfermeiro deve realizar o exame de forma sistemática, sempre comparando os dois lados a cada achado.

Funções do esqueleto

- Servir de suporte para as partes moles do corpo.
- Proteger os órgãos vitais e outros tecidos moles do corpo.
- Auxiliar no movimento do corpo, fornecendo inserção aos músculos e funcionando como alavanca.
- Produzir células sanguíneas. Essa função hematopoiética ocorre na medula vermelha do osso.
- Fornecer uma área de armazenamento para sais minerais, especialmente fósforo e cálcio, que suprem as necessidades do corpo.

Classificação dos ossos

Os ossos são classificados de acordo com sua forma geométrica.

- → *Ossos longos* são aqueles cujo comprimento predomina sobre a largura e a espessura. Consistem em uma haste ou diáfise e duas extremidades chamadas de epífises. A diáfise é formada principalmente por tecido compacto, que é mais espesso na parte média do osso, onde o esforço é maior. No interior da diáfise, encontra-se o canal medular.
- → *Ossos curtos* são cuboides, encontrados no pé e no punho (ossos do carpo e do tarso).
- → *Ossos planos* são ossos finos, em que o comprimento e a largura predominam sobre a espessura. São encontrados em locais onde existe uma necessidade de proteção das partes moles do corpo ou a necessidade de uma extensa inserção muscular, como costelas e ossos do crânio.
- → *Ossos pneumáticos* são ossos ocos, com cavidades cheias de ar e revestidas por mucosa, apresentando pequeno peso em relação ao seu volume. Exemplos: esfenoide e maxilar.
- → *Ossos suturais* são pequenos ossos localizados dentro das articulações, chamadas de suturas, entre alguns ossos do crânio.
- → *Ossos irregulares* não apresentam forma geométrica definida, tais como as vértebras.
- → *Ossos sesamoides* costumam ser pequenos e arredondados. Estão inclusos em tendões e em tecido facial, sendo encontrados adjacentes às articulações.

Membranas do osso

O periósteo é uma bainha de tecido conectivo que reveste a superfície externa do osso, exceto as superfícies articulares (que são revestidas com cartilagem hialina). O periósteo é ligado ao osso por fibras colágenas que penetram na matriz subjacente. O endósteo é uma membrana fina e delicada que reveste todas as cavidades ósseas. Ele possui capacidade hematopoiética e osteogênica. A medula amarela é um tecido conectivo que consiste principalmente em células adiposas, sendo encontrada com mais frequência nas diáfises dos ossos longos, na cavidade medular.

Articulações

O sistema articular consiste em articulações, ou junturas, em que dois ou mais ossos relacionam-se entre si em sua região de contato. As articulações são classificadas em três grupos, de acordo com o grau de movimento que permitem:

sinartroses (imóveis), *anfiartroses* (movimento limitado) e *diartroses*, também chamadas sinoviais (movimentos de grande amplitude). As articulações sinoviais têm uma cavidade fechada cheia de um lubrificante, o líquido sinovial.

Anamnese

Devem ser valorizados os dados de identificação, principalmente quanto a:

- *Idade*: existem doenças comuns em determinadas fases da vida, como as displasias ósseas, mais frequentes na fase neonatal ou nos primeiros anos de vida, ou a osteoporose, que é mais comum na terceira idade.
- *Sexo*: certas doenças acometem com maior frequência o sexo masculino, como a osteocondrite de quadril, enquanto a osteoporose predomina no sexo feminino.
- *Raça*: a anemia falciforme é predominante na raça negra, tendo como complicação a necrose avascular da cabeça femoral.
- *Profissão*: existem doenças musculoesqueléticas relacionadas ao trabalho, que no Brasil tornaram-se conhecidas como lesões por esforço repetitivo (LER) ou doença do trabalho (DOT).

Entre os dados da história clínica, devem ser destacados: data de aparecimento da queixa, velocidade de progressão, relação de fatores de melhora e piora da queixa, relação com qualquer trauma, localização da dor e sua irradiação, características da dor, deformidades, história de falseios e bloqueios, incapacidade ou limitação de movimentos, rigidez articular, paralisias e alteração de sensibilidade.

Inspeção

A inspeção fornece dados importantes para o enfermeiro iniciar sua avaliação e planejar a assistência, revelando informações acerca da capacidade de se locomover, de se autocuidar, da existência de desconforto ou da presença de movimentos involuntários. A inspeção fornece dados importantes para o enfermeiro iniciar sua avaliação e planejar a assistência, revelando informações acerca da capacidade de se locomover, de se autocuidar, da existência de desconforto ou da presença de movimentos involuntários. Na inspeção, pode-se verificar a simetria dos membros inferiores e superiores, da coluna e da pelve, tanto na posição ventral, como dorsal, em pé,

> A inspeção fornece dados importantes para o enfermeiro iniciar sua avaliação e planejar a assistência, revelando informações acerca da capacidade de se locomover, de se autocuidar, da existência de desconforto ou da presença de movimentos involuntários.

sentado e deitado. Inicia-se pelo exame estático, ou seja, pela anatomia de superfície, comparando cada área bilateralmente, sempre no sentido cefalocaudal. Observam-se as condições e o contorno ao fazer o reconhecimento de todas as formações anatômicas, tuberosidades, sulcos, músculos, tendões, etc.

As características de cada um dos diferentes segmentos devem ser examinadas quanto a postura adotada, intumescências localizadas ou difusas, abaulamentos, edemas, função do membro (uniformidade, simetria e ritmo dos movimentos), lesões (úlceras por pressão, queimaduras, bolhas, cicatrizes, hematomas), coloração da pele (manchas hipercrômicas e "café com leite", equimoses, cianose, palidez), sustentação e marcha, deformidades de membros inferiores (valgo ou varo), deformidades da coluna vertebral (cifose, lordose, escoliose, dorso curvo) e movimentos involuntários (oscilações rítmicas, tremores e mioclonias, contrações espontâneas). Nas contrações espontâneas, deve-se observar se o paciente está aquecido e relaxado, relacionando os movimentos a possíveis lesões do neurônio motor superior e inferior. As contrações espontâneas ocorrem durante a movimentação e sempre são dolorosas. Alguns movimentos devem ser observados, como a fasciculação, que produz contrações musculares periódicas nos pequenos músculos, às vezes só percebidas em indivíduos normais. É importante verificar se a fasciculação ocorre em apenas um músculo ou em grupos de músculos.

Em relação ao sistema muscular, deve ser percebida a capacidade do paciente em mudar de posição, sua força e coordenação motora, além do tamanho dos músculos individuais, que contribuem para a atividade cotidiana. Durante a inspeção do músculo, é preciso verificar aumento da massa muscular decorrente de processos inflamatórios ou traumáticos, contorno muscular, atrofia, hipertrofia ou hipotrofia muscular, encurtamentos e retrações musculares.

Ao realizar a inspeção dos membros inferiores, devem-se examinar a postura, a massa muscular e a simetria, comparando sempre bilateralmente. Para isso, coloca-se o paciente deitado, com os membros inferiores em extensão, os calcanhares totalmente apoiados sobre a cama, em ligeira abdução e posição neutra.

⮕ Exame da força muscular

A força muscular pode ser avaliada solicitando-se ao paciente algumas atividades, como as descritas a seguir:

→ O aperto de mão, que fornece indicação da capacidade de preensão.
→ O bíceps pode ser testado pedindo-se ao paciente que estenda plenamente o braço e depois o flexione, enquanto o enfermeiro aplica resistência dificultando a flexão do braço; para testar a força motora nos membros inferiores, aplica-se uma resistência na altura do tornozelo e solicita-se ao paciente que eleve a perna.

→ Outra forma é palpar o músculo passivamente com a extremidade relaxada, o que permite ao enfermeiro determinar o tônus muscular.

Hoppenfeld propõe propõem uma escala para a avaliação da força muscular:[1]

→ *Grau 5* (normal ou 100%): o movimento articular é completo e possui força suficiente para vencer a gravidade e grande resistência aplicada.
→ *Grau 4* (bom ou 75%): o movimento é completo e com força suficiente para vencer a gravidade e alguma resistência aplicada.
→ *Grau 3* (regular ou 50%): o movimento é completo e sua força é suficiente para vencer apenas a gravidade.
→ *Grau 2* (pobre ou 25%): o movimento é completo, mas só produz movimento se não houver ação da gravidade.
→ *Grau 1* (traço ou 10%): há evidência de pequenas contrações, mas não acionam a articulação.
→ *Grau 0* (zero ou 0%): não há evidência de contração muscular.

→ Grau de mobilidade

A movimentação normal tem qualidades de leveza, naturalidade e bilateralidade, ocorrendo uma sincronia dos movimentos em relação a simetria, uniformidade e ritmo. A movimentação anormal aparece como unilateralizada ou distorcida, pois o paciente tenta compensar o movimento ineficaz e, às vezes, doloroso. Pode ocorrer, também, a movimentação involuntária, com suas diferentes características, como os tremores parkinsoniano, senil, emotivo, espástico ou as mioclonias (lesão medular, paralisias).

A mobilidade pode ser pesquisada de forma ativa ou passiva. A *mobilidade ativa* é quando o paciente consegue movimentar-se usando sua própria força, pela ação ativa de sua musculatura. A *mobilidade passiva* é a realizada pelo examinador, sem a participação do paciente (a ausência total de participação é difícil, porque a maioria dos pacientes tenta auxiliar as manobras) e fornece dados importantes sobre os músculos e as suas características, como grau de passividade e extensibilidade. A passividade é a resistência que o músculo opõe ao movimento, e a extensibilidade é a capacidade que o músculo tem de alongar-se, avaliada pela angulação em que o movimento é efetuado.

> A mobilidade ativa é quando o paciente consegue movimentar-se usando sua própria força, pela ação ativa de sua musculatura. A mobilidade passiva é a realizada pelo examinador, sem a participação do paciente.

O grau de mobilidade varia de paciente para paciente, tornando necessária uma avaliação de todos os segmentos corporais (coluna cervical, ombro, coluna torácica, cotovelo, punho e mão, quadril e pelve, joelho, tornozelo e pé, além da coluna lombar). Deve ser avaliado, inicialmente, com a movimentação ativa. Se o paciente apresentar alguma alteração, o examinador pode e deve interferir com os movimentos passivos, a fim de detectar a extensão e a causa dessa alteração.

Coluna cervical

Deve-se avaliar a postura do paciente e toda a coluna antes de examinar seus componentes; colocar o paciente sentado, observando qualquer deformidade e palpar os processos espinhosos; examinar os movimentos ativos e passivos.

→ *Flexão*: o paciente deve encostar o queixo na face anterior do tórax (FIG. 14.1).
→ *Extensão*: o paciente deve mover a cabeça como que olhando para o teto (FIG. 14.2).
→ *Rotação lateral*: o paciente deve rodar a cabeça de um lado para o outro, fazendo o queixo alinhar-se em sua quase totalidade com o ombro (FIG. 14.3).
→ *Inclinação lateral*: o paciente deve tentar tocar o ombro com a orelha, formando um ângulo normal de 45° (FIG. 14.4).

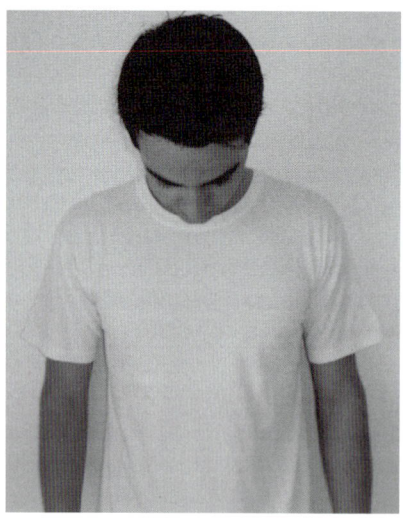

FIG. 14.1 → Flexão da coluna cervical.

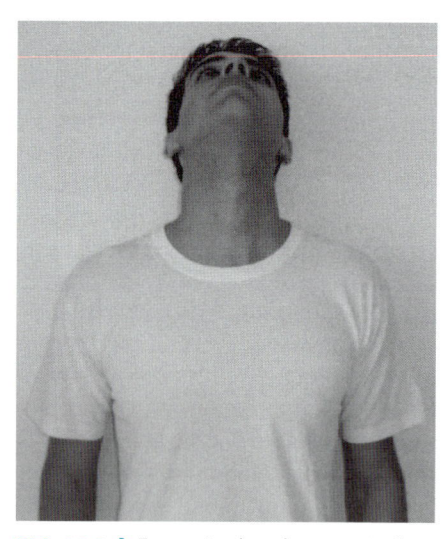

FIG. 14.2 → Extensão da coluna cervical.

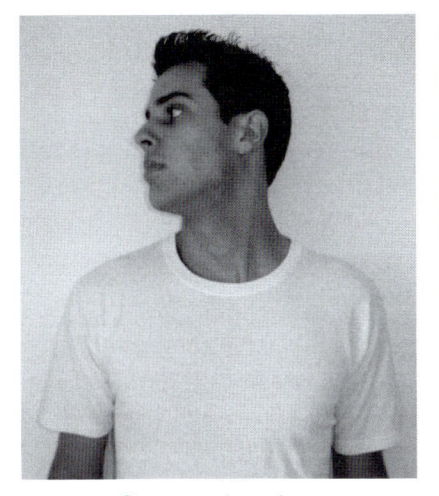

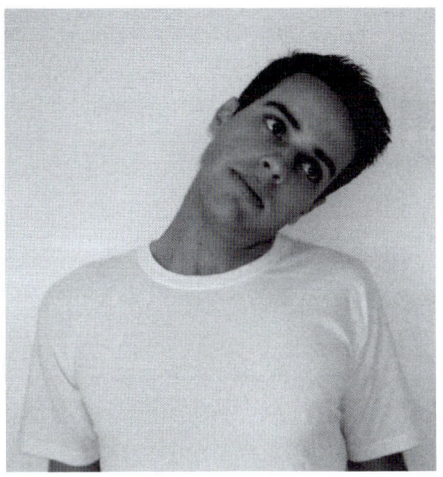

FIG. 14.3 → Rotação lateral. **FIG. 14.4** → Inclinação lateral.

Ombros

Os ombros devem ser simétricos e estar na mesma altura, com a cabeça implantada centralmente na curvatura escapular. A articulação do ombro é a mais móvel do corpo, e os movimentos pesquisados são:

→ *Rotação externa e abdução*: o paciente deve tentar alcançar, com o braço por trás da cabeça, a borda superior da escápula contralateral (FIG. 14.5).
→ *Rotação interna e adução*: o paciente deve alcançar o acrômio contralateral com o braço, passando pela face anterior do tórax ou, com o braço por trás das costas, tocar o ângulo inferior da escápula contralateral (FIG. 14.6).
→ *Extensão*: é feita com os braços do paciente abduzidos a 90°, mantendo os cotovelos em linha reta; as palmas das mãos devem retornar para cima em supinação e continuar o movimento de abdução, até que as mãos se encontrem por cima da cabeça (FIG. 14.7).

Coluna torácica

A coluna torácica tem curvatura cifótica estimada radiologicamente em 40°. A movimentação desse segmento é muito restrita. A palpação dos processos espinhosos e da musculatura paravertebral deve ser realizada com o paciente em decúbito ventral em busca de pontos dolorosos e contraturas musculares.

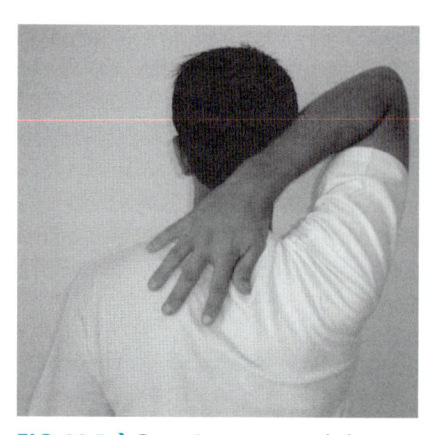

FIG. 14.5 → Rotação externa e abdução do ombro.

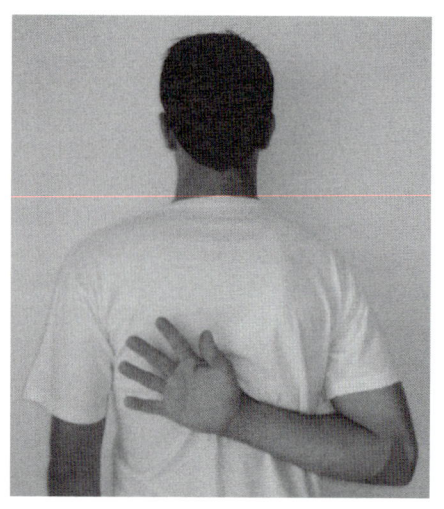

FIG. 14.6 → Rotação interna e adução do ombro.

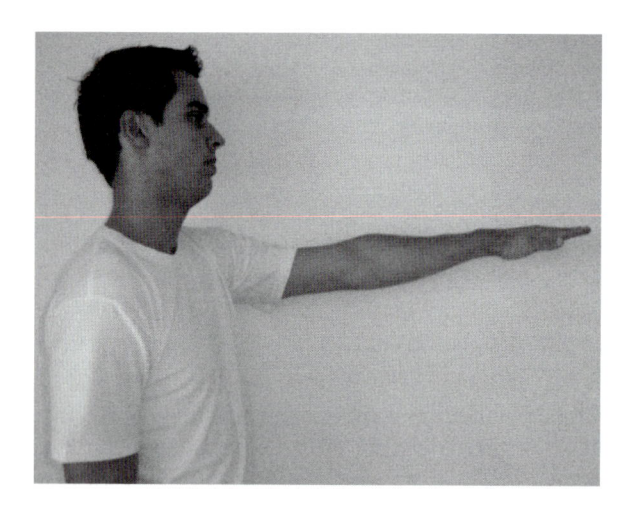

FIG. 14.7 → Extensão do ombro.

Cotovelo

Os movimentos pesquisados são:

→ *Flexão*: o paciente deve flexionar o cotovelo, tentando tocar a face anterior do ombro com a mão.

- *Supinação*: é testada com a flexão do cotovelo a 90°, no nível da cintura; a seguir, com o punho cerrado à frente e com a palma da mão voltada para baixo, solicita-se que esta volte para cima.
- *Pronação*: é avaliada com os cotovelos fletidos no nível da cintura. A palma da mão deve estar voltada para cima até atingir a posição completa e, então, ser virada completamente em direção ao solo.

Mão e punho

A mão é o segmento mais especializado do aparelho locomotor, sendo uma estrutura de grande sensibilidade e motricidade em conjunto com uma força motora considerável. A movimentação da mão é composta de:

- *Flexão e extensão do punho*: solicita-se ao paciente que flexione e estenda o punho.
- *Desvio ulnar e radial*: movendo-se o punho de um lado para o outro, efetuam-se os desvios ulnar e radial.
- *Supinação e pronação*: são testadas como o cotovelo.
- *Flexão e extensão digital*: pede-se ao paciente que mantenha o punho cerrado e solicita-se que estenda os dedos; na flexão, os dedos fecham-se, tocando a palma da mão.
- *Abdução e adução digital*: o paciente deve afastar os dedos uns dos outros e tornar a aproximá-los.
- *Flexão do polegar*: o polegar deve cruzar a palma da mão em direção ao dedo mínimo.
- *Tensão do polegar*: o polegar deve mover-se lateralmente para fora dos dedos.
- *Oponência*: o paciente deve ser capaz de tocar a extremidade distal de todos os dedos com o polegar.

Quadril e pelve

O quadril corresponde à articulação coxofemoral. É uma articulação tipo esfera e soquete capaz de realizar movimentos em todos os planos. Os movimentos analisados são:

- *Abdução*: solicita-se ao paciente que afaste ao máximo a perna, observando a limitação do movimento (FIG. 14.8).
- *Adução*: o paciente deve cruzar as pernas alternadamente, primeiro a direita à frente da esquerda, e vice-versa (FIG. 14.9).
- *Flexão*: o paciente deve levar o joelho em direção ao tórax (FIG. 14.10).
- *Flexão, extensão e rotação externa*: o paciente deve descruzar as pernas e apoiar a face lateral do pé no joelho oposto.

→ *Extensão*: o paciente deve ficar sentado, de braços cruzados, com as costas eretas e elevar as pernas.
→ *Rotação interna e externa*: são testadas com os movimentos anteriormente citados.

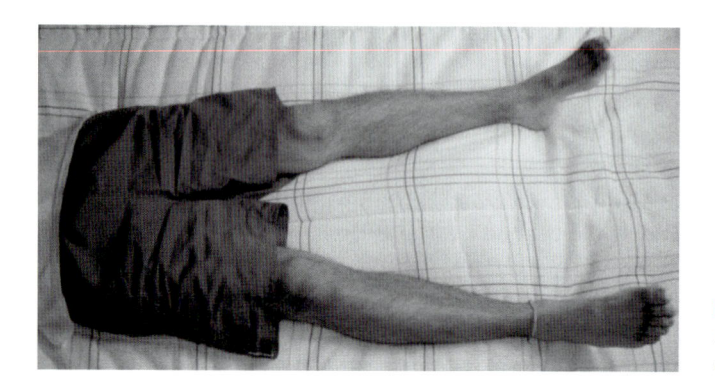

FIG. 14.8 → Abdução do quadril e da pelve.

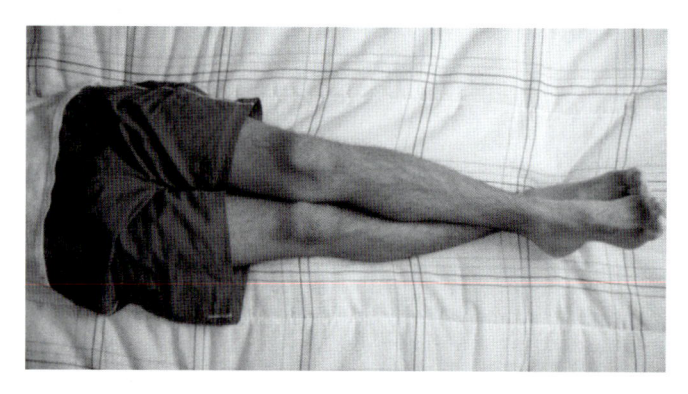

FIG. 14.9 → Adução do quadril e da pelve.

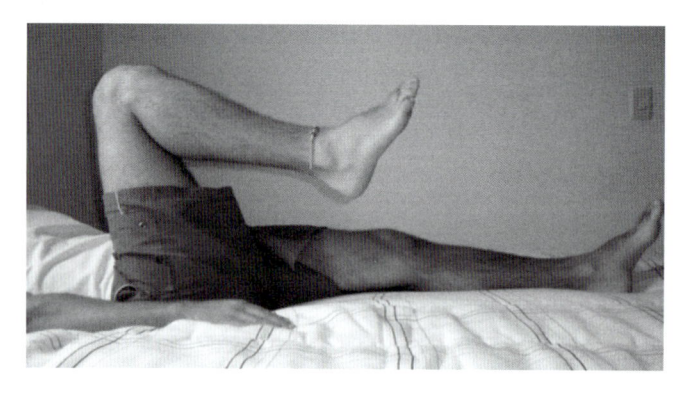

FIG. 14.10 → Flexão do quadril e da pelve.

Joelho

O joelho é uma articulação de carga que possui grande amplitude de movimento, situando-se na porção central do membro inferior. É formado por duas articulações: articulação patelofemoral e articulação tibiofemoral.

Os movimentos analisados são:

→ *Flexão*: o paciente deve ser capaz de fletir o joelho simetricamente, até ficar em posição de cócoras.
→ *Extensão*: com o paciente ereto, observar se os joelhos estão totalmente estendidos; caso esteja sentado, solicitar que estenda completamente o joelho.
→ *Rotação interna e externa*: o paciente deve rodar o pé em sentido medial e lateral.

Tornozelo e pé

→ *Flexão plantar e movimentação dos dedos*: o paciente deve andar na ponta dos dedos.
→ *Dorsiflexão*: andar sobre os calcanhares.
→ *Inversão*: andar sobre a borda lateral dos pés.
→ *Eversão*: andar apoiando-se na borda medial dos pés.

Coluna lombar

→ *Flexão*: o paciente deve se curvar para frente ao máximo, mantendo os joelhos estendidos e tentando tocar os pés (FIG. 14.11).
→ *Extensão*: o examinador fica em pé ao lado do paciente, com uma das mãos sobre a espinha ilíaca e com os dedos voltados para a linha média; a seguir, pede ao paciente para que se curve para trás o máximo que conseguir, podendo ajudá-lo empurrando a face anterior do tórax (FIG. 14.12).
→ *Inclinação lateral*: fixando a crista ilíaca, pedir ao paciente para inclinar-se à direita e depois à esquerda, ao máximo (FIG. 14.13).
→ *Rotação lateral*: o examinador fica atrás do paciente, fixa sua pelve com uma das mãos e coloca a outra sobre o ombro oposto; em seguida, com o tronco fixo, gira a pelve e o ombro posteriormente (FIG. 14.14).

⇒ Marcha

A função primordial da marcha é locomover o corpo de um ponto a outro por um ciclo dividido em duas fases: a *fase de apoio* (quando o pé entra em contato

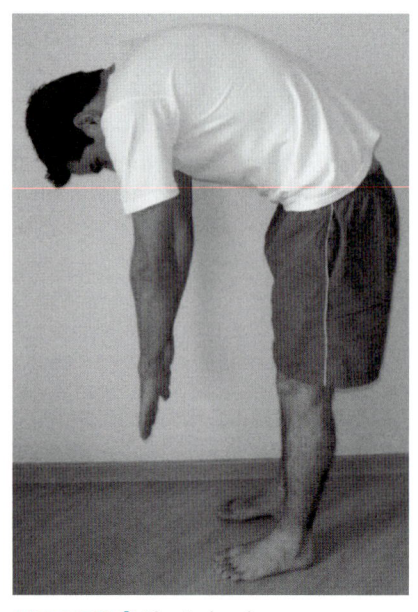

FIG. 14.11 → Flexão lombar.

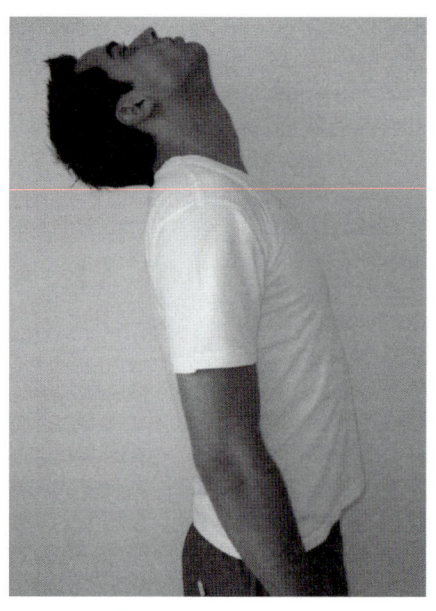

FIG. 14.12 → Extensão da coluna lombar.

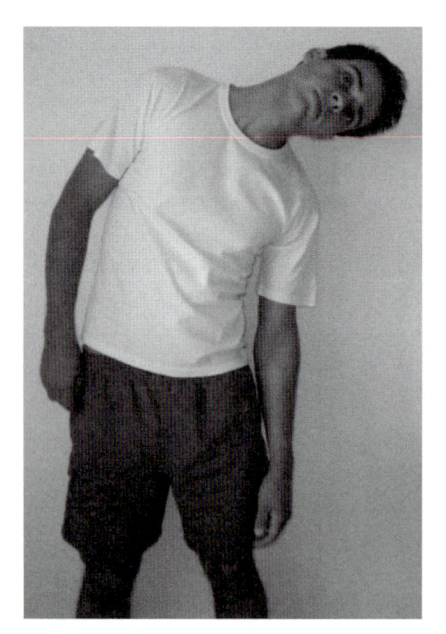

FIG. 14.13 → Inclinação lateral da coluna lombar.

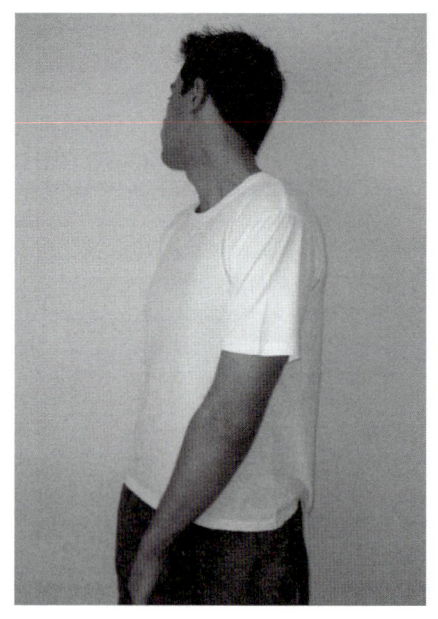

FIG. 14.14 → Rotação lateral da coluna lombar.

com o solo e suporta o peso do corpo) **(FIG. 14.15)** e a *fase de balanço* (quando o membro sofre uma translação ou avanço) **(FIG. 14.16)**. A marcha normal inicia-se com o contato do calcanhar com o solo, com o apoio progressivo de toda a borda lateral do pé, do antepé e dos dedos. Posteriormente, o calcanhar e o mediopé vão se desprendendo do solo, o mesmo ocorrendo com o antepé e, finalmente, o hálux. A marcha depende de vários mecanismos para que ocorra o equilíbrio. As alterações dependem do tipo de lesão, que pode ser neurológica, ortopédica ou reumatológica. Neste capítulo, são enfatizadas apenas as alterações ortopédicas.

O exame da marcha deve ser realizado durante a deambulação normal. Na marcha normal, os músculos abdutores da extremidade sustentadora do peso do corpo se contraem e mantêm a pelve de ambos os lados no mesmo nível, levemente elevado, para garantir o equilíbrio do tronco. Quando existir alguma alteração em uma das articulações, o músculo se modificará, podendo levar a um passo mais curto, e a fase de apoio terá menor duração.

> O exame da marcha deve ser realizado durante a deambulação normal. Na marcha normal, os músculos abdutores da extremidade sustentadora do peso do corpo se contraem e mantêm a pelve de ambos os lados no mesmo nível, levemente elevado, para garantir o equilíbrio do tronco.

Pede-se ao paciente para levantar e caminhar. Deve-se observar como ele se levanta, se usa ou não os braços para esse procedimento, se necessita de auxílio,

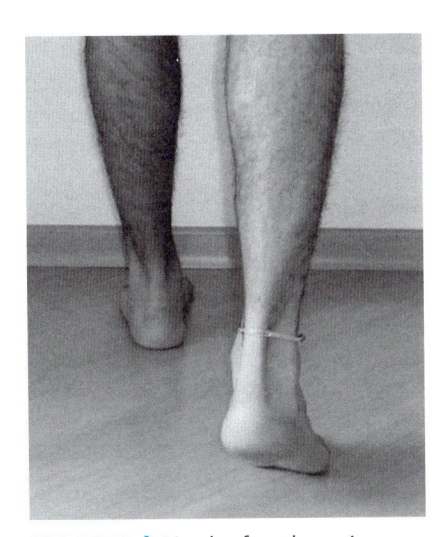

FIG. 14.15 → Marcha: fase de apoio. 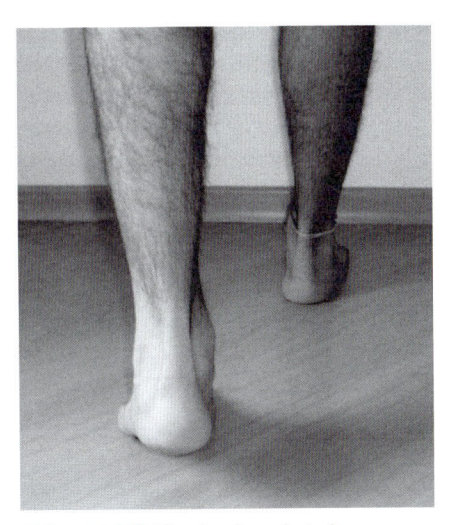 **FIG. 14.16** → Marcha: fase de balanço.

se usa prótese, órtese, bengala ou andador. Em toda marcha, deve-se observar o contato dos pés com o solo, a posição, os movimentos do centro de gravidade, a força necessária à marcha, o passo e o ritmo. A seguir, são descritas as marchas apresentadas por Moore e colaboradores:[2]

- *Marcha no quadril doloroso*: a articulação afetada permanece em flexão durante a fase de apoio. O paciente apresenta postura compensatória à hiperlordose lombar, enquanto o pé torna-se equino. O corpo pode se inclinar em direção ao quadril afetado e ficar equilibrado nessa posição, aliviando o espasmo muscular.
- *Marcha unilateral do quadril*: é observada em pacientes portadores de anquilose ou artrose. Ocorre com um movimento combinado de membro inferior, pelve e coluna lombar, no qual a pelve e o membro inferior são projetados para a frente, como se fossem uma só peça.
- *Marcha na luxação unilateral ou bilateral do quadril*: durante a fase de apoio do membro luxado, o corpo inclina-se para o lado afetado e, no momento de deslocar esse membro do solo, o tronco em sua totalidade efetua uma inclinação exagerada para o lado oposto, com o objetivo de levar para frente o referido membro. Quando existe lesão em ambos os lados, a inclinação do tronco de um lado em relação ao outro tem sido comparada à marcha do pato, semelhante à marcha miopática neurológica.
- *Marcha com encurtamento de um membro inferior*: encurtamentos de 1 a 2 cm não alteram muito os tempos e as formas da marcha. Encurtamentos maiores são compensados pela posição do equinismo do pé. Quando é muito grande, além do equinismo, observa-se uma pronunciada descida da hemipelve correspondente durante o apoio do referido membro.
- *Marcha na rigidez do joelho*: como o paciente não pode fletir o joelho na fase de passagem do membro posterior para o anterior, eleva demasiadamente o quadril no lado acometido, para que o pé possa se deslocar.
- *Marcha na rigidez do tornozelo*: o contato do pé com o solo faz-se de uma só vez e na fase de impulso. Não podendo ficar na ponta do pé, o paciente flete demasiadamente o joelho para processar o passo.

Articulações

Inspeção

Na inspeção das articulações, devem-se observar:

- *Volume articular e edema*: são decorrentes de derrames, espessamento dos tecidos sinoviais e das margens ósseas da articulação. Acompanhar a evolução do processo inflamatório ou traumático.

→ *Deformidades*: resultam do mau alinhamento dos ossos que constituem a articulação ou das alterações do relacionamento entre as superfícies articulares. A *deformidade em valgo* é o desvio da parte distal à articulação para longe da linha média. A *deformidade em varo* é o desvio para a linha média.
→ *Rigidez articular, movimentos articulares*: rotação interna e externa, inclinação lateral, flexão, extensão, abdução, adução.

Durante a inspeção, deve-se pedir ao paciente para ficar de frente, observando inicialmente as mãos e colocando-as sobre uma superfície plana, com o objetivo de perceber alterações, como deformidades, edema, dor, rigidez articular, presença de nódulos ao longo das bainhas tendíneas, em especial no tendão flexor, que pode resultar em dedo em gatilho quando estendido à força. A atrofia produz depressões entre os tendões extensores. É importante observar a parte interna da mão, ou seja, a palma, avaliando volume muscular, atrofias, fraqueza unilateral ou bilateral, comparando a sensação de tato bilateralmente.

A articulação do cotovelo deve ser examinada com o antebraço em extensão e, depois, em flexão. Deve-se observar a presença de intumescências ou nódulos. A articulação do cotovelo deve ser examinada com o antebraço em extensão e, depois, em flexão. Deve-se observar a presença de intumescências ou nódulos. No ombro, verificar a simetria e o contorno (as anormalidades podem ser causadas, por exemplo por deslocamento ou fraturas), bem como a presença de nódulos.

> A articulação do cotovelo deve ser examinada com o antebraço em extensão e, depois, em flexão. Deve-se observar a presença de intumescências ou nódulos.

Para avaliar as articulações do quadril, dos joelhos e dos membros inferiores, deve-se iniciar com o paciente em pé, observando postura, encurtamento de uma das pernas, dificuldade em abduzir o membro inferior ou distrofias musculares. Faça o teste de Trendelenburg (peça ao paciente para ficar em pé sobre uma das pernas e depois sobre a outra). Caso haja alguma anormalidade na articulação coxofemoral ou distrofia muscular, a pelve desce. Em seguida, solicite ao paciente que se deite, observando a altura das cristas ilíacas, que deve ser a mesma em ambos os lados. Flexione uma das pernas ao máximo e, caso encontre resistência ou dificuldade em abduzir, avalie bilateralmente.

A articulação do joelho deve ser examinada quanto a simetria, forma e volume. Avaliar em extensão e flexão, observando queixas de dor, além de pesquisar intumescências do tipo nódulos, bolsas, edema ou derrames, que podem causar espessamento da sinóvia e hemorragia intra-articular. Na articulação do tornozelo, deve ser estudada a flexão plantar e a dorsiflexão, incluindo a amplitude. Segure o calcanhar com uma das mãos e, com a outra, a planta do pé, fazendo o movimento de inversão e eversão. A inversão e a eversão do pé ocorrem em ambas as articulações, subtalar e mesotarsal. Procure observar quaisquer anormalidades (nódulos, edemas, crepitações, rigidez articular). Os edemas de extremidade bilaterais podem estar relacionados a doenças cardíacas, renais ou hepáticas. Quando unilateral, o edema pode estar relacionado a traumas.

Palpação

A palpação se constitui, na segunda fase do exame, das articulações e propicia maior fundamentação aos dados percebidos na inspeção. Na palpação de partes moles, avaliam-se as queixas álgicas, as intumescências, a natureza de qualquer edema, o gradiente térmico, o tônus muscular (hipotonia ou hipertonia), a consistência e o contorno de cada músculo, além da rigidez articular, verificando se há dor e se existe ou não sensibilidade na região. Essa sensibilidade deve ser pesquisada na ausência de alteração sensorial em alguma região da mão ou do corpo. Se, eventualmente, um dos membros superiores apresentar alteração, deve-se investigar lesões na altura da coluna cervical, do plexo braquial ou da raiz de T1. A palpação da parte óssea procura avaliar as protuberâncias, a forma, as deformidades, a presença de estalidos e crepitação, a perda de continuidade óssea e as áreas doloridas.

Ao se encontrar um aumento localizado, torna-se importante investigar sua característica e consistência, pois uma massa levemente esponjosa sugere espessamento sinovial, podendo estar associada a artrite reumatoide. Pode-se encontrar, também, derrame flutuante, quando o líquido é deslocado de uma parte da articulação a outra ou a áreas adjacentes à articulação. As massas moles e flutuantes sugerem bolsa aumentada. As massas mais duras ocorrem na artrite reumatoide.

> Na avaliação da sensibilidade, a margem articular e as superfícies ósseas adjacentes aos ligamentos e aos tendões circundantes devem ser palpadas com cuidado. Diante de um processo inflamatório, todo o seu contorno palpável será doloroso.

Na avaliação da sensibilidade, a margem articular e as superfícies ósseas adjacentes aos ligamentos e aos tendões circundantes devem ser palpadas com cuidado. Diante de um processo inflamatório, todo o seu contorno palpável será doloroso. Na avaliação da sensibilidade, a margem articular e as superfícies ósseas adjacentes aos ligamentos e aos tendões circundantes devem ser palpadas com cuidado. Diante de um processo inflamatório, todo o seu contorno palpável será doloroso. Nos processos degenerativos, a sensibilidade estará aumentada nas estruturas adjacentes à articulação. A falta ou a diminuição da sensibilidade poderá estar relacionada a algum problema de coluna, como compressão das vértebras.

Com relação à temperatura, é preciso avaliar primeiro a articulação afetada e, em seguida, a outra, deslizando a mão acima e abaixo das margens da articulação, comparando bilateralmente. A amplitude do movimento articular deve ser examinada, verificando se é limitada por dor e se há instabilidade. Peça ao paciente para manter as articulações em posição neutra, com os membros inferiores estendidos e os pés em dorsiflexão a 90°, e os membros superiores também na posição neutra. Avalie inicialmente os movimentos ativos da coluna, dos membros superiores e inferiores. Caso perceba alguma restrição durante a movimentação, realize-os de forma passiva. A restrição dos movimentos ativos, quando comparados aos passivos, tende a ocorrer em função da fraqueza muscular e da rigidez articular. Partindo da posição neutra, avalie os graus de flexão e extensão. Se a extensão não ocorrer normalmente em uma articulação (p. ex., no joelho), mas estiver presente, descreva o movimento e anote sua amplitude em graus. Se existir restrição da amplitude de movimento (p. ex., se o joelho falha em 30° ao atingir a posição em extensão), descreva-o como deformidade em flexão de 30° ou falta de extensão de 30°. É importante para os enfermeiros conhecer a amplitude de movimento em relação ao posicionamento no leito para a realização de suas atividades de vida diária.

Para o cotovelo e o punho, a extensão é descrita como dorsiflexão, e a flexão, como flexão palmar. A amplitude do movimento articular varia entre os indivíduos. Uma amplitude excessiva pode ser constitucional ou patológica. Observe cuidadosamente a existência de dor durante o movimento articular. Na doença articular, há presença de dor em algum ponto de movimento, principalmente perto da articulação (como em ligamentos ou bolsa) e pode ser restrita a uma faixa ou tipo particular de movimento, causando instabilidade.

Para medir a amplitude de movimento do quadril, coloque o paciente deitado na posição supina, mantendo a pelve imóvel. Mantenha a sua mão livre na crista ilíaca anterior superior, a fim de perceber a movimentação. Teste a flexão dobrando a perna com o joelho fletido sobre o abdome. A abdução é medida levando-se a perna para fora, até o ponto em que a pelve parece se mover. Palpe a articulação para qualquer crepitação. As rotações interna e externa são testadas com o quadril e os joelhos fletidos. A extensão é mais bem avaliada ficando-se em pé, atrás do paciente, e levando sua perna para trás, até o ponto em que a pelve começa a rodar.

Classificações e taxonomias de enfermagem

Os diagnósticos de enfermagem mais frequentes nos pacientes com alterações ortopédicas podem ser:

→ Capacidade de transferência prejudicada relacionada a dor/força muscular insuficiente/ prejuízo musculoesquelético
→ Dor aguda relacionada a trauma tissular

- → Dor crônica relacionada a trauma tissular
- → Deambulação prejudicada relacionada a dor/imobilizadores/prejuízo musculoesquelético
- → Déficit no autocuidado relacionado a limitações no movimento
- → Risco de disfunção neurovascular periférica relacionada a cirurgia ortopédica e imobilizações
- → Risco de quedas relacionada a imobilização/dificuldade na marcha/força diminuída nas extremidades inferiores/mobilidade física prejudicada
- → Mobilidade com cadeira de rodas prejudicada relacionada a dor/ força muscular insuficiente/ prejuízo musculoesquelético
- → Mobilidade no leito prejudicada relacionada a dor/ imobilizadores/prejuízo musculoesquelético
- → Mobilidade física prejudicada relacionada a dor e movimentos articulares limitados
- → Integridade da pele prejudicada relacionada a imobilização física

Referências

1. Hoppenfeld S. Exame clínico musculoesquelético. São Paulo: Monole; 2016.
2. Moore KL, Dalley AF, Agur AMR. Anatomia orientada para a clínica. 7. ed. Rio de Janeiro: Guanabara Koogan; 2014.

Leituras recomendadas

Camilo MC, Frazão Z. Assistência de enfermagem nas urgências e emergências em ortopedia e traumatologia. In: Tallo FS, Lopes AC, Coelho OFL, editores. Tratado de medicina de urgência e emergência da graduação à pós-graduação. Rio de Janeiro: Atheneu; 2018. p. 2129-32.

Herdmann TH, Kamitsuru S, editoras. Diagnósticos de enfermagem da NANDA-I: definições e classificação 2018-2020. 11. ed. Porto Alegre: Artmed; 2018.

Leite NM, Faloppa F. Propedêutica ortopédica e traumatológica. Porto Alegre: Artmed; 2013.

Porto CC, Porto AL, editores. Semiologia médica. 8. ed. Rio de Janeiro: Guanabara Koogan; 2019.

Tashiro MTO, Murayama SPG. Assistência de enfermagem em ortopedia e traumatologia. São Paulo: Atheneu; 2001.

Viana DL, Petenuso M. Manual para realização do exame físico. 2. ed. São Caetano do Sul: Yendis; 2012.

Volpon JB. Fundamentos de ortopedia e traumatologia. São Paulo: Atheneu; 2014.

15

Avaliação do idoso

Agueda Maria Ruiz Zimmer Cavalcante // Rosimere Ferreira Santana // Alba Lucia Bottura Leite de Barros

→ Aspectos gerais do envelhecimento

Diante do fenômeno do envelhecimento e da possibilidade do aumento da expectativa de vida, tem havido uma constante busca por uma assistência resolutiva, voltada para a identificação das necessidades do idoso. As alterações físicas, psicológicas e sociais se manifestam de forma gradativa sendo necessário que se faça uma avaliação multidimensional do idoso. Assim, o enfermeiro precisa investigar todas as esferas da vida – biológica, funcional, psíquica, social e espiritual. Essa avaliação deve possibilitar a identificação precoce dos problemas de saúde, da capacidade de autogestão e da compreensão das orientações recebidas, a fim de garantir o apoio necessário à manutenção da autonomia e da independência da pessoa idosa.[1]

Em razão disso, uma avaliação multidimensional do idoso requer mais tempo do que o habitual. Informações como a presença de multimorbidades, a capacidade de autocuidado e consequentemente maior dependência de cuidadores e necessidades de adaptação, a utilização de polifármacos e déficits cognitivos e/ou sensoriais podem prolongar a consulta e até requerer a criatividade do enfermeiro para uma avaliação inicial pontual das prioridades da pessoa idosa. Dessa forma, quando a pessoa idosa adentra o consultório, podem ser feitas avaliações iniciais.

Os principais pontos a serem avaliados pelo profissional de enfermagem são a presença de dispositivos ou de aparelhos auxiliares, a locomoção, a marcha e o equilíbrio ao sentar-se e levantar-se, a compreensão das informações recebidas, a articulação das ideias emitidas, a independência e a autonomia. O emprego de escalas e testes, bastante utilizados em geriatria e gerontologia, pode ser útil para a avaliação das atividades básicas da vida diária (AVDs) e das atividades instrumentais da vida diária (AIVDs), e também para a avaliação cognitiva e do humor. Essas ferramentas colaboram para avaliar a multiplicidade de aspectos que interferem na vida da pessoa idosa e podem auxiliar no manejo das necessidades consideradas por ela essenciais.[2]

De modo geral, no Brasil se recomenda também o uso da *Caderneta de Saúde da Pessoa Idosa*, que integra um conjunto de iniciativas que tem por objetivo qualificar a atenção ofertada às pessoas idosas no Sistema Único de Saúde (SUS). Essa caderneta consiste em um instrumento proposto para auxiliar no bom manejo da saúde da pessoa idosa, sendo usada tanto pelas equipes de saúde quanto pelos idosos e seus familiares e cuidadores. É muito importante que seu preenchimento se dê por meio de informações cedidas pela pessoa idosa, por seus familiares e/ou cuidadores, para compor o Plano de Cuidado a ser construído em conjunto com os profissionais de saúde. A *Caderneta* permitirá o registro e o acompanhamento, pelo período de 5 anos, de informações sobre dados pessoais, sociais e familiares, sobre suas condições de saúde e seus hábitos de vida, vacinação, saúde bucal, identificação de vulnerabilidades, além de ofertar orientações para seu autocuidado.

→ Sinais vitais

As frequências cardíaca e respiratória, a pressão arterial (PA) e a temperatura devem ser sistematicamente coletadas e registradas (QUADRO 15.1). A hipotermia é uma característica muito comum observada em idosos e pode ocorrer a partir da associação medicamentosa e da polifarmácia, da presença de comorbidades associadas a limitação de movimentos e falência dos mecanismos termorregulatórios, levando à redução na produção e conservação de calor e à perda da habilidade

QUADRO 15.1 Parâmetros de sinais vitais do idoso

Frequência cardíaca (bpm)		60-100
Frequência respiratória (ipm)		12-18
Temperatura (°C)		36,7- 37,2
Saturação de oxigênio (%)		95-100
Pressão arterial (mmHg)	PAS	130-139
	PAD	70-79

bpm, batimentos por minuto; ipm, incursões por minuto; PAD, pressão arterial diastólica; PAS, pressão arterial sistólica.

de reconhecer e reagir ao frio. A presença de hipotermia relacionada a infecção também pode ser observada nessa população, como em situações de broncopneumonia ou infecção do trato urinário (ITU).[3]

Outro aspecto importante a ser avaliado é o peso corporal, a estatura e o índice de massa corporal (IMC). Considerando as modificações na composição corporal que ocorrem com o envelhecimento, sugere-se a utilização dos seguintes critérios para avaliação do IMC[4] no idoso: baixo peso – IMC < 22 kg/m^2; eutrofia – IMC entre 22 e 27 kg/m^2 e sobrepeso – IMC > 27 kg/m^2. Entretanto, a mensuração do IMC é limitada para a avaliação da sarcopenia (perda progressiva e generalizada da massa muscular esquelética), a qual está associada a importantes implicações clínicas, como aumento do risco de deficiência; limitações de mobilidade e capacidade física; risco elevado de anormalidades cardiometabólicas,[5] como resistência à insulina, dislipidemia, hipertensão, diabetes tipo 2; aumento do risco de fraturas e depressão, levando a redução da capacidade vital, aumento da dependência física e consequente redução da qualidade de vida.[6]

Informações adicionais são necessárias para melhor fundamentar a tomada de decisão. O estado cognitivo alterado, bem como a presença de algum grau de dependência sugere um quadro de vulnerabilidade. Quando somado à presença de doença crônica e tratamentos de alta complexidade, as alterações podem ser mais facilmente identificadas. Entretanto, evitar atribuir problemas patológicos aos aspectos fisiológicos decorrentes do próprio envelhecimento exige um minucioso olhar para a condição de saúde do idoso.[7]

As avaliações neurológica, cardiovascular, respiratória, digestiva, urinária e locomotora devem levar em consideração as alterações próprias do envelhecimento, e não as patológicas (FIG. 15.1). Entretanto, em geriatria e gerontologia, a avaliação profissional para distinção entre envelhecimento saudável, envelhecimento normal/esperado e patológico configura-se na principal atividade profissional para proposição de cuidados de enfermagem de excelência.

Algumas modificações, inerentes ao processo de envelhecimento humano, são denominadas de senescência – por exemplo, a presbiopia (diminuição progressiva da capacidade de focar objetos próximos). Por outro lado, a senilidade é considerada uma alteração anormal do envelhecimento, intimamente relacionada ao processo fisiopatológico – por exemplo, perda de memória que leva a prejuízo funcional, como o Alzheimer.[8]

➔ Sistema neurológico

Na avaliação do sistema neurológico, as funções cerebrais, os nervos cranianos, a motilidade, a sensibilidade, os reflexos, a função da marcha, o tônus muscular e a coordenação devem ser avaliados. No idoso, o peso médio do cérebro é menor, o que pode ser parcialmente explicado pela perda e redução do tamanho dos

Nervos
Pupilas menores
Reação mais fraca à luz
Motilidade reduzida
Perda da audição em alta frequência
Redução do olfato

Cérebro
Peso médio mais baixo
Número reduzido de sinapses
Tamanho ventricular aumentado
Redução do fluxo sanguíneo
Perda de memória
Flexibilidade cognitiva reduzida
Habilidades psicomotoras reduzidas
Funções executivas reduzidas

Pulmão
Enrijecimento e curvatura do tórax
Cifose
Diminuição da capacidade vital respiratória
Diminuição da eficiência da tosse
Diminuição da expansibilidade pulmonar

Coração
Diminuição da elasticidade da aorta
Aumento da PAS
Diminuição da PAD
Hipertrofia de VE
Alteração do *ictus cordis*

Gastrintestinal
Redução da mobilidade normal

Mobilidade
Redução de força
Diminuição da força de preensão

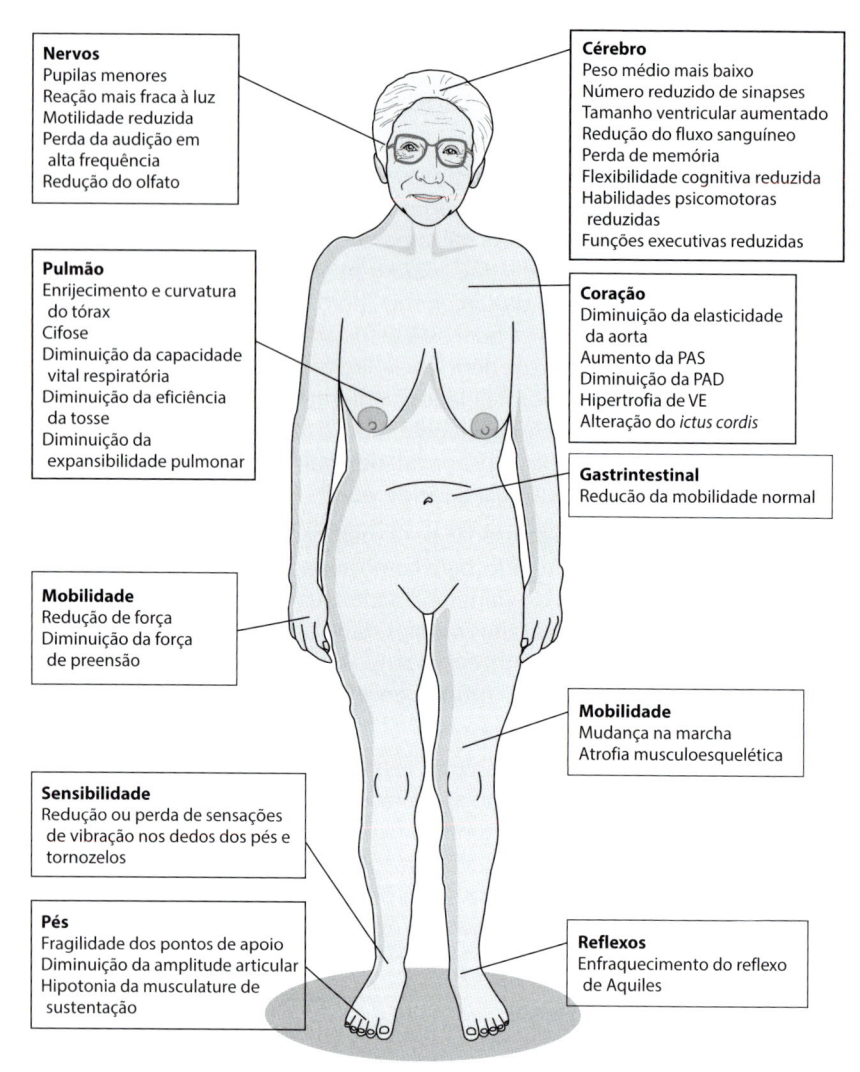

Mobilidade
Mudança na marcha
Atrofia musculoesquelética

Sensibilidade
Redução ou perda de sensações de vibração nos dedos dos pés e tornozelos

Pés
Fragilidade dos pontos de apoio
Diminuição da amplitude articular
Hipotonia da musculature de sustentação

Reflexos
Enfraquecimento do reflexo de Aquiles

FIG. 15.1 → Alterações fisiológicas relacionadas ao envelhecimento humano.
PAD, pressão arterial diastólica; PAS, pressão arterial sistólica; VE, ventrículo esquerdo.
Fonte: Adaptada de Fure e colaboradores.[9]

neurônios. Além disso, o envelhecimento normal leva a um aumento do tamanho dos ventrículos cerebrais e redução do número de transmissão sináptica e do fluxo sanguíneo em partes do cérebro. Para que as fibras nervosas funcionem de maneira ideal, o grau de mielinização é fundamental, mas, com o aumento da idade, elas se tornam danificadas. O reflexo vestíbulo-ocular torna-se menos preciso, podendo causar problemas na orientação espacial e reduzir a acuidade visual durante o movimento. A perda auditiva dos sons de alta frequência – presbiacusia – geralmente é consequência do envelhecimento.[1,8]

O exame neurológico inclui ainda avaliação do nível de consciência e de funções cognitivas. A flexibilidade cognitiva e as habilidades psicomotoras, a função da memória e a capacidade de reaprender estão geralmente diminuídas – por exemplo, lembranças de nomes, números e rostos podem estar diminuídas, sem que isso seja necessariamente patológico. Testes de rastreamento cognitivo devem ser aplicados e padronizados por idade para direcionar a assistência e auxiliar nas avaliações. Os mais utilizados são o miniexame do estado mental (MEEM)[10] – que pode ser visto na FIG. 15.2 –, o teste do relógio[11] e o *Trail Making Test* (TMT)[12] A e B. No MEEM, são examinadas as orientações de tempo e lugar, aprendizagem, memória de curto prazo, pensamento abstrato, atenção, nomeação, execução de atividades e orientação visuoespacial; o teste do relógio revela a capacidade de ser orientado para o espaço e a direção, a capacidade de planejar e realizar uma tarefa prática e a

> A flexibilidade cognitiva e as habilidades psicomotoras, a função da memória e a capacidade de reaprender estão geralmente diminuídas.

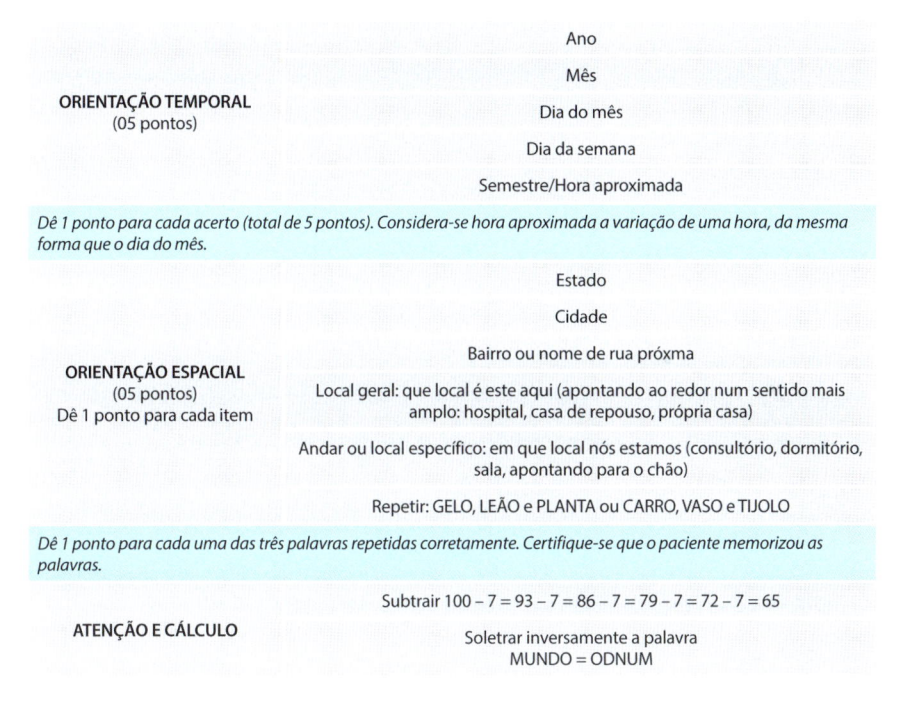

ORIENTAÇÃO TEMPORAL (05 pontos)	Ano
	Mês
	Dia do mês
	Dia da semana
	Semestre/Hora aproximada
Dê 1 ponto para cada acerto (total de 5 pontos). Considera-se hora aproximada a variação de uma hora, da mesma forma que o dia do mês.	
ORIENTAÇÃO ESPACIAL (05 pontos) Dê 1 ponto para cada item	Estado
	Cidade
	Bairro ou nome de rua próxma
	Local geral: que local é este aqui (apontando ao redor num sentido mais amplo: hospital, casa de repouso, própria casa)
	Andar ou local específico: em que local nós estamos (consultório, dormitório, sala, apontando para o chão)
	Repetir: GELO, LEÃO e PLANTA ou CARRO, VASO e TIJOLO
Dê 1 ponto para cada uma das três palavras repetidas corretamente. Certifique-se que o paciente memorizou as palavras.	
ATENÇÃO E CÁLCULO	Subtrair 100 – 7 = 93 – 7 = 86 – 7 = 79 – 7 = 72 – 7 = 65
	Soletrar inversamente a palavra MUNDO = ODNUM

FIG. 15.2 → Miniexame do estado mental (MEEM). *(continua)*

Solicite que faça o cálculo ("sete seriado") ou que soletre a palavra mundo "da última letra para a primeira". Considere a tarefa com melhor desempenho (1 ponto para cada acerto e total de 5 pontos). A tendência é o uso do "sete seriado", pela menor dependência da escolaridade. Um ponto é dado para cada acerto na subtração, mesmo que a subtração anterior tenha sido incorreta.

MEMÓRIA DE EVOCAÇÃO (3 pontos)	Quais os três objetos perguntados anteriormente?

Este item deve ocorrer após uma tarefa distratora, que, habitualmente, é ao item anterior (atenção e cálculo). O paciente gasta, no máximo, 30 segundos para a evocação. Cada palavra evocada vale 1 ponto, independentemente da sequência.

NOMEAR DOIS OBJETOS (2 pontos)	Relógio e caneta
REPETIR (1 ponto)	"Nem aqui, nem ali, nem lá"
COMANDOS DE ESTÁGIOS	"Apanhe esta folha de papel com a mão direita, dobre-a ao meio e coloque-a no chão"

Apanhe uma folha de papel, estenda-a para o paciente e dê a ordem: "Apanhe esta folha de papel com a mão direita, dobre-a ao meio e coloque-a no chão". O escore é dado pela sequência correta das três ações (3 pontos). O paciente pode utilizar as duas mãos para dobrar a folha e dobrá-la por até duas vezes.

ESCREVER UMA FRASE COMPLETA	"Escreva alguma frase que tenha começo, meio e fim"

Implica na presença mínima do sujeito e do verbo, devendo ter sentido. O comando é "escreva uma frase que tenha começo, meio e fim, e faça sentido". Gramática e pontuação corretas não são pontuadas.

LER E EXECUTAR (1 ponto)	FECHE SEUS OLHOS

O paciente deverá ler e executar a tarefa. O aplicador não pode ler para o paciente.

COPIAR DIAGRAMA (1 ponto)	Copiar dois pentágonos com interseção

Escolaridade	Ponto de corte	Comentários
Analfabetos/ baixa escolaridade	18 pontos	O ponto de corte no MEEM depende da sensibilidade e especificidade que se deseja do teste (avaliação quantitativa). Assim, o que importa é o desempenho qualitativo do paciente, particularmente nos itens que mais avaliam a memória episódica e, portanto, mais precocemente comprometidos nos quadros amnésticos, como a doença de Alzheimer. A presença de erros nas perguntas referentes a memória de evocação e orientação temporal devem ser mais valorizados, mesmo que a pontuação final esteja dentro da faixa considerada "normal" (avaliação qualitativa).
8 anos ou mais de escolaridade	26 pontos	

FIG. 15.2 → *(Continuação)* Miniexame do estado mental (MEEM).

capacidade de pensamento lógico; e o TMT A e B avalia a atenção, o ritmo psicomotor e a habilidade executiva.

Outro aspecto importante que pode ser incluído durante a avaliação multidimensional refere-se ao estado de humor do idoso. A escala de depressão geriátrica de Yesavage (GDS)[13] – que pode ser vista na **FIG. 15.3** – é utilizada no rastreio dos casos de depressão, que pode repercutir significativamente no estado de saúde, levando à alteração cognitiva e à incapacidade funcional.

➔ Sistema cardiovascular

Uma série de condições relacionadas à idade está associada a mudanças distintas na estrutura morfológica geral do sistema cardiovascular. Com o envelhecimento, a aorta enrijece devido ao aumento do colágeno e à diminuição da elastina. Essa alteração resulta na diminuição da elasticidade da aorta, no aumento da pressão arterial sistólica (PAS), na diminuição da pressão arterial diastólica (PAD) e no aumento da pressão de pulso.[14,15] A redução da PAD pode afetar a perfusão coronariana e desencadear isquemia miocárdica. Por outro lado, o aumento da pressão sistólica leva ao aumento da pós-carga do ventrículo esquerdo, podendo desencadear hipertrofia do ventrículo, sendo este um dos principais determinantes do desequilíbrio entre a oferta e o consumo de oxigênio pelo miocárdio.[8,16]

Em decorrência do enrijecimento da parede da artéria, o valor da PA pode ser superestimado. A manobra de Osler pode ser realizada a fim de considerar tais alterações. Ela consiste na inflação do manguito no braço até o desaparecimento do

1	Você está satisfeito com a sua vida?
2	Você deixou de lado muitas de suas atividades e interesses?
3	Você sente que sua vida está vazia?
4	Você sente-se aborrecido com frequência?
5	Você está de bom humor na maioria das vezes?
6	Você teme que algo de ruim lhe aconteça?
7	Você se sente feliz na maioria das vezes?
8	Você se sente frequentemente desamparado?
9	Você prefere permanecer em casa do que sair e fazer coisas novas?
10	Você sente que tem mais problemas de memória que antes?
11	Você pensa que é maravilhoso estar vivo?
12	Você se sente inútil?
13	Você se sente cheio de energia?
14	Você sente que sua situação é sem esperança?
15	Você pensa que a maioria das pessoas estão melhores do que você?
Contagem máxima da GDS = 15	≥ 5 depressão ≥ 11 depressão grave

FIG. 15.3 ➔ Escala de depressão geriátrica (GDS-15).
Fonte: Almeida[13].

pulso radial. Se a artéria for palpável após esse procedimento, sugere-se o enrijecimento da parede da artéria. Nesse caso, o paciente é considerado Osler-positivo.[17]

Assim, recomenda-se a verificação da PA nas posições sentada, deitada e em pé, com intervalo de 3 minutos entre elas. A obtenção da PA em mais de uma posição pode auxiliar no diagnóstico de hipotensão postural e de hipertensão do avental branco. A primeira refere-se à redução da PAS de até 20 mmHg e/ou de 10 mmHg na PAD quando se altera da posição supina para a ortostática; já a hipertensão do avental branco refere-se à elevação persistente da PA na presença de um profissional da saúde.[17]

À palpação, o *ictus cordis* pode ter sua localização alterada devido a distúrbios musculoesqueléticos, como cifose e escoliose, e à hipertrofia do ventrículo esquerdo. A ausculta cardíaca revela bulhas hipofonéticas, arritmias, como fibrilação atrial e presença da 3ª bulha, além de sopros cardíacos geralmente relacionados à insuficiência mitral e/ou tricúspide.[17]

A avaliação vascular periférica deve também complementar essa parte do exame físico do idoso. A prevalência de lesões arteriais obstrutivas periféricas está diretamente relacionada ao aumento da idade, levando a hospitalização e incapacidade, tendo como causa principal a aterosclerose. Comorbidades como diabetes, hipertensão arterial, dislipidemia e obesidade, comumente identificadas nessa população, são fatores de risco para o surgimento da doença.[17]

Os principais sinais investigados são a claudicação intermitente (dor induzida pelo movimento que obriga a interromper a deambulação) e a dor em repouso, que piora normalmente à noite e leva a pessoa a sentar-se e colocar a perna fora do leito, em posição pendente. A palpação dos pulsos arteriais periféricos do membro investigado deve ser realizada. Alguns pacientes podem necessitar de intervenções cirúrgicas. Entretanto, orientações quanto à modificação de hábitos, como tabagismo e sedentarismo, e o uso adequado das medicações podem retardar a progressão da doença.[8,17]

→ Sistema respiratório

As alterações advindas do processo natural de envelhecimento podem afetar o sistema respiratório no desempenho de sua função. O enrijecimento e a curvatura do tórax, com redução dos espaços intercostais e o desenvolvimento de cifose associada a uma maior convexidade do esterno levam ao denominado tórax em barril, facilmente observado no idoso (diâmetro anteroposterior aumentado). A redução dos espaços intercostais, a perda muscular com substituição por tecido adiposo, principalmente na circunferência abdominal, e a diminuição da força muscular impõem uma sobrecarga na mecânica respiratória, levando à diminuição da capacidade vital respiratória, com inadequada oxigenação do sangue. Em situações em que ocorre hipoxemia ou hipercapnia, a resposta compensatória desse indivíduo estará diminuída devido a essas alterações, mesmo nos idosos saudáveis.[18]

Outra importante alteração é a redução dos reflexos de tosse e deglutição, causados pela presença da sarcopenia, que leva à diminuição da força e da resistência muscular respiratória, e torna a tosse menos vigorosa, lentificando a função mucociliar e prejudicando a limpeza de partículas inaladas. Isso contribui para a instalação de infecções e para o aumento do risco de aspiração.[8,9,11-19]

A partir dessas alterações, durante o exame físico observa-se diminuição na expansibilidade torácica à inspeção. Idosos acamados e hospitalizados poderão ter maiores prejuízos na relação ventilação/perfusão devido à redução da mobilidade física, que reduz consequentemente a mobilidade de secreções pulmonares. À ausculta pulmonar, a presença de roncos, estertores ou sibilos deve ser cuidadosamente investigada, identificando conjuntamente manifestações clínicas como dispneia, cianose e tiragem intercostal.

> Idosos acamados e hospitalizados poderão ter maiores prejuízos na relação ventilação/perfusão devido à redução da mobilidade física, que reduz consequentemente a mobilidade de secreções pulmonares.

Sistema gastrintestinal e urinário

A constipação intestinal é uma das queixas mais comuns durante a avaliação do **sistema gastrintestinal**. Pode ocorrer pela ingesta inadequada de alimentos pobres em fibras, pela baixa hidratação oral e falta de atividade física regular ou restrição da mobilidade. A diminuição do tônus e da força do esfíncter anal, associada a menor complacência retal, aumenta a chance de incontinência fecal. A perda fecal e até urinária interfere nas relações sociais do indivíduo, pois leva o idoso a evitar sair de casa ou a buscar medidas próprias com a finalidade de prevenir que a situação ocorra, como redução da ingesta hídrica e até de alimentos, gerando baixa autoestima e isolamento social.[20,21]

A avaliação da incontinência urinária pode ser feita pelo relato de perda de urina ao tossir ou espirrar, sugerindo-se deficiência esfincteriana, que é a perda do tônus do esfíncter uretral secundária a lesão neuromuscular (trauma cirúrgico) ou atrofia uretral. O treinamento de reeducação dos músculos do assoalho pélvico pode auxiliar a aumentar o limiar de sensibilidade da distensão retal e melhorar a contratilidade do esfíncter uretral e anal.[20]

Outra alteração refere-se à diminuição da secreção de ácido clorídrico e pepsina, e do esvaziamento gástrico pela redução da motilidade normal. À ausculta abdominal, pode-se observar a redução dos ruídos hidroaéreos, o que pode levar ao relato pelos pacientes de dificuldades na digestão de alguns alimentos como aqueles ricos em proteínas, sensação de estufamento abdominal ou sensação de esvaziamento gástrico lento.[1,7,20]

O padrão do ritmo urinário também se apresenta modificado na pessoa idosa, que passa a eliminar água e eletrólitos predominantemente durante o período noturno. Essa alteração, conhecida como nictúria, ocorre por múltiplos fatores, como a diminuição da capacidade renal de concentração e conservação do sódio e alteração da função do sistema renina-angiotensina-aldosterona.[7,21]

Com o envelhecimento, há perda de tecido renal e a função renal começa a diminuir de maneira progressiva, favorecendo o desenvolvimento de lesão renal, principalmente por intoxicação medicamentosa, podendo estar relacionada à polifarmácia, comumente observada em idosos. A manutenção do funcionamento adequado do rim está relacionada à quantidade de ingesta hídrica, que deve ser em torno de 2,5 a 3 L de líquidos ao dia. A diminuição do reflexo de sede, situações de imobilidade física, uso de diuréticos e a presença de incontinência urinária podem levar à redução desse hábito pelos idosos.[7]

➔ Sistema muscular e esquelético

A não realização de atividade física, por quaisquer que sejam os motivos, induz o indivíduo a um descondicionamento global, levando ao agravamento da condição física, cognitiva e emocional, e a imobilidade prolongada leva à deterioração funcional progressiva dos sistemas.[22] Em contrapartida, a prática de atividade física regular melhora o condicionamento cardiorrespiratório, fortalece o sistema muscular e esquelético, o ganho de força e resistência, aumenta o metabolismo da glicose, reduz os níveis de colesterol no sangue e melhora o bem-estar psíquico e emocional e a interação social.[5]

O músculo do idoso exibe níveis mais elevados de tecido adiposo, sendo a atrofia musculoesquelética uma alteração inevitável do envelhecimento, podendo ser acelerada pela falta de atividade física. A diminuição da força muscular na cintura pélvica e nos extensores dos quadris resulta em uma maior dificuldade para levantar-se da cadeira; e o uso de dispositivos auxiliares, como bengalas, andadores e cadeiras de rodas, pode não ser fácil devido à diminuição da força da mão e do tríceps. A menor capacidade de trabalho muscular é um dos primeiros sinais do envelhecimento, afetando, em última instância, a capacidade laboral, a atividade motora e, consequentemente, a adaptação do indivíduo ao ambiente.[22,23]

A recomendação da Organização Mundial da Saúde é que pessoas com 65 anos ou mais façam semanalmente pelo menos 150 a 300 minutos de atividade física aeróbica de intensidade moderada; ou 75 a 150 minutos de atividade física aeróbica de intensidade vigorosa; ou, ainda, uma combinação das atividades moderada e vigorosa.[13] Existem muitos tipos diferentes de esportes ou atividades físicas para os idosos, os quais devem ser adaptados às necessidades e limitações da pessoa.

As atividades de intensidade média comumente realizadas são caminhadas, ciclismo, jardinagem, além de limpar a casa e subir escadas. As atividades pesadas incluem natação, *tai chi* e corrida.[24]

Enfermeiros devem identificar, durante o exame físico, as habilidades e limitações apresentadas pelo idoso, para então incentivar a prática de atividades físicas, utilizando uma linguagem clara e objetiva, e incluindo o cuidador ou familiar nesse processo. Solicitar a descrição da rotina pode ajudar no desenvolvimento de estratégias para a inclusão da atividade física durante o dia, além de obter informações complementares do estado de saúde.[25]

A força muscular deve ser testada comparando o lado esquerdo com o direito, os membros superiores com os inferiores e os grupos proximais com os distais. É importante ainda avaliar a capacidade para sentar, levantar e caminhar (*Perfomance Oriented Mobility Assessment* – Poma Brasil).[26] Há diferentes instrumentos que avaliam as condições físico-funcionais dos idosos, e eles são abordados a seguir.[7,25]

→ Avaliação geriátrica ampla

Essa avaliação visa a identificar o estado de saúde do idoso como um todo, e lança mão de instrumentos de avaliação que possibilitam a indicação dos problemas reais, além de facilitar a comunicação entre a equipe multidisciplinar no cuidado ao idoso, geralmente com multimorbidades e em uso de polifármacos, características que o tornam mais dependente e frágil.[7,25] A fragilidade é um fenômeno investigado e avaliado em idosos e caracteriza-se por manifestações de perda de peso e massa muscular não intencional, diminuição da força de preensão, fadiga e instabilidade postural.[25]

Idosos com tais características podem ser beneficiados por essa avaliação multidimensional. O estado funcional é a dimensão-base para a avaliação geriátrica e contempla a avaliação de fatores físicos, psicológicos, sociais e cognitivos que afetam a saúde dos idosos.

A avaliação geriátrica ampla ou multidimensional atrelada ao exame clínico é fundamental, pois traz elementos objetivos e úteis no planejamento de intervenções que poderão contribuir na redução da perda funcional. A utilização de instrumentos na avaliação funcional auxilia a equipe multiprofissional a identificar as necessidades, os limites e as possibilidades de cada indivíduo.

> A utilização de instrumentos na avaliação funcional auxilia a equipe multiprofissional a identificar as necessidades, os limites e as possibilidades de cada indivíduo.

As escalas ou instrumentos de avaliação das AVDs, AIVDs e atividades avançadas da vida diária (AAVDs) são utilizadas na mensuração do grau, dependência, autonomia e socialização do idoso. As AVDs incluem elementos básicos, como alimentar-se, vestir-se, tomar banho, mobilizar-se, ir ao banheiro, deambular e controlar as necessidades fisiológicas. As AIVDs relacionam-se às atividades do indivíduo dentro de um contexto mais amplo e menos dependente, e avaliam, por exemplo, a capacidade de utilizar transportes, manipular medicamentos, fazer compras e realizar tarefas domésticas leves e pesadas, de utilizar o telefone, preparar refeições e gerenciar as próprias finanças. As AAVDs relacionam-se à interação e ao aspecto social. Essas atividades possibilitam avaliar a funcionalidade da pessoa idosa em seu desempenho e capacidade funcional ou o risco de perdas futuras.[7,25]

A avaliação do estado geral e da qualidade de vida também deve estar contemplada. O declínio da capacidade física e a diminuição da força muscular geralmente se manifestam por meio de quedas e lesões que podem resultar em graves consequências, como fraturas, traumatismo craniencefálico, longas hospitalizações e sequelas permanentes, os quais podem comprometer a qualidade de vida da pessoa e gerar outros problemas, como isolamento social, depressão e medo.

Os sinais e sintomas indicativos de problemas sociais e emocionais são complexos e nem sempre se manifestam de forma semelhante, mas podem estar relacionados a situações de adoecimento. A depressão em idosos tem sido frequente e, muitas vezes, não é bem diagnosticada devido a sintomas orgânicos; caso não seja tratada, pode levar à inapetência, ao isolamento social, ao medo e à redução da mobilidade e da imunidade, que comprometerão gradativamente a saúde do idoso, além de ser um importante fator que leva ao suicídio.[2,13]

Muitos instrumentos são utilizados nessa avaliação, como a escala de Katz,[27] de Lawton e Brody[28] e o Índice de Barthel,[29] que avaliam a capacidade funcional em atividades básicas e instrumentais de vida diária; o MEEM[10] e a escala de depressão geriátrica (GDS-15),[13] as quais avaliam a saúde mental; o *Medical Outcomes Study* (MOS),[30] que avalia o apoio social; a miniavaliação nutricional reduzida (MANR),[31] que avalia o estado nutricional; a escala internacional de eficácia de quedas,[32] que mensura o risco de quedas; a escala de Berga,[33] que avalia o equilíbrio; e a medida de independência funcional (MIF).[34]

Um importante questionário a ser considerado durante a consulta e avaliação do idoso é a Identificação do Idoso Vulnerável (VES-13),[35] que está descrito na *Caderneta da Pessoa Idosa*[36] e é capaz de avaliar os principais fatores de risco para fragilidade e apontar elementos que necessitam de intervenções. Apresenta um caráter multidimensional, sendo as seguintes dimensões consideradas preditoras do declínio funcional e/óbito em idosos: idade, autopercepção da saúde, atividades de vida diária (AVD e AIVD) e limitação física. A partir do escore obtido na avaliação, os idosos são classificados da seguinte forma: 0-2 pontos – acompanhamento de rotina; maior ou igual a 3 – atenção/ação **(FIG. 15. 4)**.

Um modelo de avaliação geriátrica ampla também está descrito no Caderno de Atenção Básica do Ministério da Saúde, e o enfermeiro tem papel central na

PROTOCOLO DE IDENTIFICAÇÃO DO IDOSO VULNERÁVEL (VES-13)

1) Idade:		20__	20__	20__	20__	20__
60 a 74 anos	0 pontos					
75 a 84 anos	1 ponto					
≥ 85 anos	3 pontos					

2) Autopercepção de saúde:		20__	20__	20__	20__	20__
Em geral, comparando com outras pessoas de sua idade, você diria que sua saúde é:	Excelente | 0 pts					
	Muito boa | 0 pts					
	Boa | 0 pts					
	Regular | 1 pt					
	Ruim | 1 pt					

3) Limitação física:

Em média, quanta dificuldade você tem para fazer as seguintes atividades físicas:

PONTUAÇÃO:
As respostas "muita dificuldade" ou "incapaz de fazer" valem 1 ponto cada. Todavia, a **pontuação máxima neste item é de 2 pontos**, ainda que a pessoa tenha marcado ter "muita dificuldade" ou ser "incapaz de fazer" as 6 atividades listadas.

	A) B) C) D) E)	20__	20__	20__	20__	20__
Curvar-se, agachar ou ajoelhar-se?	○ ○ ○ ○ ○					
Levantar ou carregar objetos com peso aproximado de 5 kg?	○ ○ ○ ○ ○					
Elevar ou estender os braços acima do nível do ombro?	○ ○ ○ ○ ○					
Escrever ou manusear e segurar pequenos objetos?	○ ○ ○ ○ ○					
Andar 400 metros (aproximadamente quatro quarteirões)?	○ ○ ○ ○ ○					
Fazer serviço doméstico pesado, como esfregar o chão ou limpar janelas?	○ ○ ○ ○ ○					

CHAVE DE RESPOSTAS:
A) Nenhuma dificuldade **B)** Pouca dificuldade **C)** Média (alguma) dificuldade
D) Muita dificuldade **E)** Incapaz de fazer (Não consegue fazer)

FIG. 15.4 → Identificação do Idoso Vulnerável (VES-13). *(continua)*
Fonte: Brasil.[37]

4) Incapacidades:

PONTUAÇÃO:
As respostas positivas ("sim") valem 4 pontos cada. Todavia, a **pontuação máxima neste tópico é de 4 pontos**, mesmo que a pessoa idosa tenha respondido "sim" para todas as perguntas.

	20__	20__	20__	20__	20__
POR CAUSA DE SUA SAÚDE OU CONDIÇÃO FÍSICA, VOCÊ DEIXOU DE FAZER COMPRAS? ○ Sim. ○ Não ou não faz compras por outros motivos que não a saúde.					
POR CAUSA DE SUA SAÚDE OU CONDIÇÃO FÍSICA, VOCÊ DEIXOU DE CONTROLAR SEU DINHEIRO, GASTOS OU PAGAR CONTAS? ○ Sim. ○ Não ou não controla o dinheiro por outros motivos que não a saúde.					
POR CAUSA DE SUA SAÚDE OU CONDIÇÃO FÍSICA, VOCÊ DEIXOU DE CAMINHAR DENTRO DE CASA? ○ Sim. ○ Não caminha dentro de casa por outros motivos que não a saúde.					
POR CAUSA DE SUA SAÚDE OU CONDIÇÃO FÍSICA, VOCÊ DEIXOU DE REALIZAR TAREFAS DOMÉSTICAS LEVES, COMO LAVAR LOUÇA OU FAZER LIMPEZA LEVE? ○ Sim. ○ Não realiza tarefas domésticas leves por outros motivos que não a saúde.					
POR CAUSA DE SUA SAÚDE OU CONDIÇÃO FÍSICA, VOCÊ DEIXOU DE TOMAR BANHO SOZINHO? ○ Sim. ○ Não toma banho sozinho por outros motivos que não a saúde.					

	20__	20__	20__	20__	20__
PONTUAÇÃO TOTAL					

FIG. 15.4 → *(Continuação)* Identificação do Idoso Vulnerável (VES-13). *(continua)*
Fonte: Brasil.[37]

PROTOCOLO DE IDENTIFICAÇÃO DO IDOSO VULNERÁVEL (VES-13)

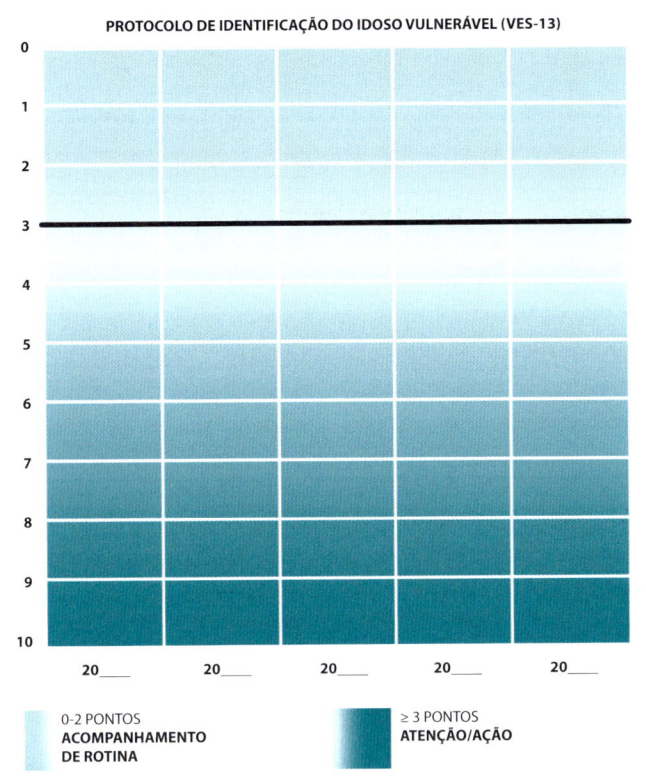

[Gráfico com escala vertical de 0 a 10 pontos, com linha de corte em 3, e cinco colunas identificadas como 20___ para registro anual. Legenda: 0-2 PONTOS - ACOMPANHAMENTO DE ROTINA; ≥ 3 PONTOS - ATENÇÃO/AÇÃO]

FIG. 15.4 → *(Continuação)* Identificação do Idoso Vulnerável (VES-13).
Fonte: Brasil.[37]

estruturação da rede de atenção ao idoso.[37] Assim, a avaliação deve direcionar para um raciocínio clínico de promoção do envelhecimento saudável com reserva funcional, promoção da autonomia e independência, e identificação precoce de fragilidade. É fundamental para auxiliar na gestão de recursos comunitários e humanos, pois possibilita enquadrar objetivamente cada idoso nos modelos assistenciais existentes na Rede de Atenção à Saúde da Pessoa Idosa, quais sejam: casa lar, república, residência temporária, centro de convivência, centro dia, serviço de atenção domiciliar, instituição de longa permanência para idoso.[38]

Durante as avaliações, o paciente com problemas para deambular ou se equilibrar pode necessitar de barras de apoio que devem ser colocadas com a finalidade de ajudá-lo a se sentir mais seguro e independente. Apoios como esse devem ser colocados também no domicílio visando a maior autonomia para a realização de AVDs. A atividade física regular deve ser incentivada e incluída na rotina, enfatizando seus benefícios: melhora da função muscular, redução da frequência de quedas e manutenção da independência. Os programas de atividade física multicomponentes, que incluem combinações de equilíbrio, força, resistência, marcha e treinamento da função física, são igualmente efetivos na diminuição do risco de lesões por quedas. A avaliação por um profissional especialista que indique a melhor terapêutica, envolvendo a atividade física, deve ser considerada.[39]

A avaliação geriátrica ampla deve ser incluída na avaliação do idoso, levando-se em conta a utilização desses instrumentos e outros disponíveis na literatura, a fim de avaliar o desempenho e as incapacidades funcionais, complementando o exame físico. Dessa forma, o enfermeiro será capaz de avaliar as múltiplas dimensões do processo de envelhecimento e compreender o impacto das alterações biofisiológicas na funcionalidade da vida da pessoa idosa.

Referências

1. Moraes EN. Princípios básicos de geriatria e gerontologia. Belo Horizonte: Coopmed; 2009.
2. Del Duca GF, Silva MC, Hallal PC. Incapacidade funcional para atividades básicas e instrumentais da vida diária em idosos. Rev Saúde Pública. 2009;43(5):796-805.
3. Muszkat M, Durst RM, Bem-Yehuda A. Factors associated with mortality among elderly patients with hypothermia. Am J Med. 2002;113(3):234-7.
4. Lipschitz DA. Screening for nutritional status in the elderly. Prim Care. 1994;21(1):55-67.
5. Nurhayati I, Hiadayat AR. Age, intellectual functions and activity contributions to elderly nutritional status. Int J Public Health Sci. 2020;9(3):216-23.
6. Koliaki C, Liatis S, Dalamaga M, Kokkinos A. Sarcopenic obesity: epidemiologic evidence, pathophysiology, and therapeutic perspectives. Curr Obes Rep. 2019;8(4):458-71.
7. Paixão Júnior CM, Reichenheim ME. Uma revisão sobre instrumentos de avaliação do estado funcional do idoso. Cad Saúde Pública. 2005;21(1):7-19.
8. Freitas EV, Py L, editoras. Tratado de geriatria e gerontologia. 4. ed. Rio de Janeiro: Guanabara Koogan; 2016.
9. Fure B, Engebretsen EH, Thommessen B, Øksengård AR, Brækhus A. Klinisk nevrologisk undersøkelse av den geriatriske pasient [Clinical neurological examination of the geriatric patient]. Tidsskr Nor Laegeforen. 2011;131(11):1080-3.
10. Brucki SMD, Nitrini R, Caramelli P, Bertolucci PHF, Okamoto IH. Sugestões para o uso do mini-exame do estado mental no Brasil. Arq Neuro-Psiquiatr. 2003;61(3B):777-81.
11. Shulman KI, Gold DP, Cohen CA, Zucchero CA. Clock-drawing and dementia in the community: a longitudinal study. Int J Geriatr Psychiatry. 1993;8(6):487-96.
12. Reitan RM. The relation of the trail making test to organic brain damage. J Consult Psychol. 1955;19(5):393-4.
13. Almeida OP, Almeida SA. Reliability of the Brazilian version of the ++abbreviated form of Geriatric Depression Scale (GDS) short form. Arq Neuropsiquiatr. 1999;57(2B):421-6.
14. Paneni F, Diaz Cañestro C, Libby P, Lüscher TF, Camici GG. The aging cardiovascular system: understanding it at the cellular and clinical levels. J Am Coll Cardiol. 2017;69(15):1952-67.
15. Barroso WKS, Rodrigues CIS, Bortolotto LA, Mota-Gomes MA, Brandão AA, Feitosa ADM, et al. Brazilian Guidelines of Hypertension - 2020. Arq Bras Cardiol. 2021;116(3):516-658.
16. Gorodeski EZ, Hashmi AZ. Integrating assessment of cognitive status in elderly cardiovascular care. Clin Cardiol. 2020;43(2):179-86.

17. Feitosa-Filho GS, Peixoto JM, Pinheiro JES, Afiune Neto A, Albuquerque ALT, Cattani ÁC, et al. Updated Geriatric Cardiology Guidelines of the Brazilian Society of Cardiology - 2019. Arq Bras Cardiol. 2019;112(5):649-705.
18. Ruivo S, Viana P, Martins C, Baeta C. Effects of aging on lung function. A comparison of lung function in healthy adults and the elderly. Rev Port Pneumol. 2009;15(4):629-53.
19. Lana LD, Schneider RH. Síndrome de fragilidade no idoso: uma revisão narrativa. Rev Bras Geriatr Gerontol. 2014;17(3):673-80.
20. Faria CA, Benayon PC, Ferreira ALV. Prevalência de incontinências anal e dupla em idosas e impacto na qualidade de vida. Arq Ciênc Saúde. 2018;25(1)41-5.
21. Wu JM, Matthews CA, Vaughan CP, Markland AD. Urinary, fecal, and dual incontinence in older U.S. Adults. J Am Geriatr Soc. 2015;63(5):947-53.
22. Tieland M, Trouwborst I, Clark BC. Skeletal muscle performance and ageing. J Cachexia Sarcopenia Muscle. 2018;9(1):3-19.
23. Lenardt MH, Binotto MA, Carneiro NH, Cechinel C, Betiolli SE, Lourenço TM. Força de preensão manual e atividade física em idosos fragilizados. Rev Esc Enferm USP. 2016;50(1):88-94.
24. WHO guidelines on physical activity and sedentary behaviour. Geneva: WHO; 2020.
25. Rosen SL, Reuben DB. Geriatric assessment tools. Mt Sinai J Med. 2011;78(4):489-97.
26. Lima JP, Farensena B. Aplicação do teste de Poma para avaliar o risco de quedas em idosos. Rev Bras Geriatr Geroltol. 2012;6(2):201-11.
27. Lino VT, Pereira SR, Camacho LA, Ribeiro Filho ST, Buksman S. Adaptação transcultural da Escala de Independência em Atividades da Vida Diária (Escala de Katz). Cad Saude Publica. 2008;24(1):103-12.
28. Lawton MP, Brody EM. Assessment of older people: self-maintaining and instrumental activities of daily living. Gerontologist. 1969;9(3):179-86.
29. Minosso JSM, Amendola F, Alvarenga MRM, Oliveira MAC. Validação, no Brasil, do Índice de Barthel em idosos atendidos em ambulatórios. Acta Paul Enferm. 2010;23(2):218-23.
30. Zucoloto ML, Santos SF, Terada NAY, Martinez EZ. Construct validity of the Brazilian version of the Medical Outcomes Study Social Support Survey (MOS-SSS) in a sample of elderly users of the primary healthcare system. Trends Psychiatry Psychother. 2019;41(4):340-7.
31. Anthony P. Mini nutritional assessment (MNA®): nutrition screening for the elderly. Vevey: Nestle Nutrition; 2002.
32. Camargos FFO, Dias RC, Dias JMD, Freire MTF. Adaptação transcultural e avaliação das propriedades psicométricas da Falls Efficacy Scale International em idosos brasileiros (FES-I-BRASIL). Rev Bras Fisioter. 2010;14(3):237-43.
33. Miyamoto ST, Lombardi Junior I, Berg KO, Ramos LR, Natour J. Brazilian version of the Berg balance scale. Braz J Med Biol Res. 2004;37(9):1411-21.
34. Roberto M, Miyazaki MH, Jucá SSH, Sakamoto H, Pinto PPN, Battistella LR. Validação da versão brasileira da Medida de independência funcional. Acta Fisiátrica. 2004;11(2):72-6.
35. Maia Fde O, Duarte YA, Secoli SR, Santos JL, Lebrão ML. Adaptação transcultural do Vulnerable Elders Survey-13 (VES-13): contribuindo para a identificação de idosos vulneráveis. Rev Esc Enferm USP. 2012;46(Esp):116-22.
36. Brasil. Ministério da Saúde. Envelhecimento e saúde da pessoa idosa. Cadernos de Atenção Básica n. 19 série A. Brasília: MS; 2007.
37. Brasil. Ministério da Saúde. Caderneta de saúde da pessoa idosa. Brasília: MS; 2017.
38. Brasil. Ministério da Previdência e Assistência Social. Portaria nº 73, de 10 de maio de 2001. Brasília: MPAS; 2001.
39. Saraiva LB, Santos SNSA, Oliveira FA, Moura DJM, Barbosa RGB, Almeida ANS. Avaliação Geriátrica Ampla e sua Utilização no Cuidado de Enfermagem a Pessoas Idosas. J Health Sci 2017;19(4):262-7.

16
Avaliação da condição nutricional

Mara Andreia Valverde // Rose Vega Patin // Mauro Fisberg

Avaliar o estado nutricional de um indivíduo ou grupo é analisar as condições que regem a ingestão de alimentos, a absorção e o aproveitamento dos nutrientes. Essas condições são influenciadas por fatores sociais, econômicos, de saneamento ambiental ou pela presença de doenças que interferem no desenvolvimento normal ou impedem o organismo de atingir o máximo de suas potencialidades. Dessa forma, tal avaliação compreende, de maneira global, a antropometria, os inquéritos alimentares, o exame clínico, os exames bioquímicos e a composição corporal.

Dentro dessas categorias, vários métodos de avaliação podem ser utilizados, dependendo das características da avaliação a ser realizada. A análise de um único indivíduo é diferente daquela realizada para grupos populacionais, sendo que a investigação de doenças como obesidade, desnutrição ou outras carências, como anemia ferropriva, exige um modelo diferenciado. Quando se analisam grupos, é importante verificar se eles são de risco para agravos nutricionais ou não (grupos pertencentes a estratos socioeconômicos mais baixos, com menor acesso a recursos de saúde, moradia, economia, etc.). Identificar se o indivíduo está em risco nutricional é de grande importância, especialmente em serviços de saúde com grande fluxo de pacientes. Dessa forma, os métodos de triagem nutricional são úteis para aqueles que necessitam da avaliação nutricional completa e da intervenção nutricional precoce. A seguir, são descritos os métodos utilizados com mais frequência para a avaliação da condição nutricional, buscando-se delinear os melhores procedimentos para cada situação.

---

*Nota: Os anexos citados neste capítulo estão disponíveis em *grupoa.com.br/anamnese4ed*

➔ Triagem nutricional

Em ambiente hospitalar, ambulatorial ou em domicílio é de grande valia a identificação de indivíduos vulneráveis do ponto de vista nutricional. Com o intuito de reduzir o risco de desnutrição e morbimortalidade intra-hospitalar, foram criados vários instrumentos de triagem nutricional adaptados a diversos grupos. Têm a vantagem de ser aplicados por qualquer profissional da saúde treinado. Nas primeiras 24 a 48 horas de internação ou na primeira abordagem do paciente será realizada a avalição global subjetiva que utilizará um questionário breve e simples. Nesse momento, são questionados o consumo alimentar e perdas recentes, como presença de vômitos, diarreia, redução da ingestão alimentar, dificuldades ao consumir os alimentos e alterações no peso corporal. Na presença de escores elevados, será possível diagnosticar precocemente pacientes em risco nutricional para uma avaliação mais detalhada e início da terapia nutricional mais adequada. Os instrumentos mais utilizados na enfermagem são: NRS (*Nutritional Risk Screening*) e MUST (*Malnutrition Universal Screening Tool*) para uso na população adulta; MNA ou MAN (*Mini Nutritional Assessment*) indicada para os idosos e o STRONGkids (*Screening Tool Risk Nutritional Status and Growth*), que foi validado para uso em crianças.[1,2]

➔ Antropometria

Uma série de medidas faz parte da avaliação antropométrica, dependendo do tipo de público ao qual é destinada. Em geral, incluem peso, estatura, circunferências corporais (crânio, braço, cintura, quadril, panturrilha, pescoço), dobras cutâneas (tricipital, bicipital, suprailíaca, subescapular, panturrilha, abdominal, etc.) e tamanho dos segmentos corporais.

Os procedimentos para a verificação das medidas de peso, estatura, dobras cutâneas e circunferências corporais devem ser realizados por pessoas devidamente treinadas e habilitadas para tal, pois a falta de habilidade na realização desses procedimentos poderá resultar em uma série de erros, decorrentes de posicionamento ou leitura inadequados, podendo invalidar os dados obtidos. Após a obtenção das medidas, faz-se necessário, também, analisá-las de maneira correta. Para tanto, utilizam-se indicadores, padrões de referência, níveis de corte e classificações adequadas.

➔ Medidas

Peso

O peso é a medida mais comum realizada na avaliação nutricional, sendo de fácil obtenção, baixo custo e boa sensibilidade, além de diagnosticar mudanças recentes no estado nutricional. Para coleta do **peso atual**, deve-se utilizar balança manual ou eletrônica devidamente calibrada e com a tara determinada, confirmando-se a marca de zero. Preferencialmente, as pessoas devem ser pesadas em balança tipo plataforma, com roupas íntimas ou avental hospitalar e sem sapatos. Quando não houver privacidade que permita ao paciente despir-se, especialmente em ambulatório, ele deve ser pesado com o mínimo de roupa, descontando-se o peso de suas roupas logo após. O paciente deve ser posicionado no centro da balança, com o peso igualmente distribuído entre os dois pés.

O **peso habitual** é utilizado como referência na avaliação de mudanças recentes de peso e em casos nos quais houver impossibilidade de pesar o paciente. A perda de peso em qualquer porcentagem é sempre considerada significativa do ponto de vista clínico, principalmente em idosos ou crianças. Na TAB. 16.1, encontra-se o percentual de perda de peso considerado clinicamente grave.[3] O Sistema de Vigilância Alimentar e Nutricional do Ministério da Saúde disponibiliza a Norma Técnica para a coleta e análise de dados antropométricos em serviços de saúde.[4]

TABELA 16.1 → Classificação de perda de peso recente

TEMPO	PERDA SIGNIFICATIVA DE PESO	PERDA GRAVE DE PESO
1 semana	1-2%	> 2%
1 mês	5%	> 5%
3 meses	7,5%	> 7,5%
≥ 6 meses	10%	> 10%

Fonte: Blackburn e colaboradores.[3]

Percentual de perda de peso recente:

% perda de peso recente = peso habitual – peso atual/peso habitual × 100

Existem situações em que se pode estimar o peso corporal quando o indivíduo está impossibilitado de ser pesado. Equações são utilizadas para esse propósito. Entretanto, elas apresentam importantes limitações, como a elevada margem de erro e a necessidade de várias medidas corporais (circunferências da panturrilha [CP] e do braço [CB], comprimento da perna e dobra cutânea subescapular [DCSE]).[5]

Peso estimado a partir de medidas corporais:

Homem:

(0,98 × CP) + (1,16 × comprimento da perna) + (1,73 × CB) + (0,37 × DCSE) – 81,69

Mulher:

(1,27 × CP) + (0,87 x comprimento da perna) + (0,98 × CB) + (0,4 × DCSE) – 62,35

Outra situação que deve ser considerada é quando o indivíduo apresenta algum membro amputado. Na TAB. 16.2, estão apresentados os percentuais correspondentes a cada membro amputado. No caso de avaliar o peso de indivíduos com membros amputados, esse percentual deve ser subtraído para correção do peso corporal.

TABELA 16.2 → Proporção percentual para desconto do peso corporal conforme o membro amputado

MEMBRO AMPUTADO	% DO PESO CORPORAL
Mão	0,8
Antebraço	2,3
Braço até ombro	6,6
Pé	1,7
Perna abaixo do joelho	7,0
Perna acima do joelho	11,0
Perna inteira	18,6

Fonte: Lee e Nieman.[6]

Estatura

Para a realização dessa medida, utilizam-se como instrumentos a régua antropométrica (em crianças de até 36 meses para medir o comprimento) e o antropômetro de madeira (para medir a altura) ou, na ausência deste, uma trena ou fita métrica com divisões em milímetros afixada à parede (observando-se que tal parede não tenha rodapé, o que provocaria erro na medição).

→ *Comprimento*: em pacientes hospitalizados que não deambulam, a medição pode ser feita quando estiverem deitados em superfície plana, seguindo o mesmo procedimento realizado em crianças (FIG. 16.1), com uma fita métrica posicionada em sua lateral.
→ *Altura*: a pessoa deve ser medida em pé e sem sapatos. Deve estar ereta, com os dois pés unidos e todo o corpo encostado no antropômetro. Sua cabeça

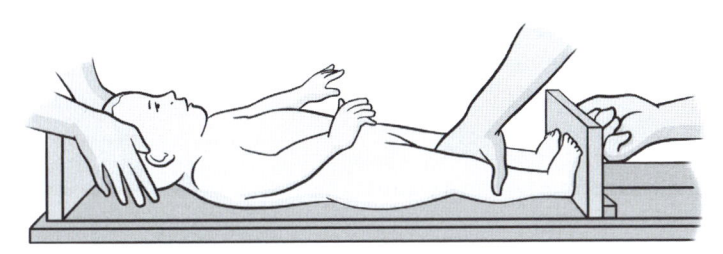

FIG. 16.1 → Medida do comprimento (cm) de crianças de 0 a 36 meses com o uso de régua antropométrica.

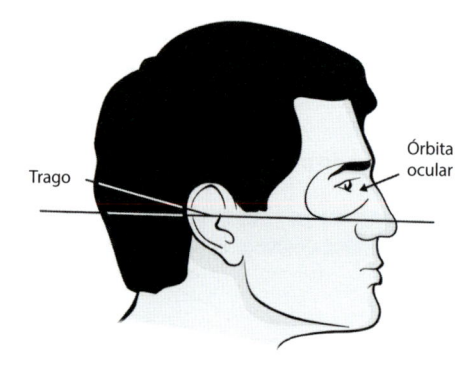

FIG. 16.2 → Plano horizontal de Frankfurt utilizado para medir a estatura.

deve estar posicionada de modo que seja possível olhar horizontalmente – plano horizontal de Frankfurt, estabelecido pela borda superior do trago e pelo ponto mais baixo na margem orbital (FIG. 16.2). O esquadro deve ficar acima da cabeça, fazendo pressão suficiente para comprimir o cabelo (FIG. 16.3).

No paciente que apresentar dificuldades em se manter ereto, pode-se verificar o **comprimento da perna** para estimar sua estatura.[7] A perna deve permanecer fletida sobre a coxa, posicionada a 90°. Realiza-se essa medida com uma régua antropométrica posicionada paralelamente à fíbula, entre a região superior do joelho e a base do calcanhar. A altura é obtida por meio das seguintes equações:

Estatura no homem = 64,19 – [0,04 × idade (anos)] + 2,02 × comprimento da perna (cm)

Estatura na mulher = 84,88 – [0,24 × idade (anos)] + 1,83 × comprimento da perna (cm)

Outra alternativa para pacientes impossibilitados de permanecer na posição ereta é a medição da extensão dos braços (envergadura).[8] Os braços devem ficar estendidos, formando um ângulo de 90° com o corpo. Mede-se a distância entre os dedos médios das mãos com uma fita métrica flexível. A medida obtida corresponde à estimativa de estatura do indivíduo.

Estatura estimada = [0,73 × (2 × envergadura do braço {m}] + 0,43

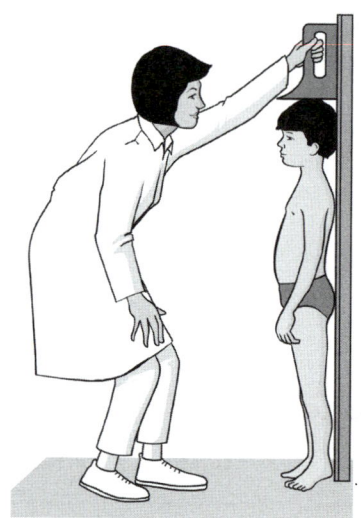

FIG. 16.3 → Posição corporal para medir a estatura.

A   B   C

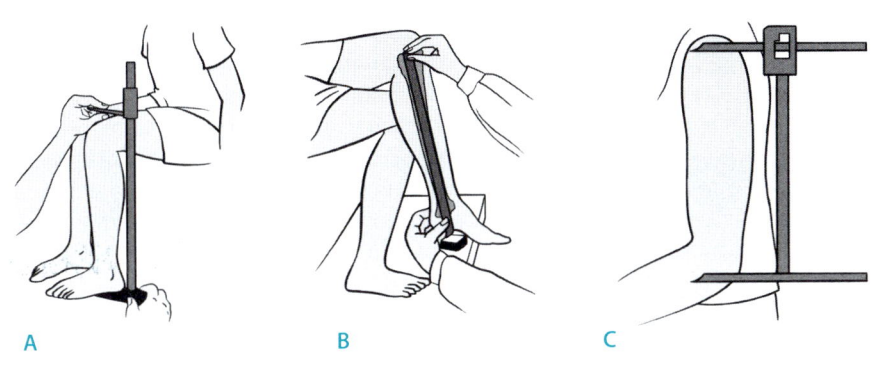

FIG. 16.4 → Estimativa da estatura por meio das medidas do comprimento da perna (A), comprimento da tíbia (B) e comprimento superior do braço (C).
Fonte: Stevenson.[9]

Para crianças, a estimativa da estatura pode ser obtida pelas medidas do comprimento da perna, comprimento da tíbia (CT) e comprimento superior do braço (CSB) **(FIG. 16.4)**.

O comprimento da perna é obtido ao aferir a distância entre a base do calcanhar e a parte superior da patela, com a perna esquerda do indivíduo flexionada a 90°. A fórmula a seguir pode ser utilizada para meninos e meninas.[9]

Estatura (cm) = (2,69 × comprimento da perna [cm]) + 24,2

Pelo CT também é possível estimar a estatura de crianças. Pode-se obter essa medida fixando-se a fita métrica na porção medial superior, abaixo do joelho, até a porção medial inferior do tornozelo.[9]

Estatura (cm) = (3,26 × CT [cm]) + 30,8

A estimativa da estatura também pode ser obtida pela medida do CSB, que é obtida pela aferição da distância do acrômio até a cabeça do rádio, medido com o membro superior flexionado a 90°.[9]

Estatura: (4,35 × CSB) + 21,8

Circunferências corporais

Várias são as aplicações das circunferências corporais. A circunferência do crânio é amplamente utilizada para o acompanhamento do crescimento em crianças em idade pré-escolar **(FIG. 16.5)**. A medida do punho, quando associada à altura, pode ser útil para avaliar a compleição do indivíduo. A circunferência de cintura **(FIG. 16.6)** é fortemente associada

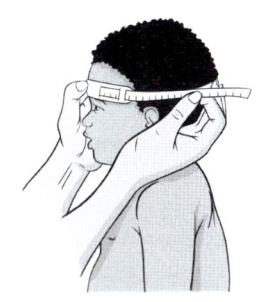

FIG. 16.5 → Medida da circunferência cefálica.

Avaliação da condição nutricional

à gordura visceral, e esse índice foi adotado para medir a gordura intra-abdominal e avaliar o risco cardiovascular. São considerados de risco os indivíduos com valores superiores a 80 e 94 cm, respectivamente, para mulheres e homens[10,11] (TAB. 16.3). Em crianças, a circunferência abdominal é utilizada a partir dos 5 anos. Considera-se risco cardiovascular aumentado quando os valores estiverem superiores ao percentil 95 (P95)[12] (TAB. 16.4). Para a avaliação do risco cardiovascular, também é possível verificar a circunferência do pescoço, medida que está associada à distribuição de gordura corporal e

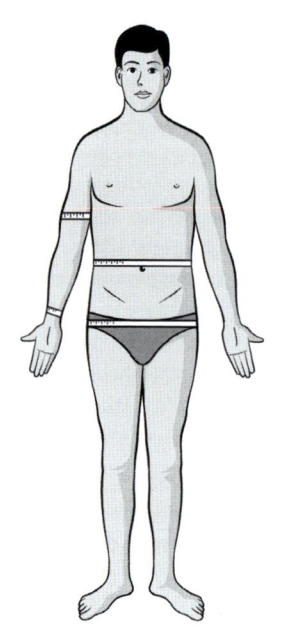

FIG. 16.6 → Circunferência de cintura e quadril, braço e punho.

TABELA 16.3 → **Avaliação do risco cardiovascular em adultos**

	CIRCUNFERÊNCIA ABDOMINAL	
	RISCO ELEVADO	RISCO MUITO ELEVADO
Mulher	≥ 80 cm	≥ 88 cm
Homem	≥ 94 cm	≥ 102 cm

Fonte: World Health Organization.[10,11]

TABELA 16.4 → **Circunferência abdominal de crianças e adolescentes**

MENINOS (CM)				MENINAS (CM)			
Idade	P5	P50	P95	Idade	P5	P50	P95
5	46,8	51,3	57	5	45,4	50,3	57,2
6	47,2	52,2	58,7	6	46,3	51,5	58,9
7	47,9	53,3	60,7	7	47,4	52,7	60,8
8	48,7	54,7	62,9	8	48,5	54,1	62,7
9	49,7	56,4	65,4	9	49,5	55,3	64,5
10	50,8	58,2	67,9	10	50,7	56,7	66,2
11	51,9	60,2	70,4	11	52,0	58,2	68,1
12	53,1	62,3	72,9	12	53,6	60,0	70,5
13	54,8	64,6	75,7	13	55,2	61,7	71,8
14	56,9	67,0	78,9	14	56,5	63,2	73,2
15	59,0	69,3	82,0	15	57,6	64,4	74,3
16	61,2	71,6	85,2	16	58,4	65,3	75,1

Fonte: McCarthy e colaboradores.[12]

se correlaciona com a circunferência abdominal. É obtida de forma simples com uso de fita métrica flexível com o indivíduo em pé e a cabeça ereta ao nível da cartilagem cricoide. Valores de referência são observados a partir dos 10 anos de idade[13] (TAB. 16.5) e em adultos (TAB. 16.6).[14]

> A medida mais amplamente utilizada é a circunferência do braço, que é medida com o uso de fita métrica, preferencialmente de fibra de vidro, pois este é um material flexível e que não cede à tração.

A medida mais amplamente utilizada é a circunferência do braço (FIG. 16.7), que é medida com o uso de fita métrica, preferencialmente de fibra de vidro, pois é um material flexível e que não cede à tração. Para a realização desse procedimento, a fita deve ser posicionada no ponto médio e envolver o

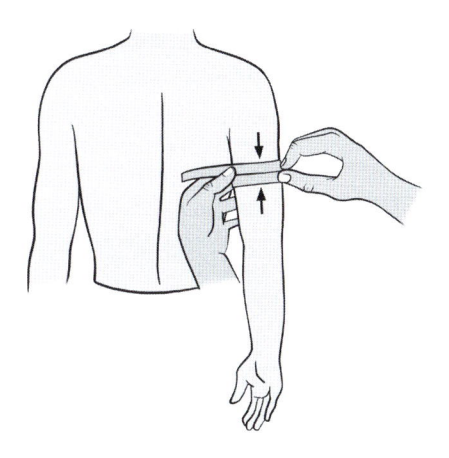

FIG. 16.7 → Medida da circunferência do braço.

TABELA 16.5 → Circunferência do pescoço em adolescentes

SEXO	IDADE (ANOS)	SOBREPESO (CM)	OBESIDADE (CM)
Feminino	10-12	≥ 29,35	≥ 30,95
	13-15	≥ 31,25	≥ 32,60
	16-17	≥ 31,65	≥ 32,45
Masculino	10-12	≥ 29,65	≥ 30,20
	13-15	≥ 33,90	≥ 33,55
	16-17	≥ 36,45	≥ 38,45

Fonte: Adaptada de Ferretti e colaboradores.[13]

TABELA 16.6 → Circunferência do pescoço em adultos

SEXO	SEM RISCO (CM)	SOBREPESO (CM)	OBESIDADE (CM)
Feminino	< 34	34-36,5	≥ 36,5
Masculino	< 37	37-39,5	≥ 39,5

Fonte: Adaptada de Ben-Noun e colaboradores.[14]

braço do indivíduo de forma que fique ajustada a ele. A fita não pode ficar frouxa nem apertada.

A circunferência do braço (CB) avalia reservas corporais de tecido adiposo e estima a massa magra do indivíduo, enquanto a circunferência muscular do braço (CMB), obtida por meio de uma fórmula a partir das medidas da CB e da dobra cutânea tricipital (DCT), pode estimar o tecido muscular. Os resultados encontrados são comparados com os valores observados no percentil 50 das tabelas de referência (TABS. 16.7 e 16.8) ou classificados segundo o percentil (TAB. 16.9):

$$CMB\ (cm) = CB\ (cm) - [0{,}314 \times DCT\ (mm)]$$

TABELA 16.7 → Valores de referência para circunferência do braço – sexo masculino

	CIRCUNFERÊNCIA DO BRAÇO (MM)						
	5	10	25	50	75	90	95
1-1,9	142	146	150	159	170	176	183
2-2,9	141	145	153	162	170	178	185
3-3,9	150	153	160	167	175	184	190
4-4,9	149	154	162	171	180	186	192
5-5,9	153	160	167	175	185	195	204
6-6,9	155	159	167	179	188	209	228
7-7,9	162	167	177	187	201	223	230
8-8,9	162	170	177	190	202	220	245
9-9,9	175	178	187	200	217	249	257
10-10,9	181	184	196	210	231	262	274
11-11,9	186	190	202	223	244	261	280
12-12,9	193	200	214	232	254	282	303
13-13,9	194	211	228	247	263	286	301
14-14,9	220	226	237	253	283	303	322
15-15,9	222	229	244	264	284	311	320
16-16,9	244	248	262	278	303	324	343
17-17,9	246	253	267	285	308	336	347
18-18,9	245	260	276	297	321	353	379
19-24,9	262	272	288	308	331	355	372
25-34,9	271	282	300	319	342	362	375
35-44,9	278	287	305	326	345	363	374
45-54,9	267	281	301	322	342	362	376
55-64,9	258	273	296	317	336	355	369
65-74,9	248	263	285	307	325	344	355

Fonte: Frisancho.[15]

TABELA 16.8 → Valores de referência para circunferência do braço – sexo feminino

	CIRCUNFERÊNCIA DO BRAÇO (MM)						
	5	10	25	50	75	90	95
1-1,9	138	142	148	156	164	172	177
2-2,9	142	145	152	160	167	176	184
3-3,9	143	150	158	167	175	183	189
4-4,9	149	154	160	169	177	184	191
5-5,9	153	157	165	175	185	203	211
6-6,9	156	162	170	176	187	204	211
7-7,9	164	167	174	183	199	216	231
8-8,9	168	172	183	195	214	247	261
9-9,9	178	182	194	211	224	251	260
10-10,9	174	182	193	210	228	251	265
11-11,9	185	194	208	224	248	276	303
12-12,9	194	203	216	237	256	282	294
13-13,9	202	211	223	243	271	301	338
14-14,9	214	223	237	252	272	304	322
15-15,9	208	221	239	254	279	300	322
16-16,9	218	224	241	258	283	318	334
17-17,9	220	227	241	264	295	324	350
18-18,9	222	227	241	258	281	312	325
19-24,9	221	230	247	265	290	319	345
25-34,9	233	240	256	277	204	304	342
35-44,9	241	251	267	290	317	356	378
45-54,9	242	256	274	299	328	362	384
55-64,9	243	257	280	303	335	367	385
65-74,9	240	252	274	299	326	256	373

Fonte: Frisancho.[15]

TABELA 16.9 → Classificação do estado nutricional por meio de percentis – circunferência do braço

PERCENTIL	CLASSIFICAÇÃO
> P90	Obesidade
> P75	Sobrepeso
P25-P75	Eutrofia
P5-P25	Risco nutricional
< P5	Desnutrição

Fonte: Frisancho.[15]

Dobras cutâneas

São usadas com o objetivo de monitorar a quantidade de gordura existente no organismo. A medição é realizada com o uso de aparelhos especiais, como o *Lange Skinfold Caliper*, que mede a espessura das dobras corporais em lugares específicos do organismo. Pode-se utilizar a soma dessas medidas para verificar a composição corporal do paciente. Existem várias medidas de dobras cutâneas, porém as mais utilizadas na área clínica são as dobras tricipital, bicipital (FIG. 16.8), subescapular e suprailíaca. Tais medidas devem ser coletadas por profissionais devidamente treinados, pois a falta de habilidade na realização desse procedimento poderá resultar em erros graves. Os resultados obtidos podem ser comparados com tabelas de referência e servir para avaliar o estado nutricional, ou pode-se utilizar o próprio indivíduo como referencial para acompanhar sua evolução. Para avaliar a composição corporal de pacientes obesos, o uso desse método não é indicado, uma vez que são observados muitos erros na coleta das dobras cutâneas. Nessa situação, as circunferências têm maior validade.

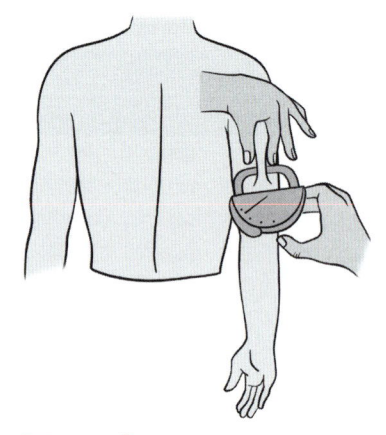

FIG. 16.8 → Medida da dobra cutânea tricipital.

A circunferência da panturrilha (CP) é considerada uma medida sensível em idosos para avaliar a perda de massa muscular, sendo um bom indicador de desnutrição. Com o indivíduo sentado, formando um ângulo de 45°, pode-se aferir a circunferência da panturrilha com a fita métrica posicionada na maior porção da perna.[8] Essa medida deve fazer parte da rotina de atendimento. Considera-se risco nutricional quando são encontrados valores inferiores a 31 cm.[16] Em pacientes com HIV/Aids, essa medida também é válida na rotina de atendimento, para avaliar as perdas ou redistribuições de gorduras corporais em pacientes que apresentam a lipodistrofia.[17] Apesar de não existir um ponto de corte, é possível comparar as medidas do paciente com ele mesmo.

Outra medida que pode ser associada para avaliar e monitorar a depleção muscular em idosos, crianças, pacientes hospitalizados, pacientes cirúrgicos ou aqueles que estão em risco nutricional é a espessura do músculo adutor do polegar (EMAP). A medida da EMAP é obtida por meio de adipômetro com o paciente sentado, o braço flexionado a aproximadamente 90°, com o antebraço e a mão relaxados e apoiados sobre o joelho. Realiza-se a pinça do músculo adutor no vértice de um triângulo imaginário formado pela extensão do polegar e indicador. O procedimento é realizado na mão dominante por três vezes, sendo usada a média como medida da EMAP. É uma medida de fácil execução, não invasiva e que tem boa correlação com outras medidas antropométricas, sendo útil para identificar risco nutricional ou desnutrição na admissão do paciente em ambiente hospitalar.[18]

⇨ Relações entre as medidas e os critérios de diagnóstico

Para que se possa realizar o diagnóstico do estado nutricional, é necessário que sejam estabelecidas relações entre as medidas, como peso/estatura, cintura/quadril, altura/circunferência do punho, etc. Tais relações são comparadas com padrões de referência populacionais, segundo critérios que variam de acordo com a idade e o sexo.

De posse das medidas, é importante estabelecer quais relações e critérios serão utilizados, o que vai depender dos objetivos pretendidos. São abordados aqui os procedimentos mais utilizados para cada faixa etária. Em todas as faixas etárias, pode-se avaliar o estado nutricional pelo índice de massa corporal (IMC), que é obtido com a seguinte equação:

$$IMC = \frac{Peso\ (kg)}{(Estatura)^2\ (m^2)}$$

Os pontos de corte adotados para classificar o estado nutricional de adultos e idosos encontram-se na TAB. 16.10.[8,19]

TABELA 16.10 → Classificação do estado nutricional para adultos e idosos

ADULTOS	IMC (kg/m²)
Baixo peso	< 18,5
Normal	18,5-24,9
Sobrepeso	25,0-29,9
Obesidade I	30,0-34,9
Obesidade II	35,0-39,9
Obesidade extrema	> 39,9
IDOSOS	
Baixo peso	< 22
Normal	22-27
Sobrepeso	> 27
Obesidade	H > 30
	M > 32

Fonte: World Health Organization[10] e Lipschitz.[19]

O IMC também pode ser utilizado para classificar o estado nutricional de crianças e adolescentes. No entanto, deve-se levar em consideração a idade e o sexo (QUADRO 16.1).

Os pontos de corte para os demais índices antropométricos (Estatura/Idade, Peso/Estatura e Peso/Idade) estão disponíveis no *site* do Ministério da Saúde – Sistema de Vigilância Alimentar e Nutricional (SISVAN).[4]

QUADRO 16.1 Classificação do estado nutricional de crianças e adolescentes conforme o IMC/idade

IMC / IDADE	0 A 5 ANOS	5 A 19 ANOS
VALORES CRÍTICOS	**DIAGNÓSTICO NUTRICIONAL**	
< Percentil 0,1	Magreza acentuada/ Desnutrição acentuada	Magreza acentuada/ Desnutrição acentuada
Percentil 0,1-3·	Magreza/Desnutrição	Magreza/Desnutrição
Percentil 3-85	Eutrofia/Normal	Eutrofia/Normal
Percentil 85-97	Risco de sobrepeso	Sobrepeso
> Percentil 97-99,9	Sobrepeso	Obesidade
> Percentil 99,9	Obesidade	Obesidade grave

Fonte: Adaptado de Fidelix[2] e World Health Organization.[20,21]

Os gráficos e tabelas de IMC/idade para meninos e meninas de 0 a 5 anos e de 5 a 19 anos de idade podem ser obtidos nos documentos da World Health Organization[20,21] (ANEXO 16A [online]), bem como para os demais índices antropométricos.

No acompanhamento de gestantes, inicialmente deve-se classificar o estado nutricional pré-gestacional segundo o IMC,[10] com o intuito de se programar as devidas orientações nutricionais e monitorar o ganho de peso ao longo da gestação.[22] Durante a gestação, utiliza-se o gráfico de Atalah e colaboradores,[23] adotado pelo Ministério da Saúde.[22] Esse gráfico, que está disponível no cartão da gestante, possibilita acompanhar a evolução do IMC da gestante semanalmente e monitora o ganho de peso (ANEXO 16B [online]).[24] Existem também tabelas que auxiliam nesse controle de peso, avaliando o ganho de peso recomendado (em kg), segundo o estado nutricional inicial (**TAB. 16.11**).[25]

TABELA 16.11 → Avaliação do ganho de peso segundo o estado nutricional pré-gestacional

IMC (kg/m²) PRÉ-GESTACIONAL	GANHO DE PESO NO 1º TRIMESTRE (kg)	GANHO DE PESO SEMANAL A PARTIR DO 2º E 3º TRIMESTRES (kg)	GANHO DE PESO TOTAL (kg)
< 18,5 (baixo peso)	2,0	0,51 (0,453-0,589)	12,5-18
18,5-24,9 (eutrofia)	1,5	0,42 (0,362-0,453)	11,5-16
25-29,9 (sobrepeso)	1,0	0,28 (0,227-0,317)	7,0-11,5
> 30 (obesidade)	0,5	0,22 (0,181-0,272)	5,0-9,1

Fonte: Institute of Medicine.[25]

A medida da altura uterina é uma técnica simples que faz parte da avaliação da gestante durante o pré-natal. Realiza-se a medição da porção mais alta do útero entre as tubas uterinas e a sínfise púbica. Por meio desse acompanhamento, verifica-se se o crescimento fetal está dentro do previsto para o momento gestacional ou se existe algum desvio. Assim, a gestante será orientada precocemente, prevenindo possíveis complicações. O acompanhamento ocorre por meio de uma curva-padrão de crescimento da altura uterina em função da idade gestacional (ANEXO 16B [online]). Essa curva foi elaborada a partir dos dados do Centro Latino-Americano de Perinatologia (CLAP).[22] São considerados parâmetros de normalidade para o crescimento uterino o percentil 10, para o limite inferior, e o percentil 90, para o limite superior.[22]

➔ Inquéritos alimentares

A investigação do consumo e do hábito alimentar é de suma importância para o diagnóstico nutricional. Para realizar essa avaliação, devem-se considerar situações que possam limitar a disponibilidade e o consumo de alimentos, como fatores culturais, socioeconômicos, emocionais, estrutura familiar e grau de escolaridade, bem como aqueles relacionados a alimento, sazonalidades e regionalidade.

Estimar a ingestão alimentar habitual e obter os dados nutricionais com um mínimo de confiabilidade é um processo difícil e demorado. Os dados obtidos devem ser usados de forma criteriosa, pois tanto o entrevistado quanto o entrevistador apresentam dificuldades em relatar ou obter de forma precisa o consumo de alimentos, principalmente quando se passa parte do dia fora de casa. A validade e a reprodutibilidade dos métodos de investigação do consumo alimentar dependem muito da habilidade do investigador e da cooperação do entrevistado.[26] Durante a investigação, observa-se que a qualidade dos dados pode ser comprometida, como descrito no QUADRO 16.2.

Para a avaliação de consumo alimentar, vários métodos estão disponíveis, com possibilidade de aplicação clínica ou epidemiológica. Dentre eles, os mais utilizados são o Recordatório de 24 horas (informa o consumo no dia anterior ao dia da entrevista), o Registro Alimentar (informa todos os alimentos consumidos no momento da sua ingestão por 3 ou 4 dias) e o Questionário de Frequência Alimentar (informa a frequência retrospectiva de consumo de grupos de alimentos em um dado período de tempo).[2,26]

Esses métodos reconhecem inadequações alimentares, ou seja, identificam indivíduos em risco nutricional, quantificando o consumo de energia ou de algum nutriente de interesse. Porém, para o diagnóstico nutricional, os métodos de consumo alimentar devem ser associados a outros critérios, como antropometria, avaliação clínica e bioquímica.

Na área clínica, em pacientes internados, são fundamentais as anotações referentes a qualidade e quantidade, composição da dieta, horários, consistência e

QUADRO 16.2 Fatores que podem comprometer a qualidade dos dados obtidos na entrevista

FATORES	DESCRIÇÃO
Entrevistado	→ Indisponibilidade para responder às perguntas → Cansaço durante a entrevista → Esquecimento do que foi consumido, subestimando as quantidades ou superestimando-as, no caso de desnutridos → Tamanho das porções incompatível com o real; omissão de informações por parte de pacientes mais velhos ou sem resultados positivos → Dificuldade em anotar ou falta de tempo para realizar as anotações
Entrevistador	→ Anotações erradas, insuficientes ou conversão inadequada para gramas dificultam o cálculo da dieta → Dificuldade em entender o entrevistado, tempo insuficiente para a entrevista; desconhecimento das porções ou alimentos consumidos pelo paciente → Influenciar o entrevistado em suas respostas conforme a maneira de conduzir a entrevista, questionando sobre determinado alimento ou com expressões de desaprovação ou surpresa
Instrumentos	→ Utensílios com padrão diferente, utilizados fora e dentro de casa, dificultam as anotações → Desconhecimento dos alimentos ou do preparo destes pode subestimar os nutrientes → Rótulos de alimentos, tabelas de composição de alimentos ou programas para cálculo de dietas com dados insuficientes comprometem o conhecimento de algum nutriente específico

quantidade de alimentos aceitos. Com esse registro, torna-se possível controlar a ingestão hídrica e energética, bem como de outros nutrientes específicos, auxiliando, em um segundo momento, na programação de uma dieta que atenda às necessidades de pacientes em situações específicas.[2]

É importante lembrar que tais inquéritos devem ser conduzidos por nutricionistas, médicos nutrólogos e outros profissionais capacitados, pois eles recebem treinamento dirigido para tal atividade. A investigação do consumo alimentar cuidadosamente realizada pode auxiliar no diagnóstico ou no estabelecimento de um programa de educação nutricional e, para tanto, deve-se realizar uma anamnese nutricional minuciosa, considerando a dieta pregressa e atual do paciente. Com esses dados, será possível verificar se o estado nutricional atual justifica-se com as alterações encontradas no padrão alimentar e estabelecer as orientações pertinentes a esse paciente.

→ Exame clínico

O exame clínico complementa o estudo, verificando-se características físicas sugestivas de carência alimentar na pele e nos anexos, no fígado, na boca, na língua, etc. No QUADRO 16.3, são citadas algumas características investigadas no exame físico e que correspondem às de algumas doenças nutricionais, como desnutrição, hipovitaminoses e anemia.[1,2,27]

→ Exames bioquímicos

Os exames laboratoriais são as medidas mais objetivas do estado nutricional, mas sua precisão e exatidão ficam comprometidas quando se leva em consideração os métodos utilizados e as variáveis como idade, raça, sexo e estado fisiológico do indivíduo. Em muitas situações, para se obter um diagnóstico do estado nutricional, é necessário combinar diversos indicadores e levar em consideração mais de uma medida, pois esses indicadores podem sofrer variações diárias ou semanais. O uso desses indicadores em pacientes hospitalizados permite verificar a massa proteica somática, a integridade das proteínas viscerais e plasmáticas (albumina, pré-albumina, transferrina e proteína transportadora de retinol) e a competência imunológica do indivíduo. Nesses pacientes, destaca-se a participação dos indicadores bioquímicos para verificar a massa magra (massa muscular sem gordura), pela relação entre creatinina urinária e altura. Também servem para avaliar a desnutrição grave, por meio da análise de proteínas totais e albumina, para diagnosticar anemia ferropriva, realizando-se a avaliação da hemoglobinemia e de reservas de ferro séricas (ferritina), ou, ainda, para diagnosticar a recuperação nutricional em situações hospitalares, utilizando-se a análise das proteínas de vida média curta, como a pré-albumina e a proteína transportadora do retinol.

> Em muitas situações, para se obter um diagnóstico do estado nutricional, é necessário combinar diversos indicadores e levar em consideração mais de uma medida, pois esses indicadores podem sofrer variações diárias ou semanais.

Massa proteica somática (massa muscular)

O índice creatinina-altura é obtido pela creatinina urinária medida em 24 horas, dividida pela excreção de creatinina urinária ideal em 24 horas de um homem ou uma mulher (saudável) de mesma altura. Os valores esperados de creatinina urinária para homens e mulheres são, respectivamente, de 23 e 18 mg/kg de peso ideal nas 24 horas (TAB. 16.12). Valores de índice de creatinina urinária inferiores a 60% indicam déficit grave; entre 60 e 80%, déficit moderado. Para calcular o índice creatinina-altura, é utilizada a seguinte fórmula:

$$\text{Índice creatinina-altura} = \frac{\text{creatinina urinária medida} \times 100}{\text{creatinina urinária ideal}}$$

QUADRO 16.3 Sinais físicos indicativos ou sugestivos de desnutrição ou carência nutricional

	SINAIS	POSSÍVEL DOENÇA OU DEFICIÊNCIA DE NUTRIENTE
Geral	Edema	Kwashiorkor (desnutrição grave)
Pele	Turgescência frouxa do tecido celular subcutâneo	Desnutrição grave
Cabelo	Perda do brilho natural (seco e feio) Fino e quebradiço Despigmentado Sinal da bandeira (faixa de coloração diferente) Fácil de arrancar	Kwashiorkor e marasmo (menos comum)
Face	Seborreia nasolabial (pele estratificada em volta das narinas) Face edemaciada (face em lua cheia) Palidez	Riboflavina Kwashiorkor
Olhos	Conjuntiva pálida Manchas de Bitot Xerose conjuntival (secura) Xerose da córnea (falta de vida) Ceratomalacia (córnea adelgaçada) Vermelhidão e fissuras nos epicantos Arco córneo (anel branco ao redor do olho) Xantelasma (pequenas bolsas amareladas ao redor dos olhos)	Anemia (p. ex., ferro) Vitamina A Riboflavina, piridoxina Hiperlipidemia
Lábios	Estomatite angular (lesões róseas ou brancas nos cantos da boca)	Riboflavina
Língua	Língua magenta (púrpura) Papila filiforme atrofiada ou hipertrofiada (língua vermelha)	Riboflavina – Ácido fólico, niacina
Dentes	Esmalte manchado	Fluorose
Cáries	Dentes faltando	Açúcar em excesso
Gengiva	Esponjosa Sangrando	Vitamina C
Glândulas	Aumento da tireoide (edema na frente do pescoço) Aumento da paratireoide (mandíbulas edemaciadas)	Iodo Inanição, bulimia
Sistema nervoso	Alterações psicomotoras	

Fonte: Adaptado de Reber e colaboradores;[1] Heimburger.[27]

TABELA 16.12 → **Valores ideais de creatinina urinária**

HOMENS		MULHERES	
ALTURA (cm)	CREATININA IDEAL (mg)	ALTURA (cm)	CREATININA IDEAL (mg)
157,5	1.288,0	147,3	830,0
160,0	1.325,0	149,9	851,0
162,6	1.359,0	152,4	875,0
165,1	1.386,0	154,9	900,0
167,6	1.426,0	157,5	925,0
170,2	1.467,0	160,0	949,0
172,7	1.513,0	162,6	977,0
175,3	1.555,0	165,1	1.006,0
177,8	1.596,0	167,6	1.044,0
180,3	1.642,0	170,2	1.076,0
182,9	1.691,0	172,7	1.109,0
185,4	1.739,0	175,3	1.141,0
188,0	1.785,0	177,8	1.174,0
190,5	1.831,0	180,3	1.206,0
193,0	1.891,0	182,9	1.240,0

Fonte: Blackburn e Thornton.[28]

Massa proteica visceral

O estado nutricional pode estar comprometido quando as proteínas viscerais são utilizadas como substrato energético em situações como jejum prolongado, associadas ou não a fatores de estresse. A diminuição dessas proteínas pode ser indício da depleção das massas proteicas viscerais. A seguir, são apresentados os valores de referência dos níveis séricos das proteínas viscerais para classificar a desnutrição energético-proteica (TABS. 16.13, 16.14, 16.15 e 16.16).

Albumina

TABELA 16.13 → **Classificação de desnutrição segundo valores de albumina**

Desnutrição leve	3-3,5 g/100 mL
Desnutrição moderada	2,4-2,9 g/100 mL
Desnutrição grave	< 2,4 g/100 mL

Fonte: Blackburn e colaboradores.[3]

Transferrina

A taxa de transferrina sérica é determinada (por meio de uma fórmula) a partir da capacidade de ligação com o ferro.

Transferrina sérica = (0,8 × capacidade total de ligação com o ferro) − 43

TABELA 16.14 → Classificação de desnutrição segundo valores de transferrina

Desnutrição leve	150-175 g/100 mL
Desnutrição moderada	100-150 g/100 mL
Desnutrição grave	< 100 g/100 mL

Fonte: ASPEN.[29]

Pré-albumina

TABELA 16.15 → Níveis normais de pré-albumina

Normalidade	15,0-20,0 mg/L
Depleção leve	10,0-15,0 mg/dL
Depleção moderada	5,0-9,9 mg/dL
Depleção grave	< 5,0 mg/dL

Fonte: ASPEN.[29]

Em pacientes com insuficiência renal crônica, esses valores estão aumentados; por outro lado, estão reduzidos em estados catabólicos pós-cirúrgicos, em enteropatias perdedoras de proteínas e no hipertireoidismo.

Proteína transportadora do retinol

A proteína transportadora do retinol apresenta boa sensibilidade na detecção precoce da desnutrição e no monitoramento do suporte nutricional. No entanto, a presença de níveis alterados de retinol pode comprometer a sua confiabilidade.

TABELA 16.16 → Níveis normais de proteína transportadora do retinol

Normalidade	3-5 mEq/dL

Fonte: ASPEN.[29]

Avaliação imunológica

Os indicadores utilizados na avaliação da imunidade celular são a contagem de linfócitos totais e os testes de hipersensibilidade (QUADROS 16.4 e 16.5).

$$\text{Contagem de linfócitos totais} = \frac{\text{\% de linfócitos} \times \text{contagem de leucócitos}}{100}$$

QUADRO 16.4 Contagem de linfócitos totais

Desnutrição grave	< 800 células/mm³
Desnutrição moderada	800-1.200 células/mm³

QUADRO 16.5 Teste de hipersensibilidade cutânea tardia

Desnutrição grave	< 5 mm
Desnutrição moderada	5-10 mm

➔ Composição corporal

De fundamental importância para o diagnóstico nutricional, a avaliação da composição corporal atualmente é tema de inúmeros estudos com o intuito de encontrar métodos que melhor representem a composição corporal do indivíduo em várias situações. A análise desse aspecto pode estimar as reservas corporais de quatro grupos químicos: água, gordura, proteína e minerais. Esses elementos podem ser avaliados de diversas formas. As mais utilizadas baseiam-se no modelo de dois compartimentos: a massa magra e a massa gorda. Ao realizar a avaliação desses compartimentos, é preciso lembrar que diferentes resultados podem ser obtidos com o uso dos diversos métodos, uma vez que estão sujeitos a interferências de uma série de variáveis, como o aparelho e seu manuseio, o método aplicado e variáveis relacionadas ao indivíduo avaliado (sexo, idade, atividade física, presença de doença, etc.).

Existem vários métodos para a avaliação da composição corporal: pesagem hidrostática; plestimografia, densitometria corporal total (DEXA), também chamada de absorciometria de raios X de duplo feixe; ressonância magnética; ultrassonografia; tomografia; creatinina urinária; 3-metil-histidina. No entanto, os métodos mais utilizados, devido a seu custo e praticidade, tanto em consultório como em ambulatório ou enfermaria, são a bioimpedanciometria (BIA) e a antropometria (dobras cutâneas).[1]

Pandemia de Covid-19

Em março de 2020, iniciou-se a pandemia de Covid-19, com mudanças gigantescas sobre a condição de vida, alimentação e mesmo sobrevivência de famílias em todo o mundo. A restrição de circulação, os chamados *lockdowns* ou fechamentos de serviços e comércios, e a enorme mortalidade causaram reflexos em todas as populações em maior ou menor medida.

Crianças fora da escola, aumento do sedentarismo, isolamento social, dificuldade de manter relacionamento com amigos e familiares, convívio com pais dentro de casa praticamente 24 horas por dia – tudo isso levou a modificações do padrão alimentar. Enormes mudanças no planejamento de refeições, acesso a alimentos, restrição da alimentação recebida em escolas, maior contato com meios eletrônicos (para a manutenção da educação ou lazer) foram observadas.

Se, por um lado, as crianças tiveram maior frequência de refeições conjuntas com as famílias, permitindo maior regularidade, contato com alimentos naturais ou preparados dentro de casa, houve também um grande aumento na ansiedade e consumo de lanches, alimentos doces e beliscos sem restrição. Aumentos de excesso de peso foram observados especialmente nas camadas sociais em que houve maior restrição de circulação e atividade física, e maior consumo de alimentos de baixo valor energético e menor custo. Em muitas populações de menor nível social e econômico ou que sofreram maiores perdas econômicas pela crise sanitária, houve aumento da desnutrição infantil. Ressalta-se que a diminuição do cuidado de puericultura e do controle de outras doenças por medo de contágio em hospitais e ambulatórios contribuiu para uma maior dificuldade de controle de antropometria e crescimento. Passado um ano do início da pandemia, inúmeros estudos têm sido realizados em diferentes países para avaliar o impacto do estado nutricional em um período tão curto e com alcance mundial.

Referências

1. Reber E, Gomes F, Vasiloglou MF, Schuetz P, Stanga Z. Nutritional risk screening and assessment. J Clin Med. 2019;8(7):1065.
2. Fidelix MSP, organizadora. Manual orientativo: sistematização do cuidado de nutrição. São Paulo: Associação Brasileira de Nutrição; 2014.
3. Blackburn GL, Bistrian BR, Maini BS, Schlamm HT, Smith MF. Nutritional and metabolic assessment of the hospitalized patient. JPEN J Parenter Enteral Nutr. 1977;1(1):11-22.
4. Brasil. Ministério da Saúde. Orientações para a coleta e análise de dados antropométricos em serviços de saúde: norma técnica do Sistema de Vigilância Alimentar e Nutricional SISVAN [Internet]. Brasília: MS; 2011 [capturado em 02 abr. 2015]. Disponível em: http://bvsms.saude.gov.br/bvs/publicacoes/orientacoes_coleta_analise_dados_antropometricos.pdf.
5. Chumlea WC, Guo S, Roche AF, Steinbaugh ML. Prediction of body weight for the nonambulatory elderly from anthropometry. J Am Diet Assoc. 1988;88(5):564-8.
6. Lee RD, Nieman DC. Nutritional assessment. 2nd ed. St Louis: Mosby; 1996.

7. Chumlea WC, Roche AF, Steinbaugh ML. Estimating stature from knee height for persons 60 to 90 years of age. J Am Geriatr Soc. 1985;33(2):116-20.
8. World Health Organization. Physical status: the use and interpretation of anthropometry. Geneva: WHO; 1995.
9. Stevenson RD. Use of segmental measures to estimate stature in children with cerebral palsy. Arch Pediatr Adolesc Med. 1995;149(6):658-62.
10. World Health Organization. Obesity: preventing and managing the global epidemic. Geneva: WHO; 1997.
11. World Health Organization. Obesity: preventing and managing the global epidemic. Geneva: WHO; 2000.
12. McCarthy HD, Jarrett KV, Crawley HF. The development of waist circumference percentiles in British children aged 5.0-16.9 y. Eur J Clin Nutr. 2001;55(10):902-7.
13. Ferretti RL, Cintra IP, Passos MAZ, Ferrari GLM, Fisberg M. Elevated neck circumference and associated factors in adolescentes. BMC Publ Health. 2015;15:208.
14. Ben-Noun L, Sohar E, Laor A. Neck circumference as a simple screening measure for identifying overweight and obese patients. Obes Res. 2001;9(8):470-7.
15. Frisancho AR. New norms of upper limb fat and muscle areas for assessment of nutritional status. Am J Clin Nutr. 1981;34(11):2540-5.
16. Rubenstein LZ, Harker JO, Salvà A, Guigoz Y, Vellas B. Screening for undernutrition in geriatric practice: developing the short-form mini-nutritional assessment (MNA-SF). J Gerontol A Biol Sci Med Sci. 2001;56(6):M366-72.
17. Beraldo RA, Vassimon HS, Navarro AM, Foss-Freitas MC. Development of predictive equations for total and segmental body fat in HIV-seropositive patients. Nutrition. 2015;31(1):127-31.
18. Pereira PML, Neves FS, Bastos MG, Cândido APC. Espessura do músculo adutor do polegar para avaliação nutricional: uma revisão sistemática. Rev Bras Enferm. 2018;71(6):3093-102.
19. Lipschitz DA. Screening for nutritional status in the elderly. Prim Care. 1994;21(1):55-67.
20. World Health Organization. WHO Child Growth Standards. Length/height-for--age, weight-for--age, weight-for-length, weight-for-height and body mass index-for-age: methods and development [Internet]. Geneva: WHO; 2006 [capturado em 2 abr. 2015]. Disponível em: http://apps.who.int/iris/bitstream/10665/43413/1/924154693X_eng.pdf.
21. World Health Organization. WHO child growth standards. Growth reference 5-19 years [Internet]. Geneva: WHO; 2007 [capturado em 2 abr. 2015]. Disponível em: http://www.who.int/growthref/en/.
22. Brasil. Ministério da Saúde. Atenção ao pré-natal de baixo risco. Brasília: MS; 2013.
23. Atalah ES, Castilho L, Castro Santoro R, Aldea A. Propuesta de un nuevo estándar de evaluación nutricional em embarazadas. Rev Méd Chile. 1997;125(12):1429-36.
24. Brasil. Ministério da Saúde. Cartão da gestante. 4. ed. Brasília: MS; 2018.
25. Institute of Medicine. Weight gain during pregnancy: reexamining the guidelines. Washington: National Academy; 2009.
26. Fisberg RM, Betzabeth SV, Marchioni DML, Martini LA. Inquéritos alimentares: métodos e bases científicos. Barueri: Manole; 2005.
27. Heimburger DC. Clinical manifestations of nutrient deficiencies and toxicities. In: Ross AC, Caballero B, Cousins RJ, Tucker KL, Ziegler TR. Modern nutrition in health and disease. 11th ed. Philadelphia: Lippincott Williams & Wilkins; 2014. p. 757-68.
28. Blackburn G, Thornton PA. Avaliação nutricional em paciente hospitalizado. Med Clin North Am. 1979;63:1103-15.
29. ASPEN Board of Directors and the Clinical Guidelines Task Force. Guidelines for the use of parenteral and enteral nutrition in adult and pediatric patients. JPEN J Parenter Enteral Nutr. 2002;26(1 Suppl):1SA-138SA. Erratum in: JPEN J Parenter Enteral Nutr 2002;26(2):144.

➔ Leituras recomendadas

Brasil. Ministério da Saúde. Assistência pré-natal: manual técnico. 3. ed. Brasília: MS; 2000.

Bray GA, Gray DS. Obesity. Part I-Pathogenesis. West J Med. 1988;149(4):429-41.

Chumlea WC, Roche AF, Mukherjee D. Nutritional assessment of the elderly through anthropometry. Columbus: Ross; 1987.

Frisancho AR. Anthropometric standards for the assessment of growth and nutritional status. Ann Arbor: University of Michigan; 1990.

Frisancho AR. New standards of weight and body composition by frame size and height for assessment of nutritional status of adults and the elderly. Am J Clin Nutr. 1984;40(4):808-19.

Heyward VH, Stolarczyk LM. Applied body composition assessment. 6th ed. Champaign: Human Kinetics; 1996.

Kamimura MA. Avaliação nutricional. In: Cuppari L. Guia de nutrição: nutrição clínica no adulto. Barueri: Manole; 2002. p. 71-98.

Mahan LK, Raymond JL. Krause: alimentos, nutrição e dietoterapia. 14. ed. São Paulo: Elsevier; 2018.

Marangoni AB, Machado HC, Passos MAZ, Fisberg M, Cintra IP. Validade de medidas antropométricas autorreferidas em adolescentes: sua relação com percepção e satisfação corporal. J Bras Psiquiatr. 2011;60(3):198-204.

Marchini JS, Unamuno MRL, Fonseca RMHR, Rodrigues MMP, Oliveira JED. Métodos antropométricos para avaliação do estado nutricional de adultos. Rev Nutr PUCCAMP. 1992;5(2):121-42.

Passos MA, Cintra IP, Branco LM, Machado HC, Fisberg M. Body mass index percentiles in adolescents of the city of São Paulo, Brazil, and their comparison with international parameters. Arq Bras Endocrinol Metabol. 2010;54(3):295-302.

São Paulo. Secretaria da Saúde. Atenção à gestante e à puérpera no SUS SP: manual técnico do pré-natal e puerpério [Internet]. São Paulo: SES; 2010 [capturado em 02 abr. 2015]. Disponível em: https://www.portaldaenfermagem.com.br/downloads/manual-tecnico-prenatal-puerperio-sus.pdf.

Shils ME, Shike M, Ross AC, Caballero B, Cousins RJ. Modern nutrition health and disease. 10th ed. Philadelphia: Lippincott Williams & Wilkins; 2006.

Thompson FE, Byers T. Dietary assessment resource manual. J Nutr. 1994;124(11 Suppl):2245S-2317S.

Waitzberg DL. Nutrição oral, enteral e parenteral na prática clínica. 5. ed. São Paulo: Atheneu; 2017.

17
Dados laboratoriais mais frequentes para o raciocínio clínico

Antonia M. O. Machado // Adagmar Andriolo

Os principais objetivos dos exames laboratoriais são confirmar, estabelecer ou complementar o diagnóstico clínico. Além disso, o laboratório clínico pode fornecer informações que auxiliam no estadiamento e no estabelecimento do prognóstico de determinadas doenças e contribuem para a definição de critérios de normalidade e detecção de fatores de risco eventualmente presentes em um indivíduo sadio.

Diferentes profissionais da área da saúde, entre eles enfermeiros, farmacêuticos bioquímicos, biólogos, biomédicos e técnicos, auxiliam o patologista clínico a atingir esses objetivos. Mais recentemente, a contribuição de profissionais de outras áreas, como engenharia e tecnologia da informação, foi incorporada ao time de especialistas. Essa equipe harmônica faz uso de vários equipamentos analíticos, os quais podem ser tão simples quanto uma pipeta graduada ou um tubo de ensaio, ou tão complexos quanto um analisador bicromático, um citômetro de fluxo ou mesmo um espectrômetro de massas.

A complexidade dos procedimentos e/ou dos equipamentos não tem nenhuma relação com a importância da informação obtida. Por exemplo, a simples observação criteriosa do aspecto de um soro pode possibilitar o diagnóstico de uma dislipidemia, situação associada ao risco de doença aterosclerótica coronariana e cerebral, ou a ocorrência de hemólise *in vivo* não suspeitada pela avaliação clínica.

Com essas considerações, o intuito é ressaltar que, a par dos conhecimentos específicos de fisiologia, bioquímica, histologia, entre outros, o laboratório clínico produz informações a partir de um trabalho sistemático e minucioso, subdividido em unidades denominadas ensaio, exame ou teste. O ensaio, em última análise, é a tentativa de responder a uma pergunta específica realizada pelo profissional solicitante, que pode ser bastante objetiva (p. ex., "existe hiperglicemia?") ou muito abrangente (p. ex., "existe alguma doença?").

Para que o laboratório clínico possa oferecer respostas adequadas, é indispensável que o preparo do paciente, a coleta, o transporte e o eventual armazenamento da amostra a ser examinada sejam realizados obedecendo-se rigorosamente determinadas regras, sem as quais toda a qualidade do resultado obtido e, consequentemente, sua validade e importância clínica, poderia ser seriamente prejudicada ou, até mesmo, inviabilizada.

Por essa razão, antes da realização da coleta de uma amostra biológica para a realização de exames laboratoriais, deve-se ter o cuidado de conhecer algumas causas de variação e evitar, o quanto possível, situações que possam interferir na exatidão dos resultados. Essas condições, de uma forma ampla, incluem idade, gênero, variação cronobiológica, tempo de jejum prévio à coleta, dieta, posição e mudanças rápidas de posição corporal, atividade física e administração de fármacos/drogas para fins terapêuticos ou recreacionais. Evidentemente, o uso de boas práticas nos procedimentos de coleta também é de fundamental importância, como o tempo de aplicação do torniquete e o uso de seringas, agulhas e tubos adequados, com ou sem gel separador, aceleradores da coagulação e de conservantes, além de outros cuidados específicos, dependendo das características do paciente e do tipo de exame a ser realizado. Essas causas de variação são denominadas, genericamente, como pré-analíticas.

- → *Idade*: alguns parâmetros bioquímicos e hematológicos possuem quantidade, concentração e/ou atividade distintas em diferentes faixas etárias por dependerem de fatores como maturidade funcional de órgãos e sistemas metabólicos, massa e composição corpóreas, padrão alimentar, grau de atividade física, etc. Em situações específicas, os intervalos de referência devem considerar essas diferenças.
- → *Gênero*: além das peculiaridades hormonais específicas e características de cada gênero, outros parâmetros sanguíneos e urinários podem ter concentrações distintas dependendo do gênero do paciente, em decorrência das diferenças metabólicas. As alterações hormonais típicas do ciclo menstrual podem ser acompanhadas de variações em outras substâncias, como a concentração de aldosterona, que é cerca de 100% mais elevada na fase pré-ovulatória do que na fase folicular. Em algumas circunstâncias, é necessária a adoção de intervalos de referência específicos.
- → *Variação cronobiológica*: é a ocorrência de variação periódica em função do tempo, de caráter repetitivo, caracterizando um período que é o intervalo de tempo necessário para que o ciclo se complete. O período de variação recebe denominações específicas, como circadiano (diário), circatrigintano (mensal),

sazonal (trimestral), circanual (anual), etc. Uma variação diária ocorre, por exemplo, nas concentrações séricas do ferro e do cortisol, que podem variar em até 50% nos horários entre 8 e 14 h e entre 8 e 16 h, respectivamente. As dosagens desses parâmetros realizadas em amostras coletadas à tarde fornecem valores consistentemente mais baixos do que os obtidos em amostras coletadas pela manhã.

→ *Horário de coleta*: deve-se dar preferência para a coleta de material com o paciente em condições basais. Evidentemente, situações emergenciais podem exigir atendimento fora dessas condições, mas, como regra, não é recomendado o encaminhamento de pacientes ao laboratório para a realização de exames de rotina e controle no final da tarde, especialmente nos dias mais quentes, quando a atividade física desenvolvida durante o dia e a elevada temperatura ambiente podem causar significativa hemoconcentração, comprometendo a exatidão dos resultados.

→ *Tempo de jejum*: o período de jejum habitual para a coleta de sangue para exames laboratoriais de rotina é de 8 horas para indivíduos adultos, podendo ser reduzido para 4 horas para a maioria dos exames e, em situações especiais, tratando-se de crianças de pouca idade, pode ser limitado a 1 ou 2 horas. Uma questão que deve ser referida diz respeito à medida de triglicerídeos para fins de avaliação de risco de doença aterosclerótica. O tempo de jejum classicamente preconizado é de 12 a 16 horas, mas estudos recentes têm indicado que esse procedimento deve ser abandonado, optando-se por um tempo de jejum igual aos dos demais exames. De qualquer forma, é importante considerar que os estados pós-prandiais, além das modificações fisiológicas próprias, em geral, são acompanhados de maior turbidez do soro, o que pode interferir no desempenho de alguns métodos. Jejum acima de 24 horas pode causar elevação significativa na concentração das bilirrubinas e dos triglicerídeos.

→ *Dieta:* de forma ideal, a coleta de material para exames laboratoriais deve ser realizada com o indivíduo mantendo dieta habitual. Alterações bruscas na dieta, como nos primeiros dias de uma internação hospitalar ou no período inicial de um regime alimentar, exigem certo tempo para que alguns parâmetros se estabilizem nos níveis basais. Alguns exames estão condicionados à dieta prévia específica, em que devem ser incluídos ou excluídos determinados alimentos. São exemplos clássicos: a medida urinária de ácido vanilmandélico (VMA) por método colorimétrico e a medida de gordura nas fezes. Para o VMA, a dieta especial inclui a proibição da ingestão de algumas frutas, como banana, manga, abacaxi, doces e sucos contendo corantes do tipo das vanilinas, por interferir na cor final a ser medida; para a medida de gordura nas fezes, é recomendado manter uma dieta rica em gorduras (1 g/kg de peso corporal), pelo menos dois dias antes e durante a coleta do material.

→ *Posição e mudanças rápidas de posição corporal*: em posição ereta, um adulto possui de 600 a 700 mL a menos de volume intravascular do que quando em decúbito, porque a posição ereta resulta em maior passagem de água do compartimento intravascular para o intersticial, determinando aumento relativo da concentração de algumas substâncias não filtráveis, como as proteínas, assim como de substâncias a elas ligadas. O aumento pode ser tão importante quanto 8 a 10% da concentração inicial para albumina, colesterol, triglicerídeos, hematócrito, hemoglobina, entre outras. A mudança rápida de posição corporal pode causar variações significativas na concentração de algumas outras substâncias, como a epinefrina. Quando o paciente se move da posição supina para a posição ereta, por exemplo, ocorre afluxo de água e de substâncias filtráveis do espaço intravascular para o líquido intersticial. Substâncias não filtráveis, como as proteínas de alto peso molecular e os elementos celulares, terão sua concentração relativa elevada até que o equilíbrio hídrico se restabeleça. De uma forma geral, o tempo para o equilíbrio da posição ereta para o decúbito é de 30 minutos e do decúbito para a ereta é de 10 minutos.

→ *Atividade física*: possui efeito transitório sobre alguns componentes sanguíneos pela mobilização de água e outras substâncias, além das variações metabólicas para atender às necessidades energéticas do organismo. O trabalho muscular causa aumento da atividade sérica de algumas enzimas presentes em elevadas concentrações no tecido muscular, como creatina-quinase, aldolase e aspartato-aminotransferase. Esse aumento pode persistir por 12 a 24 horas após o esforço físico. Para a realização de alguns exames mais específicos, o exercício pode ser utilizado como estímulo fisiológico para a liberação intencional de certas substâncias, como o hormônio de crescimento. Por outro lado, a inatividade física também promove modificações significativas. Por exemplo, após 4 dias de permanência no leito, o hematócrito se eleva em até 10%, a concentração do antígeno prostático específico pode se reduzir até 50% do valor inicial, ocorre hemodiluição, com redução na concentração das proteínas totais e da albumina (0,5 e 0,3 g/dL, respectivamente), aumento do cálcio ionizado e redução do potássio sérico.

→ *Administração de fármacos/drogas*: a administração de medicamentos pode ser causa de variações significativas nos resultados de exames laboratoriais, seja pelo efeito fisiológico, *in vivo*, ou pela interferência analítica, *in vitro*. Uma vez que o uso do álcool e do tabaco é comum, vale ressaltar suas ações. O consumo esporádico do álcool provoca alterações significativas e quase imediatas nas concentrações de glicose e de ácido láctico, e mais tardiamente com retorno à normalidade mais demorado na concentração de triglicerídeos. O uso continuado de produtos alcoólicos causa elevação da atividade da gama-glutamiltransferase. Por sua vez, o tabagismo eleva a concentração de hemoglobina, o número de leucócitos e de hemácias, do volume corpuscular médio, reduz a concentração de HDL-colesterol e eleva outras substâncias, como epinefrina, aldosterona, antígeno carcinoembrionário e cortisol.

→ *Gel separador*: cada vez com maior frequência, o sangue para exames laboratoriais é coletado em tubos contendo uma substância gelatinosa cuja finalidade é agir como uma barreira física entre as hemácias e o plasma, após a centrifugação. Esse gel é um polímero, com densidade específica de 1,040, e contém um acelerador da coagulação que pode liberar partículas que interferem nos eletrodos seletivos e nas membranas de diálise, causando variação no volume da amostra e interferência em algumas dosagens.

→ *Aplicação do torniquete*: ao ser aplicado por um tempo de 1 a 2 minutos, o torniquete promove aumento da pressão intravascular no território venoso, facilitando a saída de líquido e de moléculas pequenas dos vasos para o espaço intersticial, resultando em hemoconcentração. Se o torniquete permanecer por um tempo maior, a estase venosa fará alterações metabólicas, como glicólise anaeróbia, elevarem a concentração de lactato, com redução do pH, por exemplo.

As variações intrínsecas, decorrentes unicamente de procedimentos técnicos, são denominadas causas analíticas, e aquelas resultantes de cálculos, transcrições ou interpretação de dados correspondem às causas pós-analíticas. Em geral, essas variações são mensuradas pelos programas de controle de qualidade interno e externo.

Exames de sangue

Na coleta de sangue para exames laboratoriais para os quais a análise se realizará no sangue total ou no plasma, são utilizados tubos contendo anticoagulantes e/ou conservantes específicos. Quando o exame é realizado no soro, geralmente o tubo não contém nenhuma substância ou apenas um gel separador ou um acelerador da coagulação. O conteúdo dos tubos é indicado pela cor da tampa, como é mostrado no **QUADRO 17.1**.

A técnica para a coleta de sangue venoso, conforme estabelecida pelo Clinical and Laboratory Standards Institute (CLSI), pode ser assim resumida:[1]

QUADRO 17.1 Cor da tampa, tipo de anticoagulante e testes realizados para cada tipo de tubo

COR DA TAMPA	ANTICOAGULANTE	TESTE
Vermelha	Nenhum	Exames sorológicos e bioquímicos
Roxa	EDTA	Hemograma
Cinza	Fluoreto de sódio e oxalato de potássio	Glicemia e lactato
Verde	Heparina	Testes de coagulação
Azul	Citrato	Testes de coagulação

EDTA, ácido etilenodiaminotetracético.
Fonte: Adaptado de Clinical and Laboratory Standards Institute.[1]

1. Verifique que exames estão solicitados e prepare todo o material necessário, identificando todos os tubos que deverão ser utilizados.
2. Identifique positivamente o paciente, perguntando o nome completo. **Nunca use o número do leito como certeza de identificação**.
3. Verifique se o paciente está em condições adequadas para a coleta, especialmente no que se refere ao jejum e ao uso de eventuais medicamentos.
4. Informe ao paciente sobre o tipo de coleta que vai ser realizada.
5. Posicione o paciente de forma confortável e segura para a realização da coleta.
6. Se for realizar coleta de sangue de uma veia no membro superior, peça ao paciente para abrir e fechar a mão para que as veias se tornem mais palpáveis.
7. Escolha a veia mais adequada, observando o calibre e a mobilidade. Se o paciente estiver com equipo de soro em um dos membros superiores, **colha a amostra do outro membro superior**. Geralmente as veias da fossa antecubital ou a veia cubital mediana são adequadas à punção.
8. Limpe o local da punção com um algodão embebido em álcool a 70% ou solução iodada a 1%. Comece a limpeza no local da punção, limpando para fora da região com movimentos circulares.
9. Aplique o torniquete alguns centímetros acima do local onde será realizada a punção. **Nunca deixe o torniquete aplicado por mais de 1 minuto**.
10. Procure fixar a veia com os dedos polegar e indicador, acima e abaixo do local da punção.
11. Faça a flebotomia penetrando a agulha na pele em um ângulo de aproximadamente 15° em relação à superfície do braço, com o bisel da agulha para cima.
12. Insira a agulha na veia de forma suave, mas rápida, a fim de amenizar o desconforto. Se estiver usando seringa, puxe o êmbolo lentamente, à medida que o sangue estiver preenchendo o espaço deixado. Se estiver usando sistema de coleta a vácuo, posicione o tubo e aguarde seu enchimento.
13. Depois de obtido o volume de amostra necessário, libere o torniquete. **Nunca retire a agulha sem remover o torniquete**.
14. Antes de retirar a agulha, coloque um algodão seco no local da punção. Retire a agulha e exerça pressão no local por alguns minutos. Se possível, peça ao paciente para continuar fazendo pressão moderada no local.
15. Se a coleta foi realizada com seringa, transfira o sangue para os tubos apropriados.
16. Misture por inversão o material coletado em tubos que contenham anticoagulante. **Nunca agite vigorosamente os tubos, apenas inverta-os repetidas vezes**. O número adequado de inversões varia conforme o tubo de coleta que está sendo utilizado, como mostrado no QUADRO 17.2.
17. Mantenha-se atento ao estado do paciente, pois pode ocorrer mal-estar.
18. Descarte adequadamente o material contaminado.
19. Encaminhe as amostras ao laboratório central dentro do período estipulado.

QUADRO 17.2 Tipo de frasco utilizado e número de inversões

TIPO DE FRASCO UTILIZADO	NÚMERO DE INVERSÕES
Frascos de hemocultura	8-10
Frasco com citrato	3-4
Frasco com gel separador	5
Frasco de plástico sem aditivos	5
Frasco de vidro sem aditivos	0
Frasco com heparina e gel separador	8-10
Frasco com heparina	8-10
Frasco com EDTA	8-10
Frasco com K2EDTA e gel separador	8-10
Frasco com fluoreto de sódio	8-10

EDTA, ácido etilenodiaminotetracético.

Medida de glicose

Para a medida de glicose no sangue, o material deve ser coletado em um tubo contendo oxalato de potássio e fluoreto de sódio (tampa cinza). O oxalato atua como anticoagulante, e o fluoreto, como inibidor de enzimas que promovem a metabolização da glicose. Dessa forma, a amostra mantém-se estável por várias horas.

Glicemia de jejum

O intervalo de referência para a glicemia em amostra coletada após jejum de 8 a 10 horas, em adultos, é de 70 a 99 mg/dL. A concentração de glicose no sangue entre 100 e 125 mg/dL caracteriza um estado denominado de pré-diabetes ou intolerância aos carboidratos, e valores iguais ou superiores a 126 mg/dL, em pelo menos duas ocasiões, são considerados de valor diagnóstico para diabetes. Caso o paciente apresente sinais e sintomas compatíveis com diabetes melito, uma única medida tem significado diagnóstico.

Glicemia pós-prandial

Os níveis de glicemia superiores a 200 mg/dL, em amostras de sangue coletado aleatoriamente, sem jejum, são considerados como diagnósticos para diabetes melito. As concentrações entre 140 e 199 mg/dL caracterizam o estado denominado de pré-diabetes ou intolerância aos carboidratos, e níveis abaixo de 140 mg/dL praticamente excluem esse diagnóstico.

Teste de tolerância à glicose

O teste de sobrecarga oral de glicose, também conhecido como curva glicêmica e pela sigla GTT (do inglês, *glucose tolerance test*) consiste na administração, por via oral, de 75 g de glicose em 300 mL de água, e coletas de sangue nos tempos de 0 e 120 minutos para a medida de glicose. O paciente deve ingerir todo o volume oferecido em cerca de 5 minutos e permanecer em repouso durante todo o período do teste.

Segundo os critérios atuais, são considerados diabéticos os pacientes que tiverem glicemia igual ou superior a 200 mg/dL aos 120 minutos após a sobrecarga. As concentrações entre 140 e 199 mg/dL caracterizam o estado denominado de pré-diabetes ou intolerância aos carboidratos, e níveis abaixo de 140 mg/dL na amostra de 120 minutos praticamente excluem esse diagnóstico. Observe que são os mesmos limites referidos para a medida da glicemia em amostra aleatória.

A dose de 75 g de glicose é recomendada para indivíduos adultos; crianças devem receber 1,75 g de glicose por quilo de peso corporal, até a dose máxima de 75 g. Para gestantes, a dose de glicose recomendada também é 75 g, mas os tempos de coleta e os critérios diagnósticos são discretamente diferentes. As amostras de sangue são coletadas nos tempos de 0, 60 e 120 minutos, e os valores máximos considerados limites são 92 mg/dL para a amostra em jejum, 180 mg/dL para a amostra de 60 minutos e 153 mg/dL aos 120 minutos. O diagnóstico de diabetes gestacional será firmado se um desses limites for atingido ou ultrapassado.

Em gestantes, o teste deve ser realizado entre 24 e 28 semanas de gravidez. Opcionalmente, para o diagnóstico de diabetes gestacional, pode ser realizado um teste de triagem, no qual são administrados 50 g de glicose e uma única amostra de sangue é coletada aos 60 minutos após a sobrecarga. Não há necessidade de jejum ou de dieta especial prévios, e o valor limite é de 140 mg/dL. Caso esse valor seja atingido ou ultrapassado, estará indicada a realização de teste completo.

É importante ressaltar que, para a realização do teste de sobrecarga oral de glicose, os seguintes cuidados devem ser tomados:

→ O paciente deve estar exercendo suas atividades físicas habituais e mantendo regime alimentar usual, exceto pela adição de carboidratos.
→ O paciente deve ingerir pelo menos 150 g de carboidratos por dia durante os três dias que antecedem a prova.
→ O paciente não deve estar fazendo uso de medicamento que sabidamente interfira no metabolismo de carboidratos.
→ O paciente deve manter-se em repouso durante o teste e, se possível, sem fumar.
→ A prova deve ser realizada pela manhã, com o paciente em jejum de 8 a 10 horas.

Hemoglobina glicada

Para o acompanhamento do paciente portador de diabetes melito, a medida da hemoglobina glicada, também conhecida como A1c, é uma ferramenta útil de avaliação do controle glicêmico. Manter o nível de hemoglobina glicada abaixo de 7% reduz significativamente o risco do desenvolvimento das complicações dessa doença pelo paciente portador de diabetes.

A medida de A1c deve ser realizada pelo menos duas vezes ao ano para todos os pacientes portadores de diabetes melito, se os resultados estiverem em níveis satisfatórios e se não houver mudança no esquema terapêutico. Quando esses resultados não forem atingidos e/ou forem realizadas alterações no esquema terapêutico, a recomendação é realizar a medida a cada 3 meses. Esse controle está indicado tanto para os portadores de diabetes tipo 1 como para o tipo 2, sendo que a meta a ser atingida, representando efetivo controle, em ambas as condições, é abaixo de 7%, tanto no adulto como no adulto jovem. Para as crianças e durante a fase pré-puberal, o nível aceitável de A1c é de até 8% e, na fase puberal, até 8,5%.

Nos pacientes idosos, um nível de A1c de até 8% também é considerado como apropriado, uma vez que a tentativa de um controle glicêmico muito rígido nessa faixa etária, assim como nas fases pré-puberal e puberal, eleva o risco de ocorrência de efeitos colaterais indesejados, como hipoglicemia.

É importante lembrar que, para a gestante, não está indicado o acompanhamento do controle glicêmico pela medida de A1c. Nessa situação, é mais eficiente o controle dos níveis das glicemias de jejum e de 2 horas após as refeições e a medida de frutosamina, que corresponde ao conjunto das proteínas plasmáticas glicadas.

O grande diferencial da A1c em relação à glicemia é que os níveis variam mais lentamente, dependendo da meia vida das hemácias e, portanto, não retornam ao normal imediatamente após a normalização da glicose no sangue; para que a A1c atinja os níveis adequados após um período crônico de hiperglicemia são necessárias aproximadamente 10 semanas. Assim, a repetição do exame de A1c para avaliar a eficácia de um tratamento deve ser realizada somente 2 a 3 meses após o início ou da modificação do tratamento.

Doenças que alteram a sobrevida das hemácias, como anemia hemolítica e hemorragia, por reduzirem a vida média das hemácias, podem resultar em valores falsamente baixos, enquanto a anemia por carência de ferro, de vitamina B_{12} ou de folato, que aumentam a vida média das hemácias, resulta em valores falsamente elevados. Dependendo da metodologia utilizada, outras condições clínicas podem interferir no resultado de A1c, como hipertrigliceridemia, hiperbilirrubinemia, uremia, alcoolismo crônico e uso crônico de opiáceos e de salicilatos.

A hemoglobina glicada também pode ser utilizada para o diagnóstico de diabetes melito, sendo que valores abaixo de 5,7% são considerados normais, entre 5,7% e 6,4% caracterizam pré-diabetes e acima de 6,5% indicam diabetes melito.

Lipídeos

Os estados hiperlipêmicos são confirmados laboratorialmente pela determinação dos níveis séricos do colesterol total, de suas frações e dos triglicerídeos.

Colesterol total

O colesterol total e suas frações são considerados parâmetros para avaliar o risco do desenvolvimento de doença aterosclerótica. A coleta de material para a medida do colesterol total é simples, e o sangue deve ser colocado em um tubo seco, sem anticoagulante ou conservante.

Os valores de referência para o colesterol total, nas diferentes faixas etárias, definidos pela V Diretriz Brasileira Sobre Dislipidemias e Prevenção da Aterosclerose,[2] estão apresentados na TAB. 17.1.

Lipoproteínas

Os lipídeos, quando em circulação, encontram-se ligados a proteínas, formando complexos denominados lipoproteínas, as quais são referidas como frações do colesterol. Elas são classificadas com bases na sua composição lipídica e proteica em quilomícrons (do inglês, *chylomicrons*, CHY), lipoproteínas de muito baixa densidade (do inglês, *very low-density lipoprotein*, VLDL), lipoproteínas de baixa densidade (do inglês, *low-density lipoprotein*, LDL) e lipoproteínas de alta densidade (do inglês, *high-density lipoprotein*, HDL). As siglas correspondem às iniciais em inglês e serão aqui mantidas por ser essa a nomenclatura internacionalmente adotada.

Para fins diagnósticos, as frações mais importantes são LDL, HDL e, mais recentemente, o colesterol não HDL.

A fração LDL-colesterol é responsável pela distribuição principalmente do colesterol para as células do organismo, nas quais irá se incorporar na construção de membranas celulares ou na síntese de diversas substâncias, como hormônios. Há várias possibilidades metodológicas para a avaliação dos níveis de LDL-colesterol, mas,

TABELA 17.1 → Valores de referência para colesterol total

IDADE	VALORES EM mg/dL		
	DESEJÁVEL	LIMÍTROFE	ELEVADO
Menos de 20 anos	< 150	150-169	≥ 170
Acima de 20 anos	< 200	200-239	≥ 240

Fonte: Xavier e colaboradores.[2]

na prática diária, a maioria dos laboratórios faz essa avaliação a partir da aplicação da fórmula de Friedewald, que correlaciona a quantidade de colesterol das diferentes partículas, obedecendo à seguinte relação:

LDL-colesterol = Colesterol total – (HDL-colesterol + VLDL-colesterol)

Tanto o colesterol total quanto o HDL-colesterol são medidos por métodos enzimáticos, e o VLDL-colesterol é avaliado a partir da concentração de triglicerídeos, considerando-se a relação: VLDL-colesterol = Triglicerídeos × 0,20, quando os resultados são expressos em mg/dL. Essa relação atende razoavelmente aos propósitos clínicos apenas quando o nível de triglicerídeos estiver abaixo de 400 mg/dL.

Uma vez que essa avaliação inclui a medida de triglicerídeos, os cuidados pré-analíticos necessários para a medida desse parâmetro devem ser respeitados, ou seja, a manutenção dos hábitos alimentares e a abstinência de ingestão de bebidas alcoólicas nos 3 dias que antecedem ao exame. Os valores de referência para o LDL-colesterol definidos pela V Diretriz Brasileira Sobre Dislipidemias e Prevenção da Aterosclerose, nas diferentes faixas etárias, estão apresentados na TAB. 17.2.[2]

O HDL transporta o colesterol residual da circulação para o fígado, de onde é depurado e eliminado para a luz intestinal, compondo a bile. Na prática, para a avaliação de risco, é medida a quantidade de colesterol ligado à lipoproteína de alta densidade. Os valores de referência para o HDL-colesterol definidos pela V Diretriz Brasileira Sobre Dislipidemias e Prevenção da Aterosclerose, nas diferentes faixas etárias, estão apresentados na TAB. 17.3.[2]

TABELA 17.2 → **Valores de referência para lipoproteína de baixa densidade (LDL), expressos em teor de colesterol total**

IDADE	VALORES EM mg/dL				
	ÓTIMO	DESEJÁVEL	LIMÍTROFE	ALTO	MUITO ALTO
Menos de 20 anos	–	< 100	100-129	≥ 130	
Acima de 20 anos	< 100	100-129	130-159	160-189	≥ 190

Fonte: Xavier e colaboradores.[2]

TABELA 17.3 → **Valores de referência para lipoproteína de alta densidade (HDL), expressos em teor de colesterol total**

IDADE	VALOR EM mg/dL	
	DESEJÁVEL	BAIXO
Menos de 20 anos	≥ 45	
Acima de 20 anos	> 60	< 40

Fonte: Xavier e colaboradores.[2]

Triglicerídeos

Para a medida de triglicerídeos, todos os cuidados pré-analíticos devem ser respeitados, ou seja, a manutenção dos hábitos alimentares e a abstinência de ingestão de bebidas alcoólicas nos 3 dias que antecedem ao exame. Os valores de referência definidos pela V Diretriz Brasileira Sobre Dislipidemias e Prevenção da Aterosclerose para triglicerídeos, nas diferentes faixas etárias, estão apresentados na **TAB. 17.4**.[2]

Colesterol não HDL

Recentemente, tem sido valorizada a medida do colesterol não HDL, que corresponde à fração obtida pela subtração do valor do HDL-colesterol do colesterol total. Esse novo parâmetro tem como vantagens (1) ser obtido apenas pelas dosagens de colesterol total e HDL-colesterol, o que reduz a imprecisão analítica; (2) tornar desnecessária a medida de triglicerídeos e, portanto, de um jejum de 12 a 14 horas; e (3) não utilizar o cálculo do VLDL-colesterol, o qual possui uma imprecisão intrínseca. Os valores limítrofes para o colesterol não HDL definidos pela V Diretriz Brasileira Sobre Dislipidemias e Prevenção da Aterosclerose são: ótimo: < 130 mg/dL; desejável: 130 a 159 mg/dL; alto: 160 a 189 mg/dL; e muito alto: ≥ 190 mg/dL.[2]

→ Exames de urina

> O exame de urina é um dos procedimentos laboratoriais mais solicitados pelos médicos das mais variadas especialidades e para os pacientes com as mais diferentes queixas clínicas.

O exame de urina é um dos procedimentos laboratoriais mais solicitados pelos médicos das mais variadas especialidades e para os pacientes com as mais diferentes queixas clínicas, ou mesmo para indivíduos normais que apenas se submetem a uma avaliação periódica, sem sintomatologia alguma.

Assim, o exame de urina de rotina é entendido como um teste de triagem de ampla utilização, mas pode fornecer informações úteis que possibilitam o diagnóstico

TABELA 17.4 → Valores de referência para triglicerídeos

IDADE	VALORES EM mg/dL			
	DESEJÁVEL	LIMÍTROFE	ALTO	MUITO ALTO
Menos de 20 anos	< 100	100-129	≥ 130	
Acima de 20 anos	< 150	150-199	200-499	≥ 500

Fonte: Xavier e colaboradores.[2]

de eventuais problemas nos rins e nas vias urinárias, como processos irritativos, inflamatórios, infecciosos, bem como alguns distúrbios metabólicos como diabetes e acidose.

Graças às diferentes substâncias pesquisadas, é possível, também, a detecção de algumas doenças não diretamente relacionadas com os rins ou as vias urinárias, como hemólise, hepatite, entre outras.

Como todos os demais exames de laboratório, a ocasião e as condições de coleta são fundamentais para a obtenção de informações úteis e confiáveis. Para a realização do exame de rotina, deve-se utilizar amostra recente, sem adição de nenhum conservante, no volume mínimo de 12 mL, coletada após o paciente permanecer um período mínimo de 2 horas sem urinar. Esse tempo faz a amostra coletada ser mais representativa e permite que a concentração de algumas substâncias, como nitrito, se eleve, caso haja a presença de bactérias. A amostra deve ser mantida à temperatura ambiente, mas caso o exame não possa ser realizado em um prazo máximo de 3 horas após a coleta, a amostra deverá ser refrigerada. Em nenhuma situação deverá ser congelada, uma vez que esse procedimento destruirá os componentes celulares presentes.

Para esse exame, a urina deverá ser coletada após antissepsia local, desprezando-se o primeiro jato e coletando-se o jato médio. Em situações de internação hospitalar, pode ser necessária coleta por meio de sondagem vesical. Em geral, não há necessidade de coletar a amostra em tempos ou condições específicas, mas deve-se ter em mente que algumas características da urina se modificam significativamente ao longo do dia, dependendo do jejum, da dieta, da atividade física e do uso de determinados medicamentos.

Urina de 24 horas

Como já visto, a realização correta de qualquer exame laboratorial inclui procedimentos que antecedem a fase analítica propriamente dita e dizem respeito ao preparo do paciente, à coleta do material a ser analisado, à preparação, ao fracionamento e a um eventual armazenamento da amostra.

> A realização correta de qualquer exame laboratorial inclui procedimentos que antecedem a fase analítica propriamente dita e dizem respeito ao preparo do paciente, à coleta do material a ser analisado, à preparação, ao fracionamento e a um eventual armazenamento da amostra.

Dependendo do material utilizado e do exame a ser realizado, cuidados especiais de coleta e preservação da amostra devem ser tomados no sentido de serem evitadas variáveis significativas que possam comprometer a precisão e a exatidão dos resultados, independentemente da eficiência do método utilizado.

Especificamente em relação às dosagens realizadas em amostras de urina coletadas por períodos cronometrados, devem ser tomados alguns cuidados, dentre os quais se destacam:

→ Os que se referem ao paciente, como idade, sexo, oportunidade da coleta, possível presença de substâncias interferentes e do estado clínico.
→ Os que se referem à coleta e à amostra, como volume coletado, tipo de amostra (se jato inicial, médio ou final), tempo de coleta, tipo de frasco e uso ou não de conservante químico.
→ Os que se referem ao preparo da amostra, como a obtenção de alíquota representativa, as condições e o tempo de transporte e armazenamento.
→ Os que se referem à metodologia propriamente dita, em que se destaca a eventual presença de substâncias interferentes.

A **TAB. 17.5** apresenta os volumes de urina de 24 horas habitualmente observados nas diferentes faixas etárias, em indivíduos normais.

Uso de amostras de urina de 24 horas

A composição da urina final varia de forma significativa conforme a ingestão hídrica, a dieta e o estado metabólico do indivíduo. Além disso, substâncias normalmente presentes na urina e de interesse médico possuem grande variabilidade na taxa de excreção, sendo que algumas apresentam ritmo circadiano. Essas características são responsáveis por algumas dificuldades e problemas práticos quanto à representatividade de uma amostra isolada em relação ao estado real ou mais frequente do paciente. Por essa razão, amostras coletadas por períodos mais longos,

TABELA 17.5 → Volume de urina habitual nas diferentes faixas etárias

FAIXA ETÁRIA		VOLUME (mL/24 HORAS)
Recém-nascido	(1-2 dias)	30-60
Crianças	(3-10 dias)	100-300
	(10-60 dias)	250-450
	(60 dias a 1 ano)	400-500
	(1-3 anos)	500-600
	(3-5 anos)	600-700
	(5-8 anos)	650-1.000
	(8-14 anos)	800-1.400
Adultos		600-1.600
Idosos		250-2.400

em geral 24 horas, são preferidas às isoladas, especialmente quando se pretende obter informações quantitativas, pois fornecem resultados mais consistentes.

Coleta de urina de 24 horas

Há algumas considerações importantes a serem feitas em relação à coleta de urina para exames laboratoriais, com a finalidade de se evitarem dificuldades e erros na interpretação dos resultados. A maioria das discrepâncias observadas entre resultados dos testes quantitativos em amostras de urina de 24 horas é decorrente de problemas relacionados à coleta e/ou preservação da amostra, ou seja, da fase pré-analítica. Dentre esses problemas, destacam-se a perda de volume, a marcação incorreta do tempo de coleta e a preservação inadequada (temperatura e/ou pH).

Sempre que possível, e a critério exclusivo do médico, o uso de medicamentos deve ser descontinuado por um período variável de 48 a 72 horas antes do início da coleta, bem como a ingestão de álcool deve ser fortemente contraindicada. Exceto por essas duas limitações, a coleta deve ser realizada com o indivíduo sob condições totalmente habituais no que se refere à dieta, à atividade física e ao meio ambiente.

É conveniente que o laboratório forneça, por escrito, instruções claras e detalhadas de como deve ser feita a coleta e de como todo o material (frascos e urina) deve ser manuseado e guardado antes, durante e após essa coleta. Dessa forma, o risco de as recomendações não serem seguidas é reduzido, assim como o uso de frascos com resíduos ou inadequados. Os frascos podem ser de vidro, mas preferencialmente devem ser de plástico, com boca larga e adequados para conter um volume de 3 litros, o que facilita a coleta e a homogeneização das amostras. Para a população pediátrica, na maioria das vezes podem ser utilizados frascos com capacidade para 1 litro. As informações a serem fornecidas ao paciente são as seguintes:

> É conveniente que o laboratório forneça, por escrito, instruções claras e detalhadas de como deve ser feita a coleta e de como todo o material (frascos e urina) deve ser manuseado e guardado antes, durante e após essa coleta.

→ Esvaziar a bexiga às 7 h da manhã (ou em algum horário específico, pré-determinado).
→ Coletar todo o volume das urinas posteriores até às 7 h do dia seguinte (ou até o horário especificado), nos frascos fornecidos pelo laboratório.
→ Encaminhar todo o volume de urina ao laboratório imediatamente após o término da coleta, identificando todos os frascos.

→ Manter o frasco fechado durante os intervalos de coleta, sem expô-lo à luz e ao calor excessivo.

Caso os frascos contenham conservantes químicos, estes devem ser referidos nas instruções juntamente com os cuidados que devem ser tomados para o manuseio seguro. Os frascos devem ter etiquetas que informem claramente o seu conteúdo e permitam a identificação clara do paciente, como, por exemplo:

ESTE FRASCO CONTÉM ÁCIDO CLORÍDRICO 6 N.

Não desprezar nem lavar   Produto tóxico

Manter fora do alcance de crianças   Não refrigerar

Preparado em (data) ___/___/___   Válido até (data) ___/___/___

Quando indicado, especialmente para pacientes do sexo feminino, deve-se orientar a realização de cuidadosa higiene íntima antes de cada coleta e, sempre que possível, deve-se evitar a coleta de urina durante o período menstrual e nos dias anteriores e posteriores a esse período, com o objetivo de reduzirem-se eventuais contaminações por fluidos genitais. O uso de absorvente interno pode ser uma alternativa nas situações em que haja necessidade de obterem-se as amostras.

O cateterismo uretral deve ser restrito a casos excepcionais, dado o desconforto que acarreta, além do risco potencial de promover a instalação de processo infeccioso no trato urinário.

A urina, como os demais materiais biológicos encaminhados ao laboratório, deve ser considerada como potencialmente contaminada e, dessa forma, manuseada com cuidado e rigor técnico, sendo recomendado o uso de luvas durante a homogeneização, medida do volume e preparo de alíquotas.

Conservantes químicos

A necessidade do uso de determinadas substâncias com finalidade de preservação das amostras depende dos testes a serem realizados. Esses conservantes podem atuar como agentes solubilizantes, evitando ou reduzindo a cristalização e a aderência de determinadas substâncias às paredes do frasco e como antimicrobianos, impedindo ou retardando o crescimento bacteriano e o consequente consumo de substratos. Produtos como o ácido benzoico, o clorofórmio, o formaldeído, o timol e o toluol podem ser adicionados à amostra com a finalidade de preservar os elementos celulares.

Duas considerações são de extrema importância quanto ao uso dos conservantes químicos: oportunidade do uso e volume utilizado. Para que os conservantes possam atuar de forma adequada, é importante que sejam adicionados aos frascos antes de se iniciar a coleta de urina, agindo, dessa forma, durante todo o período de coleta especialmente no que se refere à prevenção de cristalização, à aderência e ao crescimento bacteriano.

Algumas das substâncias utilizadas como conservantes estão sob a forma líquida e são necessários, em geral, cerca de 20 mL para a coleta de urina por 24 horas. Em alguns casos, quando o volume urinário for muito baixo, deve-se levar em conta a diluição provocada pelo conservante. O QUADRO 17.3 apresenta as condições recomendadas para coleta e preservação de urina de 24 horas para algumas dosagens bioquímicas.

⮕ Coleta de materiais para exames microbiológicos

A cultura de microrganismos continua sendo a base dos testes de laboratório para doenças infecciosas, mesmo em uma época de testes moleculares rápidos e mais econômicos. O objetivo da cultura microbiológica é a preservação de organismos

QUADRO 17.3 Condições de coleta de urina de 24 horas para dosagens bioquímicas de algumas substâncias de interesse

SUBSTÂNCIA	REFRIGERAÇÃO	CONSERVANTE
Ácido úrico	Não	Carbonato de sódio
AMP cíclico	Não	Ácido clorídrico
Cálcio	Não	Ácido clorídrico
Cistina	Não	Ácido clorídrico
Citrato	Não	Ácido clorídrico
Cloro	Sim	Nenhum
Creatinina	Não	Nenhum ou qualquer um
Fósforo	Não	Ácido clorídrico
Magnésio	Não	Ácido clorídrico
Oxalato	Não	Ácido clorídrico
Potássio	Sim	Nenhum
Sódio	Sim	Nenhum

Obs.: O carbonato de sódio deve ser adicionado na proporção de 5 g por litro de urina. O ácido clorídrico deve ser diluído a 50% (6 N) e adicionado na proporção de 20 mL por litro de urina.

viáveis clinicamente relevantes. Nada é mais importante na eficácia do laboratório de microbiologia em reportar resultados corretos do que uma amostra clínica selecionada, coletada e transportada de forma adequada, pois todas as informações diagnósticas do resultado do exame microbiológico são influenciadas pela qualidade da amostra.

Considerando que toda amostra biológica é potencialmente contaminada, colocando em risco o responsável pela coleta, em todo procedimento de coleta deverão ser seguidas as recomendações de **biossegurança**. Portanto, toda coleta deverá ser feita com luvas, máscaras e, quando necessário, óculos ou viseiras. Outras recomendações incluem: manipular amostras com riscos de respingos ou formação de aerossóis dentro do fluxo laminar; o material potencialmente contaminado deve ser descontaminado e/ou descartado em recipiente adequado; não reencapar agulhas; descartar materiais perfurocortantes em recipientes apropriados; sinalizar áreas contaminadas; limpar e desinfetar as bancadas de trabalho antes e após a jornada de trabalho; lavar as mãos e/ou a pele imediatamente após contato com amostra biológica, após remover as luvas e ao completar qualquer atividade.

A coleta e o transporte inadequados são fatores que interferem no isolamento do agente responsável pelo processo infeccioso e poderão acarretar maior recuperação de contaminantes, induzindo ao tratamento inadequado do paciente. Isso significa que, sendo a amostra inadequada, o laboratório poderá contribuir muito pouco ou até dificultar a condução terapêutica adequada do paciente com doenças infecciosas.

> Uma comunicação ativa entre os membros da equipe responsável pelos cuidados com o paciente e o laboratório é a chave do sucesso para que cada fase do exame microbiológico seja cumprida com qualidade.

Uma comunicação ativa entre os membros da equipe responsável pelos cuidados com o paciente e o laboratório é a chave do sucesso para que cada fase do exame microbiológico seja cumprida com qualidade.

Para que uma coleta de material seja adequada, devem-se considerar alguns conceitos básicos:

1. O conhecimento da história natural e da fisiopatologia dos processos infecciosos é importante na determinação do período ótimo de coleta da amostra clínica.
2. Sendo os antibióticos agentes bactericidas ou bacteriostáticos, poderão dificultar o crescimento bacteriano. Por isso, sempre que possível, deve-se coletar a amostra antes do início da antibioticoterapia.
3. A amostra clínica deve representar o material do local da infecção, devendo, portanto, evitar-se sua contaminação a partir de tecidos adjacentes.
4. A quantidade de material a ser examinado deve ser suficiente para serem executadas as técnicas de cultivo solicitadas.

5. O potencial agente etiológico, suspeitado no processo infeccioso, dita um método específico de coleta e um sistema de transporte que suporte a sua viabilidade. Por isso, devem-se utilizar sempre frascos adequados para a execução desses procedimentos. Esses deverão ser estéreis, com ou sem meio de transporte ou com solução salina a 0,89%. Os frascos deverão ser tapados, a fim de evitar vazamentos ou contaminações durante o transporte.
6. Apesar da ampla utilização de *swabs* na coleta de amostras, principalmente de secreções, estes devem ser evitados. Quando utilizados, deverão ser confeccionados com algodão alginatado e devem ser encaminhados ao laboratório em meio de transporte ou em solução salina a 0,89%, mas nunca secos.
7. Existem microrganismos que exigem cultivos especiais, sendo de fundamental importância informar sempre ao laboratório a suspeita de um agente infeccioso específico. Por exemplo, micobactérias, *Campylobacter spp.*, etc.
8. Informar sempre a origem da amostra e/ou o local de coleta, para que os meios de cultura sejam adequadamente selecionados.
9. Nunca colocar em formalina qualquer amostra biológica coletada para o exame microbiológico.
10. Identificar sempre o frasco a ser encaminhado ao laboratório com os dados do paciente, sempre com o nome completo e o RG identificador. **Nunca use o número do leito como certeza de identificação**. A identificação correta facilita o retorno do resultado ao paciente.
11. Os membros da equipe envolvida na coleta da amostra devem ter em mente que microrganismos são seres vivos que se multiplicam e/ou morrem rapidamente. Se isso ocorrer durante a coleta, o transporte ou a estocagem, a amostra clínica enviada para o exame não será representativa do processo infeccioso. Portanto, deve-se encaminhar a amostra imediatamente após a coleta ao laboratório, com a finalidade de assegurar a sua estabilidade, garantindo, assim, o isolamento de microrganismos, principalmente dos patógenos mais sensíveis e exigentes, além de prevenir o crescimento maior de bactérias da microbiota normal, que, em geral, são mais resistentes e menos exigentes.

A suspeita clínica do processo infeccioso determinará o tipo de amostra que deverá ser coletada para confirmar, estabelecer ou complementar o diagnóstico etiológico da infecção. Dependendo da amostra biológica ser coletada, serão necessários alguns cuidados específicos.

Escarro

O escarro pode não ser a amostra de escolha para determinar o agente etiológico das pneumonias bacterianas, sendo o sangue, o lavado broncoalveolar ou aspirado transtraqueal os mais indicados. No entanto, considerando-se que a coleta de escarro não é invasiva e que a cultura pode auxiliar na identificação do agente infeccioso, sua utilização é justificável. Alguns detalhes devem ser considerados:

→ O ideal é que a coleta seja feita pela manhã.
→ A amostra deve ter volume maior que 2 mL.
→ Deve-se instruir o paciente para enxaguar a boca e fazer gargarejo com água e coletar o escarro, após a realização de tais procedimentos; orientá-lo também a não coletar saliva ou secreção da nasofaringe.
→ Coletar a amostra em frasco estéril e encaminhá-la **imediatamente** ao laboratório, para evitar a proliferação da microbiota da mucosa oral, o que dificulta a detecção do agente responsável pela infecção.

Para o diagnóstico de doenças causadas por fungos ou micobactérias, devem-se coletar de 2 a 3 amostras de escarro em dias consecutivos. Esse material não é adequado para cultura de germes anaeróbios.

Escarro induzido

A coleta de escarro induzido **é pouco utilizada atualmente**, mas alguns pacientes com processo infeccioso pulmonar apresentam pouca quantidade ou dificuldade na eliminação do escarro, sendo, assim, indicada a coleta de escarro induzido descrita a seguir.

→ Instruir o paciente para enxaguar a boca e fazer gargarejo com água antes da coleta.
→ Fazer uma nebulização com 20 a 30 mL de solução de NaCl a 0,85%.
→ Orientar o paciente a coletar secreção profunda, evitando coletar saliva ou secreção da nasofaringe.
→ Coletar a amostra em frasco estéril e encaminhá-la **imediatamente** ao laboratório, para evitar a proliferação da microbiota da mucosa oral, o que dificulta a detecção do agente responsável pela infecção.

Aspirado traqueal

A coleta da amostra do aspirado através do tubo endotraqueal pode apresentar alguns problemas, como coleta de secreção da nasofaringe e contaminação pela microbiota colonizadora dessa área.

A coleta deverá ser feita com cateter protegido, a cânula usada na traqueostomia torna-se rapidamente colonizada por bactérias do ambiente hospitalar, as Gram-negativas e/ou Gram-positivas, e geralmente multirresistentes. Portanto, o isolamento desse agente pela cultura pode não indicar o agente infeccioso pulmonar, dificultando a interpretação do resultado, que deve estar bem correlacionado com os dados clínicos.

→ Cuidadosamente, passar o cateter através da cânula traqueal e outro cateter através deste.
→ Aspirar o material com uma seringa.
→ Enviar o material na própria seringa ou em frasco estéril.
→ Não refrigerar a amostra.
→ Enviar a amostra **imediatamente** ao laboratório.

Lavado broncoalveolar

O lavado broncoalveolar é uma amostra adequada para o diagnóstico das doenças infecciosas do trato respiratório inferior, mas amostras coletadas durante a broncoscopia são contaminadas com a microbiota da orofaringe, a menos que a coleta seja feita com cateter protegido.

→ A coleta é feita durante a broncoscopia.
→ Obter a amostra antes da escovação ou biópsia.
→ Aspirar a solução salina em frasco estéril e enviar **imediatamente** ao laboratório.

Escovado broncoalveolar

O material coletado durante a broncoscopia é colocado em frasco estéril e enviado **imediatamente** ao laboratório. Nunca se deve colocá-lo em formalina.

Biópsias

A coleta é feita por biópsia do local do processo infeccioso, representando, assim, o material do verdadeiro local da infecção. Cuidados na coleta e no transporte:

→ Coletar sob condições assépticas.
→ Colocar em frasco estéril com ou sem solução salina a 0,89%.
→ **Nunca colocar em formalina**.
→ Enviar **imediatamente** ao laboratório.

Quando houver suspeita de uma infecção por microrganismos específicos ou anaeróbios, o transporte deve ser feito em condições específicas.

Urina

Ainda que a urina seja, na maioria das vezes, estéril ou apenas transitoriamente colonizada com pequeno número de microrganismos, a contaminação da amostra com a microbiota presente na uretra ou na área periuretral pode proporcionar o isolamento desses agentes, comprometendo os resultados da cultura.

Existem várias formas de coletar urina para o exame microbiológico. Ela pode ser coletada pelo jato médio, por punção suprapúbica ou por cateterização.

Jato médio

Esse método é indicado na coleta de urina no adulto ou na criança que coopera para a obtenção da amostra. Algumas orientações deverão ser seguidas para uma coleta adequada:

→ O ideal é que seja coletada a primeira urina da manhã, mas se isso não for possível, deve-se aguardar de 3 a 4 horas após a última micção.
→ Não deve ser estimulada a ingestão hídrica, pois isso provoca diluição da urina.
→ Fazer antissepsia da genitália com água e sabão ou solução de iodopovidona a 10%. Enxaguá-la com água estéril e enxugá-la com gaze estéril.
→ Na mulher, afastar os grandes lábios e, no homem, retrair o prepúcio.
→ Coletar o jato médio de urina em frasco estéril, no mínimo 10 mL, e enviar imediatamente ao laboratório.

A amostra de urina coletada do jato médio não é aceitável para cultura de anaeróbios.

Punção suprapúbica

A coleta de urina por punção suprapúbica é indicada em crianças e indivíduos que não apresentam condições de coleta do jato médio ou quando há suspeita de infecção por microrganismo anaeróbio. Esse procedimento deve ser feito por um médico treinado. Os cuidados a serem tomados durante a coleta incluem:

→ Fazer antissepsia da pele e anestesiar o local da punção.
→ Aspirar aproximadamente 20 mL de urina.
→ Colocar em frasco estéril. Se houve suspeita de infecção por germe anaeróbio, encaminhar imediatamente ao laboratório na seringa vedada ou em meio para o transporte apropriado.

Cateterização

A coleta de urina por meio da cateterização está associada a um pequeno risco de indução à bacteriúria, pois a microbiota bacteriana normal do terço distal da uretra poderá ser introduzida na bexiga durante o procedimento de colocação da sonda vesical de alívio, ficando assim esse tipo de coleta como de segunda escolha. Quando necessário, o procedimento deve ser realizado da seguinte forma:

→ Fazer antissepsia da genitália com água e sabão, ou solução de iodopovidona a 10% ou clorexidina aquosa a 1%. Enxaguá-la com água estéril e enxugá-la com gaze estéril, antes da introdução do cateter vesical.
→ Lubrificar o cateter vesical com vaselina ou cloridrato de lidocaína gel a 2% estéril e introduzi-lo na uretra com técnica asséptica, até que ocorra drenagem de urina.
→ Coletar a amostra em frasco estéril e enviar imediatamente ao laboratório.

Quando o paciente estiver utilizando cateter vesical de demora, deve ser feita desinfecção da superfície do diafragma específico de coleta com clorexidina alcoólica a 0,5%. Colocar a urina em frasco estéril e encaminhá-lo imediatamente ao laboratório. **Nunca coletar urina da bolsa coletora**.

Por existirem vários métodos de coleta de urina submetida ao exame microbiológico, o laboratório sempre deverá ser informado sobre qual foi o utilizado para a obtenção da amostra, permitindo, assim, o seu processamento adequado.

Cultura semiquantitativa de ponta de cateter

Assepticamente, cortar 5 cm do segmento distal do cateter, colocar o segmento em tubo cônico estéril e encaminhá-lo rapidamente ao laboratório. A presença de 15 ou mais unidades formadoras de colônias de um único microrganismo é consistente com processo infeccioso; a presença de menos de 15 colônias é apenas indicativa de colonização do cateter.

Sangue

O método de antissepsia utilizado na pele e o volume de sangue coletado influenciam diretamente no sucesso da recuperação do agente infeccioso, assim como na interpretação do resultado. As amostras de sangue devem ser coletadas, sempre que possível, antes do início de terapia antimicrobiana e antes do pico febril.

Método de coleta

→ Lavar e secar as mãos, utilizar luvas, materiais estéreis e descartáveis.
→ Preparar o frasco para a inoculação do sangue, identificando-o com os dados do paciente. Remover a tampa protetora e fazer a limpeza da tampa de borracha com álcool a 70%, mantendo-a protegida com algodão embebido em álcool a 70%. Não usar solução de iodo na tampa de borracha.
→ Escolher e preparar o local da punção, isto é, o acesso venoso.

- com algodão embebido em álcool a 70%, fazer a limpeza da pele por movimentos centrífugos a partir do local onde será feita a punção;
- com algodão embebido em solução de clorexidina alcoólica, repetir os movimentos anteriores, aguardando um minuto para a solução atuar.

→ Garrotear o braço e fazer a punção, sem tocar novamente o local.
→ Inocular no frasco de hemocultura, sem troca da agulha. A troca não diminui a chance de contaminação da amostra e aumenta o risco de acidente.
→ Remover a solução de clorexidina com álcool a 70%.
→ O volume a ser coletado em cada punção é de 1 a 5 mL em crianças e de 5 a 10 mL em adultos.
→ A quantidade de amostras é de 2 a 3 durante as 24 horas.

O intervalo entre as coletas é determinado pelo quadro clínico do paciente. Em casos graves, como na endocardite aguda, coletam-se 2 a 3 amostras no mesmo momento por punções em diferentes locais. Quando for possível, o intervalo poderá ser de 30 a 60 minutos, ou até considerar a monitorização do início do quadro febril e/ou o momento de menor concentração de antimicrobiano no sangue do paciente em terapêutica antimicrobiana.

O processo de antissepsia da pele é crítico e, assim como o volume de sangue coletado por frasco, influencia diretamente nos resultados das hemoculturas.

Medula

Após a coleta, com antissepsia, colocar a amostra em frasco de coleta de hemocultura (em meio líquido). A amostra deverá ser acompanhada por uma lâmina de vidro com o esfregaço e informações sobre o paciente.

Feridas e abscessos

Devido à presença da microbiota normal da pele, deve-se tomar muito cuidado ao coletar uma amostra representativa do processo infeccioso. Esta deverá ser coletada da borda da lesão e não do pus ou exsudato.

Lesão aberta

→ Fazer debridamento e limpeza da lesão com solução fisiológica.
→ Coletar amostra da borda da lesão. Se usar *swab*, colocá-lo em meio de transporte ou solução salina a 0,89% e encaminhar imediatamente ao laboratório.

Abscesso

→ Fazer antissepsia no local da punção.
→ Coletar a amostra com seringa e agulha e colocar a amostra em frasco estéril.
→ Se houver suspeita de microrganismo anaeróbio, colocar a amostra em meio de transporte para anaeróbio e informar ao laboratório o local da infecção.

A descontaminação da pele é um fator importantíssimo para a cultura desse tipo de amostra, caso contrário será difícil a interpretação do resultado.

Líquido cerebrospinal

→ Fazer antissepsia no local da punção e coletar, no mínimo, 10 mL.
→ Colocar em frasco estéril e enviar rapidamente ao laboratório.

Se for coletado apenas um tubo e solicitada cultura, enviá-lo primeiro à seção de microbiologia. Se for coletado mais de um tubo, enviar o último a ser coletado para a cultura. Uma vez que algumas bactérias que causam meningites são muito exigentes e sensíveis à temperatura, **nunca colocar o líquido cerebrospinal encaminhado para a cultura em geladeira**.

Líquidos orgânicos (sinovial, pleural, ascítico, etc.)

→ Fazer antissepsia no local da punção e coletar, no mínimo, 10 mL.
→ Colocar em frasco estéril e enviar rapidamente ao laboratório.
→ Não refrigerar a amostra.

→ Cultura para micobactérias

Quando há suspeita de infecção por micobactérias, o laboratório deve ser informado, para que a amostra seja adequadamente processada. Várias amostras são aceitáveis para a pesquisa e o isolamento desse microrganismo: escarro, escarro induzido, lavado e escovado broncoalveolares, biópsias, urina, líquidos orgânicos, líquido cerebrospinal e lavado gástrico.

Escarro

Segundo a III Diretrizes para Tuberculose da Sociedade Brasileira de Pneumologia e Tisiologia, inicialmente devem ser coletadas duas amostras, sendo a primeira no momento da consulta e a segunda na manhã seguinte. Se necessário, coletar mais uma amostra no momento da entrega da segunda (Ver orientação para a coleta de escarro).[3]

Urina

Coletar três amostras da primeira urina da manhã em dias consecutivos, após antissepsia da genitália com água e sabão neutro e, depois, enxaguá-la com água. **Cada amostra deverá conter todo o volume de urina**. Se não for possível encaminhar as amostras imediatamente ao laboratório, conservá-las sob refrigeração até o momento da entrega.

Líquido cerebrospinal

Como a neurotuberculose pode ocorrer com pouca quantidade de bacilos, o volume da amostra submetida à pesquisa direta e à cultura para o isolamento de micobactérias deverá ser, no mínimo, de 10 mL. Ver orientação para coleta de líquido cerebrospinal.

Lavado gástrico

Essa amostra é restrita a crianças e adultos, caso a coleta de escarro, escarro induzido ou lavado broncoalveolar seja impossível. A coleta deve ser realizada utilizando-se uma sonda gástrica, com o paciente em jejum. Colocar a amostra em frasco estéril e encaminhá-lo imediatamente ao laboratório.

Biópsias

As biópsias deverão ser encaminhadas sempre em frasco estéril, com solução salina a 0,89%; **nunca em formalina**.

Não coletar material com *swab,* pois a composição da parede da micobactéria é rica em gordura, o que faz esta ficar aderida no algodão.

➔ Cultura para anaeróbios

Bactérias anaeróbias sobrevivem em locais do corpo onde há baixa concentração de oxigênio e constituem uma grande porcentagem da flora normal comensal por esse motivo. A maioria das infecções por esses patógenos são de origem endógena e resultam em danos aos tecidos e invasão em locais estéreis. Em muitos desses locais, uma mistura de flora (incluindo anaeróbios aeróbicos/facultativos) está presente. Como tal, a coleta deve ser realizada com cuidado para evitar culturas contaminadas de difícil interpretação. Os locais listados acima tendem a ser profundos, e as culturas são frequentemente obtidas em atos cirúrgicos.

- As amostras mais adequadas para a cultura são os são aspirados de abscessos ou biópsias excisionais da borda da lesão, após limpeza ou antissepsia do local da coleta.
- *Swabs* (Zaragatoas) superficiais ou de pus nunca são apropriados para a cultura devido ao alto risco de uma amostra contaminada. Além disso, os *swabs*, em sua maioria, são feitos de fibras de algodão e são porosos, o que facilita a secagem da amostra; também, geralmente contêm ácidos graxos que inibem o crescimento bactérias anaeróbicos que tendem naturalmente a ser fastidiosas e difíceis de recuperar em cultura.
- Os aspirados com agulha ou biópsias de tecido devem ser colocados em meio de transporte anaeróbico.
- As amostras devem ser transportadas para o laboratório em temperatura ambiente, idealmente dentro de 3 horas após a coleta.

Causas de rejeição de amostras clínicas

- Amostras não rotuladas ou sem identificação
- Divergência na identificação do paciente
- Meios de transportes inadequados
- Tempo entre a coleta e a entrega no laboratório fora do prazo estabelecido
- Frascos com extravasamento da amostra
- Um *swab* para múltiplos exames
- Saliva para cultura de aeróbios ou exame direto
- Volume inadequado para o exame

Referências

1. Clinical and Laboratory Standards Institute. Tubes and additives for venous blood specimen collection. 5th ed. Wayne: NCCLS; 2003.
2. Xavier HT, Izar MC, Faria Neto JR, Assad MH, Rocha VZ, Sposito AC, et al. V Diretriz Brasileira de Dislipidemias e Prevenção da Aterosclerose. Arq Bras Cardiol. 2013;101(4 Suppl 1):1-20.
3. Conde MB, Melo FA, Marques AM, Cardoso NC, Pinheiro VG, Dalcin Pde T, et al. III Brazilian Thoracic Association Guidelines on tuberculosis. J Bras Pneumol. 2009;35(10):1018-48.

→ Leituras recomendadas

Addis T. The number of formed elements in the urinary sediment of normal individuals. J Clin Invest. 1926;2(5):409-15.

Agência Nacional de Vigilância Sanitária. Manual de microbiologia clínica para o controle de infecção em serviços de saúde. Brasília: Anvisa; 2004.

American Diabetes Association. Diagnosis and classification of diabetes mellitus. Diabetes Care. 2014;37 Suppl 1:S81-90.

Clinical and Laboratory Standards Institute. Procedures for the collection of diagnostic blood specimens by venipuncture. 6th ed. Wayne: NCCLS; 2008.

Fredrickson DS, Levy RI, Lees RS. Fat transport in lipoproteins--an integrated approach to mechanisms and disorders. N Engl J Med. 1967;276(2):94-103.

Genuth S, Alberti KG, Bennett P, Buse J, Defronzo R, Kahn R, et al. Follow-up report on the diagnosis of diabetes mellitus. Diabetes Care. 2003;26(11):3160-7.

Ladenheim A, Tran NK, Romanelli A. Specimen collection practices for microbiologic culture. Sacramento: Infectious Diseases; 2020.

Miller JM. A guide to specimen management in clinical microbiology. Washington: ASM; 1998.

Murray PR, Baron EJ, Jorgensen JH, Landry ML, Pfaller MA, editors. Manual of clinical microbiology. 9th ed. Washington: ASM; 2007.

Rifai N, Warnick GR, Dominiczak MH, editors. Handbook of lipoprotein testing. Washington: AACC; 1997.

Sociedade Brasileira de Diabetes. Consenso Brasileiro sobre Diabetes 2002: diagnóstico e classificação do diabetes melito e tratamento do diabetes melito do tipo 2. São Paulo: SBD; 2002.

18

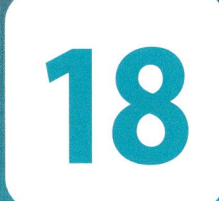

O laboratório clínico na pandemia de Covid-19

Carolina S. Lázari // Celso F. H. Granato // Antonia M. O. Machado // Adagmar Andriolo

História da doença

A Covid-19 é uma infecção causada pelo novo coronavírus associado à síndrome respiratória aguda grave (Sars-CoV-2). Os Coronaviridae se constituem em uma grande família viral, da qual pelo menos sete integrantes são reconhecidos como causadores de doenças respiratórias em humanos.

O Sars-CoV-2 foi identificado em um surto de casos de pneumonia na cidade de Wuhan, província de Hubei, na China, em dezembro de 2019. O nome Covid-19 é o acrônimo de **doença do coronavírus 2019**, sendo "co" de corona, "vi" de vírus, "d" de doença e o número 19, o ano de sua aparição.

Todo o genoma do Sars-CoV-2 está inscrito em uma fita única de RNA (ácido ribonucleico) e, como tal, pode, ainda que infrequentemente, sofrer mutações genéticas com frequência um pouco maior do que os vírus de DNA (ácido desoxirribonucleico), por ter menor capacidade de correção dos eventuais erros de transcrição. Tem a capacidade de sintetizar cerca de 29 diferentes proteínas – algumas estão presentes na superfície do vírus e atuam como facilitadores do seu ingresso nas células hospedeiras e outras, aparentemente, estão relacionadas com a sua patogenia.

Os coronavírus são responsáveis por infecções respiratórias em seres humanos e em alguns animais, e, na maioria das vezes, a doença é de intensidade leve a moderada, manifestando-se como um resfriado comum; alguns, entretanto, podem causar doenças graves, como a síndrome respiratória aguda grave (SRAG – do inglês, *severe acute respiratory syndrome* [Sars]), que ocorreu em 2002, e a síndrome respiratória do Oriente Médio (SROM – do inglês, *Middle East respiratory syndrome* [Mers]), que ainda ocorre em uma região bem delimitada do Oriente Médio.

O vírus se liga à célula do hospedeiro por meio do contato de sua proteína S com o receptor ACE2, da enzima conversora de angiotensina 2, presente na superfície de algumas células do organismo. O pulmão é um dos órgãos-alvo, mas outros órgãos, como o fígado e os rins, podem ser fortemente afetados.

→ Características e transmissão

As manifestações clínicas da Covid-19 podem ser totalmente assintomáticas (em até 89% dos infectados) ou com a ocorrência de sintomas, que podem variar desde discretos até críticos, ou até mesmo fatais. Os sintomas se desenvolvem entre 2 a 14 dias após a exposição ao vírus, com um período médio de incubação de 5,1 dias. Por essa razão, o período recomendado de quarentena é de 14 dias.

O curso da doença pode ser de cerca de 16 dias após um curto período de incubação em casos leves a moderados, ou até 10 semanas nos casos de período de incubação mais prolongado e desfecho grave ou fatal.

Uma pessoa pode transmitir o vírus mesmo antes de apresentar os sintomas até o desaparecimento deles, com pico cerca de 5 dias após o início dos sintomas.

A forma de transmissão da doença é pelo contato com gotículas contendo víriions do Sars-CoV-2, que são inaladas por outra pessoa. A mucosa nasal possui células recobertas com receptores ACE2, aos quais o vírus se liga para penetrar e sequestrar o maquinário celular para produzir outros víriions. A pessoa infectada elimina víriions em grande quantidade, especialmente na primeira semana de doença, período no qual o indivíduo pode ser assintomático ou paucissintomático.

> As manifestações clínicas incluem febre, tosse seca, dor de garganta, anosmia, ageusia e fortes dores de cabeça e pelo corpo.

Em geral, as manifestações clínicas incluem febre, tosse seca, dor de garganta, anosmia, ageusia e fortes dores de cabeça e pelo corpo. Caso o sistema imune não seja capaz de interromper a infecção, o vírus progride para o trato respiratório inferior até os alvéolos pulmonares, que também são ricos em receptores ACE2. Nos alvéolos, ocorre a migração de leucócitos pela ação das citocinas, resultando em restrição das trocas gasosas e desencadeando pneumonia, caracterizada por tosse produtiva, febre e dispneia.

A disfunção quimiossensorial do olfato e do paladar deve ser considerada sugestiva de infecção por Sars-CoV-2, sendo informação importante na elaboração da hipótese diagnóstica. Grande parte dos pacientes recupera essas funções em algumas semanas, concomitantemente à resolução dos outros sintomas, embora parte deles permaneça muitas semanas e até meses com restrições olfativas e gustativas.

Alguns pacientes, porém, deterioram rapidamente, desenvolvendo SRAG. A respiração se torna difícil e os níveis de oxigenação despencam abaixo de 80%. Os exames de radiografia simples e de tomografia computadorizada do tórax revelam imagens típicas de opacidade em "vidro fosco", passando a necessitar de ventilação artificial.

A necessidade de testes

Em razão da gravidade da infecção e de sua rápida disseminação para os diferentes continentes do globo, em menos de um ano após a declaração de pandemia pela Organização Mundial da Saúde, diversos tipos de testes para o diagnóstico da infecção foram desenvolvidos e disponibilizados no mercado mundial.

A novidade da doença e a pouca familiaridade com alguns dos testes oferecidos não só à classe médica, mas à população, em ambientes não hospitalares ou laboratoriais, trouxeram algum grau de complexidade, seja para a solicitação adequada, seja para a interpretação correta dos resultados.

Dadas as características da doença, a preocupação em se comprovar ou se excluir a possibilidade de infecção tornou-se muito relevante, sendo que esses exames passaram a ser solicitados em diferentes situações clínicas sugestivas e, mesmo, para indivíduos sem nenhuma sintomatologia, em cumprimento a protocolos de segurança implantados em locais de trabalho e em portos, aeroportos e fronteiras.

Os exames laboratoriais com a finalidade de diagnosticar a infecção pelo Sars--CoV-2 se dividem entre os que pesquisam o material genético ou proteico do vírus em secreções nasais, de orofaringe ou saliva, e os que detectam a presença de anticorpos específicos dirigidos contra algum antígeno viral no soro.

Testes diagnósticos diretos para a pesquisa de alvo genético ou proteico do vírus

Reação em cadeia da polimerase em tempo real – amostra nasal e oral

O teste de reação em cadeia da polimease em tempo real (RT-PCR) é o mais indicado para confirmar o diagnóstico da Covid-19 em sua fase aguda. Ele se baseia na detecção do material genético do vírus em amostras coletadas nas vias respiratórias por meio de um *swab* com haste longa, introduzido no nariz e na garganta do paciente.

> O teste de reação em cadeia da polimease em tempo real (RT-PCR) é o mais indicado para confirmar o diagnóstico da Covid-19 em sua fase aguda.

Como o exame consegue detectar de forma direta a presença do vírus, a coleta da amostra deve ser feita quando há suspeita de infecção aguda, preferencialmente na primeira semana após o início dos sintomas. Outra utilidade desse exame é para as situações nas quais indivíduos sem sintomas, mas que tenham tido contato com pessoas sabidamente infectadas, precisem ser avaliados ou em protocolos de prevenção de transmissão, internações hospitalares, procedimentos cirúrgicos eletivos e viagens aéreas. Esse teste é aceito por todas as companhias aéreas e pelos países de destino para comprovar, em caso de resultado negativo, que a pessoa não está infectada pelo novo coronavírus.

Por se tratar de uma técnica de alta complexidade, necessita de estrutura laboratorial e equipamentos especializados para sua realização. O prazo típico de obtenção do resultado é de 1 a 2 dias, e a acurácia dos resultados fornecidos por essa metodologia depende do seguimento de rigorosos protocolos de controle de qualidade. As características do teste estão descritas no QUADRO 18.1.

Reação em cadeia da polimerase em tempo real – amostra de saliva

Esse exame é realizado pela mesma técnica de RT-PCR, com a diferença que a análise utiliza uma amostra de saliva como material a ser examinado. A coleta da amostra é mais confortável para o paciente e, por diminuir o risco de eliminação de gotículas contaminantes no ambiente, aumenta a segurança dos profissionais de saúde envolvidos no atendimento ao paciente.

QUADRO 18.1 Teste de reação em cadeia da polimerase em tempo real – amostra nasal e oral

Método	RT-PCR
Tipo de amostra	*Swab* por via nasal e oral
Prazo de resultado	1 a 2 dias
Vantagens	→ Padrão-ouro para o diagnóstico de Covid-19 → Acurácia dependente de rigorosos protocolos de controle de qualidade → Metodologia aceita por todas as companhias aéreas e países de destino
Aplicação do teste	→ Diagnóstico de Covid-19 em pessoas sintomáticas (para saber se há infecção no momento) → Em indivíduos sem sintomas, pode ser indicado em protocolos de prevenção de transmissão, como viagens aéreas, internações em hospitais, procedimentos cirúrgicos e outras situações, considerando as exigências de cada instituição
Comentário	A coleta pode gerar algum incômodo físico

RT-PCR, reação em cadeia da polimerase em tempo real.

A sensibilidade do teste é ligeiramente menor quando comparada ao teste de RT-PCR que utiliza material coletado das vias respiratórias. Especificamente, de 100 exames positivos para o novo coronavírus pela pesquisa tradicional em secreções respiratórias colhidas com *swab*, o efetuado em saliva consegue identificar 94 casos positivos.

Ainda que a metodologia seja a mesma nos dois testes, algumas companhias aéreas ou alguns países podem fazer restrições quanto à sua validade. Dessa forma, convém verificar, com a companhia aérea e com o local de destino, se a análise em saliva é aceita em substituição à pesquisa realizada em secreções das vias respiratórias *(swab)*. As características do teste estão descritas no QUADRO 18.2.

Teste molecular rápido

Assim como o RT-PCR, o teste molecular rápido detecta o material genético do vírus em amostra coletada das vias respiratórias. A diferença é que a técnica passou por adaptação para execução em equipamentos pequenos e de fácil manuseio, de forma que a análise possa ocorrer no mesmo local de atendimento aos pacientes. Isso permite agilizar a liberação dos resultados. Este tipo de exame é conhecido como teste rápido (TR), teste laboratorial remoto (TLR) ou, em inglês, *point of care testing* (POCT).

Na suspeita de infecção pelo novo coronavírus, a coleta também deve ser feita na primeira semana após o início do quadro clínico. A concordância do resultado com

QUADRO 18.2 Teste de reação em cadeia da polimerase em tempo real – amostra de saliva

Método	RT-PCR
Tipo de amostra	Saliva
Prazo de resultado	1 a 2 dias
Vantagens	Maior comodidade e praticidade na coleta
Aplicação do teste	→ Diagnóstico de Covid-19 em pessoas sintomáticas (para saber se há infecção no momento) → Em indivíduos sem sintomas, pode ser indicado em protocolos de prevenção de transmissão, como viagens aéreas, internações em hospitais, procedimentos cirúrgicos e outras situações, considerando as exigências de cada instituição
Comentários	→ Ligeiramente menos sensível quando comparado ao exame feito em amostra de vias respiratórias *(swab)*: 94% → Em caso de viagem, vale verificar se a companhia aérea e o local de destino aceitam o exame em amostra de saliva

RT-PCR, reação em cadeia da polimerase em tempo real.

o obtido por meio do RT-PCR é de praticamente 100%, desde que a amostra seja colhida até o sétimo dia de sintomas.

Para algumas situações de prevenção de transmissão, como em cirurgias, o teste pode, eventualmente, substituir o RT-PCR, dependendo dos protocolos de cada instituição. Em caso de viagem, porém, é importante checar, com a companhia aérea e com o local de destino, se essa técnica pode ser aceita em substituição ao teste processado no laboratório clínico. As características do teste estão descritas no **QUADRO 18.3**.

Teste rápido de antígeno

Diferentemente do RT-PCR e do teste molecular rápido, que detectam o material genético do vírus, o teste identifica partes da estrutura viral presentes em amostra coletada das vias respiratórias por metodologia de cromatografia em fase sólida. É um pouco menos sensível do que os testes descritos anteriormente, sendo que, de cada 100 casos positivos encontrados pelo RT-PCR, o teste de antígeno detecta 96. Assim, sua sensibilidade alcança 96%, mas por um período mais curto de tempo, ou seja, até o quinto dia após o início dos sintomas.

Portanto, esse exame está indicado para confirmar a doença na fase sintomática da doença, preferencialmente nos primeiros 5 dias após o início dos sintomas. A vantagem está na rapidez da liberação dos resultados, o que possibilita, nos

QUADRO 18.3 Teste molecular rápido

Método	Teste molecular rápido
Tipo de amostra	*Swab* por via nasal e orofaringe
Prazo do resultado	Até 4 horas
Vantagem	Resultado rápido, mantendo a sensibilidade do RT-PCR se a amostra for coletada na primeira semana de sintomas
Aplicação do teste	→ Diagnóstico de Covid-19 em pessoas sintomáticas (para saber se há infecção no momento) até o sétimo dia de sintomas, preferencialmente entre o terceiro e o sétimo dias → Em indivíduos sem sintomas, pode ser indicado em protocolos de prevenção de transmissão, como viagens aéreas, internações em hospitais, procedimentos cirúrgicos e outras situações, considerando as exigências de cada instituição
Comentários	→ Eventual menor sensibilidade em pessoas com mais de 7 dias de sintomas ou sem sintomas → Em caso de viagem, convém verificar se a companhia aérea e o local de destino aceitam essa técnica em substituição ao teste convencional

RT-PCR, reação em cadeia da polimerase em tempo real.

casos positivos, a imediata adoção das medidas de restrição de contágio. Por outro lado, nos resultados negativos, deve-se considerar a necessidade de prosseguir a investigação com uma pesquisa por RT-PCR, caso a suspeita de infecção persista.

Embora o teste de antígeno seja oferecido em estabelecimentos diferentes do laboratório clínico, como farmácias, sua realização em laboratório garante o controle de qualidade e a interpretação dos resultados por profissionais especializados, sob supervisão da consultoria médica, assim como a observação de rigorosos procedimentos de limpeza e desinfecção das áreas de coleta e de circulação de pessoas sintomáticas. Ademais, a técnica utilizada nos laboratórios clínicos para identificar o antígeno do vírus geralmente possui sensibilidade maior do que a de outros conjuntos diagnósticos oferecidos no mercado.

Esse método ainda não é aceito pela maioria das companhias aéreas e destinos de viagem como evidência de não contaminação. As características do teste estão descritas no QUADRO 18.4.

➔ Testes diagnósticos indiretos para a detecção de anticorpos contra o vírus

Pesquisa de anticorpos IgG e IgM

O exame está indicado para saber se a pessoa teve Covid-19 anteriormente e detecta, em sua maioria, a presença de anticorpos contra a proteína N do vírus no

QUADRO 18.4 Teste rápido de antígeno

Método	Imunocromatografia
Tipo de amostra	*Swab* por via nasal
Prazo de resultado	2 horas
Vantagem	Liberação muito rápida do resultado
Desvantagens	→ Limitado controle de qualidade em relação aos testes realizados em laboratório e supervisão da consultoria médica, caso realizado como teste laboratorial remoto → Protocolos de segurança questionáveis fora das dependências do laboratório clínico → Não aceito ainda pela maioria das companhias aéreas e locais de destino
Aplicação do teste	→ Diagnóstico de Covid-19 até o quinto dia de sintomas, preferencialmente entre o terceiro e o quarto dias → Rápida adoção de medidas de prevenção de contágio com agilidade
Comentário	Sensibilidade menor, quando comparado ao RT-PCR, para pessoas que estão há mais tempo com sintomas

RT-PCR, reação em cadeia da polimerase em tempo real.

soro. Esses anticorpos são produzidos por cerca de 90% dos indivíduos infectados em até 28 dias após a infecção.

A análise utiliza amostra de sangue, e o ideal é que ela seja coletada pelo menos 14 dias após o início dos sintomas ou 21 dias após a exposição de risco. As características do teste estão descritas no **QUADRO 18.5**.

Pesquisa de anticorpos neutralizantes

O exame tem indicação para saber se a pessoa apresenta anticorpos protetores contra o novo coronavírus, seja por infecção anterior, seja como resposta à vacina; para tanto, identifica anticorpos neutralizantes contra a proteína S do vírus. A análise é feita no sangue, que deve ser coletado, idealmente, pelo menos 14 dias após o início dos sintomas ou 21 dias depois da exposição de risco. Para avaliar a resposta à vacina, a coleta deve ser feita 30 dias depois do recebimento da última dose do imunizante. As características do teste estão descritas no **QUADRO 18.6**.

QUADRO 18.5 Pesquisa de anticorpos IgM/IgG

Método	Quimioluminescência/eletroquimioluminescência
Tipo de amostra	Sangue/soro
Prazo de resultado	1 dia útil
Vantagens	Utiliza dois métodos diferentes para cada amostra analisada – um que detecta a presença dos anticorpos, e outro que discrimina se são da classe IgG e/ou IgM. Essa estratégia reduz muito a possibilidade de resultados falso-positivos ou falso-negativos e fornece mais informações para a interpretação do resultado.
Aplicação do teste	→ Diagnóstico de Covid-19 prévia, independentemente de ter havido sintomas → Em protocolos de prevenção de transmissão de alguns países de destino, os quais têm exigido, além do RT-PCR, também a sorologia como requisito para conceder permissão de entrada em seu território
Comentários	→ Existe a possibilidade de ocorrerem resultados indeterminados e falso-positivos, principalmente para anticorpos da classe IgM → Em algumas situações, há necessidade de fazer seguimento sorológico para elucidação diagnóstica → Pacientes assintomáticos ou que apresentaram sintomas leves podem levar mais tempo para positivar ou mesmo não positivar, por não produzirem anticorpos perceptíveis com as técnicas utilizadas → Não aplicável à avaliação de resposta do organismo à vacina contra Covid-19

RT-PCR, reação em cadeia da polimerase em tempo real.

QUADRO 18.6 Pesquisa de anticorpos neutralizantes

Método	Quimioluminescência/imunoenzimático funcional
Tipo de amostra	Sangue
Prazo de resultado	4 dias úteis
Vantagem	Utiliza dois métodos diferentes: um que detecta os anticorpos antiproteína Spike e outro (imunoenzimático) para confirmar e quantificar a função neutralizante dos anticorpos nas amostras positivas na primeira etapa (quimioluminescência)
Aplicação do teste	→ Pesquisa de anticorpos neutralizantes em pessoas que tiveram Covid-19 ou exposição anterior ao vírus → Avaliação de resposta em indivíduos vacinados contra a Covid-19
Comentários	→ Pacientes assintomáticos ou que apresentaram sintomas leves podem levar mais tempo para ter o exame positivo ou nem produzir anticorpos que sejam perceptíveis pelas técnicas utilizadas → Níveis altos de anticorpos neutralizantes podem requerer mais de 21 dias para se estabelecer, podendo ser necessário o seguimento sorológico → A utilidade do teste para a avaliação da resposta vacinal ainda precisa ser mais bem compreendida

Leituras recomendadas

Brasil. Ministério da Saúde. Doença pelo coronavírus 2019: especial vigilância epidemiológica laboratorial. Boletim COE COVID-19. 2020;12:1-71.

Brasil. Ministério da Saúde. Guia para a rede laboratorial de vigilância de Influenza no Brasil. Brasília: MS; 2016.

Britt RR. From infection to recovery: how long it lasts. Covid-19's duration varies widely depending on severity, but now we know the rough range. New York: Medium; 2020.

Centers of Disease Control Prevention. Coronavirus disease 2019 (COVID-19): symptoms of coronavirus. Atlanta: CDC; 2019.

Chen N, Zhou M, Dong X, Qu J, Gong F, Han Y, et al. Epidemiological and clinical characteristics of 99 cases of 2019 novel coronavirus pneumonia in Wuhan, China: a descriptive study. Lancet. 2020;395(10223):507-13.

Field BN, Howley PM, Griffin DE, Lamb RA, Martin MA, Roizman B, et al. Fields virology. 4th ed. Philadelphia: Lippincott Williams & Wilkins; 2001.

Gorbalenya AE, Backer SC, Baric RS, Groot RJ, Drosten C, Gulyaeva AA, et al. Severe acute respiratory syndrome-related coronavirus: the species and its viruses a statement of the Coronavirus Study Group. New York: BioRxiv; 2020.

Huang C, Wang Y, Li X, Ren L, Zhao J, Hu Y, et al. Clinical features of patients infected with 2019 novel coronavirus in Wuhan, China. Lancet. 2020;395(10223):497-506.

Royal College of Pathologists Australasia. RCPA advises against COVID-19 IgG/IgM rapid tests for the detection of early COVID disease. Camberra: RCPA; 2020.

Ruan Q, Yang K, Wang W, Jiang L, Song J. Clinical predictors of mortality due to COVID-19 based on an analysis of data of 150 patients from Wuhan, China. Intensive Care Med. 2020;46(5):846-8.

19

Cateteres, drenos, sondas e outros dispositivos

Adriana Paula Jordão Isabella // Andrea Cristina Caseiro (*in memoriam*) // Camila Takáo Lopes // Carla E. F. Schulz // Juliana de Lima Lopes // Dayana Souza Fram

O processo de envelhecimento da população promoveu alterações do perfil epidemiológico da morbimortalidade, elevando a prevalência da carga de doenças crônicas não transmissíveis. A incidência de doenças cardiovasculares, distúrbios urinários, câncer, processos degenerativos e a introdução de procedimentos cirúrgicos minimamente invasivos impulsionaram a demanda por cateteres e outros dispositivos.

Neste capítulo, são descritos vários tipos de dispositivos (cateteres, drenos, sondas, entre outros) utilizados para o tratamento e a recuperação do paciente hospitalizado. São abordados os dispositivos utilizados atualmente de forma a subsidiar um exame físico criterioso e detalhado. Também são apresentados os aspectos que devem ser observados pelo enfermeiro ao proceder ao exame físico, assim como os cuidados a serem tomados para garantir a manutenção e o funcionamento correto desses dispositivos. O uso incorreto, a remoção de forma não intencional e a reinserção dos dispositivos trazem problemas para a segurança do paciente. Ressalta-se que, na prática clínica, é comum os termos dreno, cateter e sonda serem usados como sinônimos, embora haja diferenças relacionadas à função.

➡ Cateteres vasculares

Pacientes hospitalizados frequentemente necessitam de um ou mais cateteres venosos ou arteriais para infusão de fluidos, coleta de amostras de sangue ou monitoramento de pressão arterial ou venosa. Incluem-se os cateteres venosos periféricos, cateteres venosos centrais de curta ou de longa permanência e cateteres arteriais.

Cateteres venosos periféricos

Os cateteres venosos periféricos são amplamente utilizados para acesso vascular de curta permanência. Classificam-se em cateteres agulhados ou cateteres sobre agulha. Os cateteres agulhados se constituem em cânulas de aço inoxidável com asas de empunhadura, indicados para obtenção de amostras sanguíneas ou administração de fluidos em *bolus*. Os cateteres sobre agulha, por sua vez, constituem-se em cânulas de materiais flexíveis, como o cloreto de polivinil (PVC), politetrafluoretileno (Teflon®), poliuretano (Vialon®) e polietileno. Esses cateteres recobrem uma agulha introdutora, removida uma vez que o acesso venoso tenha sido estabelecido, de forma a manter apenas o cateter no interior do vaso. São utilizados para a administração contínua ou intermitente de fluidos intravenosos cuja composição seja compatível com administração periférica, mais frequentemente na rede venosa dos membros superiores.

Em termos de exame físico, a equipe de enfermagem, guardadas as competências técnico-legais, deve avaliar:

- Local de inserção – o ideal é que seja a cada 4 horas (pacientes conscientes e com cognição preservada) ou a cada 1 ou 2 horas se pacientes em terapia intensiva, sedados ou com déficit cognitivo.
- Dor, sensibilidade ou parestesia no local de punção, com ou sem palpação.
- Alterações de coloração do local de punção (eritema ou branqueamento).
- Alterações na temperatura da pele no local de punção (quente ou frio).
- Edema na inserção ou ao longo do trajeto venoso.
- Endurecimento na inserção ou ao longo do trajeto venoso.
- Drenagem no local de punção.
- Outros tipos de disfunção (p. ex., resistência à administração, ausência de retorno do sangue).
- Integridade, limpeza e aderência da cobertura.

Cateteres venosos centrais

Cateterização venosa profunda por punção

Trata-se da introdução de um cateter de polietileno ou náilon radiopaco em uma veia profunda e calibrosa (p. ex., veia jugular interna ou veia subclávia) por um profissional médico, podendo ser de curta ou longa permanência. Os mais frequentemente utilizados nos pacientes hospitalizados são os cateteres de curta permanência, de duplo ou triplo lúmen. Está indicado para:

→ Ausência de condições de acesso venoso periférico – por exemplo, história de falha ou dificuldade em obter acesso venoso periférico ainda que guiado por ultrassom.
→ Instabilidade hemodinâmica presente ou previsível que requeira rápida administração de fármacos, expansores de volume e componentes do sangue.
→ Medida de pressão venosa central.
→ Administração de fluidos intravenosos que não podem ser infundidos por via periférica (p. ex., fármacos irritativos, fármacos vesicantes, nutrição parenteral de alta osmolaridade).
→ Administração concomitante de fármacos incompatíveis entre si, por meio de cateteres de múltiplos lúmens.
→ Estabelecimento de acesso imediato para hemodiálise.

Em relação ao exame físico, a equipe de enfermagem, guardadas as competências técnico-legais, deve avaliar o local de inserção por meio de inspeção visual e palpação sobre o curativo que esteja intacto, no mínimo 1 vez ao dia. Especificamente, deve-se avaliar:

→ Integridade e limpeza da cobertura.
→ Sangramento ao redor da inserção do cateter.
→ Sinais de deslocamento do cateter e exteriorização.
→ Sinais de infecção (hiperemia local, edema, dor e drenagem no local de punção).

Caso o cateter esteja sendo utilizado para a mensuração de pressão venosa central, certificar-se de que se encontra localizado centralmente, ou seja, que a ponta distal do cateter esteja localizada no terço inferior da veia cava superior, próximo ao átrio direito; a radiografia torácica confirma a localização.

Cateterização venosa central de inserção periférica

> O PICC vem sendo amplamente utilizado, uma vez que é um dispositivo com tempo de permanência prolongado e de fácil instalação, associado a menor risco de complicações mecânicas e infecciosas.

O cateter venoso central de inserção periférica (PICC, na sigla em inglês) vem sendo amplamente utilizado, uma vez que é um dispositivo com tempo de permanência prolongado e de fácil instalação, associado a menor risco de complicações mecânicas e infecciosas quando comparado ao cateter venoso central de curta permanência. É um dispositivo vascular de inserção periférica com localização central, com lúmen único ou duplo. É constituído de materiais biocompatíveis e hemocompatíveis, com característica de menor trombogenicidade. As principais veias utilizadas para a inserção desse dispositivo são: basílica, cefálica, braquial e cubital média.

Sua utilização está indicada nos casos de necessidade de obtenção e manutenção de acesso venoso profundo por tempo prolongado e quando há necessidade de administrar soluções hiperosmolares, como nutrição parenteral ou soluções vesicantes e irritantes.

As principais vantagens desse dispositivo são a menor taxa de infecção em relação aos cateteres centrais de curta permanência, menor desconforto e dor para o paciente, menor restrição do paciente, além de ser um dispositivo implantado por enfermeiro especializado.

Após a inserção, deve ser realizada a radiografia torácica para confirmação do seu posicionamento. A ponta distal do cateter deve estar localizada no terço inferior da veia cava superior.

No que concerne ao exame físico, guardadas as competências técnico-legais, a equipe de enfermagem deve avaliar o local de inserção, seguindo as mesmas orientações relacionadas aos cateteres venosos centrais de curta permanência.

Cateter para mensuração invasiva da pressão arterial

A canulação arterial periférica emprega um cateter de Teflon® ou PVC e consiste em recurso essencial nas unidades de terapia intensiva (UTIs) para monitorar a pressão arterial de maneira invasiva e obter amostras de sangue.

Algumas indicações da canulação arterial incluem instabilidade hemodinâmica, em uso de fármacos vasoativos, monitoração intraoperatória de cirurgias de grande porte, insuficiência respiratória, com indicação de avaliação seriada de gasometria arterial, entre outras.

A artéria radial é a mais comumente empregada, pela facilidade de acesso e por apresentar suprimento sanguíneo contralateral, pela artéria ulnar. As artérias dorsal do pé, axilar, braquial e femoral também podem ser canuladas.

> A artéria radial é a mais comumente empregada, pela facilidade de acesso e por apresentar suprimento sanguíneo contralateral, pela artéria ulnar.

A mensuração da pressão arterial média pode ser feita utilizando monitor de pressão; o equipamento é conectado a um transdutor de pressão (*domus*), que transforma a pressão de pulso em impulsos elétricos, os quais são traduzidos, pelo monitor, em valores digitais e/ou curvas de pressão.

A equipe de enfermagem, guardadas as competências técnico-legais, em relação ao exame físico, deve avaliar:

→ Integridade e limpeza da cobertura.
→ Sangramento/equimose/hematoma na inserção do cateter.
→ Sinais de deslocamento do cateter e exteriorização.
→ Sinais de infecção (hiperemia local, edema, dor e drenagem) no local de punção.
→ Sinais de isquemia local (temperatura fria da extremidade, tempo de enchimento capilar maior que 2 ou 3 segundos, cianose ou palidez de extremidade).

Cateter de artéria pulmonar

O cateter de artéria pulmonar, também denominado **cateter de Swan-Ganz**, é um cateter multilúmen com um balonete na ponta, introduzido em uma veia central e progredido até um ramo da artéria pulmonar. Uma vez na artéria pulmonar, o balonete pode ser inflado, ocluindo o ramo da artéria e possibilitando uma leitura de pressão que equivale à pressão do átrio esquerdo.

O modelo mais utilizado, de três vias, contém um lúmen proximal, localizado a 30 cm da ponta do cateter, utilizado para monitoração contínua da pressão venosa central. O segundo lúmen se localiza na ponta do cateter e possibilita aferir a pressão da artéria pulmonar. O terceiro lúmen se trata de um "termistor", localizado 3 a 4 cm da ponta do cateter, utilizado para a medição contínua da temperatura central do paciente e para aferição do débito cardíaco por meio de termodiluição. Existem também cateteres com quatro lúmens, sendo que o lúmen adicional pode estar localizado ao nível do átrio direito do paciente, permitindo a administração de soro ou medicamentos, ou pode localizar-se a 19 cm da ponta (ao nível do ventrículo direito), o que possibilita a monitoração da pressão desse ventrículo ou a introdução de um eletrodo de marca-passo provisório, quando indicado. Existem cateteres com fibras ópticas conectadas a um sistema de oximetria, que permitem a monitoração contínua da saturação venosa de oxigênio.

O cateter é indicado para diferenciar entre edema pulmonar cardiogênico e não cardiogênico; avaliar hipertensão pulmonar; diagnosticar tamponamento pericárdico; diagnosticar *shunt* intracardíaco esquerda-direita; avaliar a gravidade da estenose mitral; diferenciar entre tipos de choque; manejo de pacientes hemodinamicamente instáveis no período perioperatório, pacientes com infarto agudo do miocárdio complicado, pacientes no pós-operatório de cirurgia cardíaca, pacientes com pré-eclâmpsia grave; guiar e avaliar a resposta à terapêutica farmacológica (vasopressores, inotrópicos e vasodilatadores); guiar e avaliar a resposta à terapêutica não farmacológica (manejo de fluidos).

Guardadas as competências técnico-legais, a equipe de enfermagem deve avaliar, em relação ao exame físico:

→ Manifestações de embolismo aéreo: dispneia, precordialgia, taquicardia, hipotensão, aumento agudo das pressões cardíacas à direita.
→ Manifestações de perfuração de artéria pulmonar: hemoptise, hipoxemia e choque.
→ Sinais de deslocamento do cateter e exteriorização (p. ex., marcação da inserção do cateter deslocada).
→ Sinais de infecção (hiperemia local, edema, dor e drenagem) no local de punção.
→ Posição do êmbolo da seringa que é utilizada para mensurar a pressão de capilar pulmonar (deve estar tracionado, mantendo, assim, o balão desinsuflado para evitar isquemia pulmonar).

Balão intra-aórtico

O balão intra-aórtico (BIA) é um sistema de contrapulsação utilizado como suporte mecânico circulatório ao coração. Trata-se de um cateter que é introduzido em uma das artérias femorais e progredido até que a ponta distal alcance a aorta descendente proximal. A ponta distal do cateter possui um balão cilíndrico de poliuretano em sua extremidade, que é inflado com gás hélio durante a diástole ventricular (imediatamente após o fechamento da valva aórtica) e desinsuflado durante a sístole ventricular (imediatamente antes da abertura da valva aórtica). É acoplado a uma unidade eletrônica que, de acordo com o eletrocardiograma ou curva de pressão aórtica do paciente, sincroniza o insuflar e desinsuflar do balão com o ciclo cardíaco.

Após a inserção do cateter e diariamente, a posição da ponta distal do cateter é confirmada no nível de bifurcação dos brônquios principais direitos e esquerdos por meio de radiografia de tórax.

O BIA promove a diminuição do trabalho ventricular por meio da diminuição da pós-carga e da pressão diastólica final do ventrículo esquerdo, aumentando a perfusão coronariana por aumento da pressão aórtica na fase diastólica, resultando na melhora do débito cardíaco.

Esse dispositivo está indicado para pacientes com choque cardiogênico, angina intratável, baixo débito cardíaco após revascularização do miocárdio, como terapia adjuvante durante a angioplastia de alto risco, estenose coronariana esquerda grave aguardando cirurgia, isquemia miocárdica intratável, insuficiência cardíaca refratária (como ponte para outros tratamentos), arritmias ventriculares intratáveis (como ponte para outros tratamentos).

Em termos de exame físico, a equipe de enfermagem, guardadas as competências técnico-legais, deve avaliar:

→ Integridade e limpeza da cobertura da inserção do cateter.
→ Integridade e aderência dos eletrodos.
→ Sangramento/equimose/hematoma ao redor da inserção do cateter.
→ Sinais de deslocamento do cateter e exteriorização.
→ Sinais de infecção (hiperemia local, edema, dor e drenagem) no local de punção.
→ Sinais de isquemia local (ausência de pulso palpável na extremidade do membro cateterizado ou pulso filiforme em relação ao pulso contralateral, temperatura fria da extremidade, tempo de enchimento capilar > 2 ou 3 segundos, cianose ou palidez de extremidade).
→ Adequado posicionamento do paciente, em decúbito dorsal horizontal e com membro cateterizado estendido.

→ Cateteres especiais para procedimentos dialíticos

> A diálise pode ser instituída para pacientes com lesão renal aguda ou insuficiência renal crônica. É realizada por meio de um sistema de membranas artificiais, utilizando sangue extracorpóreo (hemodiálise) ou da membrana peritoneal (diálise peritoneal).

A diálise pode ser instituída para pacientes com lesão renal aguda ou insuficiência renal crônica. É realizada por meio de um sistema de membranas artificiais, utilizando sangue extracorpóreo (hemodiálise) ou da membrana peritoneal (diálise peritoneal). Na vigência de necessidade de hemodiálise imediata/de emergência no ambiente hospitalar, um cateter não tunelizado, de duplo lúmen, é utilizado. Em contextos ambulatoriais crônicos, ou quando se prevê que a duração da hemodiálise com o cateter ultrapassará 7 a 14 dias, utiliza-se um cateter para hemodiálise tunelizado. Quando há necessidade de acesso permanente para hemodiálise, confecciona-se uma fístula arteriovenosa.

Cateteres não tunelizados e tunelizados para hemodiálise

Trata-se de cateteres calibrosos, comumente de duplo lúmen. Um dos lúmens, chamado de "via arterial", é utilizado para retirar sangue do corpo, a partir de aberturas mais afastadas do coração; o segundo lúmen, chamado de "via venosa", é utilizado para retornar sangue da máquina de diálise para o corpo. Pode haver um terceiro lúmen, utilizado para coleta de sangue e administração de medicamentos.

Os cateteres do tipo Shilley®, de curta permanência (não tunelizados), são introduzidos pelas veias jugulares internas, femorais ou subclávias, por punção supra ou infraclavicular.

Os cateteres do tipo Permcath®, de longa permanência (tunelizados), são introduzidos por dissecção das veias cefálica, jugular externa ou interna, percorrem um túnel subcutâneo entre a veia canulada e o local de saída da pele, geralmente no tórax.

Ao exame físico, a equipe de enfermagem, guardadas as competências técnico-legais, deve avaliar:

→ Integridade e limpeza da cobertura.
→ Sangramento/equimose/hematoma na inserção do cateter.
→ Sinais de deslocamento do cateter e exteriorização.
→ Sinais de infecção (hiperemia local, edema, dor e drenagem) no local de punção.

Cateter de diálise peritoneal

O cateter de diálise peritoneal mais comumente utilizado é o cateter Tenckhoff, introduzido no espaço peritoneal. O peritônio do paciente serve como uma membrana semipermeável que separa a cavidade peritoneal dos fluidos corporais. O cateter permite um fluxo bidirecional do dialisato.

No que concerne ao exame físico, guardadas as competências técnico-legais, a equipe de enfermagem deve avaliar a inserção do cateter em relação a sinais de infecção, trauma leve, reação alérgica ao cateter, obstrução do fluxo de saída do cateter, extrusão do cateter, vazamento pericateter ou perfuração intestinal:

→ Crescente formação de crosta e/ou eritema na inserção do cateter.
→ Drenagem serosa ou purulenta na inserção do cateter.
→ Endurecimento da pele ou dor na inserção ou ao longo do trajeto do cateter.
→ Dor abdominal associada a fluxo de saída irregular, fibrina no dialisato e/ou constipação intestinal.
→ Edema subcutâneo associado a fluxo de saída diminuído (podem preceder vazamento franco).
→ Edema genital e de parede abdominal (vazamento subcutâneo).
→ Deslocamento do cateter.
→ Dialisato sanguinolento, retenção do dialisato, diarreia após infusão do dialisato.

Fístula arteriovenosa

Ainda que não seja um cateter, a fístula arteriovenosa (FAV) é um acesso vascular permanente artificialmente criado no antebraço, braço ou coxa para o procedimento dialítico e, por isso, está incluída neste capítulo. Esse dispositivo está relacionado a menores índices de complicações infecciosas quando comparado aos cateteres de hemodiálise.

A FAV consiste na anastomose de uma artéria e uma veia com uma fístula entre elas. O fluxo sanguíneo arterial mistura-se com o fluxo sanguíneo venoso e dilata o vaso, facilitando a punção do vaso para a hemodiálise. Após algumas semanas do ato cirúrgico, o sistema se arterializa, tornando as veias distendidas, nas quais pode ser palpado o frêmito.

Para o uso, é necessário esperar sua maturação, que ocorre de 1 a 3 meses após a cirurgia. A maturação da FAV ocorre pelo remodelamento vascular ou rearranjo estrutural da matriz vascular para produzir e aumentar a área do lúmen.

Durante o exame físico, a equipe de enfermagem, guardadas as competências técnico-legais, deve avaliar:

→ Visibilidade do corpo da FAV e ausência de sinais de aneurismas (sem protuberância local despigmentada, ulcerada ou com sangramento espontâneo).
→ Pele sobre a FAV: íntegra (sem eritema, massas ou edemas focais), aquecida ao toque.
→ Locais de canulação (cicatrizados, com crosta mínima ou nenhuma, sem evidência de inflamação).
→ Frêmito: uma vibração da FAV, que deve estar presente à palpação, com componente sistólico e diastólico, melhor sentida com a palma da mão e não com os dedos.
→ Pulso: além do pulso da extremidade, o pulso também deve ser levemente sentido ao longo do comprimento da FAV, desde a anastomose arteriovenosa e ao longo do fluxo venoso. Deve ser macio e de fácil compressão. Quando a FAV é ocluída a uma distância curta da anastomose arteriovenosa, o pulso arterial no punho deve ser aumentado.
→ Colapso da FAV: deve ocorrer quando o braço é elevado acima do nível do coração.
→ Extremidade: não deve ter edema, a mão ipsilateral à FAV deve ter o mesmo aspecto da mão contralateral, sem sinais de isquemia (temperatura fria, pálida).
→ Sinais de obstrução do fluxo venoso central (circulação venosa colateral no membro ipsilateral à FAV).

→ Cateteres utilizados em quimioterapia

O uso de cateteres semi-implantáveis ou totalmente implantáveis para a administração de quimioterápicos vem sendo cada vez maior, pois esse é um método mais seguro, que evita tanto punções de repetição como o extravasamento do medicamento para o tecido subcutâneo.

Cateteres semi-implantáveis (tunelizados) são introduzidos na veia cava superior por punção ou dissecção e exteriorizados por tunelização da pele.

Os cateteres totalmente implantáveis são constituídos por duas partes principais, um corpo de acesso e um cateter, com a vantagem de permanecerem protegidas sob a pele e fora de visualização, tornando-o compatíveis com atividades como natação. O corpo de acesso é mais comumente posicionado no tecido subcutâneo da face anterior do tórax, sobre a terceira ou a quarta costela. O cateter é acoplado a esse corpo de acesso e posicionado na veia cava superior, pelas veias subclávia, cefálica e jugular externa. O acesso ao corpo do sistema é feito pela introdução de uma agulha não cortante (agulha de Hubber), inserida no septo autosselante do corpo de acesso.

Em relação ao exame físico, a equipe de enfermagem, guardadas as competências técnico-legais, deve avaliar:

→ Local de inserção.
→ Sangramento/equimose/hematoma sobre o sítio de inserção da agulha.
→ Extravasamentos no local de inserção da agulha.
→ Edema subcutâneo local.
→ Dor local.
→ Sinais de infecção (hiperemia local, edema, dor e drenagem) no local de inserção da agulha.
→ Sinais de deslocamento do cateter e exteriorização.

→ Dispositivos para oxigenoterapia

O exame físico é o primeiro passo para a realização da monitoração respiratória. Algumas alterações no exame físico podem evidenciar baixo nível de oxigênio circulante e consequente necessidade de oxigenoterapia. Modificações no estado mental, no nível de consciência, no padrão respiratório, aumento ou diminuição na pressão arterial, taquicardia, extremidades frias e alterações da coloração da pele podem indicar hipoxemia. Tal condição pode ser confirmada com a monitoração de gases arteriais por meio da avaliação de PO_2, $PaCO_2$, pH, saturação de O_2 e concentração de bicarbonato, a partir de punções arteriais percutâneas de repetição ou utilizando cateteres arteriais. Embora não seja tão preciso, porém não invasivo e de fácil acesso, o oxímetro de pulso é um dispositivo utilizado para medições da saturação de oxigênio sendo utilizado em nível hospitalar, não hospitalar e até residencial.

A administração de oxigênio representa a terapêutica mais comum na tentativa de correção da hipoxemia ocasionada por distúrbios respiratórios. Tal modalidade é indicada quando a PO_2 arterial cai a níveis inferiores a 60 mmHg e a saturação do sangue arterial situa-se abaixo de 90% em ar ambiente e 88% durante deambulação. A **oxigenoterapia** consiste na administração de oxigênio a uma concentração de pressão superior

> A administração de oxigênio representa a terapêutica mais comum na tentativa de correção da hipoxemia ocasionada por distúrbios respiratórios.

à encontrada na atmosfera, ou seja, fração de oxigênio inspirado superior a 21%. A técnica corrige a hipoxemia, diminui o trabalho respiratório e reduz o trabalho do miocárdio.

Os distúrbios respiratórios devem ser reconhecidos precocemente e tratados adequadamente, minimizando complicações, sendo indispensável que o profissional da enfermagem tenha preparo para reconhecer, acompanhar e encaminhar os pacientes com tal necessidade.

Os sistemas de administração de oxigênio são tradicionalmente divididos em sistemas de baixo e alto fluxo. Os de baixo fluxo administram oxigênio em velocidades de fluxo que suplementam o oxigênio contido no ar ambiente, e os de alto fluxo satisfazem a velocidade do fluxo inspiratório do paciente ou a excedem, permitindo a administração exata do oxigênio a ser inspirado.

Sistemas de baixo fluxo

Cânula nasal

Também conhecida como *prong* nasal: é um tubo plástico de pequeno diâmetro, provido de duas protrusões colocadas nas narinas, fornecendo concentrações de oxigênio de 25 a 40%. Presume-se que o aumento de fluxo de O_2 em litros por minuto (L/min) aumente a fração inspirada de oxigênio (FiO_2), havendo a seguinte correspondência: 1 L/min = 24% de FiO_2; 3 L/min = 32% de FiO_2; 4 L/min = 36% de FiO_2; 5 a 6 L/min = 40 a 44% de FiO_2. Os fluxos mais altos são irritantes das mucosas nasal e faríngea.

São cuidados de enfermagem:

→ Observar o fluxo de oxigênio fornecido.
→ Observar a formação de lesões em fossas nasais.
→ Mensurar a saturação de oxigênio por oximetria de pulso.
→ Realizar aspiração das vias aéreas quando necessário.
→ Manter a via aérea pérvia para posicionamento correto da cânula.
→ Trocar o dispositivo conforme recomendado pelos protocolos da comissão de controle de infecção local.

Cateteres nasais

São dispositivos finos, de plástico ou de borracha, introduzidos até a faringe. Os fluxos de 1 a 6 L/min podem fornecer concentrações de 23 a 42% de oxigênio. Nesses casos, fluxos superiores também são contraindicados devido à possibilidade de irritação da mucosa faríngea. A posição do cateter nasal deve ser intercalada entre as narinas direita e esquerda, como forma de evitar lesões nas fossas nasais. O tamanho adequado dos cateteres para adultos varia do nº 8 ao 12.

São cuidados de enfermagem:

→ Verificar o fluxo de oxigênio fornecido.
→ Observar a formação de lesões em fossas nasais.
→ Mensurar a saturação de oxigênio por oximetria de pulso.
→ Realizar aspiração das vias aéreas quando necessário.
→ Manter a via aérea pérvia para posicionamento correto da cânula.
→ Trocar o dispositivo conforme recomendado pelos protocolos da comissão de controle de infecção local.

Observações

Segundo o II Consenso Brasileiro de Doença Pulmonar Obstrutiva Crônica (DPOC),[1] não existem evidências científicas que indiquem a necessidade de umidificação em sistemas que empregam cateteres e cânulas nasais com fluxos inferiores a 5 L/min, exceto no uso transtraqueal ou em traqueostomias.

A oferta de oxigênio com fluxo acima de 6 L/min é considerada terapia de alto fluxo; contudo, nas condições habituais de tratamento, esse suprimento em geral não é aquecido ou umidificado podendo alcançar um fluxo máximo de 15 L/min.[2] O uso de um cateter nasal de alto fluxo permite fluxos de até 60 L/min em razão do uso de aquecedor e umidificador.[3] Esse ar aquecido proporciona umidade relativa de 100%, que melhora a ação do epitélio mucociliar e permite melhor conforto do paciente.

Máscaras de nebulização

São máscaras leves de plástico, cuja utilização é necessária para a vedação da face. Os fluxos de 5 a 8 L/min podem fornecer concentrações de 40 a 60%, com FiO_2 variável. O oxigênio fornecido deve ser umidificado.

É necessário boa vedação e adaptação à face do paciente, de modo a garantir a oxigenação desejada. Se necessário, substituir por uma cânula nasal no momento das refeições.

São cuidados de enfermagem:

→ Verificar o fluxo de oxigênio fornecido.
→ Mensurar a saturação de oxigênio por oximetria de pulso.
→ Realizar aspiração das vias aéreas quando necessário.
→ Trocar o dispositivo conforme recomendado pelos protocolos da comissão de controle de infecção local.
→ Se necessário e se houver condições, substituir por cânula nasal nas refeições.

Sistemas de alto fluxo

Ventilação natural

Máscaras de Venturi

São máscaras leves, de plástico, com abertura lateral, sendo um dos métodos mais seguros para liberar a concentração necessária de oxigênio. A máscara de Venturi é usada para misturar oxigênio e ar na FiO_2 desejada. O oxigênio passa por um tubo conector até um canal na máscara, que possui um determinado diâmetro do lado distal e um diâmetro menor no lado proximal. O oxigênio flui por esse canal e, à medida que o oxigênio passa pela extremidade proximal, ocorre uma queda de pressão, que cria um efeito de sucção, ou a entrada de oxigênio em uma porcentagem específica. Dependendo do diâmetro maior do tubo conector, há determinada FiO_2. Os fluxos de 4 a 15 L/min podem fornecer concentrações de oxigênio de 24 a 50%.

São cuidados de enfermagem:

→ Verificar o fluxo de oxigênio fornecido de acordo com a FiO_2 a ser ofertada.
→ Mensurar a saturação de oxigênio por oximetria de pulso.
→ Realizar aspiração das vias aéreas quando necessário.
→ Trocar o dispositivo conforme recomendado pelos protocolos da comissão de controle de infecção local.
→ Se necessário e se houver condições, substituir por cânula nasal nas refeições.

Tenda facial

Geralmente conhecida como "máscara de nebulização contínua", é uma máscara leve, de plástico, que deve ser adaptada ao queixo do paciente e utilizada junto a um nebulizador. É muito útil na umidificação e fluidificação de secreções, sendo bastante usada na recuperação pós-anestésica e pós-extubação. O fluxo de 5 a 15 L/min fornece concentrações de oxigênio de até 50%. A principal vantagem desse sistema é a possibilidade de administrar alta umidade.

São cuidados de enfermagem:

→ Verificar o fluxo de oxigênio fornecido de acordo com a FiO_2 a ser ofertada.
→ Mensurar a saturação de oxigênio por oximetria de pulso.
→ Realizar aspiração das vias aéreas quando necessário.
→ Manter a via aérea pérvia para posicionamento correto da cânula.
→ Trocar o dispositivo conforme recomendado pelos protocolos da comissão de controle de infecção local.
→ Se necessário e se houver condições, substituir por cânula nasal nas refeições.

Ventilação não invasiva com pressão positiva

Esse tipo de ventilação é uma técnica de suporte ventilatório em que uma pressão positiva é aplicada na via aérea do paciente, utilizando-se máscaras nasais ou faciais sem o auxílio de via aérea artificial (intubação, traqueostomia). Muito utilizada em pacientes com insuficiência respiratória aguda, conseguindo em muitos casos evitar a intubação orotraqueal.

As máscaras nasais recobrem apenas o nariz e são confeccionadas em material acrílico transparente e sua interface é de silicone ou gel. As faciais recobrem o nariz e a boca, constituídas do mesmo material que as máscaras nasais. As máscaras são acopladas tanto em ventiladores mecânicos convencionais como em equipamentos específicos, como o gerador de fluxo de CPAP, o CPAP eletrônico e o binível.

As contraindicações para a utilização desse dispositivo são: parada respiratória; instabilidade hemodinâmica; insuficiência coronariana aguda; hemorragia digestiva alta ou vômitos; pneumotórax não drenado; pós-operatório recente de cirurgia facial, esofágica ou gástrica; trauma ou queimadura facial; risco de aspiração; incapacidade de manter a permeabilidade das vias aéreas; paciente não colaborativo; e alterações anatômicas da nasofaringe.

São cuidados de enfermagem:

- → Verificar o fluxo de oxigênio fornecido.
- → Verificar a adequada vedação e adaptação da máscara à face do paciente, de modo a garantir a oxigenação desejada.
- → Mensurar a saturação de oxigênio por oximetria de pulso.
- → Verificar sinais de náuseas e vômitos.
- → Trocar o dispositivo conforme recomendado pelos protocolos da comissão de controle de infecção local.
- → Se necessário e se houver condições, substituir por cânula nasal nas refeições.

Tubo T e colar de traqueostomia

São utilizados para a umidificação e medicações para pacientes em uso de tubos endotraqueais e traqueostomias. O fluxo utilizado deve ser suficientemente alto para cobrir a ventilação-minuto do paciente.

São cuidados de enfermagem:

- → Verificar a adequada vedação e adaptação do tubo T ao circuito de ventilação utilizado.
- → Mensurar a saturação de oxigênio por oximetria de pulso.
- → Trocar o dispositivo conforme recomendado pelos protocolos da comissão de controle de infecção local.

Ventilação invasiva

A oxigenoterapia também pode ser feita por meio de respiradores artificiais, denominados ventiladores mecânicos, empregando a ventilação invasiva. A ventilação artificial fornece uma FiO_2 que pode variar de 21 a 100%, pois o oxigênio é distribuído de forma mais confiável através do sistema fechado fornecido pelo tubo endotraqueal ou nasotraqueal; esse último é mais utilizado em crianças.

Cânula de intubação endotraqueal

A cânula endotraqueal é um tubo oco, longo e delgado, flexível e descartável, geralmente feito de polivinil. Esse tubo é introduzido na traqueia através da cavidade oral ou nasal, passa pelas pregas vocais, e sua extremidade distal é posicionada logo acima da bifurcação do brônquio principal (carina). Os tubos possuem um balonete (mais conhecido como *cuff*) para a vedação da traqueia, o qual se recomenda ser complacente, isto é, de alto volume e baixa pressão, para evitar traumas na mucosa da traqueia quando insuflado. A pressão do *cuff* deve ser mantida entre 20 e 25 cmH_2O. O tamanho da cânula para adultos depende do sexo e da compleição, sendo, em geral, de 8,5 a 9 mm de diâmetro interno para homens e de 8,0 a 8,5 mm de diâmetro interno para mulheres.

São cuidados de enfermagem:

- → Verificar o número da cânula utilizada.
- → Verificar o nível e local de fixação da cânula (quando a intubação é orotraqueal, a cânula deve ficar centralizada na cavidade oral, para evitar lesões na comissura labial).
- → Realizar a troca da fixação da cânula sempre que necessário.
- → Observar a formação de lesões no local de fixação da cânula e, quando utilizado cadarço, proteger os pontos de maior atrito.
- → Realizar mensuração da pressão do *cuff* junto à equipe de fisioterapia.
- → Verificar o fluxo de oxigênio fornecido.
- → Realizar aspiração das vias aéreas quando necessário.
- → Trocar circuito e filtro conforme recomendado pelos protocolos da comissão de controle de infecção local.

Cânula de traqueostomia

A cânula de traqueostomia pode ser feita de diversos materiais, como plástico ou aço inoxidável. O comprimento e a curva de um tubo de traqueostomia são importantes. Os tubos de traqueostomia podem ser longos ou curtos, e a angulação pode variar de 50° a 90°. A cânula plástica deve ser provida de balão (*cuff* de grande volume e baixa pressão); a cânula de metal não tem *cuff*, mas possui um mandril interno, que pode ser retirado para a limpeza. O tamanho depende da idade, do sexo e do tamanho dos pacientes, sendo, habitualmente, de 8,0 a 9,0 mm para homens e de 7,5 a 8,5 mm para mulheres.

São cuidados de enfermagem:

- Verificar o tamanho da cânula utilizada.
- Realizar a mensuração da pressão do *cuff* em casos de cânula plástica.
- Realizar curativo/limpeza diário avaliando sinais de infecção, como hiperemia local e saída de secreção.
- Em casos de cânula de metal, o mandril interno deve ser limpo diariamente com solução de soro fisiológico a 0,9%.
- Verificar o adequado alinhamento do tubo de traqueostomia.

Drenos

São dispositivos mecânicos instalados cirurgicamente, tendo como finalidade principal a eliminação de ar, transudato, exsudato e secreções de órgãos, de cavidades ou tecidos do corpo, mantendo o local limpo.

A drenagem pode ocorrer de forma espontânea ou ser induzida mediante procedimento cirúrgico, podendo o dreno ser mantido ou não conforme indicação terapêutica.

> A drenagem pode ocorrer de forma espontânea ou ser induzida mediante procedimento cirúrgico, podendo o dreno ser mantido ou não conforme indicação terapêutica.

A tendência atual é de que seu uso deva ser evitado sempre que possível ou a sua utilização deve ser feita em casos específicos, com dispositivos apropriados à finalidade proposta, de forma a realizar sua função sem prejudicar ou retardar a evolução do paciente.[4]

Dreno torácico

Os movimentos respiratórios, pela alternância da inspiração e expiração, mantêm em equilíbrio a entrada e a saída de líquido na cavidade pleural. O acúmulo de fluidos, ar ou sangue no espaço pleural pressupõe uma alteração desse estado de equilíbrio, prejudicando as trocas gasosas.[5]

A drenagem de tórax é um procedimento cirúrgico que promove a manutenção ou o restabelecimento da pressão negativa do espaço pleural, mantém a função cardiorrespiratória e a estabilidade hemodinâmica, por meio da retirada de fluidos que se encontrem acumulados na cavidade pleural. Dentre os fluidos que podem, por algum motivo, ficar estocados nessa cavidade, estão o ar (pneumotórax), sangue (hemotórax), pus (empiema), linfa (quilotórax) e líquido do pericárdio (hidrotórax), na maior parte das situações resultantes de processos infecciosos, trauma e procedimentos cirúrgicos.[5]

> O local da inserção do dreno está diretamente relacionado ao que se pretende drenar.

O local da inserção do dreno está diretamente relacionado ao que se pretende drenar. Partindo do princípio de que o ar sobe e o líquido desce, devido à diferença de densidade, a drenagem torácica para retirada de ar é feita próxima ao segundo espaço intercostal, ao longo da linha hemiclavicular. E o local de inserção para drenagem de líquido é próximo ao quinto ou sexto espaço intercostal, na linha hemiaxilar. Os drenos torácicos de mediastino são inseridos logo abaixo do esterno e drenam sangue ou fluidos mais densos, evitando seu acúmulo ao redor do coração.

São características dos sistemas de drenagem torácica/pleural:

→ tubulares e multifenestrados no terço distal para facilitar a drenagem e dificultar a obstrução;
→ siliconizados, o que dificulta a aderência de coágulos;
→ material transparente e da mesma espessura do restante do sistema;
→ calibre varia de 16 a 40 Fr (*French*: escala francesa),[4] calibres maiores (20-40 Fr) indicados para drenagem de sangue ou líquido espesso, os menores (16-20 Fr), drenagem de ar;
→ marcado com linha de material radiopaco que percorre ao longo do dreno, interrompida pela última fenestração, o que permite observar a posição do dreno e se a última fenestração encontra-se dentro da cavidade pleural ou na parede torácica;
→ conector intermediário de material transparente e com calibre compatível com o restante do sistema;
→ tubo de extensão de material plástico e transparente ou de silicone;
→ frasco coletor de plástico transparente, graduado para permitir as aferições do aspecto e do volume do líquido drenado.

Entre o dreno e o tubo de extensão, há um conector intermediário que necessita ter um com calibre compatível com o restante do sistema. Conectores com calibre muito reduzido podem ser obstruídos facilmente por coágulos, fibrina ou pus. O tubo de extensão liga o dreno ao frasco coletor. O comprimento deve ser suficiente para permitir a mudança de decúbito do paciente, mas não muito longo a ponto de dificultar a saída do conteúdo a ser drenado. Possui um lacre que permite o fechamento do tubo na hora de desprezar o conteúdo coletado. Durante o transporte o lacre deve ser mantido aberto, sobretudo se o paciente apresentar escape aéreo. Seu fechamento é orientado apenas por frações de segundos quando o frasco coletor por ventura passar em nível acima do paciente. O frasco coletor apresenta em seu interior tubo rígido, o qual deve ser mergulhado em 2 cm de soro fisiológico para produzir o selo d'água e fazer uma válvula unidirecional que permite apenas a saída das secreções e ar e impede o retorno ao interior do tórax. Quanto maior a porção do tubo rígido mergulhada em selo d'água, maior será a pressão que o tórax deverá fazer para drenar as coleções anômalas.[6]

Após a inserção, o dreno é fixado por meio de sutura e recoberto com um curativo estéril firme. A extremidade externa é conectada a uma unidade de drenagem torácica (frasco). O frasco coletor apresenta em seu interior tubo rígido, o qual deve ser mergulhado em 2 cm de soro fisiológico a 0,9% para produzir o selo d'água e fazer uma válvula unidirecional que permite apenas a saída das secreções e ar e impede o retorno ao interior do tórax. Quanto maior a porção do tubo rígido mergulhada em selo d'água maior será a pressão que o tórax deverá fazer para drenar as coleções anômalas.[6]

O sistema de drenagem mais utilizado é o de frasco único, que consiste em uma tampa vedada com duas aberturas: uma para saída de ar (respiro) e a outra permite a passagem de um tubo, que se estende até o fundo do frasco, abaixo do nível do selo d'água.

Sistema de aspiração com 2 frascos. Consiste em um sistema onde um dos frascos funciona como coletor, mergulhado em 2 cm de solução salina a 0,9%, e o outro funciona como regulador de vácuo e deve ser mergulhado em selo d'água de 10 a 30 cmH_2O e ligado por meio de uma extensão a saída de vácuo da régua de gases.

Sistema de aspiração com 3 frascos. O primeiro frasco serve como frasco coletor de secreções líquidas, o segundo frasco tem o objetivo de funcionar como selo d'água, ou seja, válvula unidirecional que permite a saída de gases e impede a reentrada na cavidade pleural, e o terceiro frasco funciona como frasco regulador de fluxo.

Sistema de aspiração com regulador de vácuo. Nesse sistema de aspiração, o tubo regulador de vácuo substitui o segundo frasco. O tubo rígido no interior do regulador é mergulhado de 10 a 30 cmH_2O e por meio de uma extensão conectado no regulador de vácuo acoplado a saída de vácuo da régua de gases.

Atualmente, existem sistemas de drenagem simplificados onde os frascos de drenagem são substituídos por um único sistema, constituído por uma câmara coletora, uma câmara de selo d'água e uma terceira câmara para controle de sucção.

Outro sistema que devemos levar em consideração é o de drenagem digital. Ele é conectado à rede Wi-Fi, permitindo aferições em tempo real da quantidade de ar e líquido que escapa da cavidade pleural. É composto por câmara única, sem selo d'água e associado a uma bomba de sucção interna. Apresenta aferições bem precisas e melhora a mobilidade do paciente, por não estar conectado a rede de vácuo do hospital.

São complicações associadas à drenagem de tórax:

→ Lesões vasculares (arteriais e venosas);
→ lesões de órgãos intratorácicos e abdominais;
→ lesões diafragmáticas;
→ posicionamento do dreno no subcutâneo;
→ acotovelamento do dreno;
→ saída inadvertida do dreno da cavidade pleural, parcial ou total;
→ desconexão do selo d'água;
→ pneumotórax persistente.

Algumas complicações citadas podem ser evitadas e minimizadas com uso da técnica de drenagem fechada de tórax guiada por ultrassom, considerada atualmente como padrão-ouro.[6]

À enfermagem, cabe observar:

→ Controle radiológico, imediatamente após a drenagem.
→ Controle de sinais vitais e possíveis alterações no padrão respiratório e ausculta pulmonar.
→ Conexões do sistema e selo d'água.
→ Perviabilidade do sistema, com oscilação da coluna líquida no frasco de drenagem.
→ Presença de borbulhamento no selo de água, que pode indicar fístula brônquica ou algum vazamento no sistema de drenagem.
→ Deslocamento da inserção do dreno, dobras ou clampeamento.
→ Manutenção do recipiente de drenagem abaixo da linha do tórax e sempre em posição ereta.
→ Aspecto do líquido drenado quanto a quantidade, cor e consistência.
→ Identificação no frasco de drenagem após a troca do selo com data, horário, quantidade de solução salina a 0,9% adicionada para o selo d'água, nome do profissional responsável.
→ Curativo diário no local de inserção, com observação de sinais flogísticos, ferida alargada ou com vazamento, orifício do dreno ao nível da pele e fios de fixação.
→ Presença de enfisema subcutâneo.
→ Não fixação da extensão do dreno na grade ou leito do paciente.[7]

Drenos abdominais

Os drenos são tubos que saem da área peri-incisional, quer para dentro de um dispositivo de aspiração de ferida portátil (fechado), quer para dentro de curativos (aberto). O princípio envolvido consiste em permitir a saída do sangue e dos líquidos serosos que poderiam, de outra forma, servir como meio de cultura para as bactérias.

As drenagens feitas com sistemas abertos e passivos hoje são reconhecidamente ultrapassadas, salvo em raras exceções. A recomendação é fazer uso de sistemas de drenagens fechados e removê-los o mais breve possível.[4]

Na cavidade abdominal, podem ser utilizados drenos laminares ou tubulares. A escolha se faz pelo volume esperado de secreção, tempo de permanência na cavidade, risco de erosão de alças intestinais ou vasos.

Tipos de drenos abdominais:

→ Dreno laminar ou de Penrose: utilizado em procedimentos cirúrgicos com potencial para o acúmulo de líquidos, infectados ou não. É um sistema de drenagem aberto, com composição à base de borracha tipo látex ou silicone e costumam ser macios e maleáveis, reduzindo as chances de lesão de estruturas intra-abdominais, como vasos e alças. Possuem, no entanto, superfície mais irregular, são mais sujeitos à colonização bacteriana e infecções relacionadas, além de induzirem resposta inflamatória local intensa. O dreno de Penrose de silicone é radiopaco, facilita a visualização radiológica e é menos sujeito a contaminação bacteriana; por ser biocompatível e hemocompatível, a probabilidade de causar resposta tecidual é mínima.[1,44,8]

→ Dreno de Kehr ou sonda em "T" (Taylor): é um sistema de drenagem aberto, fabricado em látex siliconado e tubular em forma de "T", introduzido na região das vias biliares extra-hepáticas, devendo ser fixado através de pontos na parede duodenal lateral ao dreno, tanto quanto na pele, impedindo sua remoção espontânea ou acidental.[8]

→ Drenos de sucção (HEMOVAC®/PORTOVAC®/JACKSON-PRATT/BLAKE): sistema fechado de drenagem por sucção contínua e suave, fabricado em polietileno ou silicone. É composto de um reservatório com mecanismo de abertura para remoção do ar e do conteúdo drenado, um tubo longo com múltiplos orifícios na extremidade distal que fica inserida na cavidade cirúrgica. A drenagem ocorre devido ao estabelecimento de pressão negativa dentro da cavidade a ser drenada, não dependendo da gravidade para agir. São utilizados quando é previsto o acúmulo de líquidos em grandes quantidades ou em drenagens prolongadas. A remoção do ar do interior do reservatório cria uma condição de vácuo, promovendo uma aspiração ativa do acúmulo de secreções.[8]

À enfermagem, cabe observar:

→ Técnica asséptica em todos os curativos realizados no ambiente hospitalar.
→ O curativo do dreno deve ser realizado separado da incisão (se houver), e o primeiro a ser realizado será sempre o do local menos contaminado, devendo

ser mantido limpo e seco. Isso significa que o número de trocas está diretamente relacionado com a quantidade de drenagem.
→ Presença de sinais flogísticos no local de inserção do dreno.
→ Presença de lesões ao redor do local de inserção do dreno.
→ Aspecto do líquido drenado quanto a quantidade, cor e consistência.
→ Registro do procedimento realizado, com a evolução da ferida.
→ Sistemas de drenagem abertos:

— devem ser mantidos ocluídos com bolsa estéril ou com gaze estéril por 72 horas. Após esse período, a manutenção da bolsa estéril fica a critério médico;
— não se devem utilizar alfinetes de segurança como meio de evitar mobilização dos drenos Penrose por não serem considerados produtos para a saúde, enferrujarem facilmente e propiciarem colonização do local;
— deve haver proteção durante o banho;
— deve haver oclusão do dreno, mantendo uma camada de gaze entre o dreno e a pele ou, quando ocorrer hipersecreção, colocar bolsa simples para colostomia.

→ Sistemas de drenagem fechados (torácico, Portovac)

— realizar inspeção do local de inserção do dreno por meio de palpação;
— trocar o curativo a cada 24 horas ou sempre que o mesmo se tornar úmido, solto ou sujo.

→ Sondas

A sonda é um dispositivo cirúrgico que consiste tipicamente em um instrumento pontiagudo bastante flexível e leve, normalmente associado ao ato de sondar, investigar ou rastrear. No âmbito da assistência, a sonda é um aparelho usado para localizar um corpo estranho, para explorar uma ferida ou penetrar em cavidades corporais, para fins diagnósticos e terapêuticos.

Sondas gástricas

A sonda gástrica é um tubo flexível que pode ser inserido pela **cavidade nasal** (nasogástrica) ou pela **oral** (orogástrica) para alcançar o estômago. A inserção de sonda gástrica, em adultos internados em UTIs, unidades de internação ou ambulatórios, é um dos procedimentos mais comumente realizados pela enfermagem. Apesar de ser um procedimento corriqueiro para enfermeiros, não é isento de riscos e envolve decisões que podem comprometer a segurança do paciente.

As sondas gástricas são indicadas para:

→ Descompressão gástrica, remoção de gases e líquidos.
→ Lavagem (irrigação com água ou outros líquidos) do estômago e remoção de toxinas ingeridas ou outros materiais prejudiciais.
→ Tratamento de um local com sangramento ou uma obstrução.
→ Obtenção de conteúdo gástrico para estudos laboratoriais.
→ Administração de medicamentos e terapia nutricional por períodos que não excedem 4 semanas.
→ Diagnosticar a motilidade gastrintestinal.[8]

Tipos de sondas gástricas:

→ Levine é uma sonda descartável confeccionada em PVC transparente, de paredes finas e maleáveis. As medidas do diâmetro, para uso em adultos, variam entre 10 a 24 Fr, com ponta arredondada e aberta, quatro furos laterais e provida na outra extremidade de um conector-padrão com tampa.
→ Dobbhoff/ Nutriflex: será descrita com mais detalhes no tópico sondas enterais. Por ser projetada tanto para alimentação gástrica como duodenal.
→ Sonda S-B (Sengstaken-Blakemore): é usada para tratar sangramento de varizes esofagianas. É um cateter de triplo lúmen com dois balonetes. Um é insuflado no lúmen do estômago, fazendo pressão sobre a cárdia, e outro insuflado no lúmen do esôfago, pressionando diretamente as varizes. O terceiro lúmen é utilizado para irrigar e drenar o estômago.
→ Quando se utiliza essa sonda, uma sonda nasogástrica deve ser ligada a ela, um pouco acima do balonete esofágico, para possibilitar a remoção de secreções acumuladas neste local, já que ela não contém o quarto lúmen.

À enfermagem, cabe observar:

→ Atentar ao tipo de sonda utilizada e sua indicação.
→ Limpar e lubrificar as narinas do paciente com frequência para evitar áreas de pressão provocadas pela sonda.
→ Marcar a sonda com fita adesiva ou marcador permanente após as medidas, antes da inserção; se necessário, reforçar a marcação após a inserção.
→ Fixar a sonda com fita adesiva hipoalergênica no ponto da abertura nasal.
→ Identificar e rotular a entrada de cada lúmen da sonda.
→ Manter os membros superiores imobilizados, se houver risco de retirada acidental da sonda – confusão e inquietação.
→ Observar alterações no volume e no aspecto do aspirado gástrico.
→ Verificar o posicionamento antes de administrar líquidos.

- → Manter cabeceira elevada para cima em 30° a 45° durante a administração da dieta, e no mínimo por 1 hora após o término.
- → Substituir qualquer fórmula administrada por sistema aberto, a cada 4 horas por um frasco novo. Realizar troca do frasco e equipo a cada 24 horas ou conforme orientação do Serviço de Controle de Infecção Hospitalar (SCIH).
- → Realizar a limpeza da sonda com 30 a 50 mL de água filtrada após administração de medicamentos e/ou dietas para manter pérvia.
- → Observar e registrar a aceitação da dieta.
- → Observar e registrar a presença de distensão abdominal, náuseas, vômitos e diarreia.

Sondas enterais

A enfermagem desempenha um papel preponderante, ativo e de responsabilidade no controle da nutrição enteral (NE), uma vez que, além de promover sua administração, realiza a vigilância, manutenção e o controle da via escolhida e do volume administrado com importante atenção para a prevenção de possíveis complicações.[9]

A sondagem entérica é a passagem de uma sonda através das fossas nasais, geralmente até o jejuno com a finalidade de alimentar e hidratar. Essa sonda causa menos traumas que a sonda nasogástrica, podendo permanecer por mais tempo, e reduz o risco de regurgitação e aspiração traqueal.

A sondagem nasoentérica permite a administração de nutrientes pela via digestiva normal. Ela pode ser utilizada em qualquer faixa etária para a solução de diferentes problemas. Sua finalidade é a manutenção ou correção do estado nutricional. De maneira geral, é indicada aos indivíduos que conservam o aparelho digestivo em funcionamento, porém não são capazes de ingerir os nutrientes adequados pela boca.

As sondas entéricas possuem uma ogiva distal de 2 a 3 g, confeccionada geralmente de tungstênio. Essa ogiva é maleável e faz o peristaltismo gástrico e intestinal, atuando sobre a sonda. É preciso posicioná-la corretamente pós-esfíncter pilórico. Em geral, é necessário transcorrer 24 horas para que a sonda migre do estômago para o duodeno.

As sondas entéricas são indicadas para:

- → Hiporexia/anorexia persistente devido a doenças consumptivas, infecciosas, crônicas e psiquiátricas;
- → rebaixamento do nível de consciência;
- → estado confusional agudo ou crônico;
- → acidente vascular cerebral;
- → disfagia grave;
- → broncoaspiração recorrente em pacientes com distúrbios de deglutição;
- → e grandes cirurgias gastrintestinais.

Tipos de sondas nasoenterais:

Dobbhoff/Entriflex: denominadas de curta permanência. Projetadas para alimentação nasogástrica e nasoduodenal. Compostas por poliuretano ou silicone radiopaco, facilitam a confirmação da localização por meio radiológico e não irritam a mucosa digestiva. Não sofrem alteração física na presença de pH ácido e conservam flexibilidade, maleabilidade e durabilidade. Por serem bastante maleáveis, guias metálicas e flexíveis são utilizadas para facilitar sua introdução. O lúmen é revestido por uma substância lubrificante e hidrofílica, ativada quando injetada água. Seu comprimento é em torno de 110 cm, diâmetro médio interno de 1,6 mm e externo de 4 mm. Para facilitar a verificação do posicionamento final, a extensão é centimetrada. Por ser de pequeno calibre, permite o fechamento dos esfíncteres cárdia e pilórico. Na parte proximal, os adaptadores são duplos, na cor lilás ou alaranjada, para reduzir o risco de conexões erradas, facilitando a administração de água ou medicamentos, sem necessidade de interromper a infusão de dieta.

À enfermagem, cabe observar:

→ O tipo de sonda utilizada e sua indicação.
→ As conexões e suas variações de cores (comum cor lilás para terapia nutricional).
→ Limpar e lubrificar as narinas do paciente com frequência para evitar áreas de pressão provocadas pela sonda.
→ Fixar a sonda com fita adesiva hipoalergênica ou fixação própria.
→ Manter os membros superiores imobilizados, se houver risco de retirada acidental da sonda – confusão e inquietação.
→ Verificar o posicionamento do cateter enteral por meio da ausculta abdominal e visualização da marcação na sonda antes de cada dieta.
→ Monitor do volume e aspecto residuais antes de cada alimentação e retornar o aspirado para o estômago.
→ Manter a cabeceira elevada em 30° a 45° durante a administração da dieta, e no mínimo por 1 hora após o término.
→ Monitorar o volume, a velocidade e a temperatura da infusão.
→ Substituir qualquer fórmula administrada por sistema aberto a cada 4 horas por um frasco novo. Realizar troca do frasco e equipo a cada 24 horas ou conforme orientação do SCIH.
→ Realizar a limpeza da sonda com 30 a 50 mL de água filtrada após administração de medicamentos e/ou dietas para manter pérvia.
→ Observar e registrar o volume infundido da dieta em impresso próprio.
→ Observar e registrar a presença de distensão abdominal, náuseas, vômitos e diarreia.
→ Realizar controle de peso semanalmente.

Sondas para ostomias

As sondas para alimentação também podem ser instaladas no estômago, gastrostomia (GTT) e no jejuno, jejunostomia (JJT), por meio de ostomias, utilizando-se sondas especiais. As vias de acesso habitualmente empregadas para realização são: laparotomia, endoscopia e laparoscopia. Cria-se um orifício artificial na altura do estômago ou do jejuno, com o objetivo de realizar uma comunicação entre a cavidade e a parede do abdome. Esse orifício cria uma ligação direta entre o meio interno com o meio externo do paciente.[10]

A GTT cirúrgica ou endoscópica representa uma alternativa para manter uma via de alimentação enteral de longa duração ou até mesmo definitiva. É considerado um método efetivo em promover nutrição enteral nos pacientes que possuem o trato digestivo funcional, mas, por alguma razão, estão impossibilitados de manter ingesta oral adequada. Atualmente, a gastrostomia endoscópica percutânea é o método de escolha para nutrição enteral prolongada, pois apresenta vantagens em termos de conforto para o paciente, além de menores taxas de sangramento local, obstrução do conduto de alimentação e deslocamento do tubo.[10]

A JJT é um procedimento similar à GTT indicado para pacientes que necessitam de suporte nutricional definitivo e não possuem estômago ou não toleram a alimentação por GTT.[10]

A GTT e JJT são indicadas nos seguintes casos:

→ Necessidade prolongada de descompressão digestiva ou suporte alimentar;
→ barreira fisiológica nas porções mais altas do tubo digestivo, o que pode dificultar a passagem de uma sonda nasoenteral;
→ afecções neurológicas de evolução progressiva;
→ neoplasias avançadas;
→ cirurgias gastresofágicas;
→ cirurgias abdominais de grande porte;
→ doença pulmonar obstrutiva crônica;
→ e pacientes com transtornos psiquiátricos e idosos para evitar o desconforto e os riscos das sondas gástricas ou enterais.

Tipos de dispositivos para GTT/JJT:

→ Sonda de GTT/JJT: é produzida em silicone. Apresenta tamanhos de 12 a 24 Fr e balão de ancoragem interno com volumes de 05 a 20 mL. Centimetrada com marcação de posicionamento a cada 2 centímetros, contém um anel de fixação externo com pontos de ancoragem e outro anel de identificação no conector, com diferentes cores, para facilitar a identificação das entradas. Normalmente composta de três vias, que são transparentes, sendo uma para administração da dieta, outra para medicamentos e uma terceira via para preenchimento do balão. Apresenta uma linha radiopaca ao longo de sua via de condução, possibilitando acompanhamento radiológico; não provoca irritação ou reação alérgica em contato com a mucosa ou com a pele, impede aderência de resíduos e não absorve água devido à sua composição.

→ Button: é um dispositivo estéril, confeccionado em silicone, translúcido, com linha radiopaca para confirmação do posicionamento radiológico, composto por corpo, haste e balão de retenção/ancoragem. Indicado para substituição do tubo de GTT, proporcionando mais conforto e liberdade ao paciente, pois suas vias de acesso ficam niveladas a pele. As vantagens desse dispositivo são semelhantes às das sondas de GTT e JJT.

A presença da válvula antirrefluxo se faz presente em algumas marcas desses dispositivos, para evitar o extravasamento de suco gástrico.

São vantagens das ostomias:

→ Menor risco de refluxo da dieta e aspiração;
→ facilidade na administração da dieta, podendo ser infundida pelo próprio paciente;
→ e preservação da autoimagem – ausência de uma sonda na face.

À enfermagem, cabe observar:

→ Limpar diariamente ao redor e próximo da inserção da sonda com solução fisiológica a 0,9%, e secar com gaze estéril.
→ Observar diariamente o local da inserção quanto a lesões na pele.
→ Realizar a fixação da sonda no abdome com uma fita hipoalergênica. Em sondas com disco ou placa de fixação externa, a placa deve ficar em contato com a parede abdominal, sem exercer pressão na pele.
→ Manter a placa hidrocoloide no local de inserção da sonda quando possível.
→ Manter os membros superiores imobilizados, se houver risco de retirada acidental da sonda – confusão e inquietação.
→ Verificar o posicionamento da sonda utilizando a marcação antes de cada dieta.
→ Monitorar volume e aspecto residuais antes de cada alimentação e retornar o aspirado para o estômago.
→ Manter a cabeceira elevada em 30° a 45° durante a administração da dieta, e no mínimo por 1 hora após o término.
→ Monitorar o volume, a velocidade e a temperatura da infusão.
→ Realizar a limpeza da sonda com 30 a 50 mL de água filtrada após administração de medicamentos e/ou dietas para manter pérvia.

- → Substituir qualquer fórmula administrada por sistema aberto a cada 4 horas por um frasco novo. Realizar troca do frasco e equipo a cada 24 horas ou conforme orientação do SCIH.
- → Observar e registrar o volume infundido da dieta em impresso próprio.
- → Observar e registrar a presença de distensão abdominal, náuseas, vômitos e diarreia.
- → Realizar controle de peso semanalmente.

Cateterismo vesical

A cateterização urinária é utilizada em situações específicas e consiste na introdução de um tubo flexível na bexiga para permitir a drenagem de urina. Pode consistir de um sistema intermitente (cateterismo vesical de alívio) ou residente (cateterismo vesical de demora). É prescrito com o propósito de esvaziar a bexiga para finalidade cirúrgica ou diagnóstica, para clientes com incontinência ou retenção urinária, quando se faz necessária a avaliação exata do débito urinário, para coleta de amostras de urinas e para irrigar a bexiga ou instilar medicamentos nas cirurgias urológicas.[11]

Apesar de o procedimento de inserção do cateter ser estéril, há risco de infecção, agravado após 72 horas de permanência com o cateter ou por traumas do tecido uretral no momento da inserção. Medidas como o uso de sistema de drenagem fechada, treinamento dos profissionais quanto a técnica asséptica de inserção e manutenção dos cateteres têm se mostrado de grande importância para a prevenção da infecção.[8]

A sondagem vesical intermitente ou de alívio é realizada com sondas constituídas de material mais rígido, como PVC ou poliuretano, a ponta da sonda é reta e o calibre está entre 08 a 12 Fr. Ela é removida imediatamente após a drenagem vesical.

A sonda vesical de demora é utilizada quando é preciso manter a drenagem contínua de urina por vários dias, semanas ou meses. Essas sondas são compostas por látex e silicone, material flexível, diminuindo o desconforto do paciente, as numerações mais utilizadas são de 14 a 16 Fr em mulheres e 16 a 20 Fr em homens. Cateteres de silicone mostram menor tendência a apresentar incrustações. Cateteres hidrofílicos trazem mais conforto e qualidade de vida ao paciente.

Dispositivos para sondagem vesical de demora:

- → Sonda Foley: confeccionada em látex ou silicone, material flexível que diminui o desconforto do paciente. As numerações mais utilizadas são de 12 a 16 Fr em mulheres e 16 a 20 Fr em homens. Há presença de duplo ou triplo lúmen. O primeiro lúmen é composto por um balão, inflado com água estéril, para garantir que o dispositivo permaneça na bexiga após sua inserção. O segundo

lúmen favorece a drenagem urinária, e o terceiro, quando presente, tem como finalidade a irrigação.
→ Sonda Owen: é utilizada quando é necessário manter a irrigação da bexiga e/ou aplicação de medicamentos. Apresenta lúmen triplo e é confeccionada em látex ou silicone.

A sonda de demora é conectada a um sistema de bolsa de drenagem fechado e estéril, de preferência com válvula antirrefluxo, medidas que reduzem a incidência de infecções.

Indicações para sondagem vesical:

→ Aliviar a retenção urinária;
→ controlar o débito urinário;
→ preparar pacientes para cirurgias;
→ exames e tratamentos especiais;
→ proporcionar conforto aos pacientes incontinentes;
→ coletar urina para exames;
→ e diminuir o contacto da urina com lesões de pele próximas à região genital.

Complicações da sondagem vesical:

→ Trauma de uretra e bexiga;
→ estenose secundária ao trauma;
→ e infecções.

À enfermagem, cabe observar:

→ Seguir a técnica asséptica de inserção.
→ Fixação adequada da sonda vesical de demora, na raiz da coxa em mulheres e na região hipogástrio no sexo masculino, para não permitir tração ou movimentação.
→ Anotar em prontuário ou impresso próprio o nome do responsável pela inserção, data e hora da inserção ou quando se dá a retirada do cateter, para monitoramento do tempo de permanência.
→ Acompanhamento e anotação das características do débito urinário quanto a volume, coloração e aspecto, verificando a presença de sedimentos, secreção purulenta ou sangue.
→ Presença de secreção na inserção da sonda.
→ Realização da higiene rotineira do meato uretral e sempre que necessário.
→ Esvaziar o sistema coletor regularmente, utilizando recipiente coletor individual e evitar contato do tubo de drenagem com o recipiente coletor.

→ Manutenção do sistema fechado de drenagem abaixo do nível da bexiga e sem contato com o chão.
→ Manutenção do sistema de drenagem fechado e estéril.
→ Troca da fixação sempre que necessário.

➔ Sistemas de monitoração

A monitoração à beira do leito visa proporcionar condições adequadas para o atendimento imediato das instabilidades do paciente crítico, procurando atingir as metas fundamentais para o tratamento intensivo. Para tanto, faz-se necessário o uso de alguns equipamentos, conforme descrito a seguir.

Monitor cardíaco

É um equipamento eletrônico que permite uma visão constante do eletrocardiograma do paciente, fornecendo alertas de situações de risco. Possibilita observar continuamente a atividade elétrica do coração e detectar instantaneamente qualquer distúrbio de ritmo, de forma a permitir a rápida interpretação da informação e uma intervenção rápida da equipe de saúde. Cada batimento cardíaco é o resultado de um estímulo elétrico. Esse estímulo é conduzido até a superfície do corpo, onde pode ser detectado por meio de eletrodos fixados na pele. O propósito do monitor cardíaco é captar os sinais elétricos gerados pelo coração e mostrá-los em uma tela (*écran*) de osciloscópio, sob a forma de um eletrocardiograma contínuo. Analisando-se os formatos das ondas eletrocardiográficas, pode-se identificar qualquer distúrbio na frequência, no ritmo ou na condução cardíaca.

À enfermagem, cabe observar:

→ Possíveis arritmias que os pacientes venham a apresentar.
→ Correta disposição dos eletrodos.
→ Possíveis interferências que podem surgir.
→ Manutenção constante do monitor, inclusive durante o banho no leito.
→ O bom funcionamento do monitor cardíaco; caso isso não aconteça, providenciar conserto imediato.
→ Troca dos eletrodos e de seu posicionamento, a fim de evitar possíveis lesões de pele.

Sistema não invasivo para medição de pressão arterial

Pode-se usar o esfigmomanômetro, ou pode ser necessária a utilização de um monitor de pressão não invasivo, que mede a pressão arterial média por meio de um manguito conectado a um monitor que faz a leitura da pressão arterial em um intervalo de tempo predeterminado, conforme programação do aparelho ou quando acionado pela equipe de saúde.

À enfermagem, cabe observar:

→ A colocação e o tamanho adequados do manguito.
→ Alterações nos valores aferidos da pressão arterial.
→ O bom funcionamento do equipamento; caso isso não aconteça, providenciar conserto imediato.

Oximetria de pulso

A oximetria de pulso é uma das modalidades de monitoração não invasiva mais presentes na prática clínica. Os oxímetros de pulso combinam os princípios da espectrofotometria e da plestimografia para a mensuração contínua e não invasiva da saturação da oxi-hemoglobina, utilizando o princípio da absorção diferencial da luz vermelha e infravermelha. A saturação de oxigênio se refere, por definição, à porção de hemoglobina no sangue capaz de combinar-se reversivelmente com o oxigênio (oxi-hemoglobina e desoxi-hemoglobina). A oximetria de pulso é realizada por meio de um foco de luz vermelha e infravermelha, dirigido de um diodo emissor de luz a um fotorreceptor, a partir de um leito tecidual pulsátil. A absorção da luz na sístole cardíaca é determinada preponderantemente pelo sangue arterial sobre outros tecidos. Por convenção, a saturação de oxigênio medida por amostra de sangue arterial é simbolizada por SaO_2; e a medida pelo oxímetro de pulso, SpO_2. Algumas situações podem diminuir a acurácia do oxímetro de pulso:

→ Posicionamento incorreto do sensor no dedo.
→ Baixa amplitude de pulso, como ocorre, por exemplo, na hipotermia, na hipotensão e no choque.
→ Presença de esmaltes de cor marrom e vermelha e extremidades frias.

À enfermagem, cabe observar:

→ Posicionamento correto do oxímetro de pulso.
→ Os locais mais indicados para a mensuração da oximetria de pulso, que são: dedos dos membros superiores, lóbulo da orelha e dedos dos membros inferiores.
→ O rodízio dos dedos para a utilização do oxímetro, a fim de eliminar possíveis lesões de pele.

→ Marca-passo

Se, por qualquer razão, o sistema elétrico cardíaco não gerar ou não conduzir os impulsos elétricos para os ventrículos adequadamente, é possível estimular o miocárdio e induzir contrações atriais e ou ventriculares por meio de impulsos elétricos gerados por uma fonte externa. Essa estimulação é conseguida pelo uso de um pequeno aparelho que opera com baterias, denominado marca-passo, o qual descarrega impulsos elétricos repetitivos, que propiciam a otimização hemodinâmica, objetivando a estabilidade elétrica e a melhora do débito cardíaco. Os marca-passos são usados, em geral, quando o paciente apresenta distúrbio de condução ou situação precursora de anormalidades de condução, causando redução do débito cardíaco. Em alguns casos, também são indicados no controle de taquiarritmias refratárias ao tratamento farmacológico. Podem ser permanentes ou temporários. Os primeiros são utilizados mais comumente no caso de bloqueio completo e irreversível de condução cardíaca (bloqueio atrioventricular total ou de terceiro grau), e os temporários são divididos em transtorácicos e transvenosos. Os transtorácicos são utilizados em situações de emergência, e os transvenosos são utilizados temporariamente, até a obtenção do marca-passo definitivo ou no tratamento de bradicardias reversíveis.

Componentes do marca-passo

Os marca-passos compõem-se de dois elementos:

→ O gerador eletrônico de pulsos elétricos, que contém o circuito e as baterias que geram o estímulo elétrico.
→ O(s) eletrodo(s) do marca-passo (também denominados cabos ou fios), que é(são) um fio condutor, eletricamente isolado, que transmite os impulsos gerados até o coração. É capaz também de captar a atividade elétrica cardíaca e transmitir essa informação ao marca-passo. Pode ser utilizado um único eletrodo na estimulação com câmara única (átrio ou ventrículo) ou dois eletrodos na estimulação com câmara dupla (átrio direito e ventrículo).

Os estímulos provenientes do marca-passo percorrem esse eletrodo flexível, que é introduzido por uma veia até o ventrículo, ou pela penetração direta na parede torácica, sendo fixado ao epicárdio. Em geral, o gerador de pulsos do marca-passo permanente é implantado em uma bolsa subcutânea na região peitoral ou axilar.

Tipos de marca-passo

O marca-passo mais comumente usado é o de demanda (sincrônico; não competitivo), regulado para determinada frequência. Ele estimula o coração quando a despolarização ventricular normal não ocorre. Seu funcionamento inicia quando a frequência cardíaca natural é inferior a determinado nível, ou seja, respeitam o ritmo próprio do indivíduo. O marca-passo de frequência fixa (assincrônico; competitivo) estimula o ventrículo a uma frequência constante e predeterminada, que não depende do ritmo do paciente e não reconhece a presença de atividade elétrica cardíaca intrínseca.

Modos de estimulação

Para identificar os vários modos de estimulação atualmente disponíveis deve-se observar o código composto de cinco letras. A primeira letra se refere à câmara estimulada: A (átrio), V (ventrículo), D (átrio e ventrículo) e O (nenhuma). A segunda letra indica a câmara sentida: A (átrio), V (ventrículo), D (átrio e ventrículo) e O (nenhuma). A terceira demonstra o comportamento do aparelho frente a um sinal intrínseco do paciente: T (deflagra), I (inibe), D (deflagração e inibição) e O (nenhum). A quarta indica a capacidade de programabilidade e se apresenta resposta em frequência cardíaca: P (programável), M (multiprogramável), R (com resposta de frequência), C (com telemetria) e O (nenhuma). A quinta e última letra identifica a presença ou não de funções antitaquicardia: P (*pacing*), S (*shock*), D (*pacing + shock*) e O (nenhuma). Ressalta-se que raramente são utilizadas as duas últimas letras.

Sistemas de marca-passos temporários

A estimulação temporária tende a ser um procedimento de emergência e possibilita a observação dos efeitos da estimulação sobre a função cardíaca, a fim de que a frequência ideal para o paciente seja escolhida antes da implantação de um marca-passo permanente. O marca-passo temporário pode ser usado por horas, dias ou semanas, e é mantido até que o paciente melhore ou receba um implante de marca-passo definitivo.

A estimulação temporária é realizada pela abordagem endocárdica (transvenosa) ou transtorácica. No marca-passo transvenoso, o eletrodo é introduzido percutaneamente por punção venosa de qualquer veia periférica (antecubital, braquial, jugular, subclávia, femoral), com a ponta do cateter posicionada no ápice do ventrículo direito. O eletrodo é conectado a um gerador externo, em que são realizadas programações específicas (frequência, sensibilidade e *output*) para cada indivíduo. A complicação mais comum durante a introdução do marca-passo é a arritmia ventricular, sendo a perfuração cardíaca de ocorrência rara. Exige-se que um desfibrilador esteja facilmente disponível.

À enfermagem, cabe observar:

→ Realização de curativo diário e, sempre que necessário, na inserção do introdutor do marca-passo transvenoso, atentando para sinais flogísticos.
→ Monitoração cardíaca para verificação do adequado funcionamento do marca-passo.
→ O bom funcionamento da bateria da fonte de marca-passo transvenoso.

- → A frequência, a sensibilidade e o *output* em que o marca-passo transvenoso está funcionando.
- → Possíveis sintomas de bradiarritmias ou outras arritmias que o paciente apresente, que podem indicar funcionamento inadequado do marca-passo.

Cardiodesfibrilador implantável

O cardiodesfibrilador é um dispositivo automático e implantável, capaz de monitorar a atividade elétrica do coração, resultando em detecção e tratamento imediatos das taquiarritmias graves, por meio de desfibrilação endocavitária. Pode também incorporar a função de marca-passo convencional, de forma a tratar bradiarritmias. O implante desse dispositivo é realizado pela equipe médica e em centro cirúrgico, com o paciente sob efeito de anestesia geral e ventilação assistida.

Referências

1. II Consenso Brasileiro sobre Doença Pulmonar Obstrutiva Crônica: DPOC. J Bras Pneumol. 2004;30(Suppl 5):S1-S42.
2. Antonucci LAO, Savino MJP. Paciente com ventilação espontânea prejudicada: uma revisão integrativa das intervenções de enfermagem no uso da respiração artificial. Rev Saúde Com. 2014;10(1):96-108.
3. Bocchile RLR, Cazati DC, Timenetsky KT, Serpa Neto A. Efeitos do uso de cateter nasal de alto fluxo na intubação e na reintubação de pacientes críticos: revisão sistemática, metanálise e análise de sequência de ensaios. Rev Bras Ter Intensiva. 2018;30(4):487-95.
4. Lima S, Sartori PE, Souza HP. Drenos abdominais e utilização na prática cirúrgica. Acta Méd (Porto Alegre). 2013;34:(5):162-8.
5. Kusahara DM, Chanes DC. Boas práticas: dreno de tórax [Internet]. São Paulo: Coren; 2011 [capturado em 31 jan. 2021]. Disponível em: https://portal.coren-sp.gov.br/sites/default/files/dreno-de-torax.pdf.
6. Medeiros BJC. Cuidados padronizados com dreno de tórax: aspectos técnicos e manejo [dissertação]. Manaus: Universidade Federal do Amazonas; 2019.
7. Almeida RC, Souza PA, Santana RF, Luna AF. Intervenção de enfermagem: cuidados com dreno torácico em adultos no pós-operatório. Rev Rene [Internet]. 2018 [capturado em 31 jan. 2021];19:e3332. Disponível em: http://periodicos.ufc.br/rene/article/view/33381/pdf_1.
8. Brasil. Agência Nacional de Vigilância. Medidas de prevenção de infecção relacionada a assistência à saúde. Brasília: MS; 2017.
9. Medeiros RKS, Ferreira Júnior MA, Pinto DPSR, Santos VP, Fortes VA. Assistência de enfermagem a pacientes em uso de sonda gastrointestinal: revisão integrativa das principais falhas. Rev Cuba Enferm. 2014;30(4):0-0.
10. Santos JS, Kemp R, Sankarankutty AK, Salgado Júnior W. Gastrostomia e jejunostomia: aspectos da evolução técnica e da ampliação das indicações. Medicina (Ribeirão Preto). 2011;44(1):39-50.
11. Godoy S, Marchi-Alves LM, Caliri MHL. Cateterismo vesical de demora masculino e feminino. In: Fonseca ALMM, Rodrigues RAP, Mishima SM. Aprender para cuidar em enfermagem: situações específicas de aprendizagem. Ribeirão Preto: USP; 2015.

Leituras recomendadas

Agência Nacional de Vigilância Sanitária. Medidas de prevenção de infecção relacionada à assistência à saúde. Brasília: Anvisa; 2013.

Agência Nacional de Vigilância Sanitária. Resolução nº 16, de 06 de julho de 2004. Brasília: Anvisa; 2004.

Alves JCF, Fank A, Souza LP, Lima MG. O papel do enfermeiro na oxigenoterapia: revisão narrativa da literatura. J Health Biol Sci. 2018;6(2):176-81.

Amato ACM. Procedimentos médicos: técnica e tática. São Paulo: Rocca; 2008.

Anziliero F, Corrêa APA, Batassini E, Silva BA, Beghetto MG. Implementação de diagnósticos e cuidados de enfermagem pós sonda nasoenteral em serviço de emergência. Cogitare Enferm. 2017;22(4):1-9.

Bander SJ, Yuo TH. Central catheters for acute and chronic hemodialysis access and their management [Internet]. 2020 [capturado em 16 out. 2020]. Disponível em: https://www.uptodate.com/contents/central-catheters-for-acute-and-chronic-hemodialysis-access-and-their-management?search=shiley%20catheter&source=search_result&selectedTitle=1~150&usage_type=default&display_rank=1.

Beathard GA. Examination of the mature hemodialysis arteriovenous fistula [Internet]. 2020 [capturado em 16 abr. 2020]. Disponível em: https://www.uptodate.com/contents/examination-of-the-mature-hemodialysis-arteriovenous-fistula.

Beathard GA. Maturation and evaluation of the newly created hemodialysis arteriovenous fistula [Internet]. 2020 [capturado em 20 abr. 2020]. Disponível em: https://www.uptodate.com/contents/maturation-and-evaluation-of-the-newly-created-hemodialysis-arteriovenous-fistula.

Boccolini CS. Morbimortalidade por doenças crônicas no Brasil: situação atual e futura. Rio de Janeiro: Fundação Oswaldo Cruz; 2016.

Boullata JI, Carrera AL, Harvey L, Escuro AA, Hudson L, Mays A, et al. ASPEN safe practices for enteral nutrition therapy [Formula: see text]. JPEN J Parenter Enteral Nutr. 2017;41(1):15-103.

Brasil. Ministério da Saúde. Painel coronavírus. Brasília: MS; 2020.

Brasil. Ministério da Saúde. Protocolo de manejo clínico para o novo coronavírus (2019- nCoV). Brasília: MS; 2020.

Brasil. Ministério da Saúde. Resolução RDC nº 63, de 6 de julho de 2000. Brasília: MS; 2000.

Bulecheck GM, Butcher HK, Dochterman JM, Wagner CM. NIC: classificação das intervenções de enfermagem. 6. ed. Rio de Janeiro: Guanabara Koogan; 2016.

Burkart JM, Bleyer A. Peritoneal catheter exit-site and tunnel infections in peritoneal dialysis in adults [Internet]. 2020 [capturado em 13 jul. 2020]. Disponível em: https://www.uptodate.com/contents/peritoneal-catheter-exit-site-and-tunnel-infections-in-peritoneal-dialysis-in-adults?search=peritoneal%20catheter&source=search_result&selectedTitle=3~150&usage_type=default&display_rank=3.

Carmagnani MIS, Fakih FT, Canteras LMS, Tereran NP, Carneira IA. Procedimentos de enfermagem: guia prático. 2. ed. Rio de Janeiro: Guanabara Koogan; 2017.

Centers for Disease Control and Prevention. Dialysis event surveillance manual. Atlanta: CDC; 2013.

Centers for Disease Control and Prevention. Guideline for prevention of catheter-associated urinary tract infections. Atlanta: CDC; 2009.

Centers for Disease Control and Prevention. Guidelines for the prevention of intravascular catheter-related infections. Atlanta: CDC; 2011.

Cesaretti IUR, Saad SS. Drenos laminares e tubulares em cirurgia abdominal: fundamentos básicos e assistência de enfermagem. Acta Paul Enferm. 2002;15(3):97-106.

Chen N, Zhou M, Dong X, Qu J, Gong F, Han Y, et al. Epidemiological and clinical characteristics of 99 cases of 2019 novel coronavirus pneumonia in Wuhan, China: a descriptive study. Lancet. 2020;395(10223):507-13.

Chopra V. Central venous access devices and approach to device and site selection in adults [Internet]. 2020 [capturado em 21 jan. 2020]. Disponível em: https://www.uptodate.com/contents/central-venous-access-devices-and-approach-to-device-and-site-selection-in-adults?search=CATHETERS%20chemotherapy&source=search_result&selectedTitle=9~150&usage_type=default&display_rank=9.

Colaço AD, Nascimento ER. Nursing intervention bundle for enteral nutrition in intensive care: a collective construction. Rev Esc Enferm. 2014;48(5):844-50.

Conselho Federal de Enfermagem. Resolução nº 453, de 16 de janeiro de 2014. Brasília: COFEN; 2014.

Conselho Federal de Enfermagem. Resolução nº 619, de 4 de novembro de 2019. Brasília: COFEN; 2019.

Conselho Regional de Enfermagem de São Paulo. Parecer nº 35, de 30 de outubro de 2019. São Paulo: Coren; 2019.

Coronaviridae Study Group of the International Committee on Taxonomy of Viruses. The species Severe acute respiratory syndrome-related coronavirus: classifying 2019-nCoV and naming it SARS-CoV-2. Nat Microbiol. 2020;5(4):536-44.

Dias FS, Rezende E, Mendes CL, Réa-Neto A, David CM, Schettino G, et al. Consenso Brasileiro de monitorização e suporte hemodinâmico. Parte II: monitorização hemodinâmica básica e cateter de artéria pulmonar. Rev Bras Ter Intensiva. 2006;18(1):63-77.

Fermi MRV. Diálise para enfermagem: guia prático. 2. ed. Rio de Janeiro: Guanabara Koogan; 2010.

Fram D, Okuno MF, Taminato M, Ponzio V, Manfredi SR, Grothe C, et al. Risk factors for bloodstream infection in patients at a Brazilian hemodialysis center: a case-control study. BMC Infect Dis. 2015;15:158.

Guarda AF, Souza W, Pôncio TGH, Carvalho DS. Sistematização da assistência da enfermagem no cuidado em oxigenioterapia domiciliar com utilização das taxonomias NANDA, NIC, NOC. III Seminário Científico do UNIFACIG: sociedade, ciência e tecnologia; 2018 Nov 9,10; Manhuaçu: UNIFACIG; 2019.

Hall JB. Searching for evidence to support pulmonary artery catheter use in critically ill patients. JAMA. 2005;294(13):1693-4.

Heffner AC, Androes MP. Overview of central venous access in adults [Internet]. 2020 [capturado em 19 mar. 2019]. Disponível em: https://www.uptodate.com/contents/overview-of-central-venous-access-in-adults/print?sectionName=GENERAL%20TECHNIQUE&search=shiley%20catheter&topicRef=1843&anchor=H3104780&source=see_link.

Hinkle JL, Cheever KH. Tratado de enfermagem médico-cirúrgica: Brunner & Suddarth. 13. ed. Rio de Janeiro: Guanabara Koogan; 2015.

Holley JL. Placement and maintenance of the peritoneal dialysis catheter [Internet]. 2020 [capturado em 13 fev. 2021]. Disponível em: https://www.uptodate.com/contents/placement-and-maintenance-of-the-peritoneal-dialysis-catheter?search=peritoneal%20catheter&source=search_result&selectedTitle=1~150&usage_type=default&display_rank=1.

Keenan SP, Sinuff T, Burns KEA, Muscedere J, Kutsogiannis J, Mehta S, et al. Clinical practice guidelines for the use of noninvasive positive-pressure ventilation and noninvasive continuous positive airway pressure in the acute care setting. CMAJ. 2011;183(3):e195-e214.

Kelly CR, Rabbani LE. Videos in clinical medicine. Pulmonary-artery catheterization. N Engl J Med. 2013;369(25):e35.

Khan TM, Siddiqui AH. Intra-aortic balloon pump. Treasure Island: StatPearls; 2020.

Knobel E. Condutas no paciente grave. 3. ed. São Paulo: Atheneu; 2006.

Laham RJ, Pinto DS. Intraaortic balloon pump counterpulsation [Internet]. 2020 [capturado em 24 fev 2021]. Disponível em: https://www.uptodate.com/contents/intraaortic-balloon-pump-counterpulsation?search=intra%20aortic%20balloon%20pump&source=search_result&selectedTitle=1~80&usage_type=default&display_rank=1.

Lu H, Stratton CW, Tang YW. Outbreak of pneumonia of unknown etiology in Wuhan, China: The mystery and the miracle. J Med Virol. 2020;92(4):401-2.

Marques CMS. Oxigenoterapia: como utilizar a máscara de Venturi na assistência de enfermagem [dissertação]. Florianópolis: Universidade Federal de Santa Catarina; 2017.

Matsuba CST, CiosaK SI. Movimento pela segurança na terapia nutricional enteral: o que há de novo com os dispositivos?. Braspen J. 2017;32(2):175-82.

Miyake MH, Diccini S, Bettencourt ARC. Interferência da coloração de esmaltes de unha e do tempo na oximetria de pulso em voluntários sadios. J Pneumologia. 2003;29(6):386-90.

Morton PG, Fontaine DK. Cuidados intensivos em enfermagem: uma abordagem holística. 9. ed. Rio de Janeiro: Guanabara Koogan; 2011.

Nair R, Lamaa N. Pulmonary capillary wedge pressure. Treasure Island: StatPearls; 2020.

Neuss MN, Polovich M, McNiff K, Esper P, Gilmore TR, LeFebvre KB, et al. 2013 Updated American Society of Clinical Oncology/Oncology Nursing Society Chemotherapy Administration Safety standards including standards for the safe administration and management of oral chemotherapy. J Oncol Pract. 2013;9(2 Suppl):5s-13s.

O'Grady NP, Alexander M, Burns LA, Dellinger EP, Garland J, Heard SO, et al. Guidelines for the prevention of intravascular catheter-related infections. New York: Centers for Disease Control of Prevention; 2011.

Oliveira EB, Reis MA, Avelar TM, Vieira SC. Cateteres venosos centrais totalmente implantáveis para quimioterapia: experiência com 793 pacientes. Rev Col Bras Cir. 2013;40(3):186-90.

Palomo JSH. Enfermagem em cardiologia: cuidados avançados. São Paulo: Manole; 2007.

Perlman S. Another decade, another coronavirus. N Engl J Med. 2020;382(8):760-2.

Perry A, Potter PA, Elkin MK. Procedimentos e intervenções de enfermagem. 5. ed. Rio de Janeiro: Guanabara Koogan; 2013.

Pires NN, Vasques CI. Conhecimento de enfermeiros acerca do manuseio de cateter totalmente implantado. Texto Contexto-enferm. 2014;23(2):443-50.

Pivatto Júnior F, Tagliari AP, Luvizetto AB, Pereira EMC, Siliprandi EMO, Nersalla IA, et al. Uso do balão intra-aórtico no trans e pós-operatório de cirurgia cardíaca: análise de 80 casos consecutivos. Rev Bras Cir Cardiovasc. 2012;27(2):251-9.

Rubenfeld GD, McNamara-Aslin E, Rubinson L. The pulmonary artery catheter,1967-2007: rest in peace? JAMA. 2007;298(4):458-61.

Sandham JD, Hull RD, Brant RF, Knox L, Pineo GF, Doig CJ, et al. A randomized, controlled trial of the use of pulmonary-artery catheters in high-risk surgical patients. N Engl J Med. 2003;348(1):5-14.

Schmidt RJ. Noninfectious complications of peritoneal dialysis catheters [Internt]. 2020 [capturado em 6 jan. 2020]. Disponível em: https://www.uptodate.com/contents/noninfectious-complications-of--peritoneal-dialysis-catheters?search=peritoneal%20catheter&source=search_result&selectedTitle=2~150&usage_type=default&display_rank=2.

Seganfredo DH, Beltrão BA, Silva VM, Lopes MVO, Castro SMJ, Almeida MA. Análise do padrão respiratório ineficaz e ventilação espontânea prejudicada de adultos com oxigenoterapia. Rev Latino-Am Enfermagem. 2017;25:e2954.

Shimoya-Bittencourt W, Pereira CAC, Diccini S, Bettencourt ARC. Interferência do esmalte de unha na saturação periférica de oxigênio em pacientes pneumopatas no exercício. Rev Latino-Am Enfermagem. 2012;20(6):1169-75.

Silva CRL, Silva RCL, Viana DL. Dicionário ilustrado de saúde. 6. ed. São Caetano do Sul: Yends; 2011.

Silva LDC, Brito LL. Manipulação de drenos mediastinais e pleurais: existe evidência científica?. J Manag Prim Health Care. 2016;6(1):86-102.

Silva SG, Nascimento ERP, Salles RK. Pneumonia associada à ventilação mecânica: discursos de profissionais acerca da prevenção. Esc Anna Nery. 2014;18(2):290-5.

Silva VZM, Neves LMT, Forgiarini Júnior LAF. (2020). Recomendações para a utilização de oxigênio suplementar (oxigenoterapia) em pacientes com COVID-19. Fortaleza: ASSOBRAFIR; 2020.

Smeltzer SC, Bare GB, Hinkle JR, Cheever KH. Tratado de enfermagem médico cirúrgica. 12. ed. Rio de Janeiro: Guanabara Koogan; 2011.

Szeto CC, Li PK, Johnson DW, Bernardini J, Dong J, Figueiredo AE, et al. ISPD catheter-related infection recommendations: 2017 update. Perit Dial Int. 2017;37(2):141-54.

Tablan OC, Anderson LJ, Besser R, Bridges C, Hajjeh R. Guidelines for preventing health-care-associated pneumonia. Atlanta: CDC; 2003.

Taylor C, Lillis C, LeMone P, Lynn P. Fundamentos de enfermagem: a arte e a ciência do cuidado de enfermagem. 7. ed. Porto Alegre: Artmed; 2014.

Unamuno MRDL, Marchini JS. Sonda nasogástrica/nasoentérica: cuidados na instalação, na administração da dieta e prevenção de complicações. Medicina (Ribeirão Preto). 2002;35(1):95-101.

Viana RAPP, Whitaker IY, Zanei SSV, organizadores. Enfermagem em terapia intensiva: práticas e vivências. Porto Alegre: Artmed; 2011.

Weinhouse GL, Parsons PE. Pulmonary artery catheterization: Indications, contraindications, and complications in adults [Internet]. 2019. Disponível em: https://www.uptodate.com/contents/pulmonary-artery-catheterization-indications-contraindications-and-complications-in-adults?search=Pulmonary%20artery%20catheterization&source=search_result&selectedTitle=1~150&usage_type=default&display_rank=1.

Zeferino GB, Faruk Filho AK. A fisioterapia na prevenção e controle da pneumonia associada à ventilação mecânica. Rev Uniandrade. 2017;18(1):16-23.

Zhou P, Yang XL, Hu B, Zhang L, Zhang W, Si HR, et al. A pneumonia outbreak associated with a new coronavirus of probable bat origin. Nature. 2020;579:270-3.

Zhu N, Zhang D, Wang W, Li X, Yang B, Song J, et al. A novel coronavirus from patients with pneumonia in China, 2019. N Engl J Med. 2020;382(8):727-33.

Ziccardi MR, Khalid N. Pulmonary artery catheterization. In: StatPearls: contend is king. Treasure Island: StatPearls; 2020.

20

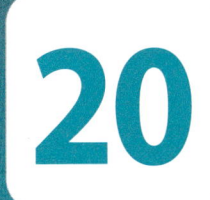

Avaliação do eletrocardiograma: principais ritmos cardíacos

Juliana de Lima Lopes

O eletrocardiograma (ECG) é o registro gráfico dos estímulos elétricos que se originam durante a atividade cardíaca. Seus achados devem ser correlacionados com o exame físico e a anamnese do paciente. O ECG-padrão é composto por 12 derivações, sendo seis delas periféricas (DI, DII, DIII, aVF, aVL, aVR) e seis precordiais (V1, V2, V3, V4, V5 e V6).

Em situações especiais, pode-se complementar o exame com outras derivações, como as que analisam o ventrículo direito (V3r a V6r) e a parede posterior do ventrículo esquerdo (V7 e V8).

As derivações periféricas são obtidas no plano frontal, por meio da colocação de três eletrodos, sendo um em cada braço (direito/esquerdo) e um na perna esquerda. As derivações precordiais (unipolares), por sua vez, são obtidas no plano horizontal, pela colocação de eletrodos no tórax do paciente, e seus posicionamentos estão descritos no QUADRO 20.1.

Cada uma das derivações representa, topograficamente, determinada parede do coração (FIG. 20.1), sendo elas:

→ DI, aVL, V5 e V6: parede lateral
→ DII, DIII e aVF: parede inferior
→ V1 e V2: parede septal
→ V3 e V4: parede anterior

QUADRO 20.1 Derivação e posicionamento dos eletrodos do eletrocardiograma de 12 derivações

DERIVAÇÃO	POSICIONAMENTO DO(S) ELETRODO(S)
DI	Membro superior direito e membro superior esquerdo
DII	Membro superior direito e membro inferior esquerdo
DIII	Membro superior esquerdo e membro inferior esquerdo
aVR	Membro superior direito
aVL	Membro superior esquerdo
aVF	Membro inferior esquerdo
V1	4º espaço intercostal à direita, próximo ao esterno
V2	4º espaço intercostal à esquerda, próximo ao esterno
V3	5º espaço intercostal à esquerda, entre V2 e V4
V4	5º espaço intercostal à esquerda na linha hemiclavicular
V5	5º espaço intercostal à esquerda na linha axilar anterior
V6	5º espaço intercostal à esquerda na linha axilar média

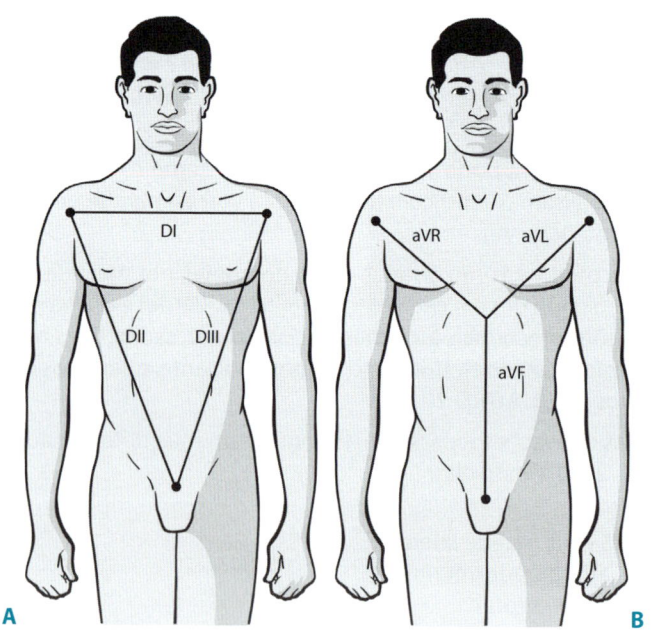

FIG. 20.1 → Derivações eletrocardiográficas periféricas. A – bipolares (DI, DII e DIII). B – Unipolares (aVR, aVL e aVF).

➔ Origem e condução do sistema elétrico

O sistema de condução é responsável por gerar e propagar o estímulo elétrico pelos átrios e ventrículos, estimulando-os a realizar uma contração. Esse sistema é constituído pelas seguintes estruturas:

1. *Nó sinusal ou sinoatrial*: localizado no alto do átrio direito, próximo à desembocadura da veia cava superior, funcionando como o marca-passo normal do coração, ou seja, é responsável por iniciar a ativação elétrica.
2. *Nó atrioventricular*: localizado na parte inferior do átrio direito, próximo à valva tricúspide, tem como principal função retardar a condução do impulso elétrico dos átrios para os ventrículos, podendo também funcionar como marca-passo reserva, quando o nó sinusal falhar.
3. *Feixe de His*: é um feixe curto de fibras na base do nó atrioventricular, responsável por levar o impulso elétrico para os ramos direito e esquerdo.
4. *Ramos direito e esquerdo*: são responsáveis por conduzir rapidamente o impulso elétrico aos ventrículos. Os ramos direito e esquerdo conduzem o impulso do septo interventricular para os ventrículos direito e esquerdo, respectivamente.
5. *Fibras de Purkinje*: são fibras muito finas que se propagam dos ramos direito e esquerdo para a superfície endocárdica dos ventrículos, conduzindo rapidamente o impulso elétrico para as células ventriculares.

A condução normal do estímulo elétrico obedece ao seguinte percurso: o estímulo elétrico origina-se no nó sinusal e irá, então, se propagar pelos átrios, despolarizando-os. Ocorre a propagação desse estímulo para um segundo nó, denominado nó atrioventricular, onde sofrerá um retardo, em torno de um décimo de segundo. O nó atrioventricular é o retransmissor do impulso elétrico para os ventrículos, através do feixe de His, que se divide, no septo interventricular, em ramos direito e esquerdo. Por fim, o estímulo é conduzido até as fibras de Purkinje, que irão despolarizar os ventrículos (FIG. 20.2). Após a despolarização ventricular, ocorrerá a repolarização dos ventrículos.

➔ Análise do eletrocardiograma

O papel de registro do ECG é quadriculado e dividido em quadrados pequenos de 1 mm^2 e quadrados maiores, que são marcados por linhas mais fortes, que correspondem a cinco quadrados menores, tanto na vertical quanto na horizontal. No eixo horizontal, marca-se o tempo. Cada quadrado menor, quando o papel corre em uma velocidade de 25 mm/segundo, equivale a 0,04 segundo; no eixo vertical, marca-se a voltagem, em que cada quadrado menor equivale a 0,1 mV,

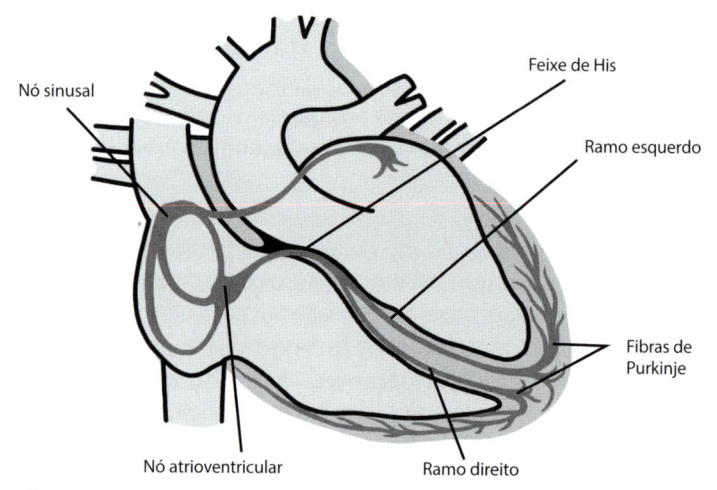

FIG. 20.2 → Sistema de condução elétrica do coração.

como mostra a **FIG. 20.3**. É importante verificar se o aparelho está calibrado corretamente para que não haja erros na interpretação do exame.

Para a análise do ECG, devem ser avaliadas as ondas e os intervalos contidos em um ECG normal. É indispensável que se conheça a morfologia de um exame

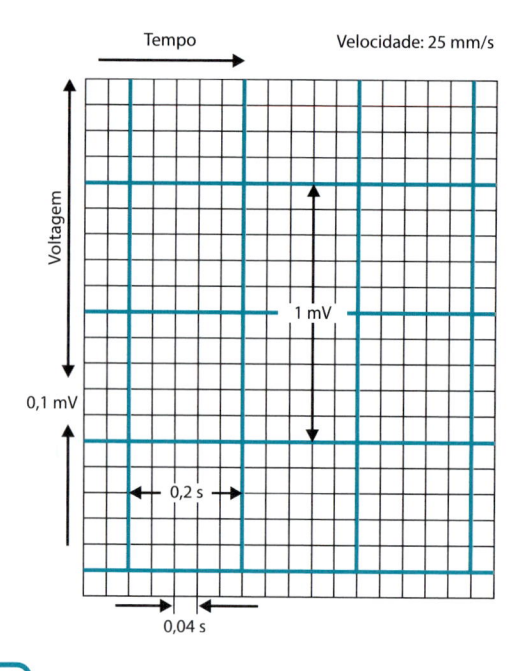

FIG. 20.3 → Papel de registro do eletrocardiograma.

normal para a identificação de possíveis alterações. As ondas que devem ser observadas são: onda P, complexo QRS, onda T e, às vezes, a onda U, como se observa na FIG. 20.4. Além das ondas, podem ser visualizados intervalos e segmentos, em que se deve atentar principalmente para o intervalo PR e o segmento ST. As características de ondas, intervalos e segmentos são descritas a seguir:

→ *Onda P*: corresponde ao estímulo elétrico que passa pelos átrios (despolarização atrial). É caracterizada por uma deflexão pequena, arredondada, geralmente monofásica, com duração máxima de 0,10 segundo e amplitude máxima de 0,25 a 0,30 mV.
→ *Intervalo PR*: é medido do início da onda P até o início do complexo QRS e varia entre 0,12 e 0,20 segundo. Quando esse intervalo se encontra menor do que 0,12 segundo, isso pode indicar pré-excitação ventricular; quando aumentado (maior do que 0,20 segundo), bloqueio atrioventricular.
→ *Complexo QRS*: corresponde à passagem do estímulo elétrico pelos ventrículos (despolarização ventricular). É caracterizado por ser pontiagudo e possuir três deflexões, Q, R e S. A deflexão negativa inicial é a onda Q, a deflexão positiva inicial é a onda R, e a deflexão negativa após a onda R é a onda S. Sua morfologia é extremamente variável nas diferentes derivações. O complexo QRS deve ter a duração de 0,06 a 0,12 segundo e, em geral, sua amplitude deve ter menos do que 2,5 mV nas derivações precordiais e 1,5 mV nas periféricas.
→ *Segmento ST*: corresponde ao segmento que se inicia imediatamente após o complexo QRS, até o início da onda T, ou seja, o tempo que separa o fim da despolarização do começo da repolarização ventricular, devendo ser visualizado na linha isoelétrica. Pequenos desníveis desse segmento podem ser normais. Caso haja desnivelamento, deve-se atentar para quais e quantas derivações estão acometidas. O ponto de transição entre o término do complexo QRS

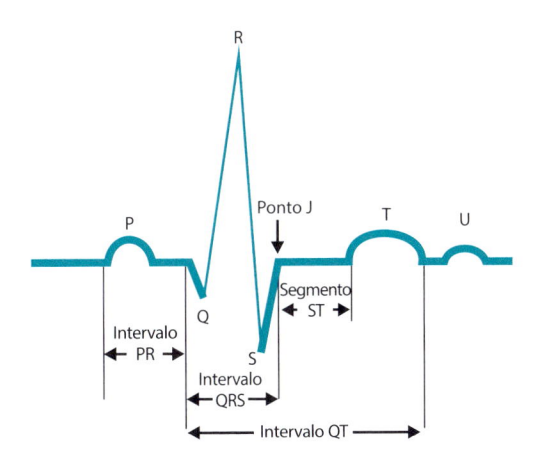

FIG. 20.4 → Ondas, intervalos e segmentos do eletrocardiograma.

e o início do segmento ST é denominado de ponto J. Dentre as doenças que alteram o segmento ST, tem-se o infarto agudo do miocárdio (IAM).
→ *Onda T*: representa a repolarização ventricular. É caracterizada por ser assimétrica (seu ramo ascendente é mais lento, e o descendente, mais rápido) e, em geral, positiva em todas as derivações, podendo ser negativa em avR e V1 e, ocasionalmente, em V2. Deve ser menor do que o complexo QRS, e sua amplitude não costuma ultrapassar 0,5 mV nas derivações periféricas e 1,0 mV nas precordiais.
→ *Onda U*: pode ser encontrada após a onda T, e é caracterizada por ser uma pequena deflexão arredondada, geralmente positiva, podendo ser encontrada na hipocalemia. Representa a repolarização das fibras de Purkinje.

Para analisar o ECG, os passos descritos a seguir devem ser obedecidos.

Determinar a frequência cardíaca

No estado normal, é o nó sinusal que determina a frequência dos batimentos cardíacos. Entretanto, como descrito anteriormente, outras áreas do coração têm a capacidade de determinar o início do estímulo quando os mecanismos normais falharem.

Para analisar a frequência cardíaca, deve-se avaliar a distância entre uma onda R e a próxima onda R. Para tanto, dois métodos podem ser utilizados: dividir 1.500 pelo número de quadrados menores entre duas ondas R consecutivas ou realizar a contagem dos quadrados maiores entre duas ondas R, conforme a seguinte contagem: 300, 150, 100, 75, 60 e 50 batimentos/minuto, como mostra a **FIG. 20.5**. Em adultos, a frequência cardíaca deve estar entre 60 e 100 batimentos/minuto. Se maior do que 100, constata-se taquicardia; se menor de 60, bradicardia.

Examinar se o ritmo é regular

A ritmicidade deve informar se o ritmo cardíaco é regular ou irregular. Essa variável é determinada pela medida dos intervalos entre os ciclos cardíacos, mais facilmente aferida entre uma onda R e a próxima onda R. O ritmo cardíaco é considerado regular quando esses intervalos são iguais ou constantes e irregular quando são diferentes ou inconstantes.

Observar as ondas P

A onda P é a primeira onda do ECG normal. Deve-se observar sua morfologia, se está presente em todos os ciclos cardíacos e antes do complexo QRS e se há mais de uma onda P para cada complexo QRS. Isso determina se o ritmo é sinusal, ou seja, se o estímulo elétrico cardíaco está sendo comandado pelo nó sinusal.

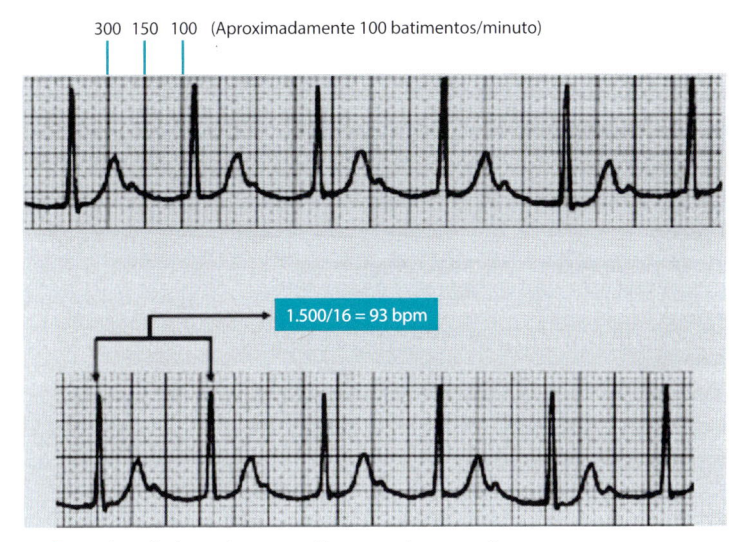

FIG. 20.5 → Análise da frequência cardíaca no eletrocardiograma.

Medir o intervalo PR

O intervalo PR é o tempo medido do início da onda P até o início do complexo QRS. Deve-se observar se tais intervalos estão dentro dos limites normais, ou seja, menos de 0,20 segundo (cinco quadrados menores) e se são idênticos em todo o ECG.

> O intervalo PR é o tempo medido do início da onda P até o início do complexo QRS. Deve-se observar se tais intervalos estão dentro dos limites normais, ou seja, menos de 0,20 segundo (cinco quadrados menores) e se são idênticos em todo o ECG.

Avaliar o complexo QRS

Observar se é estreito ou alargado, se está presente em todos os ciclos cardíacos e se todos possuem a mesma configuração. O complexo QRS normal deve ser estreito, ou seja, menor do que 0,12 segundo, indicando que a ativação ventricular ocorreu pelo sistema preferencial de condução (feixe de His e suas ramificações).

Examinar o segmento ST

O segmento ST é o tempo medido do final do complexo QRS ao início da onda T e situa-se ao nível da linha de base do traçado, linha isoelétrica. Para avaliar o segmento ST, deve-se observar se é isoelétrico ou se está elevado ou deprimido.

Examinar a onda T

A onda T corresponde à repolarização ventricular, e deve-se observar sua morfologia e polaridade, que deve ser, em geral, positiva.

Identificar o ritmo

Os principais ritmos estão descritos a seguir.

Eletrocardiograma normal (ritmo sinusal)

O ECG normal é denominado ritmo sinusal ou sinoatrial. É caracterizado por ter um ritmo regular e frequência cardíaca entre 60 e 100 batimentos/minuto. A onda P é unifásica e regular, aparecendo antes de cada complexo QRS. O intervalo PR está dentro dos parâmetros de normalidade e possui igual duração (0,12-0,20 segundo), enquanto o complexo QRS é estreito (< 0,12 segundo), como mostra a FIG. 20.6.

Bradicardia sinusal

> A bradicardia sinusal é definida como um ritmo lento, originário do nó sinusal, com frequência cardíaca menor do que 60 batimentos/minuto.

A bradicardia sinusal é definida como um ritmo lento, originário do nó sinusal, com frequência cardíaca menor do que 60 batimentos/minuto. Contudo, apresenta todas as outras características do ritmo sinusal descritas anteriormente. Esse ritmo pode ser encontrado em atletas e durante o período do sono, sem representar patologia (FIG. 20.7).

Taquicardia sinusal

A taquicardia sinusal é um ritmo originado nas células do nó sinusal, caracterizada por ser um ritmo rápido, normalmente com frequência cardíaca entre 100 e 130

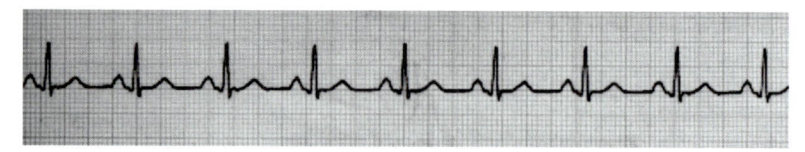

FIG. 20.6 → Ritmo sinusal.

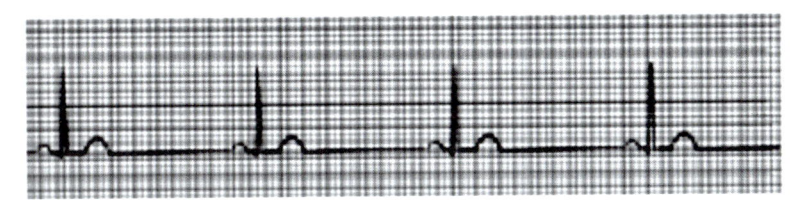

FIG. 20.7 → Bradicardia sinusal.

batimentos/minuto; contudo, apresenta todas as outras características do ritmo sinusal. Em geral, a taquicardia sinusal é provocada por fatores relacionados ao tônus simpático, como durante a atividade física e após o uso de cafeína. Também pode estar associada a problemas clínicos, como sepse, febre, hipertireoidismo e anemia (FIG. 20.8).

Arritmias supraventriculares

As arritmias supraventriculares são as que se originam nos átrios, ou seja, acima da bifurcação do feixe de His, apresentando alguma alteração da onda P. Em geral, o complexo QRS é estreito. As principais arritmias supraventriculares são: extrassístole atrial, taquicardia atrial, fibrilação atrial e *flutter* atrial, que são descritas a seguir.

Extrassístoles atriais

As extrassístoles atriais são estímulos prematuros, provenientes de um foco ectópico (fora do sistema de condução), nesse caso, de um foco atrial. A extrassístole atrial produz uma onda P anormal antes do tempo previsto e é conduzida normalmente pelo sistema de condução. Pode estar presente no indivíduo saudável em consequência de inúmeros estímulos, como cafeína, álcool, tabaco e emoções (FIG. 20.9).

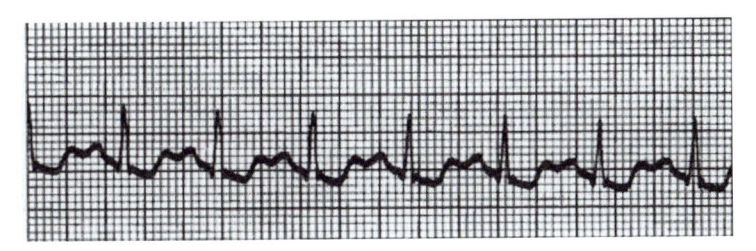

FIG. 20.8 → Taquicardia sinusal.

Avaliação do eletrocardiograma: principais ritmos cardíacos

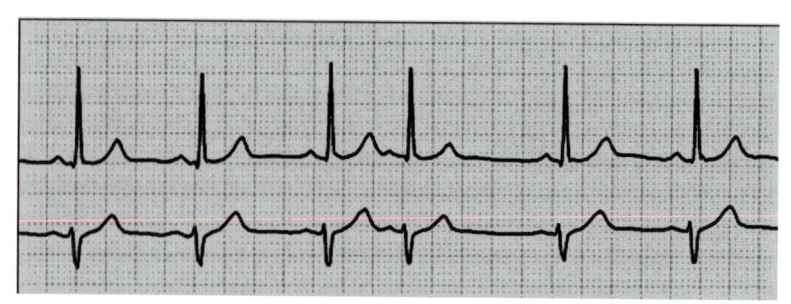

FIG. 20.9 → Extrassístole atrial.

Taquicardia atrial

A taquicardia atrial descreve um ritmo atrial rápido, que ocorre em uma frequência de 150 a 250 batimentos/minuto. As ondas P podem estar ocultas no complexo QRS ou, então, presentes, ainda que com morfologia diferente do ritmo sinusal. Geralmente, o complexo QRS é normal, e o ritmo, regular **(FIG. 20.10)**.

Fibrilação atrial

A fibrilação atrial é a arritmia cardíaca mais encontrada na prática clínica e ocorre devido a numerosas deflexões atriais ectópicas, gerando uma linha de base irregular e uma atividade atrial caótica. É caracterizada por uma frequência atrial entre 400 e 600 batimentos/minuto e com ondas P indefiníveis. Não há impulso que despolarize os átrios de maneira completa, e somente por acaso um impulso atravessa o nó atrioventricular e de forma rítmica. A fibrilação atrial ocorre, em geral, na presença de doença cardíaca **(FIG. 20.11)**.

Flutter atrial

É bem menos comum do que a fibrilação atrial. Ocorre normalmente na presença de cardiopatia, como coronariopatia e cardiopatia reumática. O *flutter* atrial é uma arritmia que se origina de um foco ectópico e que se caracteriza pela substituição

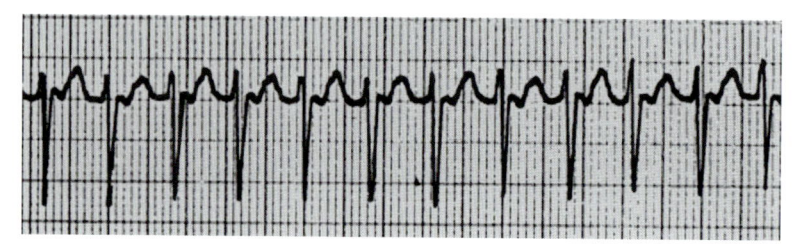

FIG. 20.10 → Taquicardia atrial.

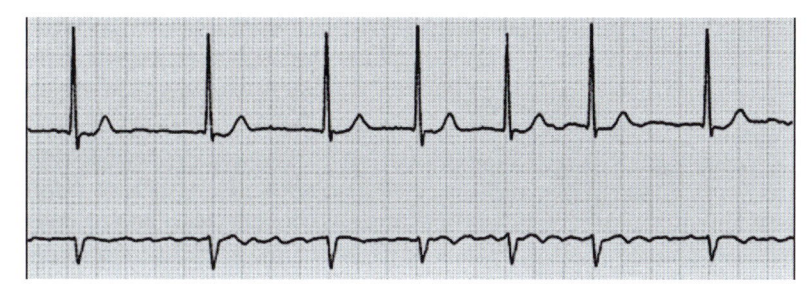

FIG. 20.11 → Fibrilação atrial.

das ondas P por ondas F, bem nítidas, com sucessão rápida, contínuas, idênticas e em forma de serra. A frequência atrial fica em torno de 250 a 350 batimentos/minuto, e os intervalos RR costumam ser regulares. Pode estar presente em conduções 4:1, 3:1, 2:1 e 1:1, sendo que as 2:1 são mais frequentes, o que significa que, para cada duas ondas F, há um complexo QRS. Nesses casos, a frequência atrial costuma ser de 300 batimentos/minuto. Essa relação ocorre porque o nó atrioventricular não permite que todos os estímulos atriais cheguem aos ventrículos, pois, se os ventrículos fossem estimulados de 250 a 350 vezes por minuto, seriam incapazes de responder com contrações efetivas (FIG. 20.12).

Arritmias de condução

As arritmias de condução são caracterizadas por alterações no intervalo PR, ou seja, o batimento iniciado no nó sinusal é retardado ou totalmente impedido de ativar os ventrículos. As principais arritmias de condução são os bloqueios atrioventriculares de primeiro, segundo e terceiro graus, descritos a seguir.

> As arritmias de condução são caracterizadas por alterações no intervalo PR, ou seja, o batimento iniciado no nó sinusal é retardado ou totalmente impedido de ativar os ventrículos. As principais arritmias de condução são os bloqueios atrioventriculares de primeiro, segundo e terceiro graus.

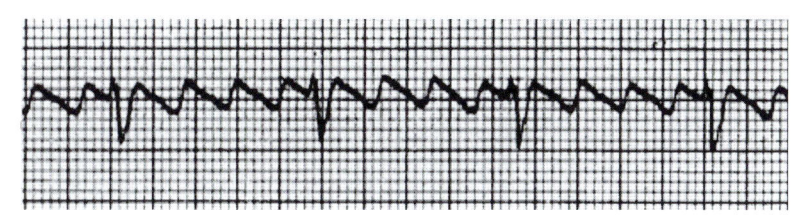

FIG. 20.12 → Flutter atrial.

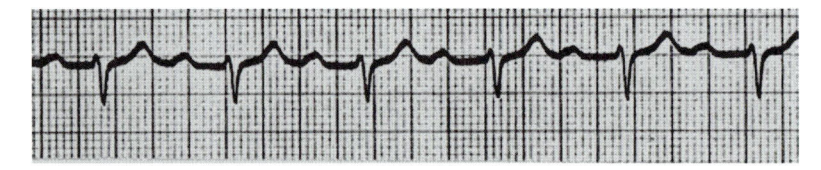

Bloqueio atrioventricular de primeiro grau

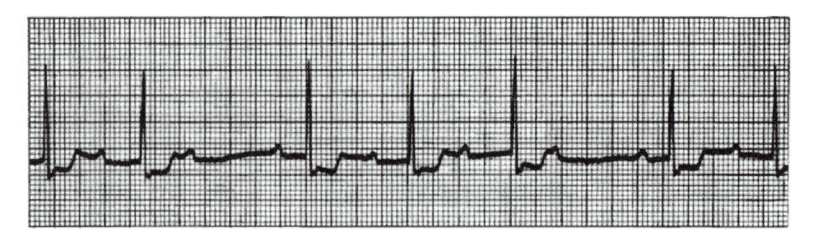

Nesse tipo de bloqueio, a condução atrioventricular é prolongada, com o intervalo PR constante em todos os ciclos cardíacos, mas excedendo o limite de duração de 0,20 segundo. As ondas P estão presentes e precedem cada complexo QRS em uma relação 1:1, mostrando que houve um retardo do estímulo elétrico. Contudo, todos os impulsos conseguem se propagar para os ventrículos. Pode ser causado por medicamentos como digitálicos, betabloqueadores ou bloqueadores dos canais de cálcio (FIG. 20.13).

Bloqueio atrioventricular de segundo grau Mobitz I ou tipo 1

O bloqueio atrioventricular de segundo grau Mobitz I ou tipo 1 ocorre quando a condução atrioventricular é progressivamente retardada, até ser totalmente impedida de alcançar os ventrículos. É caracterizado pelo aumento progressivo do intervalo PR, até ocorrer bloqueio atrioventricular, representado por uma onda P sem um complexo QRS, mostrando que aquele estímulo elétrico específico não foi conduzido para os ventrículos. Pode ocorrer, por exemplo, na presença de digitálicos e miocardite (FIG. 20.14).

Bloqueio atrioventricular de segundo grau Mobitz II

Esse bloqueio atrioventricular é caracterizado por apresentar um intervalo PR fixo, até ocorrer o bloqueio do estímulo elétrico para os ventrículos, representado

FIG. 20.13 → Bloqueio atrioventricular de primeiro grau.

FIG. 20.14 → Bloqueio atrioventricular de segundo grau Mobitz I.

por uma onda P sem um complexo QRS. Ele pode ocorrer em um padrão de condução de 2:1, 3:1 e 4:1. Como não há distúrbio no nó sinusal, o intervalo PP é regular. É frequentemente encontrado em pacientes com IAM de parede anterior (FIG. 20.15).

Bloqueio atrioventricular de terceiro grau ou total

O bloqueio atrioventricular total é a forma mais grave desses bloqueios, havendo uma dissociação entre átrios e ventrículos. O nó sinusal continua a despolarizar com frequência normal, mas todos os impulsos são bloqueados, não alcançando os ventrículos e, dessa forma, os ventrículos também são estimulados a iniciar um impulso elétrico, para que ocorra a contração ventricular, tornando a frequência cardíaca lenta. É caracterizado pela presença da onda P em diversos pontos do ECG, podendo preceder ou não o complexo QRS. Os intervalos PP e RR são regulares, mas o intervalo PR é variável (FIG. 20.16).

Arritmias ventriculares

As arritmias ventriculares são caracterizadas por alterações do complexo QRS (normalmente alargado) e se originam abaixo da bifurcação do feixe de His. As mais encontradas são: extrassístole ventricular e taquicardia ventricular (monomórfica e polimórfica).

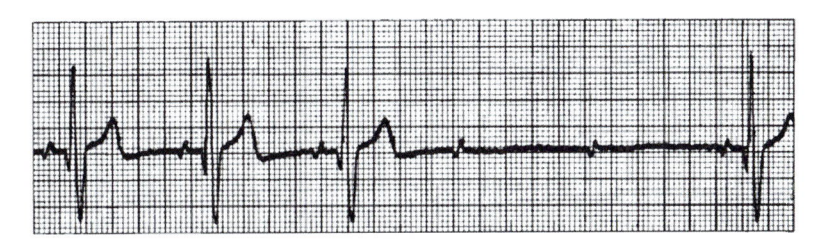

FIG. 20.15 → Bloqueio atrioventricular de segundo grau Mobitz II.

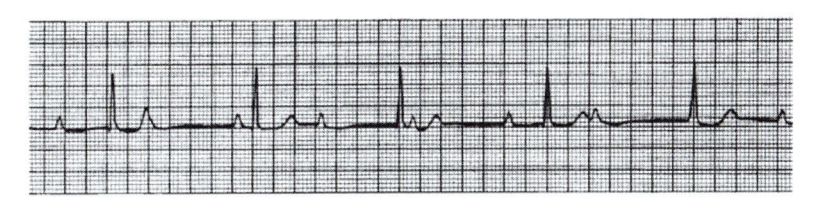

FIG. 20.16 → Bloqueio atrioventricular total ou de terceiro grau.

Extrassístole ventricular

A extrassístole ventricular é caracterizada por um foco ectópico ventricular, com um QRS diferenciado (aberrante, alargado e prematuro) e normalmente com uma pausa compensatória após esse batimento prematuro **(FIG. 20.17)**. O impulso da extrassístole ventricular não segue o sistema de condução habitual dos ramos de feixe de His e, por essa razão, sua condução é lenta (QRS alargado). As extrassístoles podem ser multifocais, originando-se em mais de um foco ectópico, o que faz suas morfologias se tornarem diferentes **(FIG. 20.18)**. Se a extrassístole ventricular ocorrer após cada batimento sinusal, estará presente o bigeminismo **(FIG. 20.19)**. O trigeminismo, por sua vez, ocorre quando a extrassístole aparece após dois batimentos cardíacos normais **(FIG. 20.20)**. A presença de extrassístole ventricular é um sinal de irritabilidade miocárdica ventricular e, em alguns casos, pode levar à taquicardia ventricular e à fibrilação ventricular.

Taquicardia ventricular

A taquicardia ventricular é caracterizada pela presença de complexos QRS alargados (maiores do que 0,12 segundo), com frequência cardíaca alta (superior a 100

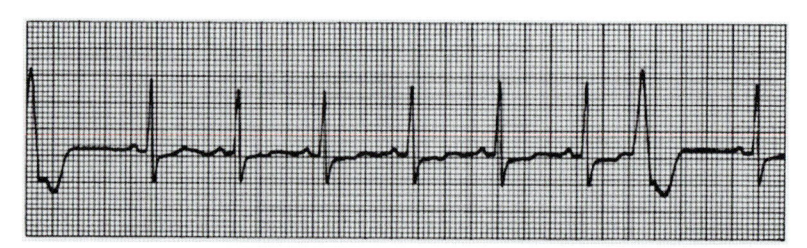

FIG. 20.17 → Extrassístole ventricular.

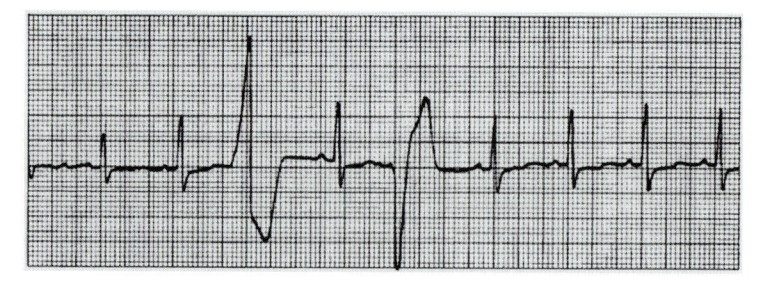

FIG. 20.18 → Extrassístoles ventriculares multifocais.

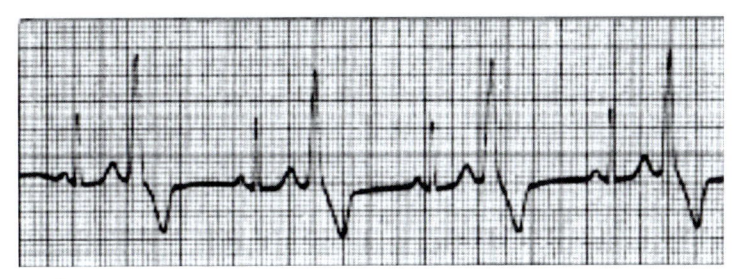

FIG. 20.19 → Bigeminismo.

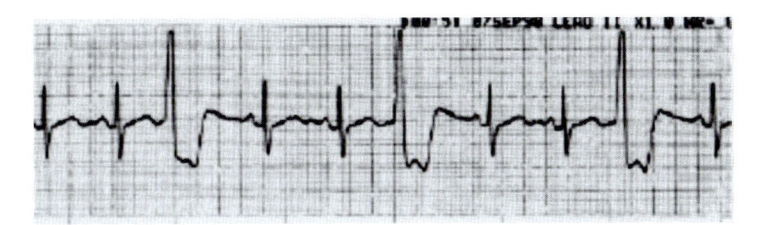

FIG. 20.20 → Trigeminismo.

batimentos/minuto) e, em geral, com ondas P ausentes. Pode ter um ritmo curto e não sustentado (três ou mais batimentos ventriculares com duração inferior a 30 segundos), denominado de taquicardia ventricular não sustentada, ou ser mais prolongado e sustentado. A taquicardia ventricular pode ser considerada monomórfica quando a morfologia dos complexos QRS é idêntica, mostrando que o foco que origina essa arritmia é sempre o mesmo **(FIG. 20.21)**; ou, então, pode ser considerada como polimórfica, quando a morfologia dos complexos QRS é diferente, com amplitude e direção variadas, mostrando que diversos focos originam essa arritmia **(FIG. 20.22)**. A frequência cardíaca da *torsades des pointes* (taquicardia polimórfica) normalmente se encontra acima de 200 batimentos/minuto, sendo um ritmo altamente instável e, muitas vezes, autodelimitado.

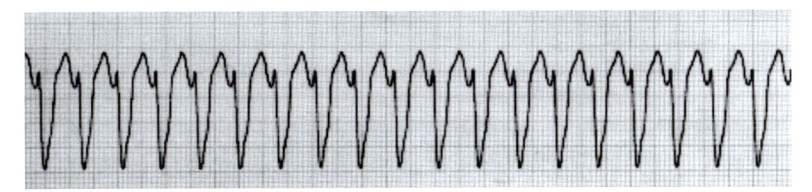

FIG. 20.21 → Taquicardia ventricular monomórfica.

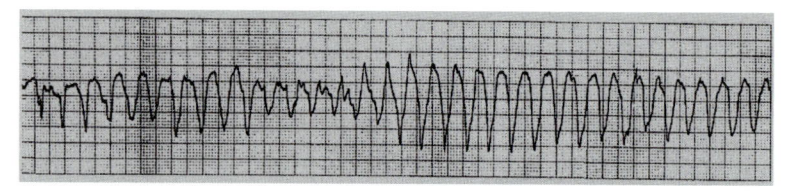

FIG. 20.22 → Taquicardia ventricular polimórfica ou *torsades des pointes*.

Ritmos encontrados na parada cardiorrespiratória

Assistolia

A assistolia é a ausência de estímulo elétrico, caracterizada por uma linha isoelétrica **(FIG. 20.23)**. Os pacientes que apresentam esse ritmo cardíaco possuem um prognóstico muito ruim, e o tratamento está baseado na realização de manobras de ressuscitação (compressão torácica e ventilação), juntamente com a administração de fármacos como a epinefrina.

Atividade elétrica sem pulso (AESP)

A AESP é caracterizada pela presença de um ritmo organizado, geralmente lento e com alteração no complexo QRS, porém sem contração ventricular. O tratamento deve ser baseado no motivo da parada cardiorrespiratória, podendo ser: hipovolemia, hiper/hipocalemia, hipóxia, acidose, hipotermia, tamponamento cardíaco, tensão no tórax (pneumotórax), IAM, trombose pulmonar e substâncias tóxicas **(FIG. 20.24)**.

Taquicardia ventricular

A taquicardia ventricular é caracterizada pela presença de complexos QRS alargados (maiores do que 0,12 segundo), com frequência alta e de morfologia idêntica e sem a capacidade de gerar débito cardíaco, pressão arterial e pulso **(FIG. 20.25)**.

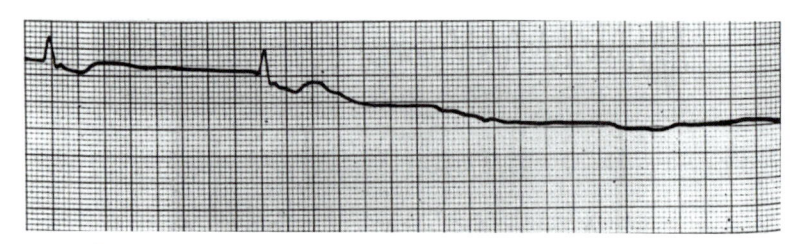

FIG. 20.23 → Assistolia.

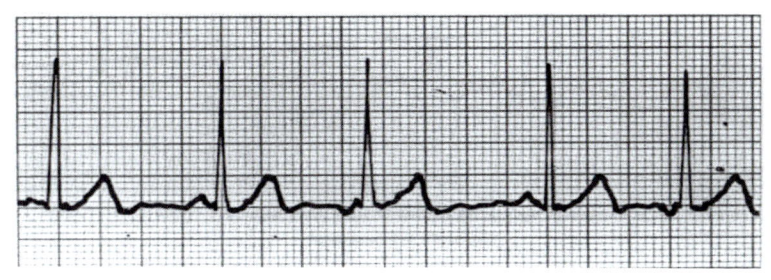

FIG. 20.24 → Atividade elétrica sem pulso (AESP).

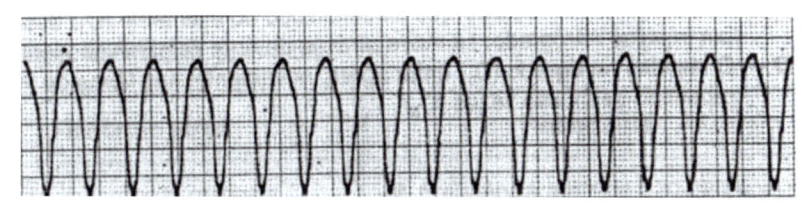

FIG. 20.25 → Taquicardia ventricular.

Fibrilação ventricular

Esse ritmo é caracterizado por uma desorganização elétrica, com variação de despolarização e repolarização, impedindo que os ventrículos se contraiam. As deflexões são caóticas e é impossível a identificação de qualquer onda no ECG. É produzido por estímulos de muitos focos ventriculares e ectópicos, causando uma contração caótica dos ventrículos **(FIG. 20.26)**.

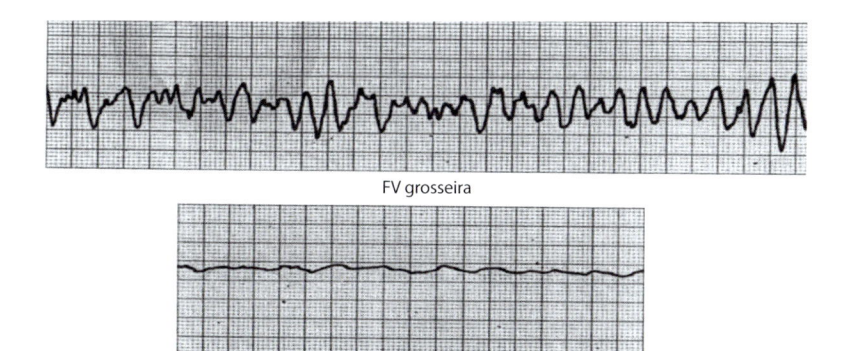

FV grosseira

FV fina

FIG. 20.26 → Fibrilação ventricular.

Alterações encontradas na isquemia miocárdica

> O IAM e a angina instável caracterizam a síndrome coronariana aguda. As alterações eletrocardiográficas encontradas nessa síndrome estão relacionadas a isquemia ou a necrose do miocárdio.

O IAM e a angina instável caracterizam a síndrome coronariana aguda. As alterações eletrocardiográficas encontradas nessa síndrome estão relacionadas a isquemia ou a necrose do miocárdio e são apresentadas a seguir.

Supradesnivelamento do segmento ST

Essa alteração eletrocardiográfica é caracterizada pela elevação do ponto J e do segmento ST em duas derivações contíguas, devido a necrose miocárdica. Nas derivações V2 e V3, essa elevação deve ser ≥ 1,5 mm em mulheres, ≥ 2,0 mm em homens acima de 40 anos e ≥ 2,5 mm em homens com idade inferior a 40 anos e/ou acima de 1 mm nas demais derivações. A alteração do segmento ST é a primeira manifestação de IAM, seguida de onda Q patológica. (FIG. 20.27).

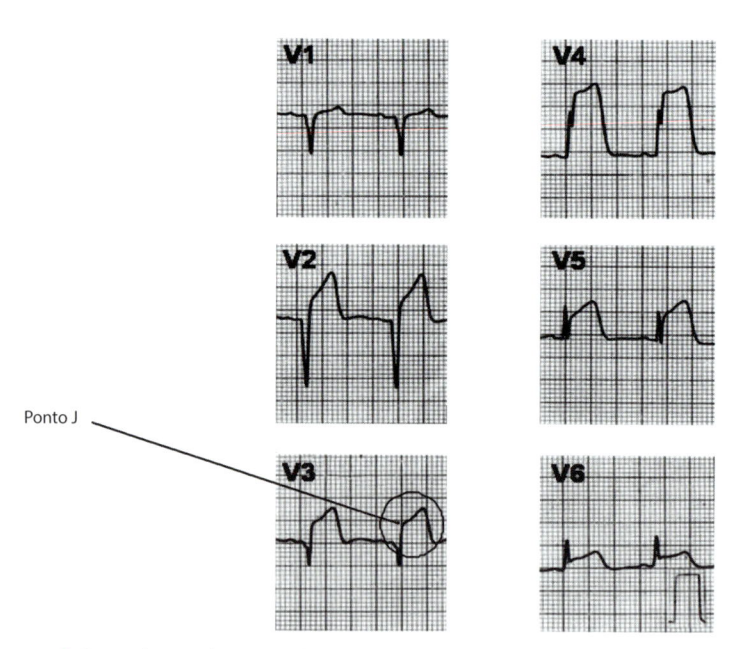

FIG. 20.27 → Supradesnivelamento do segmento ST.

Infradesnivelamento do segmento ST

Essa alteração eletrocardiográfica é caracterizada pelo infradesnivelamento do segmento ST (maior do que 1 mm), devido a uma isquemia miocárdica (FIG. 20.28).

Inversão da onda T

Essa alteração eletrocardiográfica é caracterizada pela inversão da onda T devido a uma isquemia miocárdica (FIG. 20.29).

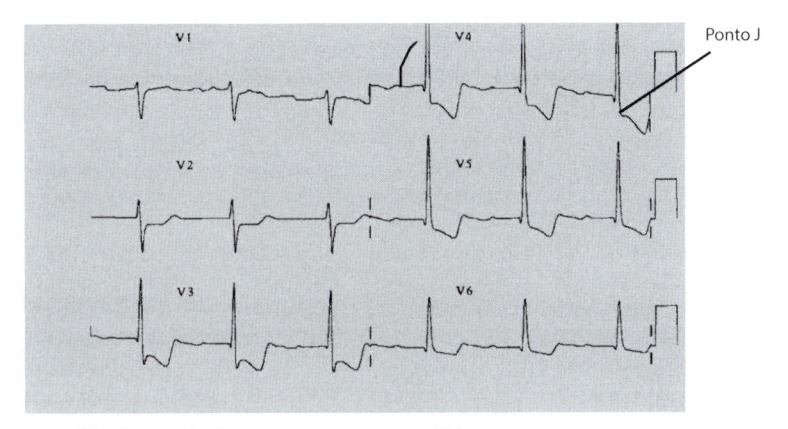

FIG. 20.28 → Infradesnivelamento do segmento ST.

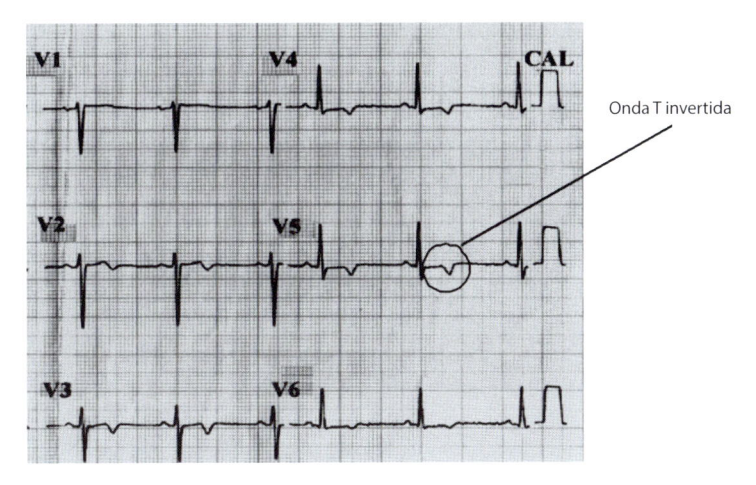

FIG. 20.29 → Inversão da onda T.

→ Considerações finais

O ECG é um exame de baixo custo, não invasivo, de fácil realização e interpretação, sendo de extrema importância para a identificação das alterações elétricas do coração. A partir dele, juntamente com o exame físico e a anamnese, o profissional da saúde conseguirá guiar suas condutas terapêuticas.

→ Leituras recomendadas

Aehlert B. ACL: suporte avançado de vida em cardiologia: emergência em cardiologia. 5. ed. São Paulo: Elsevier; 2018.

Feldman J, Goldwasser GP. Eletrocardiograma: recomendações para a sua interpretação. Rev SOCERJ. 2004;17(4):251-6.

Jacobson C. Eletrocardiografia. In: Woods SC, Froelicher ES, Motzer SU. Enfermagem em cardiologia. Barueri: Manole; 2005. p. 311-424.

Lopes JL, Ferreira FG. Eletrocardiograma para enfermeiros. São Paulo: Atheneu; 2013.

Morton PG, Tucker T, Rueden KV. Histórico do paciente: sistema cardiovascular. In: Morton PG, Fontaine DK, Hudak CM, Gallo BM. Cuidados críticos de enfermagem: uma abordagem holística. 8. ed. Rio de Janeiro: Guanabara Koogan; 2007. p. 216-95.

Pastore CA, Grupi CJ, Moffa PJ. Eletrocardiologia atual. Curso do serviço de eletrocardiologia do Incor. São Paulo: Atheneu; 2008.

Pastore CA, Pinho JA, Pinho C, Samesima N, Pereira-Filho HG, Kruse JCL, et al. III Diretrizes da Sociedade Brasileira de Cardiologia sobre análise e emissão de laudos eletrocardiográficos. Arq Bras Cardiol. 2016;106(4 Supl 1):1-23.

Quilici AP, Bento AM, Ferreira FG, Cardoso LF, Moreira RS, Silva SC. Enfermagem em cardiologia. 2. ed. São Paulo: Atheneu; 2014.

Santos ES, Pires EC, Silva JT, Sallai VS, Bezerra DG, Rebustini RELF. Habilidade dos enfermeiros na interpretação do eletrocardiograma de 12 derivações. Rev Baiana Enferm. 2017;31(1):1-8.

Serrano Junior CV, Timerman A, Stefanini E. Tratado de cardiologia SOCESP. 2. ed. Barueri: Manole; 2009.

Stefanini E, Kasinski N, Carvalho AC. Guias de medicina ambulatorial e hospitalar da UNIFESP-EPM: cardiologia. 2. ed. Barueri: Manole; 2009.

21

Avaliação da dor

Juliana de Lima Lopes // Magda Aparecida dos Santos Silva

A dor é conceituada, segundo a International Association for the Study of Pain (IASP),[1] como uma *experiência sensitiva e emocional desagradável, associada, ou semelhante àquela associada, a uma lesão tecidual real ou potencial*. Essa experiência pessoal é influenciada por diversos fatores biológicos, sociais e/ou psicológicos e induz repercussões biopsicossociais desfavoráveis.

Deve-se estar atento às situações em que o indivíduo não consiga se comunicar verbalmente, pois isso não afasta a possibilidade de que ele esteja sentindo dor e tenha necessidade de tratamento adequado para seu alívio. Cada indivíduo aprende a utilizar esse termo a partir de suas experiências anteriores, do início da vida. Nesse sentido, qualquer relato de dor deve ser respeitado. A expressão da dor varia não somente de um indivíduo para outro, mas também de acordo com fatores neurofisiológicos e hormonais, estratégias de enfrentamento situacionais e psicológicas e também entre diferentes culturas, o que, de certa forma, pode afetar a sua magnitude.

A dor pode ser classificada de diferentes maneiras. A seguir, são apresentadas algumas classificações existentes.

→ Dor aguda

É aquela que sempre estará associada a uma lesão ou injúria, a afecções traumáticas ou inflamatórias; tem início súbito, curta duração e possui causa claramente associada a ela.[2]

*Nota: Os anexos citados neste capítulo estão disponíveis em *grupoa.com.br/anamnese4ed*

A dor aguda moderada a intensa, quando não aliviada, possui repercussões diretamente associadas a alterações neurovegetativas, como taquicardia, arritmias, diminuição da saturação de oxigênio e da oferta de oxigênio aos tecidos, agitação, sudorese, aumento do trabalho cardíaco, aumento da pressão arterial, risco de sangramento, aumento da contração muscular, ansiedade, medo e fator de risco aumentado para cronificação da dor. Consequentemente, esse tipo de dor pode acabar levando a uma diminuição do sono, perda ou diminuição do apetite, desidratação, dificuldade para deambular, dificuldade para se mexer na cama, dificuldade para respirar profundamente em decorrência da diminuição da expansibilidade torácica (respiração superficial), dificuldade para tossir, aumento do tempo de internação, aumento dos níveis de cortisol, riscos aumentados para processos tromboembólicos e infecciosos e redução da funcionalidade.[3-5]

Dor crônica

A IASP define dor crônica como aquela que é persistente ou recorrente por um período maior do que 3 meses. Ocorre quando o próprio mecanismo para dor não funciona adequadamente, ativando muitas vias neuronais por um período prolongado, levando à cronificação da dor. A dor crônica persiste além do período esperado de uma doença ou lesão.[2]

A dor pode modificar seu caráter de aguda para crônica devido a alguns fatores desencadeantes, como o subtratamento da dor, a subavaliação, o reduzido uso de opioides, a inadequada formação de profissionais de saúde, crenças e valores errôneos diante do quadro de dor e analgesia, a dificuldade em mensurar a dor ou a não sistematização da avaliação.[3-6]

A ocorrência de dor, especialmente a crônica, além de gerar estresse físico e emocional para os pacientes e para seus cuidadores, é considerada um problema de saúde pública, causador de morbidade, absenteísmo ao trabalho e incapacidade temporária ou permanente, gerando elevados custos aos sistemas de saúde.[7-10] Portanto, a dor crônica não é meramente um sintoma, mas uma doença em si.[7-10]

A sensação álgica pode produzir impactos emocionais e físicos muitas vezes mais incapacitantes do que as condições sintomáticas que as originaram, os quais se traduzem em sofrimento, incertezas e medo. Isso resulta em limitações para a realização da atividade profissional e social, afetando o ritmo de sono, o apetite, o lazer e a qualidade de vida.[7-10] Além dessas repercussões, a dor pode desencadear o aumento da secreção de catecolaminas, do cortisol, do glucagon, do hormônio do crescimento, da vasopressina, da aldosterona e do sistema renina-angiotensina, responsáveis pelo catabolismo. Também pode reduzir a síntese de insulina, testosterona e hormônios anabólicos, importantes para a restauração. Diante das diversas repercussões causadas pela dor, torna-se importante a ênfase em sua avaliação e controle. A acurada avaliação da dor auxilia na identificação dos mecanismos de dor envolvidos, havendo, assim, maior chance de sucesso no tratamento.[6,10]

A despeito de a dor ser classificada como aguda ou crônica, é necessário, para o estabelecimento de um tratamento adequado, que se conheçam os mecanismos envolvidos, e, em algumas situações, há mais de um mecanismo envolvido na condição dolorosa. Isso torna desafiador o controle da dor crônica e leva à necessidade do envolvimento de especialistas da área da dor.

De acordo com a versão 11 da *Classificação Internacional de Doenças (CID-11)*, pela nova proposta desenvolvida pela IASP e pela Organização Mundial da Saúde (OMS), a classificação da dor crônica sofreu mudança, podendo agora ser considerada primária e secundária. São seis as condições dolorosas para a dor crônica secundária.[2,10]

Assim, em dor crônica, atualmente temos:[10-17]

→ *Dor crônica primária*: é mais complexa e considerada uma doença *per se*. É definida como aquela que persiste ou recorre por um período maior do que 3 meses, gera sofrimento emocional ou incapacidade funcional e não é explicada por outra condição crônica.
→ *Síndrome de dor crônica secundária*: quando há associação com alguma condição que leva a dor persistente ou recorrente, ou seja, está ligada a outra doença. Exemplos: dor oncológica, dor pós-operatória ou pós-traumática, dor neuropática, cefaleia secundária ou dor orofacial, dor visceral secundária, dor musculoesquelética secundária. Nesse caso, a dor é considerada um sintoma.

Fazer a diferenciação da dor crônica em primária e secundária irá facilitar o tratamento da dor nesses pacientes. Essa nova classificação de dor crônica auxiliará na melhor condução do tratamento, pois o critério é diagnosticar a dor independentemente de sua etiologia, sem excluir outros diagnósticos de doenças que possam estar associados.

Importante ressaltar que a dor crônica causa impactos negativos na qualidade vida do indivíduo, redução da produtividade no trabalho, com aumento de absenteísmo e perda da funcionalidade.[18-21]

→ Tipos de dor

Os tipos de dor são diferenciados conforme os mecanismos envolvidos. Tem-se, assim, a dor nociceptiva, a dor neuropática e a dor nociplástica.[22]

Dor nociceptiva[23-25]

Relaciona-se com a dor aguda e é o tipo de dor mais comum. Tem função de alerta, de proteção para o corpo, surgindo em resposta a um estímulo nocivo que pode ser de origem química, térmica ou estresse mecânico. Associa-se a um dano real no tecido e é não neural (não neuropática). É gerado o estímulo doloroso, que provoca a sensibilização dos nociceptores (receptores sensíveis a um estímulo nocivo), liberando substâncias algogênicas nos tecidos e neurotransmissores excitatórios no sistema nervoso central (SNC). Pode ser somática ou visceral. A dor somática é superficial ou profunda e tem origem em tecidos periféricos (como pele, músculo, osso); é melhor localizada e contínua. A dor visceral é originada dentro do abdome ou em órgãos específicos do corpo (vísceras abdominais, torácicas e pélvicas) e possui localização difusa. Exemplos de dores somáticas e viscerais: dor pós-operatória, trauma, infecção, infarto agudo do miocárdio, queimaduras, pancreatite, colecistite, entre outras.

Dor neuropática[25-36]

A dor neuropática é um tipo de dor que surge em consequência de uma lesão direta ou de doença que afeta o sistema somatossensorial resultante de impulsos nervosos ectópicos gerados por danos ou disfunção do sistema nervoso periférico (SNP) ou do SNC. Esses impulsos geram a sensação dolorosa na área inervada, enquanto o dano ao nervo causa o déficit sensorial. A dor neuropática pode ser localizada ou generalizada.

Assim, as lesões das vias sensitivas do SNC e SNP decorrem da compressão óssea em casos de câncer, diabetes melito (neuropatia diabética periférica dolorosa), neuralgia pós-herpética, neuropatia periférica induzida por quimioterapia, dor após acidente vascular cerebral, etc. Esse tipo de dor é mantido por processos somatossensitivos aberrantes, decorrentes da irritação persistente das fibras C ou desaferentação (incluindo a dor fantasma – lesão do plexo braquial ou lombossacral ou amputação).

A caracterização da dor neuropática inclui dor espontânea, hiperalgesia (aumento da percepção da dor de estímulos nocivos) e alodinia tátil (hipersensibilidade dolorosa a estímulos normalmente inócuos, como a causada pela água do banho escorrendo sobre a pele ou pelo contato da própria roupa). Como características dessa dor, tem-se a sensação de queimação, peso, agulhadas e choques. Estima-se que ocorra aumento da dor neuropática na população devido ao aumento do envelhecimento populacional, da obesidade e dos sobreviventes ao câncer induzido pela quimioterapia.

Dor nociplástica[11,22]

A dor é causada por meio da ativação dos nociceptores periféricos (como na dor nociceptiva) e ocorre apesar de não existir nenhuma evidência de lesão atual ou potencial ao tecido ou evidência de doença ou lesão do sistema somatossensorial. Ela persiste ou recorre por mais de 3 meses, e os sintomas não são sugestivos para diagnósticos de doenças específicas. Nessa condição, incluem-se: fibromialgia, síndrome da dor regional complexa, síndrome do intestino irritável e dor lombar crônica inespecífica. Envolve sensibilização do SNC, associa-se a sofrimento psicológico significativo, medo e evitação da dor e catastrofização da dor.

Dor mista[6,35-38]

É ocasionada por componentes nociceptivos e neuropáticos associados, como em grandes queimaduras, dor lombar ou radicular e dor oncológica.

Segundo a OMS,[39] a maioria dos pacientes com câncer tem sua dor tratada de forma inadequada ou subtratada. A dor é um sintoma frequente em pacientes com câncer, com significado impactante, apesar da disponibilidade do uso de opioides e da utilização de diretrizes confiáveis. Algumas recomendações ainda apresentam uma visão da dor oncológica como uma síndrome dolorosa homogênea e única, mas, nas últimas décadas, a literatura passou a abordar a dor oncológica considerando uma variedade de síndromes dolorosas decorrentes de síndromes neuropáticas, dores por excesso de nocicepção, dores mistas, entre outras.[6,26,40] A dor vivenciada pelos pacientes com câncer é multifatorial, sendo influenciada por estímulos nociceptivos, síndromes dolorosas específicas e fatores comportamentais. A dor relacionada ao tratamento do câncer, seja devido às sessões de quimioterapia (dor neuropática) e radioterapia, à cirurgia ou à imunoterapia, atinge 19% dos pacientes hospitalizados e 25% dos pacientes ambulatoriais.[41]

A terapia analgésica efetiva com o uso de opioides, sugerida por várias diretrizes, incluindo a OMS, a Associação Europeia de Cuidados Paliativos e a Sociedade Europeia de Medicina Oncológica, é potencialmente a mais efetiva na maioria dos casos.[6,39-43] Entretanto, o subtratamento ainda é notificado. Para ser adequadamente tratada, a dor no câncer precisa ser identificada, avaliada, classificada e gerenciada por uma abordagem multidimensional. Na avaliação da dor, é preciso observar as diferenças culturais, sociais, econômicas, emocionais, espirituais e comportamentais, interagindo com o paciente e seu ambiente de vida. A participação efetiva do paciente é fundamental, tendo-se, assim, uma melhor adesão ao tratamento e proporcionando-se uma melhor qualidade de vida.

➡ Padrão de dor

Dor contínua

É muito comum, podendo estar relacionada a anormalidades sensitivas, de caráter neuropático, como por ocasião de uma queimadura de pele, por exemplo.

Dor tipo *breakthrough*

Episódios intermitentes de dor moderada a intensa, de início súbito e de curta duração. Os episódios podem estar associados à dor somática, visceral, neuropática e mista. Ocorre, por exemplo, em pacientes com metástases ósseas, nos quais o ato de se movimentar precipita a dor.

➔ Intensidade da dor

As organizações de saúde, ao reconhecerem a importância do tratamento da dor, organizaram cursos de treinamento e estabeleceram padrões de avaliação e protocolos de tratamento. Uma das ações que têm sido popularmente empregadas para alertar a classe profissional e chamar a atenção para a dor do paciente é a expressão conhecida como "Dor: o 5º Sinal Vital". A dor considerada como o quinto sinal vital é a avaliação sistematizada e rotineira do sintoma dor, que deve ser realizada juntamente com a mensuração dos sinais vitais. Por ser subjetiva, não existe um instrumento, de medida objetiva, tal qual um termômetro ou um esfigmomanômetro, para mensurá-la. O relato pessoal é o padrão-ouro de medida válido para avaliar a dor do indivíduo. Atualmente, existem ferramentas consolidadas na literatura que podem ser aplicadas, permitindo sua mensuração, as quais são descritas adiante.

O tratamento bem-sucedido da dor resulta de uma acurada avaliação e do auxílio de instrumentos de avaliação validados para tal. As escalas de mensuração de dor são de extrema importância, embora, nos casos de dor crônica, a avaliação não se limite ao uso dessas escalas ou a quantificar a dor tão somente.

➔ Avaliação da dor

A avaliação da dor é a base para a prescrição terapêutica e para a avaliação do resultado obtido. As avaliações devem ser bem documentadas, sequenciais e sistematizadas, e realizadas em intervalos regulares.

O enfermeiro treinado tem um importante papel na decisão da administração de analgesia suplementar e pode influenciar o controle da dor. O comportamento ativo do enfermeiro para o ajuste da analgesia, estimulado pela associação de treinamento,[44,45] uso de avaliação sistematizada[44,45] e equipe médica preparada no tratamento da dor, promove um melhor controle da dor.[44,45]

A avaliação da dor é uma atividade simples, porém ainda existem grandes desafios no que se refere ao envolvimento do profissional e à conquista de um controle mais adequado da dor. É importante lembrar que ao identificar quadros dolorosos, moderados ou intensos, uma ação diretiva deve ser adotada para o seu alívio.

Ressalta-se, portanto, a importância de haver à disposição um protocolo de analgesia institucional. Os protocolos de avaliação devem conter procedimentos analgésicos e informações sobre a característica da dor, sua intensidade, localização e padrão sensitivo; os possíveis impactos gerados na função dos sistemas respiratório, cardiocirculatório, gastrintestinal, locomotor e psíquico; e a efetividade da analgesia.

Uma adequada avaliação da dor necessita de uma adequada investigação clínica. Para tanto, deve envolver história da doença, exame físico e, quando necessário, exames adicionais, como os de imagem (eletromiografia, tomografia computadorizada ou ressonância magnética) e laboratoriais. É importante salientar que as avaliações de dor aguda e crônica são diferentes, embora alguns aspectos da avaliação estejam entrelaçados. Na dor aguda, deve-se enfatizar o alívio e as repercussões biológicas da dor. Já na dor crônica, o foco está nos aspectos psicossocioculturais, como estado emocional, situação com o trabalho e aspectos da história familiar relacionados à expressão e ao manejo da dor. As diferenças entre a dor aguda e a dor crônica implicam algumas maneiras diferentes de abordagem e tratamento desses pacientes na prática clínica, como mostra o **QUADRO 21.1**. Na dor crônica oncológica e não oncológica deve ser considerada a abordagem terapêutica e o uso de instrumentos específicos. Na dor oncológica, deve-se ter o foco no alívio da dor de

> Na dor aguda, deve-se enfatizar o alívio e as repercussões biológicas da dor. Já na dor crônica, o foco está nos aspectos psicossocioculturais, como estado emocional, situação com o trabalho e aspectos da história familiar relacionados à expressão e ao manejo da dor.

QUADRO 21.1 Diferenças entre dor aguda e crônica

DOR AGUDA	DOR CRÔNICA
Possui intenção de cura. Possui função de alerta. Pode produzir alterações neurovegetativas e humorais.	Não possui intenção de cura. Perdeu a característica de função de alerta. O indivíduo sofre adaptação neurovegetativas e humorais. Envolve fatores emocionais, culturais, psicossocioculturais, entre outros.
O tratamento da dor deve ser agressivo, buscando o maior alívio possível.	O tratamento é progressivo, pois esse tipo de dor já não se relaciona a uma lesão propriamente dita a ser reparada (exceto dor oncológica ou agudização de uma dor); a abordagem exige atenção multiprofissional.
A dor tende a diminuir sua intensidade dolorosa com o tempo, de acordo com a cicatrização da lesão.	A dor persiste com o tempo, podendo durar meses ou anos; a dor transforma-se na própria doença e gera incapacidades.

maneira mais rápida; já na dor crônica não oncológica, o maior foco do tratamento está na recuperação da funcionalidade.

Resumindo, o profissional, ao avaliar o paciente com dor crônica, precisa utilizar instrumentos capazes de agregar uma acurada demonstração do estado psicológico e do impacto da dor em sua vida diária, devendo relacioná-la a seu trabalho, sua vida social e familiar e a condições para realizar sua higiene pessoal. Isso deve ser feito de forma a oferecer melhor qualidade de vida e recuperação da funcionalidade do indivíduo em sua vida diária. Já na dor aguda, os impactos que devem ser observados atentamente são aqueles que limitam e retardam a recuperação do paciente. A seguir, são demonstrados os padrões mínimos e alguns instrumentos consolidados na literatura para a avaliação da dor.[44-47]

Anamnese/história da dor

A obtenção de uma história clínica detalhada constitui a parte mais importante na avaliação, pois traz informações valiosas sobre os possíveis mecanismos fisiológicos e o estado emocional e psicológico do paciente. Uma história de dor completa (detalhada a seguir) deve conter as informações relacionadas a tempo de início, período e duração dos episódios, qualidade e intensidade, localização, sinais e sintomas associados, fatores que pioram ou aliviam a dor e informações sobre tratamentos prévios.

- → *Início da dor (quando)*: perguntar ao paciente como foi o início da dor (súbito, gradual ou rápido). O tempo do início é importante para diferenciar o tipo de tratamento, como na dor aguda e crônica.
- → *Período e duração dos episódios*: perguntar ao paciente se há um período do dia em que a dor se manifesta mais e quanto tempo dura o episódio. Questionar se a dor é contínua ou episódica e durante quanto tempo do dia ele a sente. A duração da dor e suas características podem sugerir os mecanismos envolvidos na dor e auxiliar no diagnóstico da causa.
- → *Qualidade da dor (como)*: é importante para oferecer pistas sobre o tipo de dor (neuropática, visceral, mista ou somática) e direcionar o tratamento. A qualidade da dor pode ser, por exemplo, em queimação ou choque.
- → *Intensidade da dor*: a dor é subjetiva e, como já mencionado anteriormente, não existem instrumentos que ofereçam medidas objetivas. Ainda assim, as ferramentas utilizadas para mensurar a dor possuem boa confiabilidade e boa correlação entre si. É importante que o enfermeiro saiba adaptar cada escala de acordo com a capacidade cognitiva, visual (para aqueles com déficit visual) e psicomotora do indivíduo. As principais e mais utilizadas escalas serão apresentadas mais adiante.
- → *Local da dor (onde)*: observar se a dor se restringe ao seu local original ou se espalha para além dessa área. Deve-se solicitar que o indivíduo aponte o local

da dor. Para facilitar essa demonstração, ele pode apontar no próprio corpo ou em um diagrama corporal, que pode ser preenchido por ele mesmo, por um familiar ou pelo profissional (FIG. 21.1).

→ *Sinais e sintomas associados*: questionar se existe incapacidade ou limitação do uso de um membro devido a dor, disfunção intestinal ou vesical, edema, alteração de cor ou temperatura, sensação de frio ou dormência, náusea ou vômito ou outro sintoma que acompanha quando a dor surge.

→ *Fatores de piora ou melhora da dor*: descobrir quais estímulos produzem dor e quais ações a minimizam. Essa avaliação é importante, pois, além de poder explicar determinados mecanismos fisiopatológicos da dor, poderá também reconhecer medidas não farmacológicas associadas (calor, massagem, técnicas de relaxamento) ou evitadas (visita indesejável, postura, posição ergonômica, alimentação, etc.).

→ *Tratamento prévio*: relacionar se houve tratamentos prévios e identificar a efetividade das terapias. Obter informações sobre reações adversas prévias ou disfunções orgânicas, como insuficiência renal, duração do tratamento, medicamentos e doses utilizadas. Tratamentos não farmacológicos também devem fazer parte da lista de investigação.

→ *Outros*: na anamnese, também se devem obter relatos do padrão de sono, para elucidar razões de instalação, agravamento ou manutenção da dor, bem como os hábitos do paciente (alcoolismo, tabagismo, dependência de drogas) e comorbidades, que podem se relacionar com as condições causais ou agravantes e que constituem elementos para selecionar as intervenções analgésicas. A avaliação dos antecedentes familiares também é importante. Devem-se investigar alterações e/ou doenças com potencial de constituir um fator para predisposição de ocorrência de várias condições dolorosas. É preciso interrogar, também, sobre períodos de afastamento das atividades no trabalho ou de incapacidade funcional, que são fatores preditivos importantes na efetividade do tratamento.

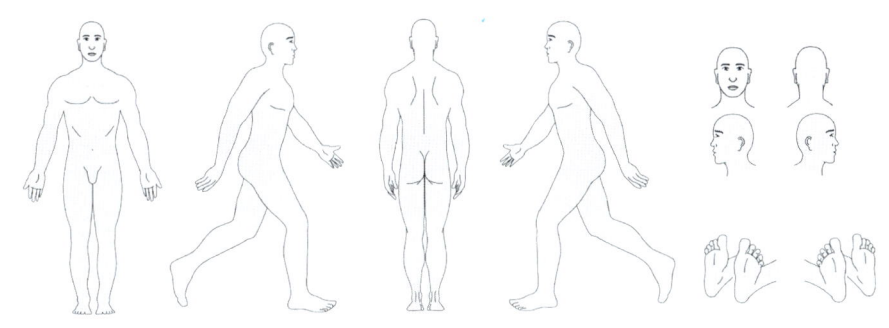

FIG. 21.1 → Diagrama corporal.

Esses padrões, resumidos no **QUADRO 21.2,** são os mínimos necessários para uma avaliação da dor.

Escalas de mensuração da dor[6,48]

> A dor pode ser mensurada utilizando-se um escalonamento de um número ou de um valor, geralmente associado à intensidade.

Por ser um sintoma subjetivo, complexo e multidimensional, a dor deve ser avaliada e mensurada por meio de autorregistros – visto que apenas aqueles que a sentem podem determinar sua gravidade e a adequação do alívio – ou pode ser inquirido pelo profissional. Dessa forma, a dor pode ser mensurada utilizando-se um escalonamento de um número ou de um valor, geralmente associado à intensidade da dor. É importante considerar que, em decorrência do caráter multifacetado da dor, há situações em que se deve combinar diferentes instrumentos de avaliação.

Os instrumentos de avaliação da dor podem ser de autorrelato, de observação comportamental (localização, expressão facial e movimento corporal) e de medidas das respostas biológicas à dor (pressão arterial, frequência cardíaca e frequência respiratória), sendo essa última não recomendável, já que a não alteração desses sinais biológicos não significa inexistência de dor no indivíduo. As escalas utilizadas para sua avaliação podem ser unidimensionais (apenas quantificam a severidade ou a intensidade da dor) ou multidimensionais (medem e avaliam as diferentes dimensões da dor a partir de diferentes indicadores de respostas e suas interações).

Escalas unidimensionais

As escalas unidimensionais avaliam principalmente a intensidade e possuem descritores numéricos (0-10), verbais (palavras) ou visuais (imagens) para quantificar a

QUADRO 21.2 Padrões mínimos necessários para a avaliação da dor

Quando iniciou a dor? De que forma ela apareceu?
A dor é contínua? Ou intermitente?
Qual o período do dia em que ela piora?
Como é sua dor?
Qual é a intensidade da dor?
Onde dói?
Que fatores aliviam a dor?
Que fatores pioram a dor?

dimensão sensorial, a intensidade da dor ou o seu alívio. São escalas de aplicação simples e podem ser usadas tanto pelos pacientes quanto pelos profissionais de saúde. As mais utilizadas são:

→ *Escala de categoria numérica*: é uma das escalas mais utilizadas na prática clínica para avaliar a intensidade da dor. O paciente estima sua dor em uma escala de 0 a 10, sendo 0 (zero) representando "sem dor" e 10 representando "a pior dor imaginável". Essa avaliação deve ser realizada na consulta inicial e durante todo o processo de tratamento. A classificação utilizada é a seguinte:

0 = sem dor
1-3 = dor leve
4-6 = dor moderada
7-10 = dor intensa

→ *Escala visual analógica*: é também um dos instrumentos amplamente utilizados. Consiste em uma linha de 10 cm, com âncoras em ambas as extremidades. Em uma delas, é colocado o descritor "sem dor" e, na outra extremidade, o descritor "pior dor", ou expressões similares, e os pacientes devem indicar a magnitude da dor marcando um ponto ao longo do comprimento da linha. Uma régua é usada para quantificar a mensuração em uma escala de 0 a 100 mm. A linha pode ser horizontal ou vertical. Diferentemente da escala numérica, não devem ser colocados números nas escalas analógicas. Esse tipo de avaliação pode ser útil para comparar um paciente com ele próprio ao longo do tempo, mas é menos confiável ao comparar indivíduos entre si. Na prática clínica, há dificuldades para os pacientes utilizarem essa escala.

Sem dor   Pior dor

→ *Escala com descritores verbais*: possui cinco descritores verbais: sem dor, dor leve, dor moderada, dor intensa e dor insuportável, em que o paciente indica a intensidade de sua dor. Os descritores também podem ser modificados para serem utilizados na avaliação do grau de desprazer provocado pela dor, para medir o alívio ou o conforto obtido pelo uso de alguma intervenção, ou mesmo para avaliar o comprometimento das funções das atividades cotidianas.

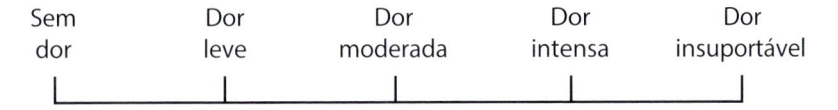

Sem dor   Dor leve   Dor moderada   Dor intensa   Dor insuportável

→ *Escala com descritores visuais* (Escala Facial de Dor [*Face Pain Scale*], Escala de Faces de Wong-Baker [FIG. 21.2]): essas escalas utilizam de 6 a 8 expressões

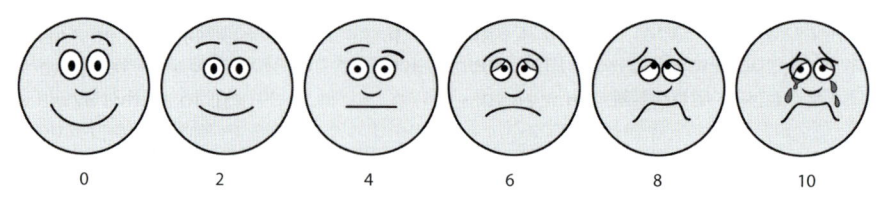

FIG. 21.2 → Escala de faces de Wong-Baker.

faciais para refletir a magnitude da intensidade da dor. O paciente seleciona a expressão facial que é consistente com seu atual nível de dor. Cada face pode ser codificada com números – por exemplo, 0, 2, 4, 6, 8 e 10. Caso o paciente afirme que a dor está entre a segunda e a terceira face, o escore na escala numérica de 0 a 10 corresponde a 3. São mais utilizadas para crianças em idade pré-escolar e escolar.

Escalas multidimensionais[48]

As escalas multidimensionais medem não apenas a intensidade, mas também outros aspectos da dor. As mais utilizadas são descritas a seguir e podem ser visualizadas nos anexos disponíveis *online* em *grupoa.com.br/anamnese4ed*.

→ *Inventário inicial de avaliação de dor*: esse instrumento é capaz de obter informações sobre as características da dor, a maneira como o paciente expressa a dor e seus efeitos sobre o cotidiano. Além desses dados, a escala possui um diagrama para indicar sua localização, uma escala de categoria verbal-numérica para o paciente indicar a intensidade da dor e um espaço para a documentação dos comentários adicionais quanto ao seu manejo e controle. Pode ser preenchida tanto pelo paciente quanto pelo clínico ou enfermeiro (ANEXO 21A [*online*]).
→ *Inventário breve de dor*:[49] esse inventário é capaz de avaliar a intensidade e a incapacidade associadas à dor. Contém um diagrama corporal para indicar sua localização, uma escala de categoria numérica, com âncoras em suas extremidades para medir a intensidade da dor, e questões que avaliam a dor nas últimas 24 horas (localização, intensidade, impacto sobre a vida e eficácia do tratamento) (ANEXO 21B [*online*]).
→ *Diagrama corporal de localização e distribuição espacial da dor*:[50] consiste em uma representação esquemática do corpo humano, de frente e de costas, na qual o paciente indica onde a dor está localizada, seu tipo (representado por um símbolo) e sua intensidade. Esse instrumento permite demonstrar a natureza da dor em uma simples inspeção e ajuda a evitar a omissão de alguma dor que o paciente não tenha sido capaz de mencionar (ANEXO 21C [*online*]).
→ *Questionário McGill de dor*:[51] é considerado um dos instrumentos mais fáceis e mais utilizados para a avaliação da dor, pelo fato de ser fidedigno, válido,

sensitivo e preciso. Avalia a dor em três dimensões: sensorial, afetiva e avaliativa. A dimensão sensorial descreve a qualidade da dor em termos temporais, espaciais, de pressão, temperatura, entre outras. A dimensão afetiva avalia a qualidade da experiência da dor em termos de tensão, medo, temor, recuo e propriedades autonômicas. E a avaliativa descreve uma avaliação global da dor. O instrumento inclui vários adjetivos (78 descritores que representam as propriedades temporais da dor), um diagrama corporal e uma escala para mensurar a intensidade global. Primeiramente, o paciente marca a localização da dor no diagrama corporal; depois, escolhe o melhor descritor para avaliá-la; o terceiro passo é sua avaliação e seu comportamento (o que a alivia ou aumenta); e o último passo é a medida da intensidade dessa dor. Trata-se de um instrumento que poderá ser de difícil utilização dependendo do ambiente, pois sua aplicação demanda mais tempo que a dos demais (ANEXO 21D [online]).

Escala para pacientes com dificuldade de comunicação

No caso de pacientes com dificuldade de comunicação, a dor pode ser identificada por meio de sinais comportamentais ou fisiológicos (QUADRO 21.3).

Além disso, podem-se aplicar escalas, como mostra o exemplo a seguir.

→ *Escala comportamental de dor*:[47,52] útil para observar a presença de dor e quantificá-la para aqueles pacientes críticos sob ventilação mecânica, inconscientes ou sedados. A escala possui três domínios, que consistem em: expressão facial, movimento de membros superiores e aceitação da ventilação mecânica. Sua pontuação varia de 3 (ausência de dor) a 12 (pior dor imaginada) (TAB. 21.1). Na prática, considera-se presença de dor quando se obtém uma pontuação ≥ 6, embora não haja evidência científica suficiente para tal informação ou para realizar a estratificação da dor (leve, moderada ou intensa). Essa escala foi traduzida para a língua portuguesa, mas não validada para a realidade brasileira até o momento.

QUADRO 21.3 Sinais que podem sugerir a presença de dor

COMPORTAMENTAIS	FISIOLÓGICOS
Expressão facial de sofrimento (observar faces de dor) Gemidos, choro, agitação/inquietação, movimentação dos membros (mesmo após medidas de conforto) Dificuldade ou diminuição da ventilação mecânica Alteração do padrão do sono e do apetite Imobilidade ou diminuição da mobilidade, postura de proteção (evitando movimentação mesmo durante os cuidados), reflexo de retirada da área dolorosa com a manipulação	Taquicardia Hipertensão arterial Taquipneia Queda na saturação de oxigênio Arritmias cardíacas

TABELA 21.1 → **Escala comportamental de dor**

ITEM	DESCRIÇÃO	ESCORE
Expressão facial	Relaxada	1
	Parcialmente franzida (p. ex., testa franzida)	2
	Totalmente franzida (p. ex., pálpebras firmemente fechadas)	3
	Semblante fechado ou caretas	4
Movimentos dos membros superiores	Imóveis	1
	Parcialmente tensos, curvados ou inclinados	2
	Totalmente tensos, com flexão dos dedos	3
	Permanentemente retraídos	4
Conformidade com o ventilador	Boa tolerância à ventilação mecânica	1
	Tosse aos movimentos respiratórios	2
	Assincronia com o ventilador	3
	Intolerância à ventilação mecânica	4

Escala para pacientes com déficit de cognição

Escala de avaliação de dor em demência avançada – PAINAD-Br[53]

A Escala de Avaliação de Dor em Demência Avançada (*Pain Assessment in Advanced Dementia* – PAINAD) foi adaptada culturalmente para o Brasil e apresentou equivalência semântica com o original, além de clareza, aplicabilidade e fácil compreensão dos itens do instrumento. Esse processo permitiu assegurar as propriedades psicométricas como confiabilidade e validade de conteúdo da escala (QUADRO 21.4).

Para sua aplicação, deve-se observar o paciente por 3 a 5 minutos, e jamais durante a realização de atividades (p. ex., banho, mudança de decúbito, curativo e outros). Pode ser classificada como a escala numérica de dor, pois sua pontuação também varia de 0 a 10.

Outras escalas (escala de sedação)

Na avaliação da dor, principalmente para pacientes que utilizam opioides em seu tratamento, recomenda-se que seja avaliado, além da dor, o grau de sedação. Isso pode ser obtido por meio da Escala de Sedação de Ramsay, da Escala de RASS (Escala de Agitação e Sedação de Richmond), entre outras.[47]

Para a avaliação da dor neuropática, fibromialgia e dor miofascial, existem instrumentos e técnicas específicas que podem auxiliar na identificação dessas condições dolorosas, mas não são o objetivo deste capítulo.

QUADRO 21.4 Escala de Avaliação de Dor em Demência Avançada – PAINAD-Br

Instruções: observe o paciente por 5 minutos antes de pontuar seus comportamentos. Pontue os comportamentos de acordo com a tabela a seguir. O paciente pode ser observado em diferentes condições (p. ex., em repouso, durante uma atividade agradável, durante recebimento de cuidados, após receber medicação para dor).

COMPORTAMENTO	0	1	2	PONTUAÇÃO
Respiração independente de vocalização	→ Normal	→ Dificuldade ocasional para respirar → Curto período de hiperventilação	→ Respiração ruidosa e com dificuldades → Longo período de hiperventilação → Respiração de Cheyne-Stokes	
Vocalização negativa	→ Nenhuma	→ Resmungos ou gemidos ocasionais → Fala baixo ou em baixo tom, de conteúdo desaprovador ou negativo	→ Chamados perturbadores repetitivos → Resmungos ou gemidos altos → Choro	
Expressão facial	→ Sorrindo ou inexpressiva	→ Triste → Assustada → Franzida	→ Careta	
Linguagem corporal	→ Relaxada	→ Tensa → Andar angustiado/aflito de um lado para outro → Inquietação	→ Rígida → Punhos cerrados → Joelhos encolhidos → Puxar ou empurrar para longe → Comportamento agressivo	
Consolabilidade	→ Sem necessidade de consolar	→ Distraído(a) ou tranquilizado(a) por voz ou toque	→ Incapaz de ser consolado(a) distraído(a) ou tranquilizado(a)	
			Total	

Pontuação:
O total de pontos varia de 0-10. Uma possível interpretação da pontuação é: 1-3 – dor leve; 4-6 – dor moderada; 7-10 – dor severa. Essas variações são baseadas numa escala-padrão de dor de 0-10, mas não foram comprovadas na literatura para esta avaliação.

Fonte: Valera e colaboradores.[53]

➔ Exame físico

Além da anamnese e das escalas de avaliação, um exame físico completo é recomendado, devendo conter o exame geral e a avaliação específica para dor. Deve ser realizado de forma cefalocaudal, deixando os exames provocativos de dor para o final da avaliação. Deve-se observar o modo do paciente despir-se, caminhar, mudar de decúbito; e o comprometimento motor, a destreza e se está presente a evitação de movimento em decorrência da dor. O aspecto geral do paciente, as faces, a postura (estática e dinâmica), o estado nutricional e os sinais vitais devem ser valorizados, pois são elementos importantes para o diagnóstico e para o estabelecimento das intervenções de forma mais segura.

Pele e fâneros da região da dor devem ser inspecionados. Deve-se buscar identificar mudanças na cor, presença de edemas, perda de pelos, presença ou ausência de suor e outras alterações distróficas, que podem estar relacionadas a disfunções simpáticas e vasculares periféricas. O exame neurológico deve atribuir atenção especial à avaliação da sensibilidade, da motricidade, da função dos nervos cranianos e do psiquismo, abrangendo o estado mental (alerta, orientação, memória, agitação psicomotora), o raciocínio, alterações das pupilas, o exame do equilíbrio e da marcha e movimentos involuntários, como espasmos, tremores e mioclonias. O tônus muscular pode ser avaliado pela palpação e deve ser realizado na movimentação e no processo passivo, revelando rigidez ou hipotonia muscular.

O padrão respiratório deve ser observado durante a respiração natural, verificando-se a frequência, a amplitude da expansão torácica e a simetria da caixa torácica. Além do padrão respiratório, o ritmo e a frequência cardíaca também são fundamentais para a avaliação da dor. Outros achados, como marcha com postura rígida, flexão da coluna lombar, deslocamento do centro da gravidade para a frente, "caretas faciais" (musculatura facial contraída, testa franzida, olhos semiabertos e lábios comprimidos) e vocalização, inclusive choros, gemidos e expressões de raiva, também podem ser sinais indicativos de dor. No exame físico de indivíduos com dor aguda, como a dor pós-operatória, deve ser observada a presença de artefatos que interferem na intensidade de dor, como sondas e drenos, tipo de lesão, tipo de incisão, tempo de cirurgia, tipo de anestesia, antecedente de dor (lombalgia, cisto pilonidal, hérnias de disco, etc.) e componentes de ansiedade e depressão.

➔ Considerações finais

A dor deve ser avaliada frequentemente para guiar a conduta e melhorar a assistência de enfermagem, ou seja, deve fazer parte da sistematização da assistência. Para que o profissional melhore sua compreensão e respeite a dor do paciente, ele deve ser educado quanto a esse assunto, de maneira que seu entendimento transcenda a dor como uma mera sensação de desconforto. É preciso que valorize a queixa de dor do paciente e que a intensidade desta não represente apenas um número a ser registrado no prontuário, mas, sim, um sintoma que suscite uma ação na busca de um tratamento e uma meta para o alívio da dor e da segurança do paciente. Nesse sentido, o enfermeiro possui um importante papel a ser assumido e desempenhado.

Referências

1. Raja SN, Carr DB, Cohen M, Finnerup NB, Flor H, Gibson S, et al. The revised International Association for the Study of Pain definition of pain: concepts, challenges, and compromises. Pain. 2020;161(9):1976-82.
2. Treede RD, Rief W, Barke A, Aziz Q, Bennett MI, Benoliel R, et al. Chronic pain as a symptom or a disease: the IASP Classification of Chronic Pain for the International Classification of Diseases (ICD-11). Pain. 2019;160(1):19-27.
3. Williamson KJ, Stram ML. The epidemiology of inadequate control of acute pain. In: Abd-Elsayed A, editor. Pain: a review guide. Berlim: Springer; 2019.
4. Dunwoody CJ, Krenzischek DA, Pasero C, Rathmell JP, Polomano RC. Assessment, physiological monitoring, and consequences of inadequately treated acute pain. J Perianesth Nurs. 2008;23(1 Suppl):S15-27.
5. Damico V, Murano L, Cazzaniga F, Dal Molin A. Pain prevalence, severity, assessment and management in hospitalized adult patients: a result of a multicenter cross sectional study. Ann Ist Super Sanita. 2018;54(3):194-200.
6. Fallon M, Giusti R, Aielli F, Hoskin P, Rolke R, Sharma M, Ripamonti CI; ESMO Guidelines Committee. Management of cancer pain in adult patients: ESMO Clinical Practice Guidelines. Ann Oncol. 2018;29(Suppl 4):iv166-iv191.
7. Kawai K, Kawai AT, Wollan P, Yawn BP. Adverse impacts of chronic pain on health-related quality of life, work productivity, depression and anxiety in a community-based study. Fam Pract. 2017;34(6):656-61.
8. Kroenke K, Outcalt S, Krebs E, Bair MJ, Wu J, Chumbler N, et al. Association between anxiety, health-related quality of life and functional impairment in primary care patients with chronic pain. Gen Hosp Psychiatry. 2013;35(4):359-65.
9. Blyth FM, March LM, Brnabic AJ, Cousins MJ. Chronic pain and frequent use of health care. Pain. 2004;111(1-2):51-8.
10. Breivik H, Collett B, Ventafridda V, Cohen R, Gallacher D. Survey of chronic pain in Europe: prevalence, impact on daily life, and treatment. Eur J Pain. 2006;10(4):287-333.
11. Nicholas M, Vlaeyen JWS, Rief W, Barke A, Aziz Q, Benoliel R, et al. The IASP classification of chronic pain for ICD-11: chronic primary pain. Pain. 2019;160(1):28-37.
12. Bennett MI, Kaasa S, Barke A, Korwisi B, Rief W, Treede RD, et al. The IASP classification of chronic pain for ICD-11: chronic cancer-related pain. Pain. 2019;160(1):38-44.
13. Schug SA, Lavand'homme P, Barke A, Korwisi B, Rief W, Treede RD, et al. The IASP classification of chronic pain for ICD-11: chronic postsurgical or posttraumatic pain. Pain. 2019;160(1):45-52.
14. Scholz J, Finnerup NB, Attal N, Aziz Q, Baron R, Bennett MI, et al. The IASP classification of chronic pain for ICD-11: chronic neuropathic pain. Pain. 2019;160(1):53-9.
15. Benoliel R, Svensson P, Evers S, Wang SJ, Barke A, Korwisi B, et al. The IASP classification of chronic pain for ICD-11: chronic secondary headache or orofacial pain. Pain. 2019;160(1):60-8.

16. Aziz Q, Giamberardino MA, Barke A, Korwisi B, Baranowski AP, Wesselmann U, et al. The IASP classification of chronic pain for ICD-11: chronic secondary visceral pain. Pain. 2019;160(1):69-76.
17. Perrot S, Cohen M, Barke A, Korwisi B, Rief W, Treede RD, et al. The IASP classification of chronic pain for ICD-11: chronic secondary musculoskeletal pain. Pain. 2019;160(1):77-82.
18. van Leeuwen MT, Blyth FM, March LM, Nicholas MK, Cousins MJ. Chronic pain and reduced work effectiveness: the hidden cost to Australian employers. Eur J Pain. 2006;10(2):161-6.
19. McDonald M, DiBonaventura Md, Ullman S. Musculoskeletal pain in the workforce: the effects of back, arthritis, and fibromyalgia pain on quality of life and work productivity. J Occup Environ Med. 2011;53(7):765-70.
20. Gaskin DJ, Richard P. The economic costs of pain in the United States. J Pain. 2012;13(8):715-24.
21. Henschke N, Kamper SJ, Maher CG. The epidemiology and economic consequences of pain. Mayo Clin Proc. 2015;90(1):139-47.
22. International Association for the study of Pain. IASP Terminology. Washington: IASP; 2020.
23. Mickle AD, Shepherd AJ, Mohapatra DP. Sensory TRP channels: the key transducers of nociception and pain. Prog Mol Biol Transl Sci. 2015;131:73-118.
24. Loeser JD, Butler SH, Chapman CR, Turk DC, editors. Bonica's management of pain. 3rd ed. Philadelphia: Lippincott Williams & Wilkins; 2001.
25. Macintyre PE, Ready LB. Introduction. In: Macintyre PE, Ready LB. Acute pain management: a practical guide. 2nd ed. London: WB Saunders; 2001.
26. Attal N; Neuropathic Pain Special Interest Group of the International Association for the Study of Pain. Management of neuropathic cancer pain. Ann Oncol. 2010;21(5):1134-5.
27. Treede RD, Jensen TS, Campbell JN, Cruccu G, Dostrovsky JO, Griffin JW, et al. Neuropathic pain: redefinition and a grading system for clinical and research purposes. Neurology. 2008;70(18):1630-5.
28. Mick G, Baron R, Finnerup NB, Hans G, Kern KU, Brett B, et al. What is localized neuropathic pain? A first proposal to characterize and define a widely used term. Pain Manag. 2012;2(1):71-7.
29. Smith BH, Torrance N. Epidemiology of neuropathic pain and its impact on quality of life. Curr Pain Headache Rep. 2012;16(3):191-8.
30. Langley PC, Van Litsenburg C, Cappelleri JC, Carroll D. The burden associated with neuropathic pain in Western Europe. J Med Econ. 2013;16(1):85-95.
31. Finnerup NB, Attal N, Haroutounian S, McNicol E, Baron R, Dworkin RH, et al. Pharmacotherapy for neuropathic pain in adults: a systematic review and meta-analysis. Lancet Neurol. 2015;14(2):162-73.
32. Baron R, Maier C, Attal N, Binder A, Bouhassira D, Cruccu G, et al. Peripheral neuropathic pain: a mechanism-related organizing principle based on sensory profiles. Pain. 2017;158(2):261-72.
33. Buono N, Thulesius H, Petrazzuoli F, Castelli E, Cambielli M. Postherpetic neuralgia, diabetic neuropathy, and trigeminal neuralgia - Chronic peripheral neuropathic pain in 58,480 rural Italian primary care patients. J Family Med Prim Care. 2017;6(1):110-4.
34. Torrance N, Smith BH, Bennett MI, Lee AJ. The epidemiology of chronic pain of predominantly neuropathic origin. Results from a general population survey. J Pain. 2006;7(4):281-9.
35. van Hecke O, Austin SK, Khan RA, Smith BH, Torrance N. Neuropathic pain in the general population: a systematic review of epidemiological studies. Pain. 2014;155(4):654-62.
36. Davis MP. Cancer-related neuropathic pain: review and selective topics. Hematol Oncol Clin N Am. 2018;32(3):41731.
37. Freynhagen R, Parada HA, Calderon-Ospina CA, Chen J, Rakhmawati Emril D, Fernández-Villacorta FJ, et al. Current understanding of the mixed pain concept: a brief narrative review. Curr Med Res Opin. 2019;35(6):1011-8.

38. Nijs J, Apeldoorn A, Hallegraeff H, Clark J, Smeets R, Malfliet A, et al. Low back pain: guidelines for the clinical classification of predominant neuropathic, nociceptive, or central sensitization pain. Pain Physician. 2015;18(3):E333-46.
39. World Health Organization. WHO guidelines for the pharmacological and radiotherapeutic management of cancer pain in adults and adolescents. Geneva: WHO; 2018.
40. Foley KM. How well is cancer pain treated? Palliat Med. 2011;25(5):398-401.
41. Caraceni A, Hanks G, Kaasa S, Bennett MI, Brunelli C, Cherny N, et al. Use of opioid analgesics in the treatment of cancer pain: evidence-based recommendations from the EAPC. Lancet Oncol. 2012;13(2):e58-68.
42. Ripamonti CI, Bandieri E, Roila F; ESMO Guidelines Working Group. Management of cancer pain: ESMO Clinical Practice Guidelines. Ann Oncol. 2011;22 Suppl 6:vi69-77.
43. Ripamonti CI. Pain management. Ann Oncol. 2012;23 Suppl 10:x294-301.
44. Silva MAS, Pimenta CAM, Crus DALM. Treinamento e avaliação sistematizada da dor: impacto no controle da dor do pós-operatório de cirurgia cardíaca. Rev Esc Enferm USP. 2013;47(1):84-92.
45. Chanques G, Jaber S, Barbotte E, Violet S, Sebbane M, Perrigault PF, et al. Impact of systematic evaluation of pain and agitation in an intensive care unit. Crit Care Med. 2006;34(6):1691-9.
46. Jacobi J, Fraser GL, Coursin DB, Riker RR, Fontaine D, Wittbrodt ET, et al. Clinical practice guidelines for the sustained use of sedatives and analgesics in the critically ill adult. Crit Care Med. 2002;30(1):119-41.
47. Payen JF, Bru O, Bosson JL, Lagrasta A, Novel E, Deschaux I, et al. Assessing pain in critically ill sedated patients by using a behavioral pain scale. Crit Care Med. 2001;29(12):2258-63.
48. Silva JA, Ribeiro Filho NP. Avaliação e mensuração de dor: pesquisa, teoria e prática. Ribeirão Preto: FUNPEC; 2006.
49. Ferreira KA, Teixeira MJ, Mendonza TR, Cleeland CS. Validation of brief pain inventory to Brazilian patients with pain. Support Care 2010;19(4):505-11.
50. Oliveira CM, Lima EDRP, Morais ML, Oliveira CM, dos Santos Filho JAM, de Castro FAB. Validação de instrumento visual para localização e mensuração da intensidade da dor. BrJP. 2020;3(4):301-4.
51. Pimenta CA, Teixeira MJ. Questionário de dor McGill: proposta de adaptação para a língua portuguesa. Rev Bras Anestesiol. 1997;47(2):177-86.
52. Azevedo-Santos IF, Alves IGN, Cerqueira Neto MLC, Badauê-Passos D, Santana-Filho VJ, Santana JM. Validação da versão Brasileira da Escala Comportamental de dor (Behavioral Pain Scale) em adultos sedados e sob ventilação mecânica. Rev Bras Anestesiol. 2017;67(3):271-7.
53. Valera GG, Carezzato NL, Vale FAC, Hortese P. Cultural adaptation of the scale Pain Assessment in Advanced Dementia PAINAD to Brazil. Rev Esc Enferm USP. 2014;48(3):462-8.

Leituras recomendadas

Azevedo-Santos IF, Alves IG, Badauê-Passos D, Santana-Filho VJ, DeSantana JM. Psychometric analysis of behavioral pain scale brazilian version in sedated and mechanically ventilated adult patients: a preliminary study. Pain Pract. 2016;16(4):451-8.

Ballantyne J, Fishman SM, Abdi S. Manual de controle da dor. Rio de Janeiro: Guanabara Koogan; 2004.

Bernardo CL. Pain: the theme teaching in nursing graduation courses in southeastern Brazil [dissertação]. São Paulo: Universidade Federal de São Paulo; 1999.

Bernardo CLE. O papel da enfermagem. In: Drummond JP. Dor aguda: fisiopatologia, clínica e terapêutica. São Paulo: Atheneu; 2000. p. 171-212.

Bonezzi C, Fornasari D, Cricelli C, Magni A, Ventriglia G. Not all pain is created equal: basic definitions and diagnostic work-up. Pain Ther. 2020;9(Suppl 1):1-15.

Bottega FH, Fontana RT. Pain as the fifth vital sign: use of the assessment scale by nurses in general hospital. Texto contexto-enferm. 2010;19(2):283-90.

Cailliet R. Dor: mecanismos e tratamento. Porta Alegre: Artmed; 1999.

Calil AM, Pimenta CAM. Gravity of injury and analgesia in patients who suffered traffic accidents. Acta Paul Enferm. 2008;21(2):398-403.

Caudill MA. Controle a dor antes que ela assuma o controle. São Paulo: Summus; 1998.

Costigan M, Scholz J, Woolf CJ. Neuropathic pain: a maladaptive response of the nervous system to damage. Annu Rev Neurosci. 2009;32:1-32.

Ferreira KASL, Kimura M, Teixeira MJ, Nobrega JCM. Preditores de controle inadequado da dor entre pacientes com dor oncológica. 7º Congresso Brasileiro de Dor; 2006; Gramado; 2006.

Fontes KB, Jaques AE. O papel da enfermagem frente ao monitoramento da dor como 5º sinal vital. Ciênc Cuid Saúde. 2007;6(Supl 2):481-7.

Garcia DM, Mattos-Pimenta CA. Pain centers professionals' beliefs on non-cancer chronic pain. Arq Neuropsiquiatr. 2008;66(2A):221-8.

Greco MT, Roberto A, Corli O, Deandrea S, Bandieri E, Cavuto S, et al. Quality of cancer pain management: an update of a systematic review of undertreatment of patients with cancer. J Clin Oncol. 2014;32(36):4149-54.

Instituto Nacional de Câncer. Estimativa: incidência de câncer no Brasil. Rio de Janeiro: INCA; 2013.

Kaasa S, Apolone G, Klepstad P, Loge JH, Hjermstad MJ, Corli O, et al. Expert conference on cancer pain assessment and classification: the need for international consensus: working proposals on international standards. BMJ Support Palliat Care. 2011;1(3):281-7.

Kehlet H. Acute pain control and accelerated postoperative surgical recovery. Surg Clin North Am. 1999;79(2):431-43.

Lahtinen P, Kokki H, Hynynen M. Pain after cardiac surgery: a prospective cohort study of 1-year incidence and intensity. Anesthesiology. 2006;105(4):794-800.

Lamont LA, Tranquilli WJ. Physiology of pain. Vet Clin North Am Small Anim Pract. 2000;30(4):703-28.

Leão ER, Chaves LD. Dor 5º sinal vital: reflexões e intervenções de enfermagem. 2. ed. São Paulo: Martinari; 2007.

Nascimento LA, Kreling MCGD. Assessment of pain as the fifth vital sign: opinion of nurses. Acta Paul Enferm. 2011;24(1):50-4.

O'Mahony S, Goulet J, Kornblith A, Abbatiello G, Clarke B, Kless-Siegel S, et al. Desire for hastened death, cancer pain and depression: report of a longitudinal observational study. J Pain Symptom Manage. 2005;29(5):446-57.

Picavet HS, Schouten JS. Musculoskeletal pain in the Netherlands: prevalences, consequences and risk groups, the DMC(3)-study. Pain. 2003;102(1-2):167-78.

Pimenta CAM, Koizumi MS, Ferreira MTC, Pimentel ILC. Dor: ocorrência e evolução no pós-operatório de cirurgia cardíaca e abdominal. Rev Paul Enferm. 1992;11(1):3-10.

Pimenta CAM, Secoli SR, Calil AM, Kurita GP, Gutierrez BAO, Martins LMM. Dor: manual clínico de enfermagem. São Paulo: [s. n]; 2000.

Portenoy RK, Lesage P. Management of câncer pain. Lancet. 1999;353(9165):1695-700.

Rond M, Wit R, van Dam F, van Campen B, den Hartog Y, Klievink R, et al. Daily pain assessment: value for nurses and patients. J Adv Nurs. 1999;29(2):436-44.

Santos CM, Pimenta CAM, Nobre MR. The PICO strategy for the research question construction and evidence search. Rev Lat Am Enferm. 2007;15(3):508-11.

Silva MAS, Diniz MA, de Carvalho RT, Chiba T, Mattos-Pimenta CA. Equipe interconsultora em cuidados paliativos: alívio de sintomas nas primeiras 48 horas de hospitalização. Rev Bras Enferm. 2020;73(6):e20190391.

Stjernswärd J, Stanley K, Henderson IC. Cancer control: introduction to a series of reports on strategies and approaches. Bull World Health Organ. 1986;64(1):69-71.

Teixeira MJ, Figueiró JB, Yeng LT, Andrade DC. Dor: manual para o clínico. São Paulo: Atheneu; 2006.

Turk DC, Melzack R. Handbook of pain assessment. 3rd ed. New York: Guilford; 2010.

US Department of Health and Human Services. NIH Consensus Development Program. The integrated approach to the management of pain. Kensington: NIH; 1986.

Weissman C. The metabolic response to stress: an overview and update. Anesthesiology. 1990;73(2):308-27.

Wu CL, Rowlingson AJ, Partin AW, Kalish MA, Courpas GE, Walsh PC, et al. Correlation of postoperative pain to quality of recovery in the immediate postoperative period. Reg Anesth Pain Med. 2005;30(6):516-22.

Sites recomendados

Sociedade Brasileira para Estudos da Dor: https://sbed.org.br/

International Association Society for the Pain: https://www.iasp-pain.org/

22

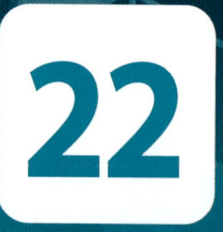

Exame da pele e de seus anexos

Heloísa Cristina Quatrini Carvalho Passos Guimarães //
Selma R. Axcar Salotti // Sidinéia Raquel Bazalia Bassoli //
Mônica Antar Gamba

A avaliação da pele consiste em uma ferramenta fundamental da propedêutica para a detecção da necessidade de cuidados com a saúde de qualquer pessoa. A atuação no diagnóstico, prevenção e tratamento de doenças de pele, além de orientar cuidados de higiene gerais, pode indicar condições clínicas sistêmicas de inúmeras naturezas. Atuar na avaliação e manutenção da saúde da pele e reconhecer sinais que possam refletir alterações sistêmicas ou locais constituem um grande desafio para a equipe de enfermagem. Tratar e solucionar problemas de integridade e saúde da pele, mantendo suas funções estética, de proteção, de barreira, de termorregulação e sensorial, devem integrar qualquer ação de cuidado na prática assistencial. Alterações na cor, na espessura e no turgor da pele podem indicar manifestações clínicas relevantes. Atualmente, a função estética integral é muito evidenciada pela mídia, e, nas relações humanas, a manutenção da pele saudável, bela e harmoniosa identifica, de forma singular, cada indivíduo e sua relação com o meio ambiente e social no qual está inserido.

A pele reveste todo o corpo humano e é o maior órgão dos sentidos. Representa cerca de 15% do peso corporal. É a primeira barreira entre o meio interno e o externo e possui funções de proteção contra bactérias, vírus, fungos, agentes químicos, luz solar, agentes externos, perda de água e eletrólitos, entre outros. Além disso, participa da termorregulação corporal e da síntese de vitamina D.

Histologicamente, a pele é constituída por duas camadas: epiderme, a camada mais superficial, e a derme, a camada mais profunda e intermediária à tela subcutânea, que não é mais considerada uma camada da pele e era, anteriormente, conhecida por hipoderme, como a camada mais profunda. Sua origem embriológica ocorre em sincronia à formação do sistema nervoso central.

É importante ressaltar que a integridade da pele, quando comprometida, gera desequilíbrio e adversidades não apenas biológicas, mas também psíquicas e sociais, trazendo ônus econômico ao indivíduo.

Na derme, observa-se a presença de dermossomos, glândulas sudoríparas, sebáceas, folículos pilosos e terminações nervosas com receptores que conferem à pessoa as sensações térmicas, táteis e dolorosas e a função de propriocepção. A função termorreguladora ocorre pelos processos físicos de radiação, que é a transferência de calor para outro objeto de temperatura mais baixa, situado à distância; de condução, que é transferência de calor do corpo para um objeto mais frio em contato com ele; e de convecção, que consiste no movimento do volume das moléculas de ar quente para longe do corpo.

A função de proteção evita agressões do meio externo mediante agentes mecânicos, pela capacidade moldável das fibras colágenas, elásticas e hipodérmicas; a função física protege das radiações térmicas e ionizantes; a função físico-química refere-se à manutenção do pH ácido (5,4-5,6) da camada córnea; a função química consiste na atividade antimicrobiana; e a atividade imunológica, por meio das células de Langerhans na epiderme e por macrófagos, linfócitos e mastócitos na derme, combate elementos invasores da pele. A função de secreção refere-se à produção de ceratina, melanina, sebo e suor. Além disso, ocorre a excreção de água, eletrólitos, bicarbonatos, ureia e metais pesados. A função de metabolização refere-se à síntese de hormônios e vitamina D.[1]

A semiologia dermatológica consiste na investigação subjetiva ou sintomática da história clínica da doença e da anamnese, conduzida pelo exame físico objetivo, por meio de inspeção, palpação, compressão, digitopressão e vitropressão; também são utilizados instrumentos como o dermatoscópio, que ajuda na avaliação da área acometida. Muitas vezes, os sinais clínicos observados são valorizados e descritos adequadamente.

As alterações da pele podem ser classificadas em lesões elementares primárias e secundárias. As lesões primárias são aquelas que causam mudanças na estrutura da pele, não necessariamente originadas de alguma alteração anterior. As secundárias geralmente ocorrem devido à evolução natural de comprometimentos já existentes. A história e o exame clínico dermatológico detalhado do indivíduo conduzem ao diagnóstico preciso, o que aumenta as possibilidades de sucesso terapêutico.

Ao agrupar e analisar as características encontradas, o profissional definirá os seguintes diagnósticos de enfermagem: integridade da pele prejudicada, risco de integridade da pele prejudicada, integridade tissular prejudicada, risco de lesão e lesão térmica. É fundamental que o enfermeiro estabeleça um histórico das pessoas avaliadas, dada a sua complexidade. Na maioria das vezes, as pessoas sentem dificuldade em expor completamente seu problema. Esse diálogo deve ocorrer em um lugar calmo e pode ser dirigido em forma de entrevista, para que se possa proceder à elaboração dos diagnósticos de enfermagem associados também à esfera psicossocial, como isolamento social e baixa autoestima situacional.

Segue um resumo dos passos propedêuticos para se detectarem sinais de anormalidade na pele determinados por Declair e Gamba:[2]

→ Alguns questionamentos para pesquisa de antecedentes familiares:
- Há quadro similar na família?
- Pais ou avós são parentes consanguíneos?
- Existe história de eczema, asma, rinite alérgica ou dermatite atópica na família?
- Doenças e cirurgias anteriores?
- Apresenta reações adversas a algum medicamento?
- Apresenta ou apresentou algum tipo de infecção ou manifestação? Foi erradicado?

→ Quanto à ocupação social e profissional:
- Qual sua atividade profissional? Fica muito tempo exposto ao sol?
- *Hobbies*: investigar as atividades realizadas pelo cliente.
- Viagens: viajou para áreas endêmicas para doenças de pele nos últimos meses?
- Entrou em contato com plantas?
- Entrou em contato com animais desconhecidos?
- Faz uso de álcool, drogas ou está tomando algum tipo de medicamento?
- A alteração exacerba-se no ambiente de trabalho e melhora nas férias?
- Começou a desenvolver a alteração atual depois de mudanças de emprego?
- Habitação: quais as condições de moradia e hábitos de higiene?

→ Investigação específica:
- Das alterações atuais na pele:
    - Tempo de duração.
    - Características iniciais.
    - Mudanças apresentadas: aumentou ou diminuiu de tamanho?
    - É recidivante? Apareceu em alguma estação especial do ano?
    - Evolução.
    - Prurido: intensidade (classificar de 1 a 10, em ordem crescente), frequência, duração, local, fatores agravantes e de alívio.
    - Queimação local.
    - Dor: intensidade (classificar de 1 a 10, em ordem crescente), frequência, duração, local, fatores agravantes e de alívio.
    - Presença de vesículas ou bolhas (purulentas, hemorrágicas).

- Fatores agravantes:
  - Iniciou algum medicamento nas últimas 2 semanas?
  - Apresentou os mesmos sintomas outras vezes?
  - Foi submetido a algum procedimento ou usou alguma coisa que melhorou os sintomas/sinais clínicos?
- Tratamentos realizados anteriormente:
  - Tópico e/ou sistêmico
  - Utilizou corticosteroides? Por quanto tempo?
  - O medicamento foi prescrito pelo médico, pelo balconista da farmácia ou foi autoprescrito?

Observação: na investigação dos dados subjetivos, o profissional deverá considerar:

→ Nível cultural do cliente.
→ Alterações neurológicas – nível de consciência e transtornos psiquiátricos.
→ Falta de paciência do examinador ou do cliente.
→ Desgaste físico ou mental do cliente.
→ Escolha de ambiente adequado e tranquilo.

➔ Investigação de dados objetivos

Antes de iniciar a anamnese, o enfermeiro deve providenciar o material necessário para observar as alterações cutâneas existentes:

a) O exame deverá ser realizado em local claro, se possível com iluminação natural (luz solar) e artificial (luz fluorescente, que deve estar atrás do examinador). Considerar que determinadas fontes de luz podem alterar a verdadeira coloração da lesão.
b) Nivelar a posição do cliente e do examinador. Manter o cliente na posição mais confortável possível, protegido do frio e de correntes de ar e evitar a exposição excessiva de áreas não necessárias.
c) Expor toda a área comprometida. Se a lesão for disseminada, deve-se inicialmente tentar obter uma visão geral da área. Depois, observar mais de perto e, se possível, obter ajuda de lupa ou dermatoscópio para avaliação dos detalhes da lesão.
d) Utilizar as barreiras de proteção universais e medidas de biossegurança.
e) Utilizar técnica semiológica apropriada e instrumentos necessários para uma boa avaliação.

Método

Inspeção

Deve envolver a pele, as mucosas e os anexos e ser realizada de forma panorâmica, localizada, frontal e tangencial. A utilização de dermatoscópio, lâmpadas especiais ou lente de aumento é denominada inspeção armada (realizada com lâmpada de Wood, auxilia o diagnóstico de distúrbios pigmentares, como vitiligo, acromias e albinismo, que, sob a luz, apresentam-se nítidos e com coloração branco-fluorescente; já as hipocromias assumem a cor branco-pálido).

→ O que observar:
  - na pele: alterações de cor, uniformidade, hidratação, higiene, perdas e outras alterações teciduais;
  - nas unhas: cor, consistência, configuração e aderência;
  - nos cabelos: quantidade, distribuição, cor, textura e aderência.

→ Métodos que auxiliam a inspeção:
  - Vitropressão ou diascopia: permite a diferenciação entre eritema e púrpura. Pressiona-se uma lâmina sobre a lesão, provocando isquemia. A púrpura manterá sua coloração, e o eritema, pigmentos de melanina e áreas translúcidas de coloração castanha.
  - Prova do laço: verifica fragilidade capilar e/ou alterações plaquetárias. É realizada a compressão do braço com esfigmomanômetro no valor médio entre as pressões sistólica e diastólica, durante 5 minutos. Em seguida, mede-se a quantidade de petéquias surgidas numa área de 2,5 cm^2 abaixo do manguito de pressão. O resultado do exame é considerado normal na ocorrência de até cinco petéquias.
  - Sinal de Nikolsky: auxilia o diagnóstico de patologias bolhosas. Realiza-se digitopressão sobre a pele e desliza-se o dedo mantendo a pressão. O sinal de Nikolsky positivo ocorre quando a pele se desloca e há formação de bolha. O deslocamento da pele evidencia acantólise (perda de coesão dos queratinócitos), presente no pênfigo, por exemplo.
  - Sinal de Dalier: surgimento de urtica quando se realiza compressão linear com ponta obtusa em uma urticária pigmentosa. O dermografismo é resultante da liberação de mediadores inflamatórios dos mastócitos.
  - Teste de sensibilidade: a utilização de monofilamento de Semmes-Weinstein mostrou-se um teste de sensibilidade eficaz, principalmente nas pessoas com alterações de sensibilidade como aquelas com diagnóstico de diabetes melito, hanseníase e lesão medular.

Palpação

Deve ser realizada na área acometida. Verificar a presença de lesões sólidas, assim como sua localização, volume, textura, elasticidade, turgor, espessura e temperatura.

A **compressão** auxilia no diagnóstico de edema, verifica a presença de sensibilidade superficial e profunda, dermografismo, perfusão periférica e outras alterações.

➔ Definições e outros termos que norteiam a identificação de características, fatores relacionados e de risco para a elaboração de diagnósticos de enfermagem em dermatologia

Uma ferida é uma ruptura da integridade cutaneomucosa de um tecido, podendo atingir a epiderme, a derme, a tela subcutânea, a fáscia e o tecido muscular ou ósseo. As feridas podem ser divididas em agudas (traumáticas ou cirúrgicas) e crônicas (ulcerações de longa duração).

O **processo de cicatrização** é uma cadeia fisiológica que ocorre em fases que desencadeiam a reparação da pele. Alguns fatores podem influenciar esse processo, como idade, biotipo, fatores ambientais, sociais, hábitos, condições nutricionais, doenças de base, imunossupressão, insuficiências vasculares, entre outros.

- *Fase inflamatória*: caracterizada pela presença de edema, eritema, dor e calor. Começa com a lesão e dura de 3 a 6 dias.
- *Fase proliferativa*: inicia-se no estágio inflamatório e termina aproximadamente 22 dias depois. Há epitelização, neovascularização e síntese de colágeno. Durante essa fase, os sinais de inflamação diminuem, mas observa-se, no leito da ferida, no processo fisiológico, a formação de tecido de granulação, com sinais flogísticos, como hiperemia e edema.
- *Fase de maturação*: pode durar de 21 dias a 2 anos. Ocorre diminuição da migração de fibroblastos para o leito da ferida e início da reorganização das fibras de colágeno, diminuição do rubor tecidual e início do processo de epitelização, uma aparência da pele mais clara e rósea, caracterizando cerca de 70% da força tênsil inicial da pele, dependendo do metabolismo individual e da patologia de base.

A resolução da ferida ocorre por primeira ou segunda intenção. No caso da primeira intenção, as bordas são aproximadas por sutura (geralmente resultam em lesões cicatriciais quase imperceptíveis). Quando a cicatrização acontece por segunda intenção, as bordas não podem ser aproximadas, resultando em uma cicatriz maior.

→ Classificação segundo o grau de destruição da camada tecidual

O grau de destruição da camada tecidual é definido pela perda de espessura da pele. Essa perda é classificada em parcial, média e total.

Invasão de estruturas do corpo

→ Epiderme (parcial): rompimento da superfície da pele (epiderme); espessura de 0,04 mm nas pálpebras até 1,6 mm nas regiões palmoplantares.
→ Derme (média): destruição de camadas da pele (derme); local onde se encontram as estruturas vasculares, nervosas e órgãos anexos da pele, glândulas sebáceas e sudoríparas e folículos pilosos.
→ Invasão das estruturas profundas do corpo (total): quando atinge a tela subcutânea, tecido adiposo, tendões, nervos e estruturas ósseas.

Localização anatômica: ver **FIGS. 22.1** a **22.4**.

Mensuração

→ *Planimetria*: método de mensuração da área da ferida pela sobreposição do traçado da ferida ou fotografia ao papel quadriculado e posterior preenchimento

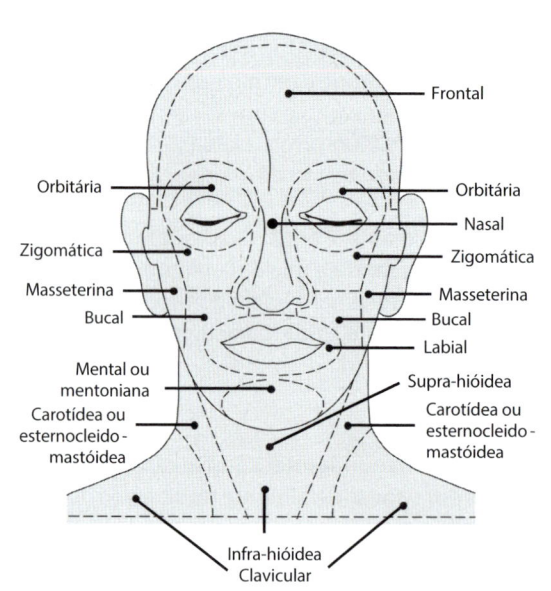

FIG. 22.1 → Localização anatômica da cabeça e pescoço. Visão anterior.
Fonte: Rivitti.[3]

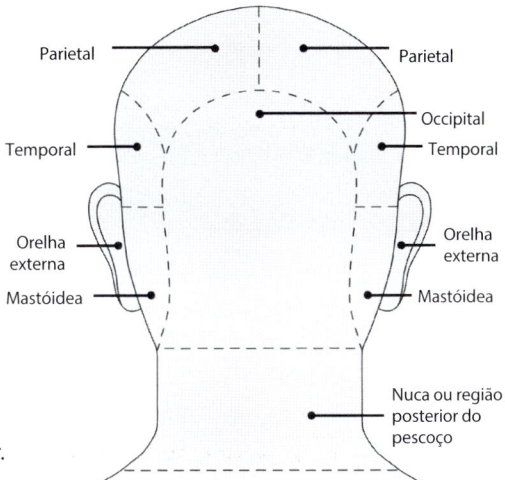

FIG. 22.2 → Localização anatômica da cabeça e pescoço. Visão posterior.
Fonte: Rivitti.[3]

dos quadrados completos. Existem programas computadorizados que eliminam a etapa manual da realização dos cálculos planimétricos.

→ *Profundidade*: para medir a profundidade da ferida, utiliza-se uma espátula estéril, que é introduzida no ponto mais profundo da ferida, marca-se o local na espátula e faz-se a leitura utilizando uma régua.

→ *Volume*: para medir o volume da ferida, basta aspirar, em uma seringa, soro fisiológico a 0,9% ou hidrogel, registrar o volume aspirado inicial e preencher a cavidade da ferida. Em seguida, subtrai-se o volume final da seringa do inicial e obtém-se o volume da ferida.[4]

Caracterização do leito

→ *Tecido cicatrizado*: aquele completamente recoberto com epitélio.
→ *Tecido epitelial*: róseo ou brilhante, que se desenvolve a partir das bordas, ou como "ilhas" na superfície da lesão (feridas superficiais).
→ *Tecido de granulação*: tecido de coloração rósea ou vermelha, aparência brilhante, úmida e granulosa (a cicatrização inicia-se com tecido de granulação róseo-pálido até tornar-se vermelho-vivo).
→ *Tecido de hipergranulação*: proliferação excessiva de células de granulação acima da superfície da ferida.
→ *Tecido de neovascularização*: formação de novos vasos sanguíneos na fase de granulação.
→ *Neovascularização insuficiente*: rompimento de vasos pequenos e malformados.

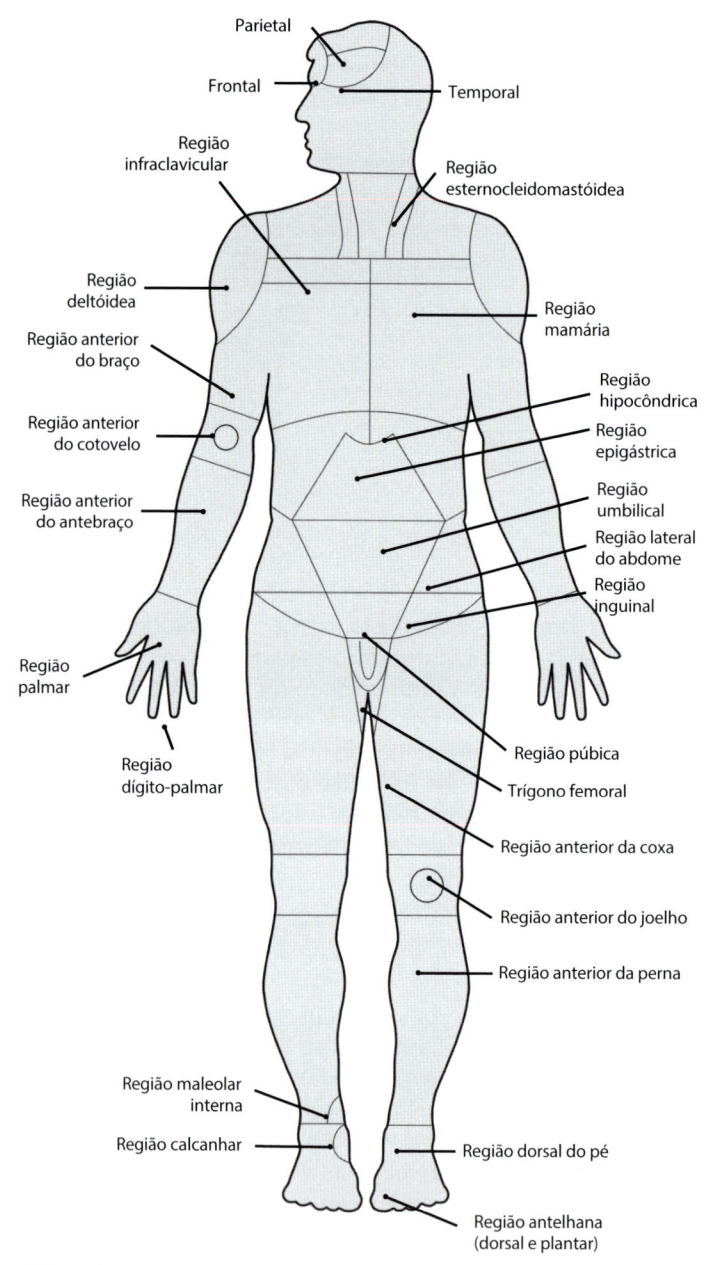

FIG. 22.3 → Localização anatômica. Visão anterior do corpo humano.
Fonte: Rivitti.[3]

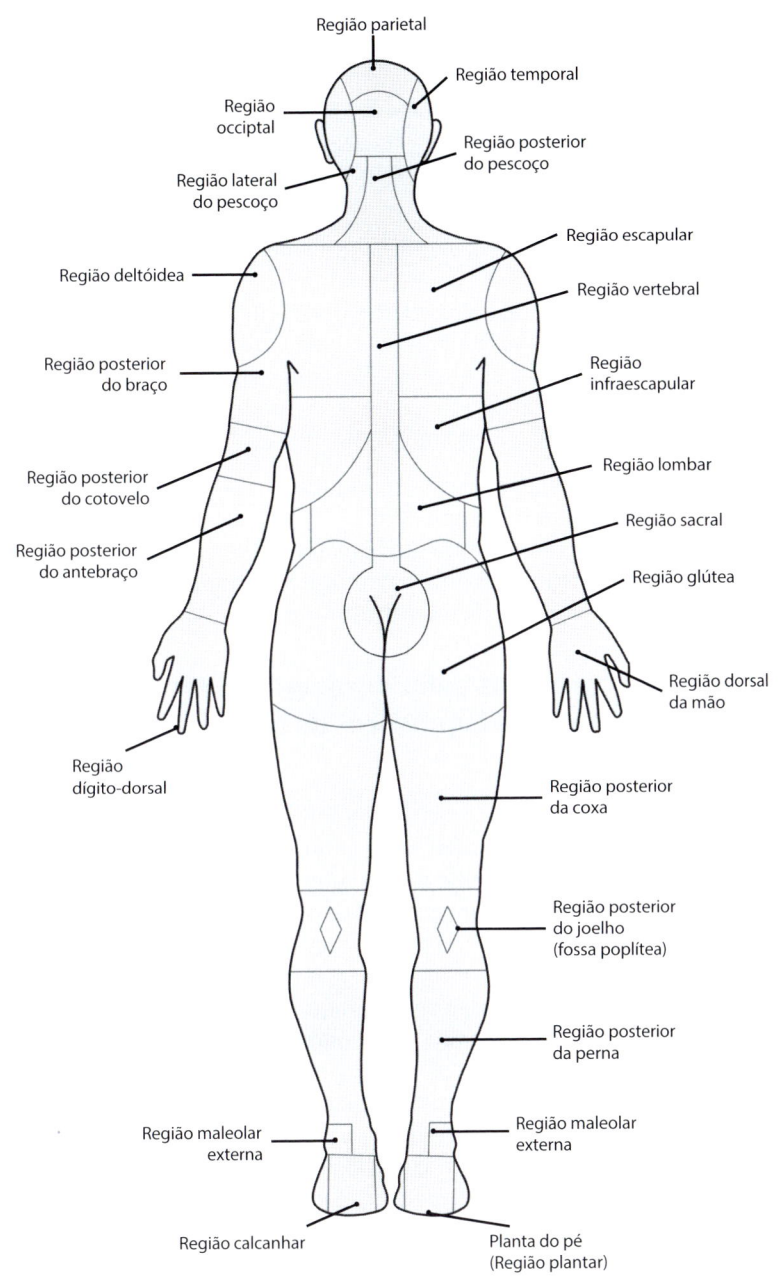

FIG. 22.4 → Localização anatômica. Visão posterior do corpo humano.
Fonte: Rivitti.[3]

→ *Tecido desvitalizado*: tecidos sem vida que devem ser removidos. São eles:

- *Esfacelo*: tecido de coloração amarela ou branca que adere ao leito da ferida e apresenta-se como cordões ou crostas grossas, podendo, ainda, ser mucinoso e necrótico.
- *Escara*: de coloração preta, marrom ou castanha, adere firmemente ao leito ou às bordas da ferida.

→ *Borda da lesão*: descrita como regular e irregular, pode estar elevada, aderida e descolada.
→ *Sinais de infecção*: eritema, calor, edema, dor e endurecimento.
→ *Exsudato*: secreção serosa resultante de processo inflamatório. A quantidade pode ser relatada em cruzes: ausente (0); pequena (+); moderada (++); intensa (+++). Pode não apresentar odor ou ter um odor desagradável, adocicado ou pútrido. É classificado nos seguintes tipos:

- *Seroso*: drenagem clara, de plasma aquoso.
- *Sanguinolento*: cor de sangue vivo.
- *Serossanguinolento*: plasma com hemácias.
- *Purulento*: drenagem espessa, com leucócitos e organismos vivos ou mortos, de cor amarela, verde ou marrom.

▶ Outras características definidoras que poderão ajudar na identificação de diagnósticos de enfermagem em dermatologia

→ *Abscesso*: tamanho variável, proeminente ou não, com conteúdo piogênico; superficialmente, apresenta calor, dor e eritema.
→ *Acromia*: coloração inteiramente branca; ausência de melanina na pele.
→ *Afta*: pequena ulceração em mucosas.
→ *Atrofia*: diminuição da espessura da pele, devido à diminuição do número ou tamanho das células.
→ *Bolha ou flictema*: lesão elevada, conteúdo aquoso, diâmetro maior do que 1 cm.
→ *Bolha hemorrágica*: lesão elevada, conteúdo sanguinolento, diâmetro maior do que 1 cm.
→ *Bolha purulenta*: lesão elevada, conteúdo piogênico, diâmetro maior do que 1 cm.
→ *Calo*: hiperqueratose devido a irritação ou pressão mecânica.
→ *Celulite*: inflamação da derme ou do tecido celular subcutâneo.
→ *Ceratose seborreica ou senil*: lesões maculopapulares acastanhadas a negras, no pescoço, no tórax e nas costas.
→ *Comedão*: acúmulo de corneócitos no infundíbulo folicular (cravo branco) ou de queratina e sebo em um folículo piloso dilatado (cravo preto).
→ *Cianose*: coloração que varia do azulado ao violáceo; desaparece por digitopressão; apresenta diminuição da temperatura.

- → *Cicatriz*: lesão de aspecto variável, resultante da reparação da pele.
- → *Cisto*: lesão elevada ou não, com conteúdo líquido ou substância semissólida.
- → *Cloasma/melasma*: manchas acastanhadas, mais ou menos intensas, de limites irregulares, localizadas nas áreas de exposição solar.
- → *Crosta*: ressecamento de diversos tipos de secreções em áreas com perdas de tecido.
- → *Dermatite associada a incontinência (DAI):* é uma inflamação da pele na região perineal, perigenital, perianal e adjacências, provenientes do contato com urina ou fezes. Caracteriza-se por erupções cutâneas da epiderme e aparência macerada da pele.
- → *Edema*: aumento da quantidade de líquido no espaço entre as células.
- → *Enantema*: eritema em mucosa.
- → *Equimose*: coloração variável entre o vermelho e o violeta, com diâmetro superior a 1 cm.
- → *Eritema*: coloração que varia do rosado ao vermelho-vivo; desaparece por digitopressão.
- → *Eritrodermia*: eritema generalizado, persistente e crônico, com descamação.
- → *Escama*: blocos de células completamente queratinizadas que se desprendem da superfície cutânea.
- → *Esclerose*: endurecimento local da pele.
- → *Escoriação*: erosão traumática.
- → *Estoma*: exteriorização de um órgão por meio de uma abertura ou "boca".
- → *Exulceração*: perda superficial da epiderme, que se regenera sem deixar cicatriz.
- → *Exantema*: eritema disseminado.
- → *Fissura*: afastamento linear da pele, superficial ou profundo, sem perda de tecido.
- → *Fístula*: ligação de um depósito de secreção à superfície da pele, com saída de secreção. Comunicação anormal entre dois órgãos ou entre um órgão e a superfície do corpo.
- → *Hematoma*: coleção de sangue na pele ou no tecido subcutâneo, de tamanho variável, elevado ou não, iniciando-se com cor vermelha e tornando-se, depois, arroxeada e verde-amarelada.
- → *Hipercromia*: coloração mais escura do que o restante da pele do corpo.
- → *Hiperidrose*: sudorese excessiva.
- → *Hipocromia*: coloração mais clara do que o restante do corpo.
- → *Infiltração*: alteração da espessura e aumento da consistência da pele, de tamanho e forma variáveis, e que não cede a digitopressão.
- → *Liquenificação*: tamanho e formas variáveis, superfície irregular, acentuação dos sulcos naturais da pele.
- → *Mácula*: área de diâmetro inferior a 3 cm em que a cor é diferente do normal, podendo ser hipocrômica, hipercrômica ou acrômica.
- → *Mancha*: alteração da pele sem relevo ou depressão, com mais de 3 cm de diâmetro, em que a cor é diferente do normal.
- → *Manchas senis*: máculas planas de coloração marrom nas mãos, nos braços, no pescoço e em outras partes da pele.

- → *Millium*: pequeno cisto de queratina branco-amarelado, superficial.
- → *Nódulo*: lesão sólida, saliente, sempre palpável, que varia de 1 a 3 cm de diâmetro.
- → *Pápula*: lesão sólida que se eleva na superfície da pele, menor do que 1 cm de diâmetro (envolve a epiderme e a derme).
- → *Petéquia*: coloração variável entre o vermelho e o violeta, com diâmetro inferior a 1 cm.
- → *Placa*: área elevada superior a 2 cm de diâmetro.
- → *Placa papulosa*: extensão variável; nunca ultrapassa 1 cm de altura.
- → *Púrpura*: mancha de coloração que varia do vermelho ao violeta; não desaparece por digitopressão.
- → *Pústula*: conteúdo purulento, lesão elevada com menos de 1 cm de diâmetro.
- → *Queloide*: formação elevada, fibrosa, pós-trauma; não desaparece.
- → *Queratose*: espessamento da pele, de consistência dura, tamanho e espessura variáveis.
- → *Rinofima*: nariz espessado e desfigurado com proeminência das glândulas sebáceas, proliferação fibrovascular da derme e acantose (espessamento) do epitélio. Associado, na maioria das vezes, ao hábito de ingestão de álcool.
- → *Rubor*: coloração de rósea a vermelho-vivo, com aumento de temperatura.
- → *Sulco*: pequena saliência linear menor do que 1 cm.
- → *Telangiectasia*: presença de capilares dilatados na pele.
- → *Tumor*: formação sólida, elevada ou não, de diâmetro superior a 3 cm.
- → *Túnel*: destruição tecidual que subjaz à pele íntegra.
- → *Urticária*: lesão sólida, de coloração que varia de rósea a vermelha, com elevação irregular, pruriginosa.
- → *Vegetação*: lesão sólida, de consistência macia, superfície lisa ou irregular, séssil ou pedunculada.
- → *Verrucosidade*: lesão sólida, elevada, de consistência dura, de coloração que varia entre o amarelo e o marrom-escuro ou o preto.
- → *Vesícula*: de conteúdo aquoso e diâmetro inferior a 1 cm.
- → *Vesícula hemorrágica*: de conteúdo sanguinolento e diâmetro inferior a 1 cm.
- → *Verrugas*: pápulas planas de 1 a 5 centímetro de diâmetro, levemente amareladas e ligeiramente salientes.
- → *Víbice*: estrias formadas por lesões purpúreas.
- → *Xerodermia*: pele seca.

➔ Anexos da pele

As glândulas sebáceas, as unhas, os cabelos e os pelos são chamados de anexos da pele. Nas glândulas sebáceas, a acne é uma das afecções mais frequentes dos folículos pilossebáceos. Ela ocorre pela hiperqueratose folicular e pela hipersecreção sebácea, formando pápulas e abscessos inflamados e/ou infectados. Já as unhas podem ter alterações quanto a espessura, curvatura, adesão ao leito, modificação da superfície e coloração. Tais alterações recebem o nome de onicodistrofias.

Alterações encontradas nas unhas

- *Eponiquia*: camada córnea da prega ungueal (cutícula).
- *Escleroniquia*: unha dura.
- *Helconixe*: unhas grossas e rosadas ou ulceradas.
- *Hipocráticas (em "vidro de relógio")*: convexidade exagerada, com cianose no leito ungueal e dedos em baqueta de tambor, muito comum em cardiopatias congênitas.
- *Leuconiquia*: presença de pontos ou estrias brancas.
- *Macroniquia*: unhas grandes.
- *Melanóquia*: a lâmina ungueal adquire coloração acastanhada.
- *Microniquia*: unhas pequenas.
- *Onicoatrofia*: redução do desenvolvimento normal da unha com relação ao tamanho e à espessura.
- *Onicogrifose*: unha espessada, em forma de garra.
- *Onicólise ou onicorrexe*: unha mole, frágil e quebradiça.
- *Onicomadese*: descolamento da unha a partir da matriz.
- *Onicomicoses*: infecções nas unhas por fungos.
- *Paroniquia*: infecção da pele ao redor da unha, causada pela levedura *Candida albicans* e, mais raramente, por bactérias.
- *Platoniquia*: unhas achatadas sem a convexidade normal. Pode estar relacionada à anemia.

Alterações encontradas nos cabelos e nos pelos

- *Alopecia*: ausência ou diminuição de pelos ou cabelos.
- *Caspa*: placa esbranquiçada de descamação do couro cabeludo.
- *Foliculite*: inflamação da cavidade que contém pelo.
- *Hipertricose*: proliferação anormal de pelos em locais fora da implantação habitual.
- *Hipotricose*: diminuição da quantidade de pelos no corpo todo.
- *Hirsutismo*: aumento exagerado de pelos terminais em mulheres.
- *Leucotricose*: embranquecimento dos cabelos.
- *Pediculose*: presença de lêndeas e piolhos.
- *Pili recurvati* (pelos encravados): pelos que nascem obliquamente, encurvam-se e penetram a pele.
- *Tricoptilose:* cabelos frágeis e bifurcados.
- *Tricostasia espinulosa*: acúmulo de vários pelos no mesmo óstio folicular; aspecto de ponteamento negro.
- *Tricotilomania*: áreas de alopecia causadas por dermatocompulsões.
- *Seborreia*: aspecto luzidio, brilhante e sedoso da pele.

→ Pandemia de Covid-19

Já é entendido que o vírus Sars-CoV-2, responsável pela pandemia da Covid-19, pode afetar vários órgãos, inclusive a pele. No entanto, existem poucos trabalhos publicados sobre manifestações cutâneas na Covid-19, sendo esses, em sua maioria, relatos de casos.

Foram descritas as seguintes manifestações cutâneas: *rash* (vermelhidão inespecífica na região do tronco), urticária e lesões que foram confundidas com quadro de dengue. A mais recente publicação trata-se de um estudo espanhol que analisou 375 casos de Covid-19, classificando as manifestações cutâneas em cinco grupos: 1) lesões acrais com eritema e edema, com presença de vesículas e pústulas; 2) outras erupções vesiculares, algumas delas presentes no tronco, monomórficas, que afetam os membros, podendo aparecer conteúdo hemorrágico; 3) lesões urticariformes, no tronco ou na região palmar; 4) lesões maculopapulosas, podendo apresentar descamação; algumas foram descritas como pitiríase rósea; também foram descritas púrpuras e pápulas infiltradas principalmente no dorso das mãos; 5) livedo ou necrose. Esses pacientes apresentaram diferentes graus de lesão sugerindo um acometimento vascular pela doença, denominado, por vezes, de "dedo de Covid".[5]

Apesar das suspeitas, sintomas na pele não são considerados indícios de Covid-19 no momento, porém é de grande relevância que médicos, dermatologistas e equipe de enfermagem documentem com precisão as principais lesões observadas em vítimas do coronavírus para que se possa entender melhor a relação entre essas alterações e a Covid-19. Cabe, para isso, distinguir quaisquer alterações observadas daquelas ocasionadas por dispositivos médicos, lesões por pressão, além das dermatites associadas à lavagem excessiva das mãos e ao uso tópico de álcool-gel.

→ Considerações finais

Os aspectos gerais da pele são abordados no Capítulo 6. Este capítulo relata as funções básicas da pele e instrumentaliza o enfermeiro para identificar sinais e sintomas mais frequentes em indivíduos acometidos com afecções dermatológicas, oportunizando, assim, a identificação dos diagnósticos e planejamento das intervenções de enfermagem.

Referências

1. Alonso LG, Simões MJ. Tegumento comum. In: Gamba MA, Petri V, Costa MTF. Feridas: prevenção, causas e tratamento Rio de Janeiro: Santos; 2016.
2. Declair V, Gamba MA. Avaliação da pele: identificação dos fatores de risco para a implementação do cuidado. In: Gamba MA, Petri V, Costa MTF. Feridas: prevenção, causas e tratamento Rio de Janeiro: Santos; 2016.
3. Rivitti EA. Dermatologia de Rivitti e Sampaio. 4. ed. São Paulo: Artes Médicas; 2018.
4. Iron GL. Feridas: novas abordagens, manejo clínico e atlas em cores. 2. ed. Rio de Janeiro: Guanabara Koogan; 2012.
5. Galván Casas C, Català A, Carretero Hernández G, Rodríguez-Jiménez P, Fernández-Nieto D, Rodríguez-Villa Lario A, et al. Classification of the cutaneous manifestations of COVID-19: a rapid prospective nationwide consensus study in Spain with 375 cases. Br J Dermatol. 2020;183(1):71-7.

Leituras recomendadas

Azulay RD. Azulay dermatologia. 6. ed. Rio de Janeiro: Guanabara Koogan; 2013.

Carvalho DV, Gomes FSL, Carmo DJAC, Batista JA, Viana MN. Planimetria como método para mensuração de feridas. Reme Rev Min Enferm. 2006;10(4):425-8.

Gamba MA, Petri V, Costa MTF. Feridas: prevenção, causas e tratamento Rio de Janeiro: Santos; 2016.

Gamba MA. As emoções e a pele. In: Mandelbaum MH, Gamba MA, organizadoras. Cadernos de enfermagem em dermatologia e cuidados com a pele. São Paulo: Dream; 2007. p. 2-15.

Hess CT. Tratamento de feridas e úlceras. Rio de Janeiro: Reichmann & Affonso; 2002.

Maria VLR, coordenadora. Exame clínico de enfermagem do adulto. São Paulo: Iátria, 2005.

Nascimento AR, Namba M. Aspecto da ferida: avaliação de enfermagem. Rev Enferm UNISA. 2009;10(2):118-23.

Nascimento DC, Cunha CV, Penna LHG, Souza NVDO, Marques GS. Dermatite associada à incontinência na população idosa: uma revisão integrativa. Rev Hosp Univ Pedro Ernesto. 2016;15(1):37-42.

Oda RM. Manual de normas, rotinas e técnicas de curativos. Bauru: Centro de Estudos Dr. Reynaldo Quagliato; 2004.

Posso MBS. Semiologia e semiotécnica de enfermagem. São Paulo: Atheneu; 2005.

23

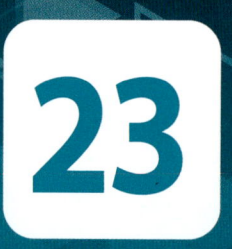

Avaliação de exames de imagem: radiografia de tórax e ecocardiografia

Eduarda Ribeiro dos Santos // Vinicius Batista Santos

Os exames diagnósticos por imagem são de grande relevância na prática clínica assistencial, uma vez que fornecem subsídios para o apoio ao cuidado de enfermagem. Com os resultados das imagens em mãos, o enfermeiro pode confirmar ou refutar um achado semiológico, confirmar o posicionamento de cateteres, drenos e sondas, e subsidiar os diagnósticos de enfermagem tanto em suas características definidoras, quanto nos fatores relacionados ou de risco.

Para fins deste capítulo, são abordados os exames de radiografia de tórax e ecocardiografia, por serem exames amplamente solicitados na prática clínica.

Princípios da radiografia de tórax

A radiografia é uma imagem produzida por meio de radiação ionizante de determinada região corporal, vista em um filme radiossensível. A absorção diferencial da radiação e a penetração dos fótons criam a imagem radiológica. Dentre os tipos de radiografias, tem-se a comum e a digital. Destaca-se que a digital é obtida por sensores sensíveis aos raios X (RX) e posteriormente processada em computador com melhor nitidez diagnóstica.

A radiografia é o exame não invasivo mais realizado em hospitais e clínicas, por ser de baixo custo e de fácil disponibilidade. Para a avaliação da radiografia, é relevante que se entendam conceitos que influenciarão a avaliação das imagens obtidas, como:

→ Radiolucência: relaciona-se à permeabilidade do feixe de RX.

→ Radiolúcido: estruturas que permitem a passagem de radiação com pouca atenuação por absorção. Estruturas radiolúcidas surgem mais escuras nas radiografias.
→ Radiopacidade: refere-se à alta atenuação do feixe de RX. Quanto mais densa uma estrutura, ou seja, quanto mais opõe resistência à penetração da radiação, mais clara ela será.

Os tecidos possuem capacidade diferencial de absorção e transmissão de fótons de RX, e essa diferenciação relaciona-se à densidade de massa da estrutura (densidade radiográfica) e determina sua cor na radiografia. Após a emissão dos RX em direção ao filme, eles são absorvidos mais ou menos de acordo com a densidade da estrutura (radiolucência). Logo, obtêm-se:

→ Imagens esbranquiçadas ou radiopacas: representam estruturas densas no interior do objeto que barram totalmente o feixe de RX.
→ Imagens pretas ou radiolúcidas: representam áreas onde o feixe de RX passou através do objeto e não foi integralmente barrado.
→ Imagens em cinza: representam áreas onde o feixe de RX foi atenuado em graus variados.

Na radiografia de tórax, a densidade radiográfica pode determinar diferentes tonalidades para as estruturas. Existem quatro diferentes densidades teciduais no tórax: osso, água, gordura e ar (QUADRO 23.1). Esses diferentes elementos encontrados no tórax e que apresentam graus variados de resistência à passagem do RX determinam os diferentes tons acinzentados visualizados na radiografia. Estruturas próximas com diferença importante de densidade formam contornos que permitem reconhecê-las.

> Na radiografia de tórax, a densidade radiográfica pode determinar diferentes tonalidades para as estruturas.

QUADRO 23.1 Cor das estruturas torácicas de acordo com a densidade radiográfica

COR	DENSIDADE	ESTRUTURA REPRESENTADA
Esbranquiçado (radiopaca)	Hiperatenuante	Osso
Cinza-claro	Atenuação intermediária	Tecidos moles e líquidos – coração, artérias e veias
Cinza-escuro	Atenuação intermediária	Gordura – mamas e tecido subcutâneo
Preto (radiotransparente)	Hipoatenuante	Ar ou gás – pulmão, traqueia

A diferenciação em relação à cor das estruturas é de suma importância, pois, quando se avalia o pulmão, é preciso lembrar que há situações clínicas que aumentam ou diminuem a transparência pulmonar. Como exemplo, pode-se citar o acúmulo de ar nos alvéolos como uma situação de aumento de transparência pulmonar (mais escuro), enquanto o acúmulo de líquido alveolar leva a uma diminuição dessa transparência (mais claro).

Vale lembrar que estruturas diferentes, com mesma densidade e contíguas terão sua diferenciação prejudicada – por exemplo, o coração próximo a um pulmão que contenha líquido alveolar terá sua borda mal definida.

Análise da radiografia

Para analisar a radiografia de tórax, são necessários alguns cuidados para evitar erros. Portanto, deve-se ficar atento às seguintes dicas:

→ Observar a identificação da radiografia, que deve estar à direita do paciente.
→ As posições laterais são marcadas com D (direita) e E (esquerda).
→ Dispor a radiografia como se o paciente estivesse à frente do examinador, ou seja, o lado esquerdo do paciente na radiografia fica à direita do examinador.
→ Compará-la, sempre que possível, com radiografias anteriores.

Avaliação da radiografia de tórax

É importante saber identificar a qualidade da imagem radiográfica quanto ao grau de penetração do RX, alinhamento e nível de inspiração do pulmão do paciente no momento da realização do exame (QUADRO 23.2).

QUADRO 23.2 Avaliação da qualidade da imagem radiográfica de tórax

PARÂMETRO	O QUE OBSERVAR
Grau de penetração do raio X	A dose ideal de radiação permite visualizar apenas a sombra das partes superiores da coluna vertebral. Imagens radiográficas de tórax em que se visualiza toda a coluna, inclusive sobreposta ao mediastino, estão muito penetradas por alta dose de radiação. Quando as imagens aparecem muito claras, foram penetradas por baixas doses de radiação.
Alinhamento	As bordas internas das clavículas devem estar à mesma distância da apófise espinhosa das vértebras superiores.
Grau de inspiração	O exame ideal deve ser realizado em inspiração máxima, possibilitando visualizar de 9 a 11 arcos costais posteriores sobrepostos ao parênquima pulmonar. Uma radiografia de tórax obtida em expiração pode erroneamente indicar cardiomegalia e congestão vascular.

Incidências

A radiografia de tórax pode ser realizada em diferentes incidências. A incidência está relacionada ao posicionamento do paciente e à direção em que o feixe de RX o atravessa e projeta uma imagem no filme radiográfico. As mais utilizadas são:

→ *Posteroanterior (PA):* os feixes de RX penetram posteriormente, ou seja, pelas costas do paciente em direção à parede anterior do tórax, a qual está em contato com o filme. Nessa incidência, o paciente faz inspiração profunda, o que faz o pulmão estar com mais ar e as escápulas estarem afastadas da área pulmonar, permitindo que o pulmão seja mais bem visualizado. O coração que repousa sobre o diafragma aparece em seu tamanho real.
→ *Anteroposterior (AP):* os feixes de RX penetram anteriormente em direção à parede posterior do tórax, a qual está em contato com o filme. Esta incidência é indicada para pacientes acamados, impossibilitados de serem encaminhados ao setor de radiologia. Essa situação impede a inspiração profunda e a retirada das escápulas da área pulmonar. Atenção, pois essa incidência pode induzir a erro na avaliação das estruturas, uma vez que o pulmão tem diminuição de sua radiotransparência e o coração que repousa sob o diafragma aparece maior.
→ *Perfil:* os feixes de RX incidem lateralmente, geralmente do perfil direito em direção ao esquerdo para melhorar a visualização do coração. Essa incidência é indicada para visualização de pequenas quantidades de líquido acumulado no espaço pleural e melhor visualização da parte de trás do coração.

Anatomia radiográfica do tórax

As estruturas na anatomia radiográfica do tórax podem ser visualizadas na FIG. 23.1.

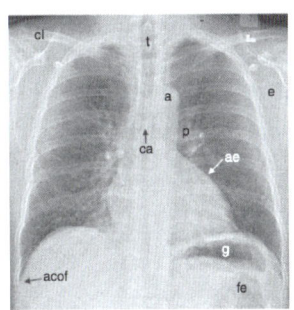

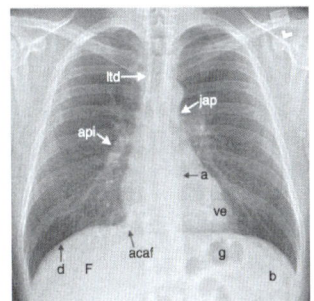

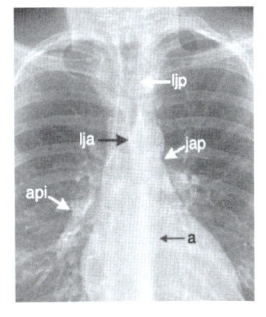

FIG. 23.1 → Radiografia de tórax normal e suas estruturas.
a, aorta; acaf, ângulo cardiofrênico; acof, ângulo costofrênico; ae, átrio esquerdo; api, artéria pulmonar interlobar (ou descendente); b, baço; ca, carina; cl, clavícula; d, diafragma; e, escápula; F, fígado; fe, flexura esplênica do cólon; g, bolha de ar gástrico; jap, janela aortopulmonar; lja, linha juncional anterior; ljp, linha juncional posterior; ltd, linha traqueal direita (ou paratraqueal); p, tronco pulmonar; t, traqueia; ve, ventrículo esquerdo.
Fonte: Chiles e Gulla.[1]

Indicações

A radiografia de tórax permite a avaliação das dimensões e contornos do coração e dos pulmões. Em relação às estruturas pulmonares, o RX pode ser utilizado para identificar situações clínicas, como colabamento ou distensão dos alvéolos, processos infecciosos, acúmulo de líquido intersticial e alveolar, acúmulo de líquido ou ar no espaço pleural, trauma, obstrução do leito vascular pulmonar por tromboêmbolos, desvios de traqueia e mediastino, entre outras situações. Em relação ao coração, permite avaliar a cardiomegalia, acúmulo de líquido no espaço pericárdico e alargamento de mediastino.

> A radiografia de tórax é um exame de extrema utilidade para avaliar posicionamento adequado de tubo endotraqueal, traqueostomia, cateter venoso central, cateter de artéria pulmonar, sondas, drenos torácicos e fios de marca-passo.

A radiografia de tórax é um exame de extrema utilidade para avaliar posicionamento adequado de tubo endotraqueal, traqueostomia, cateter venoso central, cateter de artéria pulmonar, sondas, drenos torácicos e fios de marca-passo (FIG. 23.2).

Algumas observações em relação ao tórax do idoso devem ser consideradas durante a avaliação da radiografia de tórax, como traqueia com cartilagem calcificada, ventrículo esquerdo dilatado, cartilagem costal calcificada, diafragma relaxado, arco da aorta dilatado e parede da aorta calcificada.

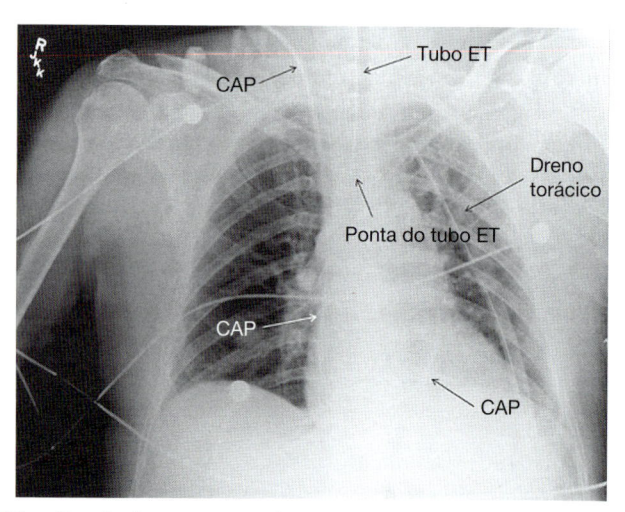

FIG. 23.2 → Visualização de cateteres, tubo endotraqueal e dreno.
ET, endotraqueal; CAP, cateter de artéria pulmonar.
Fonte: Chulay e Burns.[2]

Alterações na radiografia de tórax decorrentes da infecção pela Covid-19

A pandemia da Covid-19 é decorrente da doença causada por um novo coronavírus (Sars-CoV-2) e tem provocado sérios impactos no setor de saúde. Do ponto de vista clínico-imaginológico, cerca de 80% dos casos cursam com sinais clínicos leves de pneumonia, e apenas 5% apresentam formas graves da doença com sinais clínicos de pneumonia e falência respiratória.

O American College of Radiology indica[3] a radiografia de tórax em casos específicos, como para pacientes internados que necessitam de acompanhamento por imagem, uma vez que é um exame simples, prático e de baixo custo. No entanto, a radiografia de tórax apresenta baixa sensibilidade na avaliação dos pacientes com suspeita clínica de Covid-19, com exame normal em formas leves da doença.

Os principais achados radiográficos aparecem por volta de 10 a 12 dias após o início da sintomatologia referente à infecção viral e são, predominantemente, consolidações, em 36 a 47% dos casos, e opacidades de baixa densidade com predomínio em região basal periférica, em 20 a 33% dos pacientes. É importante salientar que a progressão do comprometimento pulmonar pode ser rápida, estendendo-se para os lobos médio e superior, ou difusa, com características da lesão alveolar vista na síndrome da angústia respiratória aguda (FIG. 23.3).

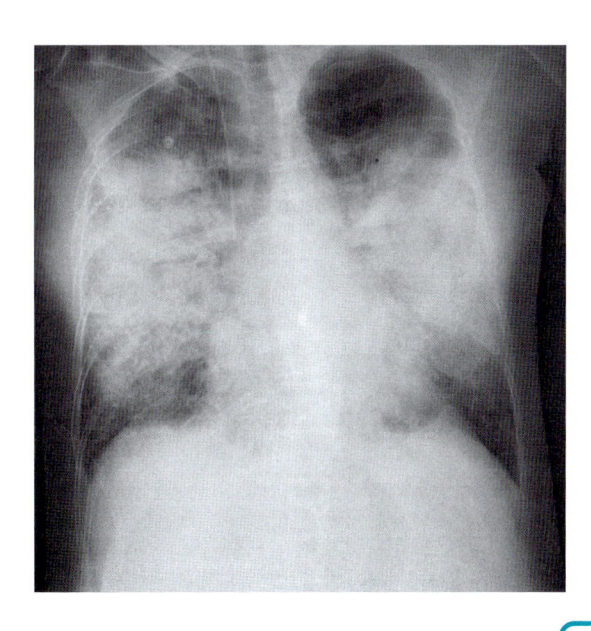

FIG. 23.3 → Radiografia de pneumonia viral causada pelo Sars-CoV-2 com síndrome respiratória aguda grave.

Sistemática de avaliação

Há diversas maneiras de se avaliar sistematicamente o pulmão. No entanto, a forma ensinada por Goodman[4] demonstra uma sequência que minimiza a chance de deixar escapar detalhes importantes da avaliação (QUADRO 23.3).

Principais achados

Ao avaliar as diferentes estruturas na radiografia de tórax, o enfermeiro deve estar atento aos principais achados (QUADRO 23.4).

→ Ecocardiografia

A ecocardiografia com Doppler, ou simplesmente ecocardiografia, tem atualmente destaque na avaliação cardiológica não invasiva pela sua versatilidade diagnóstica, disponibilidade, boa relação custo/benefício e informações morfofuncionais do coração.

Esse exame baseia-se na aplicação do ultrassom, em que são emitidos feixes de ondas acústicas de alta frequência pelos transdutores. Esses feixes penetram tecidos de densidade variável, chamados de janelas acústicas, e, ao incidir em

QUADRO 23.3 Sistemática para avaliação da radiografia de tórax

SEQUÊNCIA	O QUE AVALIAR
Abdome superior	Iniciar a avaliação observando a parte superior do abdome. É possível observar o contorno do fígado à direita; seguir em direção à bolha gástrica e flexura esplênica do cólon.
Tórax, partes ósseas e moles	Iniciar a avaliação pela base direita do tórax e avaliar em direção ao ápice as partes ósseas (costelas anteriores e posteriores, clavícula, escápula e esterno) e as partes moles (mamas, tecido subcutâneo e músculos). Ao término, seguir em direção à parte superior do lado esquerdo e finalizar na base oposta.
Mediastino	Iniciar a avaliação do contorno do mediastino de maneira geral e, em seguida, sistematizar avaliando a traqueia (carina) e descer em direção ao coração. No coração, avaliar as câmaras cardíacas, a veia cava inferior, o hilo, a aorta ascendente, descendente e arco.
Tórax unilateral	Iniciar a avaliação do seio costofrênico do pulmão direito, passar pelo diafragma e ir em direção ao ápice. Na sequência, iniciar a avaliação pelo ápice do pulmão contralateral em direção à base.
Tórax bilateral	Iniciar a avaliação na base do pulmão direito e ir em direção ao ápice fazendo a comparação de ambos os pulmões.

Fonte: Goodman.[4]

QUADRO 23.4 Principais achados na radiografia de tórax

ESTRUTURA AVALIADA	ACHADOS ESPERADOS	ACHADOS ANORMAIS
Traqueia	Tubo vertical cilíndrico; encontrado em posição mediana e que cruza o mediastino verticalmente. Observa-se uma coluna aérea da traqueia e do brônquio principal direito.	Desvio da linha média traqueal por aumento da pressão intratorácica contralateral.
Costelas	Revestem a cavidade torácica e são divididas em anteriores e posteriores.	Alargamento dos espaços intercostais (pneumotórax); fratura.
Mediastino	Demarcado superiormente pela região cervical, inferiormente pelo diafragma, anteriormente pela parede torácica, posteriormente pela coluna vertebral e lateralmente pela pleura mediastinal. Principais estruturas: coração, aorta e ramos, artéria pulmonar, traqueia e brônquios principais e veia cava inferior. Observam-se os contornos mediastinais em relação aos pulmões. As estruturas mediastinais, excetuando-se a traqueia e brônquios principais preenchidos por ar, têm densidade semelhante à da água.	Desvios do mediastino podem estar associados a aumento das pressões intrapleurais; aumento focal indica tumores; aumento difuso pode indicar sangramento.
Coração	A silhueta cardíaca é bem demarcada e vista na cavidade anterior esquerda do mediastino (FIG. 23.4).	Aumento da silhueta cardíaca localizada (hipertrofia ou dilatação de câmaras); acúmulo de líquido pericárdico.
Aorta	A aorta cruza o mediastino no sentido anterior para posterior e da direita para a esquerda.	Calcificações; dilatações.
Interstício pulmonar	Normalmente não é visualizado.	Cefalização da trama vascular; congestão venosa peri-hilar.
Diafragma	As hemicúpulas diafragmáticas se apresentam como estruturas convexas, em que a direita se posiciona mais elevada na maioria dos indivíduos.	Elevação da cúpula diafragmática pode estar associada a colabamento alveolar que gera diminuição do volume pulmonar; rebaixamento da cúpula associada a aumento da pressão intratorácica por acúmulo de ar no espaço pleural.
Hilo	Localiza-se lateralmente, a cerca de 1 centímetro do contorno mediastinal. Principais estruturas que o constitui são as artérias e veias pulmonares, brônquios, linfonodos e vasos linfáticos. O hilo pulmonar esquerdo tem posição superior em relação ao esquerdo na maioria dos indivíduos.	Dilatação do hilo pode relacionar-se com aumento da pressão vascular pulmonar ou embolia pulmonar.

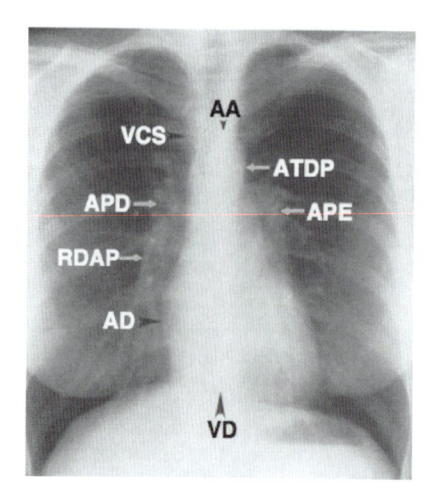

FIG. 23.4 → Radiografia em incidência radiográfica posteroanterior do tórax normal.

AA, arco aórtico; AD, átrio direito; APD, artéria pulmonar direita; APE, artéria pulmonar esquerda; ATDP, aorta torácica descendente proximal; RDAP, ramo descendente da artéria pulmonar direita; VCS, veia cava superior; VD, ventrículo direito.

Fonte: Ravenel.[5]

interfaces de diferentes densidades acústicas, as ondas são refletidas e captadas pelo mesmo transdutor, gerando a imagem ecocardiográfica.

Modalidades ecocardiográficas

As modalidades de aquisição de imagem ecocardiográfica são: ecocardiografia unidimensional, ecocardiografia bidimensional, Doppler espectral, mapeamento de fluxo em cores, Doppler tecidual e ecocardiografia tridimensional.

Na **ecocardiografia unidimensional**, também conhecida como modo-M, a análise é baseada na emissão de um feixe de ultrassom que passa por diferentes estruturas cardíacas e gera ecos refletidos com o objetivo de obter imagens de diferentes áreas do coração. Sua principal aplicação é a avaliação das dimensões cardíacas, da função contrátil e da espessura miocárdica. Para o registro do ECO no modo-M, o transdutor é posicionado no terceiro, quarto ou quinto espaço intercostal **(FIG. 23.5)**.

No modo **bidimensional**, são utilizados transdutores especiais com frequência que varia de 2 a 7 MHz alinhados. Esse modo permite obter avaliação de grandes setores do coração, permitindo uma integração entre as estruturas cardíacas. Para a realização dessa modalidade, a análise é feita em diversas áreas: paraesternal, apical, subcostal e supraesternal, conforme a **FIG. 23.6**. Essa modalidade ecocardiográfica é indicada na avaliação de praticamente todas as doenças do coração, pois fornece dados relacionados à anatomia e ao funcionamento do miocárdio, das valvas e dos grandes vasos. A **FIG. 23.7** exemplifica a modalidade de ecocardiografia bidimensional.

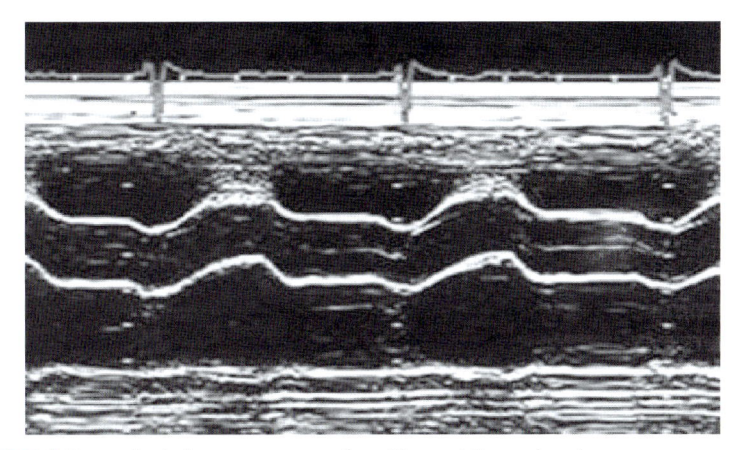

FIG. 23.5 → Exemplo de imagem ecocardiográfica unidimensional.

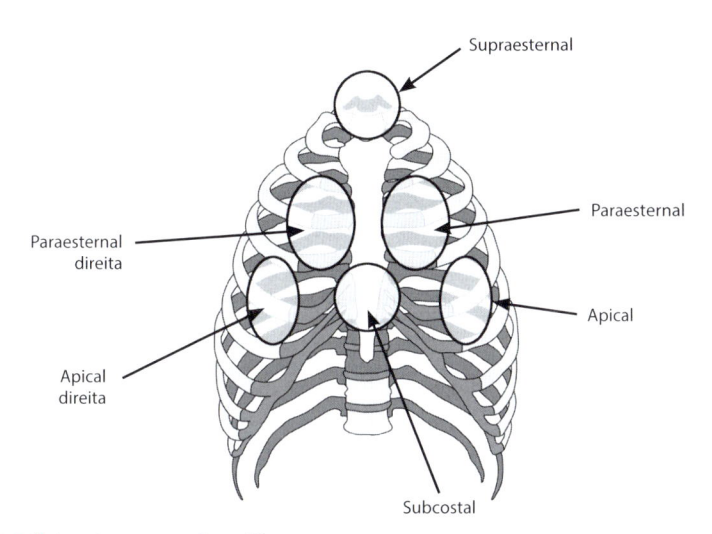

FIG. 23.6 → Janelas ecocardiográficas.

A modalidade com **Doppler espectral** e mapeamento do fluxo em cores objetiva registrar o fluxo de sangue dentro do sistema cardíaco e vascular. No Doppler espectral na modalidade pulsado, a avaliação do sangue é realizada em um local específico, o que possibilita o reconhecimento da direção e da velocidade do fluxo. Na modalidade contínua, a análise de velocidade e fluxo é feita simultaneamente de vários locais ao longo de todo o feixe de ultrassonografia.

O **mapeamento do fluxo em cores** analisa as velocidades do fluxo sanguíneo em uma escala de cores, em que, toda vez que o fluxo sanguíneo se aproximar do

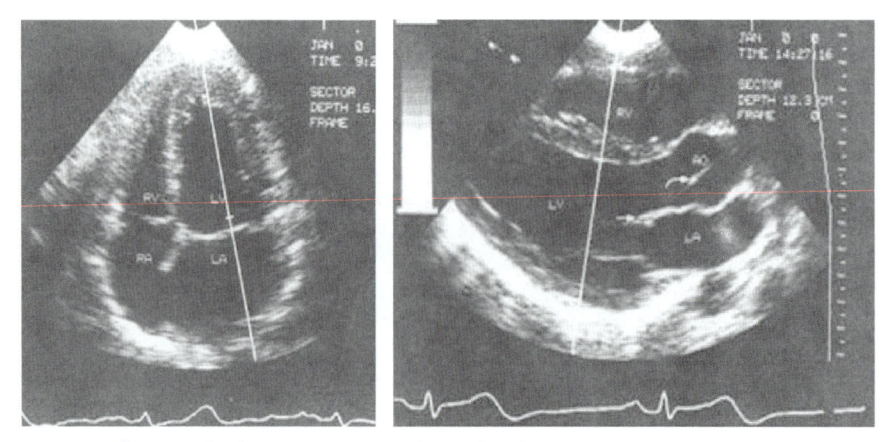

FIG. 23.7 → Exemplo de imagens ecocardiográficas bidimensionais.

transdutor, aparecerá uma coloração vermelha e, ao se afastar, a coloração será azulada.

As aplicações dessas duas últimas modalidades são para análise do cálculo de débito cardíaco, estimativas da área e dos gradientes valvares, quantificação das insuficiências valvares e detecção de *shunts* cardíacos. Na **FIG. 23.8**, observa-se o Doppler espectral contínuo e a ecocardiografia bidimensional com mapeamento do fluxo em cores.

A ecocardiografia com **Doppler tecidual** é muito utilizada para avaliação da função diastólica do ventrículo esquerdo, pois visa medir a velocidade do movimento

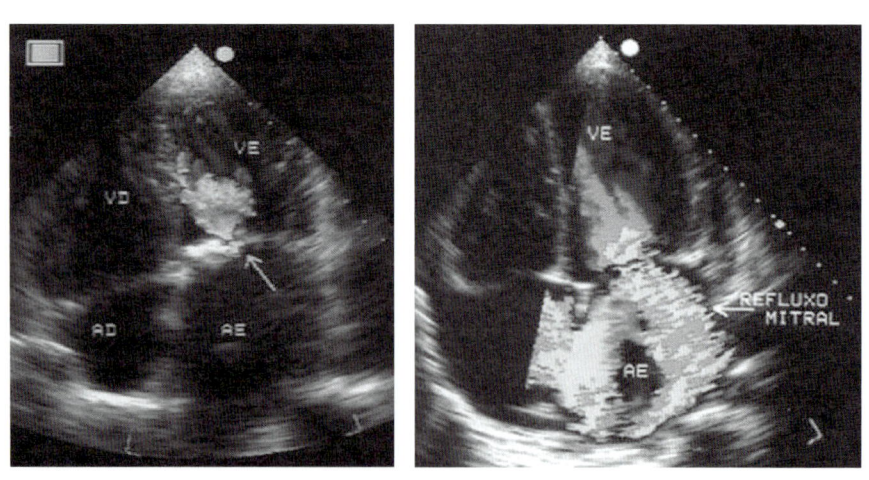

FIG. 23.8 → Exemplo de imagens ecocardiográficas bidimensionais com Doppler.
AD, átrio direito; AE, átrio esquerdo; VD, ventrículo direito; VE, ventrículo esquerdo.

do miocárdio, permitindo registrar velocidades sistólica e diastólica dos diversos segmentos do músculo cardíaco.

Na **ecocardiografia tridimensional**, as estruturas cardíacas são demonstradas em tempo real, em relação às três dimensões espaciais. Esse método, ainda em evolução, tem como principal função medir de forma mais acurada o volume cardíaco.

Procedimentos ecocardiográficos

Existem basicamente quatro tipos de procedimentos ecocardiográficos que podem ser realizados no adulto, sendo que cada um deles apresenta uma especificidade e cuidados específicos de enfermagem. São eles: a ecocardiografia transtorácica, a ecocardiografia transesofágica, a ecocardiografia sob estresse físico ou farmacológico e a ecocardiografia com contraste por microbolhas.

→ **Ecocardiografia transtorácica:** exame que consiste no posicionamento do transdutor em posições preestabelecidas sob a caixa torácica. É o exame ecocardiográfico com melhor custo-benefício, acurácia e confiabilidade.

Nesse exame, não existe a necessidade de preparo, devendo-se explicar ao paciente/acompanhante como ele é realizado, dando-se especial atenção à privacidade do paciente, pois, para a realização desse exame, faz-se necessário que o tórax fique desnudo. O paciente será posicionado em decúbito lateral esquerdo.

→ **Ecocardiografia transesofágica:** procedimento minimamente invasivo, que consiste na introdução de um transdutor da boca até o esôfago, o que permite visualizar melhor as câmaras cardíacas, principalmente os apêndices atriais, as valvas e próteses cardíacas, septo atrial, aorta torácica, além de tumores como mixomas cardíacos.

Para a realização da ecocardiografia transesofágica, é necessário jejum de 6 a 8 horas, anestesia tópica da orofaringe, acesso venoso periférico pérvio, preferencialmente em

> Para a realização da ecocardiografia transesofágica, é necessário jejum de 6 a 8 horas.

membro superior direito, para a administração de fármacos sedativos, além de remoção de próteses dentárias móveis. Deve-se dar atenção especial durante o exame à monitoração da pressão arterial, à oximetria de pulso e ao ritmo cardíaco, sendo necessária a observação do paciente por 30 minutos após a completa recuperação da sedação e da anestesia local da orofaringe.

→ **Ecocardiografia sob estresse físico ou farmacológico:** o objetivo desse exame é avaliar a contratilidade miocárdica, tanto no estresse quanto no repouso. Esse estresse pode ser induzido fisicamente, colocando-se o paciente na esteira ou na bicicleta ergométrica, ou por meio do uso de fármacos vasodilatadores (dipiridamol) ou estimulantes adrenérgicos (dobutamina). O princípio desse exame baseia-se no fato de que, na presença de lesões obstrutivas coronarianas, o aumento do consumo de oxigênio miocárdico, induzido pelo estresse físico ou farmacológico, leva à diminuição da contratilidade miocárdica.

Para a realização desse exame, é indicado evitar a ingesta de café, chocolate ou derivados de xantinas 24 horas antes do exame, sendo que, no dia do exame, deve-se certificar que o paciente se encontra em jejum de 4 horas, com punção de acesso venoso periférico, monitorização eletrocardiográfica, pressão arterial e oximetria. Há necessidade da presença de acompanhante.

→ **Ecocardiografia com contraste por microbolhas:** esse exame ecocardiográfico permite avaliar bordas endocárdicas, espessamento miocárdico e função contrátil e segmentar do ventrículo esquerdo, além de realçar, no efeito Doppler, as regurgitações ou estenoses valvares por meio de um contraste fisiológico constituído de 9 mL de solução fisiológica e 0,5 mL de ar. A solução fisiológica e o ar ficam em seringas distintas, conectadas a um sistema de três vias. Ocorre a mistura do ar com a solução fisiológica, criando uma solução opacificada que é administrada rapidamente no acesso venoso do paciente.

Indicações

Dentre as várias indicações da ecocardiografia, podem-se destacar:

→ Avaliação global da função ventricular: análise da fração de ejeção ventricular esquerda.
→ Avaliação do tamanho das áreas cardíacas: análise do tamanho do átrio esquerdo, diâmetro diastólico e sistólico do ventrículo esquerdo, diâmetro do ventrículo direito, diâmetro do septo interventricular, análise segmentar ventricular, análise do tamanho da porção ascendente da aorta.
→ Cálculo da pressão sistólica de artéria pulmonar.
→ Integridade valvar: avaliação do nível de refluxo valvar e cálculo do gradiente transvalvar.
→ Avaliação do pericárdio: presença de espessamento pericárdico e análise de líquido intrapericárdico.

Raciocínio clínico e dados ecocardiográficos

Os dados ecocardiográficos auxiliam no raciocínio para o entendimento de diversos sinais e sintomas relacionados ao sistema cardiovascular e pulmonar. No QUADRO 23.5, estão correlacionados alguns achados ecocardiográficos com as principais doenças cardiovasculares.

QUADRO 23.5 Principais doenças cardiovasculares e achados ecocardiográficos

PRINCIPAIS DOENÇAS CARDIOVASCULARES	POSSIBILIDADES DE ACHADOS ECOCARDIOGRÁFICOS
Insuficiência cardíaca	Aumento global das câmaras cardíacas por dilatação ou aumento da espessura; diminuição da fração de ejeção ventricular; presença de hipocinesias difusas ou áreas acinéticas; aumento da pressão sistólica de artéria pulmonar.
Necrose do miocárdio	Presença de déficit segmentar, como hipocinesia, discinesias ou acinesias; queda da fração de ejeção ventricular.
Insuficiências valvares	Presença de refluxo transvalvar quantificado em mínimo, moderado ou grave.
Estenoses valvares	Presença de aumento no gradiente transvalvar com redução na abertura valvar.
Endocardite	Presença de vegetações valvares.
Pericardite	Presença de espessamento pericárdico com ou sem presença de líquido intrapericárdico.
Tamponamento cardíaco	Presença de grande volume intrapericárdico com comprometimento importante da função diastólica ventricular.
Tromboembolismo pulmonar	Aumento da pressão sistólica de artéria pulmonar; dilatação do ventrículo direito e presença de trombo na artéria pulmonar.

Considerações finais

Os resultados dos exames aqui elucidados devem ser utilizados pelos enfermeiros para o julgamento clínico, com o objetivo de identificar as características definidoras/fatores relacionados dos diagnósticos de enfermagem para que se possam implementar as melhores intervenções disponíveis para o alcance dos melhores resultados de enfermagem.

Referências

1. Chiles C, Gulla SM. Radiologia de tórax. In: Chen MYM, Pope TL, Ott DJ. Radiologia básica. 2. ed. Porto Alegre: Artmed; 2012.
2. Chulay M, Burns SM. Fundamentos de enfermagem em cuidados críticos da AACN. 2. ed. Porto Alegre: Artmed; 2012.
3. American College of Radiology. ACR Recommendations for the use of chest radiography and computed tomography (CT) for suspected COVID-19 infection. Reston: ACR; 2020.

4. Goodman LR. Felson: princípios de radiologia do tórax estudo dirigido. 2. ed. São Paulo: Atheneu; 2001.
5. Ravenel JG. Imagens do coração e grandes vasos. In: Chen MYM, Pope TL, Ott DJ. Radiologia básica. 2. ed. Porto Alegre: AMGH; 2012.

→ Leituras recomendadas

Bonow RO, Mann DL, Zipes DP, Libby P. Braunwald: tratado de doenças cardiovasculares. 9. ed. Rio de Janeiro: Elsevier; 2013.

Corrêa MBR, organizadora. Minimanual de radiologia. São Paulo: DCL; 2011.

Costa DH, Vitório RL. Radiologia médica: código de ética, enfermagem e terminologias. São Paulo: Martinari; 2007.

Fernandés MAG, Zamorano JL, Robles JAG. Manual de ecocardiografia. Madrid: Edimed; 2005.

Goyal P, Choi JJ, Pinheiro LC, Schenck EJ, Chen R, Jabri A, et al. Clinical characteristics of covid-19 in New York city. N Engl J Med. 2020;382(24):2372-4.

Lauand LSL, Souza Junior EB, Andrade BJ, Sprovieri SRS. Contribuição da interpretação da radiografia simples de tórax na sala de emergência. Arq Med Hosp Fac Cienc Med Santa Casa São Paulo. 2008;53(2):64-76.

Nobre F, Serrano Junior CV, editores. Tratado de cardiologia SOCESP. São Paulo: Manole; 2005.

Quilici AP, Bento AM, Ferreira FG, Cardoso LF, Moreira RSL, Silva SC. Enfermagem em cardiologia. 2. ed. São Paulo: Atheneu; 2014.

Sabbagh E, Mordojovich G, Undurraga F. Anatomía radiológica del tórax. Rev Chil Enferm Respir. 2012;28(2):109-37.

Souza Junior AS. Curso de diagnóstico por imagem do tórax. J Bras Pneumol. 1999;25(1):35-49.

Wong HYF, Lam HYS, Fong AH, Leung ST, Chin TW, Lo CSY, et al. Frequency and distribution of chest radiographic findings in patients positive for COVID-19. Radiology. 2020;296(2):E72-8.

World Health Organization. Clinical management of COVID-19: interim guidance, 27 May 2020. Geneva: WHO; 2020.

24

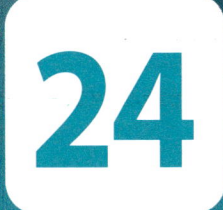

O uso da ultrassonografia pelo enfermeiro na prática clínica

Tânia A. Moreira Domingues // Ariane Ferreira Machado Avelar // Camila Takáo Lopes // Daniele Cristina Bosco Aprile // Karina Aparecida Lopes da Costa // Vinicius Batista Santos

Em todo o mundo, tem ocorrido um avanço na adoção de práticas que utilizam recursos tecnológicos, tendo como objetivo aumentar a segurança na realização de procedimentos e na acurácia diagnóstica. Uma dessas práticas tem sido a utilização da ultrassonografia (USG) pelos enfermeiros, que possibilita a realização de vários procedimentos à beira do leito, bem como contribui para o aprimoramento da prática de enfermagem. Por meio da portabilidade dos equipamentos atuais, o treinamento dos profissionais pode proporcionar a diminuição de complicações relacionadas aos procedimentos, bem como promover a segurança dos pacientes.

Ademais, é um recurso de baixo custo, com rápida execução, que permite a visualização de imagens em diversos planos, é seguro, não utiliza radiação e possui a grande vantagem de ser realizado em tempo real, ou seja, durante a realização do procedimento de enfermagem.

A atuação do enfermeiro é ampliada, e alguns procedimentos podem ser facilitados ou mesmo confirmados com o uso da USG, como punção vascular, venosa ou arterial; implantação de cateter central de inserção periférica; avaliação do volume residual de urina na bexiga; confirmação do posicionamento da sonda de Dobbhoff; avaliação do volume residual gástrico e avaliação volêmica por meio da análise do diâmetro e da distensibilidade da veia cava inferior.

Atualmente, a USG já é consolidada no procedimento de punção venosa periférica, proporcionando maior segurança e resolutividade com procedimentos à beira do leito. Além disso, desde 2015, o Conselho Regional de Enfermagem de São

Paulo (COREN) regulamenta a avaliação da passagem da sonda nasogástrica (SNG) com orientação pela USG:

> Considerando-se que esta é uma técnica segura e representa uma inovação tecnológica nas ações de cuidado, entende-se adequado o seu uso na passagem de SNG, desde que haja disponibilidade do equipamento e adequada capacitação do enfermeiro para sua execução.[1]

→ Princípios físicos da ultrassonografia

A USG compreende a formação de imagens por meio das propriedades físicas do som. É uma onda mecânica que precisa de um meio para se propagar. Para a formação das imagens, ocorre a oscilação mecânica de cristais piezoelétricos, presentes no transdutor, utilizando frequências de 2 a 10 MHz (ondas de alta frequência) que estão além do alcance da audição humana normal. A partir do movimento dos cristais, ocorre a formação das ondas sonoras, que se propagam através dos tecidos e retornam como eco para o transdutor. A imagem é processada e apresentada na tela do equipamento em *pixels*, permitindo a visualização de estruturas anatômicas internas ou de dispositivos.

> As estruturas do corpo possuem diversas densidades que absorvem diferentes quantidades de energia, expressas em distintas tonalidades de cinza na imagem.

As estruturas do corpo possuem diversas densidades que absorvem diferentes quantidades de energia, expressas em distintas tonalidades de cinza na imagem. Quanto maior o eco, mais branca aparecerá a imagem no monitor, pois a intensidade do brilho é proporcional à intensidade do eco. Alguns tecidos, como ossos e gordura, são denominados hiperecoicos, pois criam ecos mais brilhantes; tecidos como linfonodos e músculos são denominados hipoecoicos, menos brilhantes. Há também estruturas anecoicas, como urina e bile, que não possuem diferença no meio.

O transdutor é um dispositivo que converte um tipo de energia em outro. No mercado, existem transdutores com vários formatos e tamanhos para possibilitar a avaliação das estruturas (FIG. 24.1). O tipo de transdutor será definido pelo tipo e profundidade da estrutura a ser avaliada. A onda sonora emitida pelo transdutor necessita de meio líquido para a propagação, sendo utilizado gel à base de água.

O ultrassom mais comumente usado é o modo 2-D, também chamado de modo B ou modo de brilho. As imagens geradas representam uma "fatia" bidimensional ou transversal da anatomia do paciente.

Convexo   Linear   Microconvexo

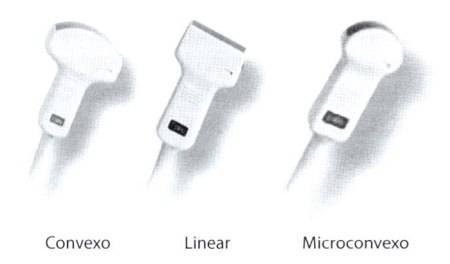

FIG. 24.1 → Exemplos de tipos de transdutores.
Fonte: Shantou Institute of Ultrasonic Instruments.[2]

→ Utilização da ultrassonografia para avaliação vascular

O acesso vascular, seja periférico ou central, é de ampla utilização em indivíduos hospitalizados. A escolha do melhor vaso a ser puncionado depende de experiência clínica, conhecimento da anatomia vascular e habilidade técnica do profissional, mas também das condições da rede venosa do paciente, que poderão implicar em insucesso no procedimento se os vasos não forem facilmente palpados e visualizados pelo profissional.

Além de ajudar a identificar o melhor vaso para inserção do dispositivo intravenoso e conhecer a profundidade, o calibre e a permeabilidade do vaso, a USG vascular contribui para o sucesso do procedimento na primeira tentativa de punção, com redução do tempo para realização do procedimento, menor ocorrência de complicações associadas e maior tempo de permanência do cateter, com aumento da satisfação do paciente e do profissional.

A USG vascular pode ser utilizada para localizar os vasos a partir do posicionamento do transdutor e da aquisição de imagens que permitem ao operador diferenciar entre artérias e veias. Com a compressão do transdutor contra a pele por alguns segundos, o profissional pode visualizar a contínua pulsação da artéria e o colabamento da veia, evitando a punção arterial inadvertida. Ressalta-se que, em indivíduos com pressão arterial sistólica menor que 60 mmHg, a artéria pode ser comprimida, porém, mantém a pulsação.

Além da identificação e diferenciação dos vasos, a USG vascular indica ao profissional as estruturas anatômicas adjacentes ao vaso e a angulação ideal para a inserção adequada do cateter. Também é possível, a partir da mensuração da distância da pele até o vaso e do seu calibre, otimizar a escolha de um dispositivo que ocupe no máximo um terço da luz do vaso – o que favorece a hemodiluição dos medicamentos e soluções (menor risco de flebite química) –, causar menor trauma vascular decorrente da compressão – que um cateter calibroso pode exercer na camada íntima do vaso (menor risco de flebite mecânica) – e prevenir a ocorrência de infiltração ou extravasamento.

Os equipamentos utilizados na realização da USG vascular possuem transdutores lineares ou convexos, que operam em frequência de 5 a 15 MHz, com a produção de imagens no modo B, no qual os sinais refletidos são convertidos em uma série de pontos na tela, com intensidade e brilho proporcionais à amplitude do sinal do eco, além da possibilidade de confirmação da patência do vaso com detecção e mensuração do fluxo sanguíneo venoso e arterial, a partir do efeito Doppler.

Esse efeito consiste na variação da frequência e do comprimento de onda do som, o qual possibilita a demonstração de ondas de velocidade de fluxo sanguíneo produzidas pelo ultrassom ao incidir em um vaso. Essas ondas são compostas pelas variações da frequência do ultrassom refletido pelas hemácias contidas no sangue em movimento, colorindo o fluxo sanguíneo e fornecendo informações sobre a pressão sanguínea intravascular. Ainda é possível identificar fluxo sanguíneo irregular e diferenças na velocidade do fluxo.

Além de avaliar a rede vascular antes da inserção de cateteres arteriais ou venosos, periféricos ou centrais, o profissional pode realizar a inserção do cateter guiada pela imagem ultrassonográfica em tempo real, o que requer habilidade para segurar o transdutor do equipamento com a mão não dominante e o cateter com a outra, e capacitação para identificação correta das imagens. O profissional deve avaliar a imagem ultrassonográfica na tela do equipamento e realizar a inserção do cateter, visualizando o vaso e o cateter. No caso de cateteres longos, como o cateter central de inserção periférica, é possível acompanhar a progressão do dispositivo. A inserção de cateteres guiada pela USG vascular em tempo real pode demandar a realização do procedimento por dois profissionais, principalmente em crianças e pacientes adultos que não colaboram.

A imagem ultrassonográfica pode ser realizada de duas formas, longitudinal e transversal, e a escolha dependerá da localização do vaso, das estruturas adjacentes e da experiência do profissional. O corte longitudinal (*in plane*) (**FIG. 24.2**) permite a avaliação do trajeto do vaso e do posicionamento do cateter em seu interior, mas é de difícil utilização durante a inserção do cateter principalmente por

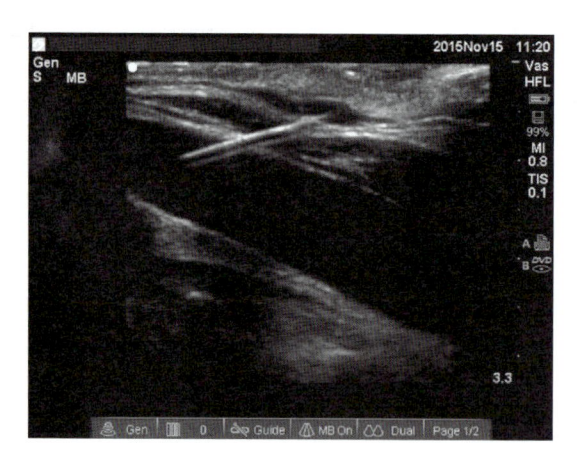

FIG. 24.2 → Imagem ultrassonográfica de corte longitudinal (*in plane*), com agulha acessando o vaso.
Fonte: Czyzewska e colaboradores.[3]

profissionais inexperientes, pois qualquer deslocamento do transdutor durante a punção incorrerá em perda da imagem; além de necessitar de maior área para posicionamento do transdutor, o que será dificultado, por exemplo, na avaliação dos vasos da região cervical de crianças. O corte transversal (*out of plane*) **(FIG. 24.3)** pode ser realizado em qualquer local, mas o profissional deve manter o cateter fixo, sendo necessário o reposicionamento do transdutor do equipamento na direção cefalocaudal para que a ponta do cateter seja localizada.

Para a prática clínica, autores recomendam uma abordagem sistemática para a avaliação ultrassonográfica vascular, que inclui a identificação anatômica do local de inserção do cateter e da localização do vaso, atentando à proximidade com artéria; a confirmação da permeabilidade da veia com a compressão do transdutor contra a pele e identificação do colabamento venoso; uso da imagem em tempo real para punção do vaso; confirmação do posicionamento do cateter no interior do vaso, e no caso do uso de fio-guia (técnica de Seldinger), a confirmação de sua posição, finalizando com a confirmação do posicionamento adequado do cateter.

Estudos relatam que o uso da USG vascular apresenta diversas vantagens no que concerne ao sucesso na inserção de cateteres periféricos e centrais. Há redução do número de tentativas de punção e da ocorrência de complicações associadas ao cateter, além de melhoria na segurança do paciente submetido à cateterização vascular, embora a taxa de sucesso no procedimento e a ocorrência de complicações também dependam de fatores como condição do paciente, experiência do profissional, local de inserção do cateter, presença de anomalias vasculares, alterações da coagulação, cateterizações anteriores, entre outros. [4,5]

Recomendações pautadas em evidências científicas[3,6-8] robustas acerca do uso sistemático da USG vascular para inserção de cateteres indicam fortemente sua utilização para inserção de cateteres venosos centrais em veia jugular interna, veia subclávia e veia femoral, bem como para acesso a artéria radial e veias periféricas

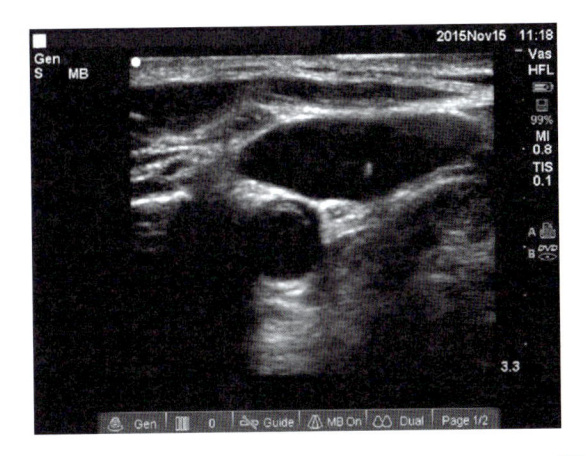

FIG. 24.3 → Imagem ultrassonográfica de corte transversal (*out of plane*), com agulha no interior do vaso (imagem hiperecogênica).
Fonte: Czyzewska e colaboradores.[3]

principalmente em pacientes que apresentam rede venosa periférica de difícil acesso na avaliação clínica, sendo mandatório o acesso à veia axilar com o uso da imagem ultrassonográfica, devido à sua maior profundidade e menor calibre.

Apesar de o uso da USG vascular ser amplamente recomendado para redução do número de tentativas de punção, redução de complicações e maior segurança do paciente, é necessária a capacitação dos profissionais abordando os princípios físicos da USG, manuseio do equipamento, aquisição e interpretação das imagens, com validação do conhecimento para realização deste procedimento, devendo a prática ser regular para o alcance e manutenção da habilidade e competência.

➔ Utilização da ultrassonografia para avaliação do trato geniturinário – volume residual na bexiga

A bexiga é um órgão sacular localizado atrás da sínfise púbica. Sua composição muscular permite a distensão de acordo com o volume de urina retida através das quatro camadas: adventícia, mais externa e formada por tecido conectivo; músculo liso ou detrusor; submucosa, composta por tecido conectivo frouxo e intermediária; túnica mucosa, camada interna constituída por epitélio de células de transição e membrana impermeável à água, impedindo reabsorção de urina.

Para adultos, o volume médio diário de urina produzido é de aproximadamente 1.200 mL, podendo variar entre 600 e 2.500 mL. Ao atingir um volume de 200 a 300 mL, a bexiga dilata-se e estimula neurorreceptores, provocando distensão e reflexo de micção. O enchimento e o esvaziamento são coordenados pelo sistema nervoso autônomo (simpático e parassimpático).

Na vigência de distúrbios nesse sistema, pode ocorrer incontinência ou retenção urinária (RU). No contexto aqui abordado, o foco é na RU, que se caracteriza pela incapacidade da bexiga em eliminar totalmente a urina de forma espontânea o que é normalmente associada a hiperfluxo.

A RU pode se apresentar de forma aguda, quando ocorre a distensão da bexiga devido ao aumento da tensão associado à dor suprapúbica, em diferentes graus dependendo do volume retido. Em outros casos crônicos, ocorre perda do tônus devido ao estiramento excessivo das fibras do músculo detrusor.

Esse quadro é bastante comum na prática clínica do enfermeiro, como nas seguintes situações: pós-operatório imediato, retirada de sonda vesical de demora ou durante uso de opioides. Nesses casos, a intervenção mais realizada é o cateterismo urinário, visando prevenir complicações e evitar desconforto.

A assistência de enfermagem sustenta-se na avaliação clínica feita pelo enfermeiro. É importante a realização do exame físico da região suprapúbica, seguindo os passos propedêuticos de inspeção, palpação e percussão a fim de investigar a bexiga e possíveis alterações de sensibilidade, espessura, volume e textura.

No entanto, essa é uma avaliação subjetiva, dependente do avaliador, e que pode variar em complexidade de acordo com o biotipo e condição clínica do indivíduo. Assim, pode levar a super ou subestimativa do volume urinário, ocasionando uma indicação incorreta de cateterização.

A RU pode ser detectada e monitorada de dois modos: cateterização intermitente e visualização da bexiga pelo ultrassom. Desse modo, o transdutor capta a movimentação mecânica e permite o cálculo do volume urinário.

A USG portátil tem sido pouco utilizada, principalmente pelos enfermeiros em âmbito nacional, apesar de sua segurança, ampla aplicabilidade e redução das complicações. Com o devido treinamento e prática, é possível identificar e avaliar o volume urinário e, por fim, definir a conduta de realizar ou não o cateterismo vesical.

O uso da USG, especialmente o ultrassom realizado no local de atendimento (POCUS, *point of care US*), como extensão do exame clínico, traz benefícios, uma vez que possibilita uma avaliação não invasiva, direta, precisa e de baixo custo (FIG. 24.4).

Ela possibilita realizar o cálculo do volume vesical (pré e pós-miccional), além da detecção precoce de alterações urinárias, como a hidronefrose. Na FIG. 24.5, podem-se observar a bexiga em dois planos e o modo como são feitos as medidas e o cálculo.

Uma vez indicado o cateterismo vesical, a USG também pode direcionar o procedimento, possibilitando a visualização de obstruções na inserção do cateter.

O uso adequado dos recursos e das tecnologias disponíveis faz parte do compromisso ético-profissional do enfermeiro em buscar a melhor evidência científica para promover o cuidado humanizado e seguro ao paciente. Assim, a USG proporciona uma maior assertividade na indicação e manejo do cateterismo vesical.

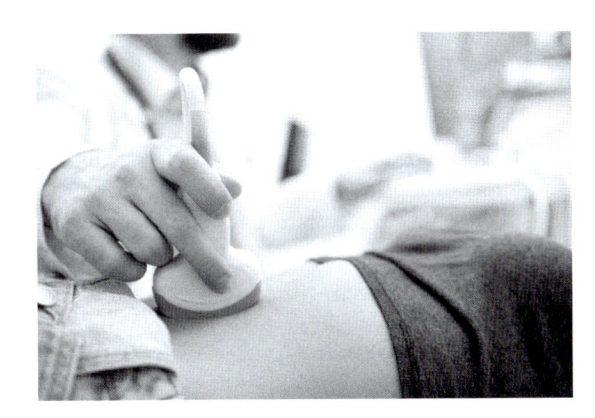

FIG. 24.4 → Dispositivo de ultrassonografia.

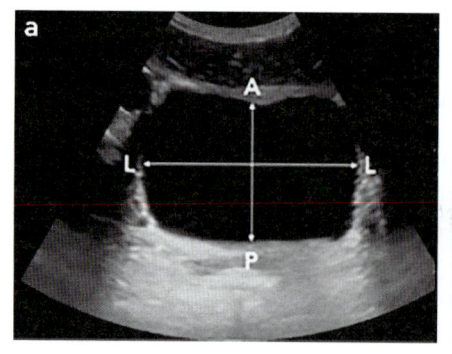

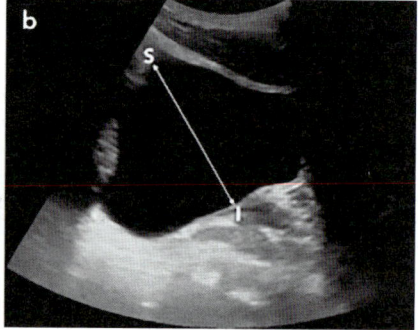

FIG. 24.5 → Estimativa do volume urinário vesical com uso da ultrassonografia.
A – Bexiga, plano transversal; B – bexiga, plano longitudinal; volume da bexiga = A-P × L-L × S-I × 0,52.
Fonte: Bastos e colaboradores.[9]

A melhor prevenção das infecções do trato urinário é baseada na análise da necessidade da cateterização antes mesmo de realizá-la e na aplicação da melhor recomendação prática. Desde 1980, a USG da bexiga é um método não invasivo que permite, com mínimo treinamento, a avaliação do volume urinário da bexiga auxiliando na decisão de realizar o cateterismo na detecção de um volume acima de um ponto de corte. Contudo, é um recurso que ainda necessita de treinamentos e difusão para ampliar seu uso pelo enfermeiro.

→ Utilização da ultrassonografia para avaliação do trato gastrintestinal – volume residual gástrico

Avaliação da sonda nasoenteral: método confirmatório da posição pós-sondagem

A nutrição enteral é uma via de alimentação de escolha para pacientes com comprometimento do estado nutricional, sendo amplamente utilizada em ambiente hospitalar e indicada, especialmente, quando a condição nutricional do indivíduo é afetada por fatores como baixo consumo calórico ou impossibilidade de administração de medicação/alimentação por via oral. Segundo a American Society for Enteral and Parenteral Nutrition, a cada ano 245 mil pacientes utilizam sonda enteral durante a internação.[10]

O enfermeiro tem uma atuação importante, desde a identificação de riscos ou dificuldades nutricionais até a inserção da sonda propriamente dita. A passagem da sonda nasoenteral (SNE) normalmente é realizada às cegas e, assim, necessita de um método confirmatório para liberação do uso, já que implica consequências graves ou fatais se o posicionamento estiver incorreto.

Em suma, o procedimento consiste na inserção de um tubo de poliuretano através da cavidade nasal/oral, posicionado no estômago, duodeno ou jejuno, disponibilizando uma via de acesso para nutrição/medicação.

> O enfermeiro tem uma atuação importante, desde a identificação de riscos ou dificuldades nutricionais até a inserção da sonda propriamente dita.

São diversos os métodos de confirmação do posicionamento da SNE. Dentre esses, destacam-se: aspiração do conteúdo gástrico e mensuração dos valores de pH e enzimas (bilirrubina, pepsina e tripsina); avaliação das características do aspirado gástrico; observação do surgimento de bolhas ao imergir a extremidade proximal da sonda em água; mensuração do nível de dióxido de carbono na extremidade proximal da sonda; ausculta de som borbulhante no epigástrio ou quadrante superior esquerdo do abdome ao introduzir ar; radiografia toracoabdominal; e USG.

Inicialmente, a ausculta em região epigástrica após aeração era amplamente utilizada. Todavia, esse método não é suficientemente seguro devido à reverberação do som em casos de tubos localizados nos pulmões. Uma outra possibilidade é a avaliação do resíduo gástrico aspirado da sonda. Entretanto, nem sempre pode fornecer resultados precisos devido aos medicamentos administrados. Diretrizes atuais recomendam a utilização da radiografia antes de iniciar a alimentação enteral, sendo esse ainda o método diagnóstico padrão-ouro, mas que oferece riscos como radiação aos pacientes e remoção acidental da sonda, além de custos adicionais e atraso na confirmação imediata.[11,12]

Recentemente, foi demonstrada a viabilidade e a confiabilidade do ultrassom à beira do leito como uma prática mais segura e com menores riscos de eventos adversos, sendo uma alternativa à radiografia na confirmação do posicionamento da SNE antes da introdução da alimentação em adultos.[12,13]

Nenhum estudo concluiu que a USG era suficiente como teste único para confirmar a localização da sonda, mas, em contrapartida, a USG combinada com outros testes (p. ex., visualização de descarga salina – empurrar solução salina através do tubo e vê-la dentro do estômago) pode ser útil para a confirmação de sondas usadas para drenagem gástrica, especialmente em locais em que a radiografia não está prontamente disponível.

Em relação à técnica de realização da USG, podem-se utilizar três técnicas: a colocação do transdutor da USG no esôfago (parte anterior do pescoço), no estômago (área subxifoide) e a USG gástrica dinâmica.

1. USG esofágica: Com um transdutor de USG linear de alta frequência, colocado transversalmente sobre a fúrcula esternal, tentando visualizar as camadas concêntricas do esôfago no lado posterolateral da traqueia (geralmente à esquerda), deslocando a sonda. Sendo possível a visualização do esôfago, pode-se inserir o tubo enteral com a USG em tempo real. Tem-se um resultado positivo quando ocorre a visualização de um círculo hiperecoico, quando a SNG progride suavemente. (FIGS. 24.6 e 24.7)

2. USG gástrica: por meio de um transdutor convexo, inicialmente, escaneia-se transversal e longitudinalmente as regiões subxifoide e abdominal superior esquerda (FIG. 24.8) para obtenção da imagem do antro e dos corpos gástricos. Depois de visualizado o antro, o transdutor é inclinado em direção à região subcostal, observando-se o corpo gástrico e uma linha hiperecogênica paralela entre si (SNG). O antro surge como uma estrutura semelhante a um "alvo", posteriormente ao lobo hepático esquerdo, sendo mais fácil de visualizá-lo na USG quando o volume gástrico está mais baixo, o que ocasiona um aumento da espessura da parede, conforme se vê na **FIG. 24.9**.

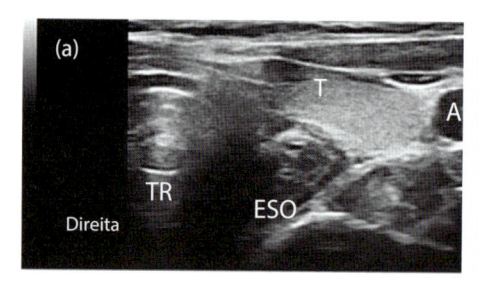

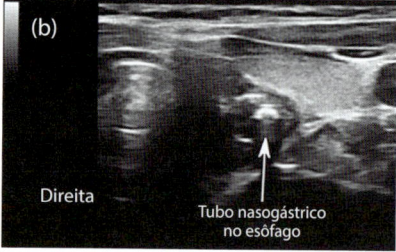

FIG. 24.6 → A – Ultrassonografia transversal do pescoço de um paciente intubado antes da colocação da sonda nasogástrica. B – Tubo nasogástrico (seta) no esôfago. A, artéria carótida; ESO, esôfago; T, glândula tireoide; TR, traqueia.
Fonte: Gok e colaboradores.[14]

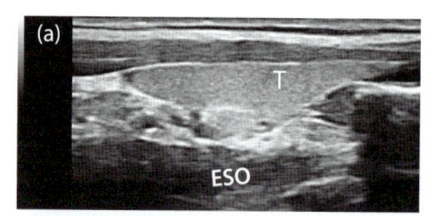

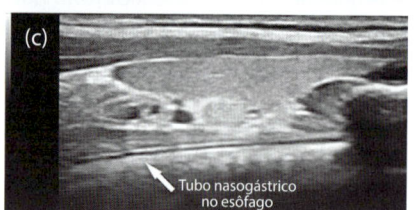

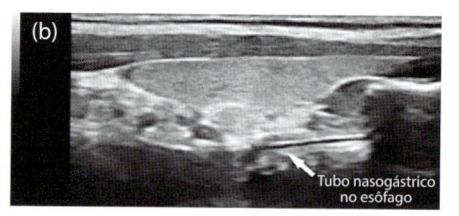

FIG. 24.7 → Imagens longitudinais do esôfago durante a colocação da sonda nasogástrica dentro do plano parassagital na região anterior pescoço: A – esôfago vazio. B – Inserção de alimentação nasogástrica tubo para o esôfago. C – Passagem do tubo através do esôfago. ESO, esôfago; T, glândula tireoide.
Fonte: Gok e colaboradores.[14]

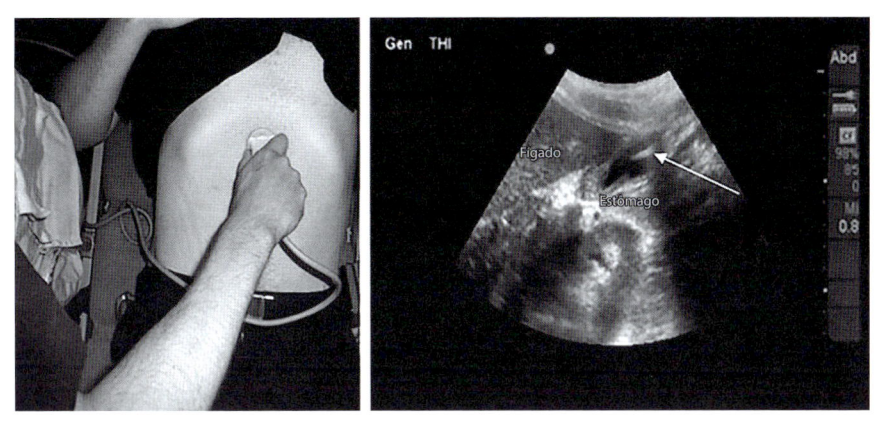

FIG. 24.8 → Localização ecográfica sob o processo xifoide.
Fonte: Adaptada de Brun e colaboradores.[15]

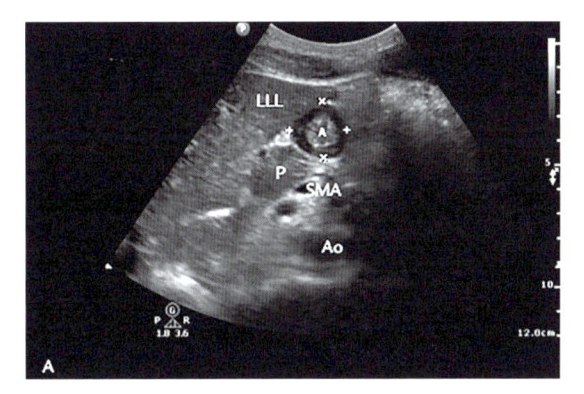

FIG. 24.9 → Imagem de ultrassonografia do antro gástrico com o estômago vazio. O antro parece pequeno e vazio, com um "alvo".
A, antro gástrico; LLL, lobo esquerdo do fígado; P, pâncreas; SMA, artéria mesentérica superior; Ao, Aorta
Fonte: Adaptada de Bisinotto e colaboradores.[16]

3. USG gástrica dinâmica: utiliza Doppler colorido para confirmar a localização da SNG. Com a injeção de ar, obtém-se um sinal Doppler positivo simultâneo na região do epigástrio, confirmando que o tubo está dentro do estômago.

Avaliação do volume residual gástrico

A terapia nutricional enteral (TNE) é altamente recomendada como terapia de primeira linha em pacientes críticos, pois altera favoravelmente os resultados, fornecendo inúmeros benefícios.

A intolerância à TNE é frequentemente usada como sinônimo de disfunção do trato gastrintestinal, podendo acometer até 50% dos pacientes submetidos à ventilação mecânica, que estão sob risco de regurgitação, aspiração pulmonar e, por fim, pneumonia associada à ventilação mecânica (PAV). A USG pode ser útil na verificação do volume residual gástrico (VRG), podendo ser um indicativo de intolerância gástrica e impactar diretamente a continuidade da administração da TNE.

Nas orientações nacionais, recomenda-se a mensuração do VRG conforme protocolo institucional, porém não são estabelecidos critérios a serem seguidos. Assim, não existe consenso em relação aos valores de corte do VRG para interrupção da dieta ou outro tipo de intervenção, nem em relação ao seu benefício.[17,18]

Dessa forma, questiona-se a utilidade do monitoramento do VRG por sucção gástrica, já que pode levar à redução da ingestão calórica (o VRG é desprezado após ser aspirado), sem nenhum benefício em relação à redução de vômito ou incidência de PAV. Não há informações precisas sobre qual achado clínico ou radiológico anormal exigiria uma modificação da nutrição enteral (redução da dose ou interrupção completa). Apenas achados extremamente ameaçadores (p. ex., vômitos bruscos evidentes ou distensão colônica extrema com alto risco de perfuração) são indicações evidentes de interrupção da alimentação enteral.

Considerando a falta de consenso na realização da aferição do VRG pelo método da sucção, foram realizados estudos utilizando a USG como forma de avaliar diretamente o VGR. Os autores sugerem que a USG pode ser uma alternativa à sucção gástrica do VRG, tornando desnecessária a exposição adicional à radiação, e ainda ressaltam que a avaliação antral gástrica é um processo simples, que poderia ser realizado rotineiramente pelos enfermeiros, assim como a avaliação do volume urinário com dispositivos portáteis, pois a técnica é semelhante (FIG. 24.10).[19,20] A USG à beira do leito pode determinar a natureza do conteúdo gástrico, bem como diferenciar um antro vazio daquele com algum volume, o que sem dúvida pode auxiliar na determinação do risco de aspiração gástrica. Na FIG. 24.11, pode-se observar o antro gástrico em diversos estados.

Um estudo multicêntrico prospectivo comparou a confiabilidade do monitoramento do VRG via sucção gástrica *versus* avaliação por USG, por meio do exame do antro gástrico, sendo constatada superioridade da USG gástrica sobre a sucção. A USG, além de ser viável, é uma técnica não invasiva, que não envolve radiação e que pode ser indicada rotineiramente para medir o volume gástrico.[19]

Avaliação do diâmetro e da distensibilidade da veia cava como indicador do estado volêmico

Muitas situações clínicas apresentam-se com estados de desequilíbrios no volume de líquidos e muitas são as formas de avaliação da volemia dos pacientes, sendo

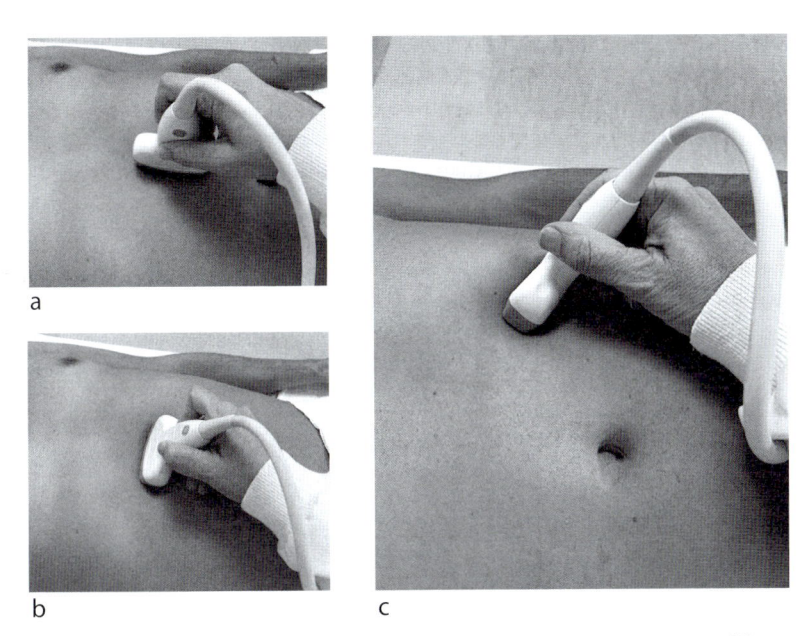

FIG. 24.10 → Posição do transdutor para explorar o antro gástrico (A), o corpo (B) e o fundo (C).

que a principal forma de avaliação do estado volêmico é a realizada pela avaliação clínica e laboratorial. Alguns estudos demonstram que a avaliação correta da magnitude do estado volêmico com base em sinais físicos e testes de laboratório é difícil.

A pressão venosa central é um dos parâmetros utilizados para avaliação da pré-carga e serve como um indicador do estado volêmico total. Ela pode ser avaliada por meio da aferição direta através de um cateter venoso central. Todavia, essa forma de avaliação implica riscos adicionais ao paciente, sendo, portanto, utilizadas outras técnicas objetivas para avaliação volêmica, como a avaliação do tamanho e da distensibilidade da veia cava inferior (VCI) realizada por USG.

Tendo em vista a dificuldade na detecção precoce de desequilíbrios no volume de líquidos, a ecocardiografia e a USG têm sido cada vez mais utilizadas na prática clínica por serem exames não invasivos e por avaliarem de forma objetiva o estado volêmico pela análise do tamanho e da distensibilidade da VCI, que apresenta estreita relação com a pressão atrial direita.

Em alguns estudos em pacientes com insuficiência cardíaca, o uso da USG da VCI se mostrou superior na avaliação do estado volêmico e na predição de agravamento da insuficiência cardíaca.

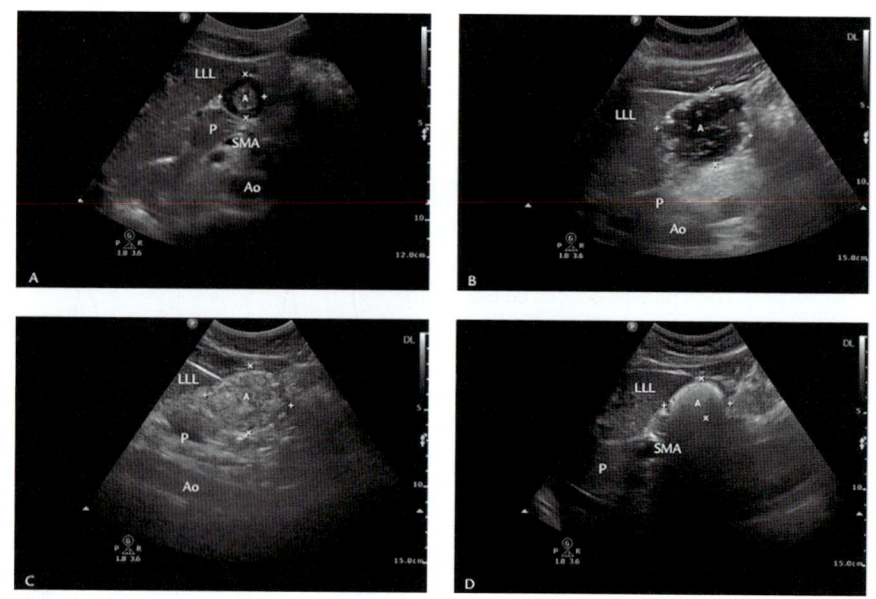

FIG. 24.11 → A – Imagem de ultrassonografia do antro gástrico com o estômago vazio. O antro parece pequeno e vazio, com um "alvo". B – Imagem de ultrassonografia do antro gástrico após a ingestão de um líquido claro. Observe que o antro parece distendido com conteúdo anecoico ou hipoecoico. Pequenas bolhas de gás dando a aparência de uma "noite estrelada". C – Imagem de ultrassonografia do antro gástrico após ingestão de leite. O antro parece redondo e distendido. Há aumento da ecogenicidade, com imagem que lembra o conteúdo coagulado. D – Imagem de ultrassonografia do antro gástrico 10 minutos após a ingestão de alimento sólido (um sanduíche). Imagem que lembra um "vidro fosco". A, antro gástrico; LLL, lobo esquerdo do fígado; P, pâncreas; SMA, artéria mesentérica superior; Ao, Aorta.
Fonte: Adaptada de Bisinotto e colaboradores.[16]

A avaliação do diâmetro e da distensibilidade da VCI pode ser realizada por meio da aquisição de imagens ultrassonográficas pela janela subcostal, com o paciente na posição supina (FIG. 24.12), em que a medição da VCI é realizada em modo bidimensional, distal à veia hepática, ou seja, cerca de 1 a 3 cm da entrada da VCI na aurícula direita por meio de um corte transversal e outro corte longitudinal da VCI com imagens congeladas (FIG. 24.13).

A avaliação do diâmetro da VCI é realizada tanto no final da inspiração quanto da expiração, e o Índice de distensibilidade é calculado pela diferença do diâmetro inspiratório e expiratório da veia cava, dividido pelo diâmetro expiratório.

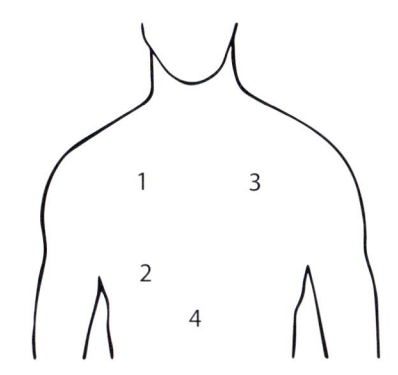

FIG. 24.12 → Local para colocação do transdutor de USG para avaliação do diâmetro e da distensibilidade da veia cava inferior.

FIG. 24.13 → Veia cava inferior avaliada em modo bidimensional na janela subcostal, distal à veia hepática de 1 a 3 cm da entrada da veia cava inferior na aurícula direita.
Fonte: Furtado e Reis.[22]

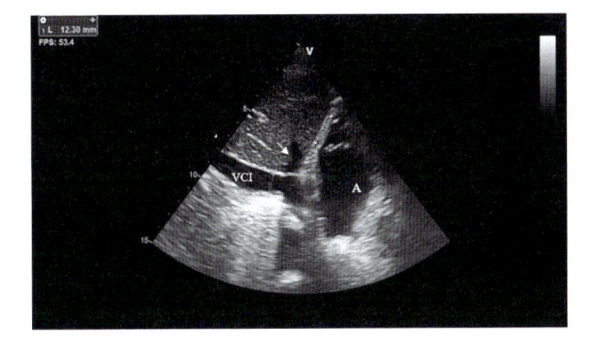

Nos pacientes com ventilação espontânea ou com esforço inspiratório, há uma pressão transpulmonar negativa que induz um aumento no retorno venoso e certo grau de colapsabilidade da VCI. Portanto, em pacientes com elevadas pressões nas cavidades direitas, a colapsabilidade da VCI é pequena e, naqueles com baixa pressão auricular direita, a colapsabilidade da VCI é grande.

Nos pacientes em ventilação mecânica sem esforço respiratório, é aplicada uma pressão positiva ao tórax pelo ventilador mecânico durante a inspiração, sendo que essa é transmitida para cavidades cardíacas direita e, consequentemente, para a VCI, que distende em função da sua complacência. Dessa forma, nos pacientes com disfunção cardíaca e/ou com hipervolemia, a VCI tem complacência reduzida e se distende de forma limitada, podendo não haver variação de seu diâmetro, ou seja, baixa distensibilidade. Em contrapartida, nos pacientes sem disfunção cardíaca e hipovolêmicos, a VCI se distende significativamente durante a inspiração.

O **QUADRO 24.1** destaca as interpretações realizadas em relação ao tamanho e à distensibilidade da VCI.

QUADRO 24.1 Interpretação dos achados do diâmetro e da distensibilidade da veia cava inferior

VALORES IDENTIFICADOS	INTERPRETAÇÃO CLÍNICA
Diâmetro < 17 mm e distensibilidade > 50%	Pressão auricular direita baixa
Diâmetro da veia cava inferior entre 17 e 21 mm e colapsibilidade de 35-50%	Pressão auricular direita normal
Diâmetro > 21 mm com colapsibilidade < 35%	Pressão auricular direita elevada

A qualificação científica confere ao enfermeiro conhecimento e habilidade para identificar e tentar solucionar problemas. O ultrassom pode ser uma ferramenta tecnológica importante na tomada de decisões por parte dos enfermeiros, garantindo a sua segurança e a do paciente.

Um ultrassom portátil, no local de atendimento, poderia aumentar a eficiência dos procedimentos e reduzir complicações, pois, como já dito, é um recurso seguro, de baixo custo e de rápida execução, que permite a visualização de imagens em diversos planos sem utilizar radiação, além de possuir a grande vantagem de ser realizado em tempo real.

→ Referências

1. Conselho Regional de Enfermagem de São Paulo. Câmara Técnica Orientação Fundamentada n°028, de 2015. São Paulo: Coren; 2015.
2. Shantou Institute of Ultrasonic Instruments. Products. Shantou: SIUI; 2016.
3. Czyzewska D, Ustymowicz A, Klukowski M. Aplicación de la ecografía en la cateterización venosa central; lugares de acceso y técnicas del procedimiento. Med Clin (Barc). 2016;147(3):116-20.
4. Stolz LA, Stolz U, Howe C, Farrell IJ, Adhikari S. Ultrasound-guided peripheral venous access: a meta-analysis and systematic review. J Vasc Access. 2015;16(4):321-6.
5. Saugel B, Scheeren TWL, Teboul JL. Ultrasound-guided central venous catheter placement: a structured review and recommendations for clinical practice. Crit Care. 2017;21(1):225.
6. Schindler E, Schears GJ, Hall SR, Yamamoto T. Ultrasound for vascular access in pediatric patients. Paediatr Anaesth. 2012;22(10):1002-7.
7. Bouaziz H, Zetlaoui PJ, Pierre S, Desruennes E, Fritsch N, Jochum D, et al. Guidelines on the use of ultrasound guidance for vascular access. Anaesth Crit Care Pain Med. 2015;34(1):65-9.
8. van Loon FHJ, Buise MP, Claassen JJF, Dierick-van Daele ATM, Bouwman ARA. Comparison of ultrasound guidance with palpation and direct visualisation for peripheral vein cannulation in adult patients: a systematic review and meta-analysis. Br J Anaesth. 2018;121(2):358-66.
9. Bastos M, Silveira Vieira AL, Muniz Pazeli Jr J. Uso da ultrassonografia "point-of-care" na prática nefrológica: transpondo os limites do trato urinário. Hu Rev. 2019;45(3):341-5.

10. Gimenes FRE, Pereira MCA, Prado PRD, Carvalho REFL, Koepp J, Freitas LM, et al. Nasogastric/Nasoenteric tube-related incidents in hospitalised patients: a study protocol of a multicentre prospective cohort study. BMJ Open. 2019;9(7):e027967.
11. Dağlı R, Bayır H, Dadalı Y, Tokmak TT, Erbesler ZA. Role of ultrasonography in detecting the localisation of the nasoenteric tube. Turk J Anaesthesiol Reanim. 2017;45(2):103-7.
12. Hamada SR, Garcon P, Ronot M, Kerever S, Paugam-Burtz C, Mantz J. Ultrasound assessment of gastric volume in critically ill patients. Intensive Care Med. 2014;40(7):965-72.
13. Zatelli M, Vezzali N. 4-Point ultrasonography to confirm the correct position of the nasogastric tube in 114 critically ill patients. J Ultrasound. 2016;20(1):53-8.
14. Gök F, Kilicaslan A, Yosunkaya A. Ultrasound-guided nasogastric feeding tube placement in critical care patients. Nutr Clin Pract. 2015;30(2):257-60.
15. Brun PM, Chenaitia H, Lablanche C, Pradel AL, Deniel C, Bessereau J, et al. 2-point ultrasonography to confirm correct position of the gastric tube in prehospital setting. Mil Med. 2014;179(9):959-63.
16. Bisinotto FM, Pansani PL, Silveira LA, Naves AA, Peixoto AC, Lima HM, et al. Qualitative and quantitative ultrasound assessment of gastric content. Rev Assoc Med Bras (1992). 2017;63(2):134-41.
17. Sociedade Brasileira de Nutrição Parenteral e Enteral; Associação Brasileira de Nutrologia. Acessos para terapia de nutrição parenteral e enteral. São Paulo: AMB; 2011.
18. Poveda VB, Castilho ACBA, Nogueira LS, Ferretti-Rebustini REL, Silva RCGE. Assessing gastric residual volume: a description of nurses' clinical practice. Rev Esc Enferm USP. 2018;52:e03352.
19. Bouvet L, Zieleskiewicz L, Loubradou E, Alain A, Morel J, Argaud L, et al. Reliability of gastric suctioning compared with ultrasound assessment of residual gastric volume: a prospective multicentre cohort study. Anaesthesia. 2020;75(3):323-30.
20. Sharma V, Gudivada D, Gueret R, Bailitz J. Ultrasound-Assessed Gastric Antral Area Correlates With Aspirated Tube Feed Volume in Enterally Fed Critically Ill Patients. Nutr Clin Pract. 2017;32(2):206-11.
21. Furtado S, Reis L. Avaliação da veia cava inferior na decisão de fluidoterapia em cuidados intensivos: implicações práticas. Rev Bras Ter Intensiva. 2019;31(2):240-7.

Leituras recomendadas

Andersson KE, Arner A. Urinary bladder contraction and relaxation: physiology and pathophysiology. Physiol Rev. 2004;84(3):935-86.

Avelar AFM, Peterlini MAS, Onofre PSC, Pettengill MAM, Luz Gonçalves Pedreira M. Capacitação de enfermeiros para uso da ultrassonografia na punção intravascular periférica. ACTA Paul Enferm. 2010;23(3):433-6.

Carbone F, Bovio M, Rosa GM, Ferrando F, Scarrone A, Murialdo G, et al. Inferior vena cava parameters predict re-admission in ischaemic heart failure. Eur J Clin Invest. 2014;44(4):341-9.

Carnaval B, Teixeira A, Carvalho R. Uso do ultrassom portátil para detecção de retenção urinária por enfermeiros na recuperação anestésica. Rev SOBECC. 2019;24(2):91-8.

Chan H. Noninvasive bladder volume measurement. J Neurosci Nurs. 1993;25(5):309-12.

Chenaitia H, Brun PM, Querellou E, Leyral J, Bessereau J, Aimé C, et al. Ultrasound to confirm gastric tube placement in prehospital management. Resuscitation. 2012;83(4):447-51.

De Lorenzo RA, Holbrook-Emmons VL. Ultrasound measurement of inferior vena cava diameters by emergency department nurses. Adv Emerg Nurs J. 2014;36(3):271-8.

Ellett ML. What is known about methods of correctly placing gastric tubes in adults and children. Gastroenterol Nurs. 2004;27(6):253-9; quiz 260-1.

Flato UAP, Petisco GM, Santos FB. Punção venosa guiada por ultra-som. Rev Bras Ter Intensiva. 2009;21(2):190-6.

Guglin M, Patel T, Darbinyan N. Symptoms in heart failure correlate poorly with objective haemodynamic parameters. Int J Clin Pract. 2012;66(12):1224-9.

Hofer M, Reihs T. Ultrasound teaching manual: the basics of performing and interpreting ultrasounds scans. New York: Thieme; 1999.

Lian A, Rippey JCR, Carr PJ. Teaching medical students ultrasound-guided vascular access which learning method is best? J Vasc Access. 2017;18(3):255-8.

Maecken T, Grau T. Ultrasound imaging in vascular access. Crit Care Med. 2007;35(5 Suppl):S178-85.

Masselli IB, Wu DSK, Pinhedo HA. Manual básico de ultrassonografia. São Paulo: Escola Paulista de Medicina; 2013.

Miranda Neto MV, Rewa T, Leonello VM, Oliveira MAC. Advanced practice nursing: a possibility for primary health care? Rev Bras Enferm. 2018;71(suppl 1):716-21.

Mueller C, Frana B, Rodriguez D, Laule-Kilian K, Perruchoud AP. Emergency diagnosis of congestive heart failure: impact of signs and symptoms. Can J Cardiol. 2005;21(11):921-4.

Nedel WL, Jost MNF, Franco Filho JWF. A simple and fast ultrasonographic method of detecting enteral feeding tube placement in mechanically ventilated, critically ill patients. J Intensive Care. 2017;5:55.

Novaes AKB, Carmo WBD, Figueiredo AA, Lopes PC, Dias ZMM, Silva LAL, et al. Point of care kidney ultrasonography and its role in the diagnosis of urinary obstruction: a case report. J Bras Nefrol. 2017;39(2):220-3.

Patraca K. Measure bladder volume without catheterization. Nursing. 2005;35(4):46-7.

Perlas A, Chan VW, Lupu CM, Mitsakakis N, Hanbidge A. Ultrasound assessment of gastric content and volume. Anesthesiology. 2009;111(1):82-9.

Rohde LE, Beck-da-Silva L, Goldraich L, Grazziotin TC, Palombini DV, Polanczyk CA, et al. Reliability and prognostic value of traditional signs and symptoms in outpatients with congestive heart failure. Can J Cardiol. 2004;20(7):697-702.

Safavi AH, Shi Q, Ding M, Kotait M, Profetto J, Mohialdin V, et al. Structured, Small-group Hands-on Teaching Sessions Improve Pre-clerk Knowledge and Confidence in Point-of-care Ultrasound Use and Interpretation. Cureus. 2018;10(10):e3484.

Sallam K, Refaat A, Romeih M. Ultrasound-guided venous access: "Wire-loaded puncture" technique for paediatric cancer patients. J Egypt Natl Canc Inst. 2018;30(3):99-105.

Stevenson LW, Perloff JK. The limited reliability of physical signs for estimating hemodynamics in chronic heart failure. JAMA. 1989;261(6):884-8.

Su E, Al-Wahab H, Blaivas M. The In-plane, long-axis ultrasound approach to vascular access. Try it, you might like it. Pediatr Crit Care Med. 2020;21(11):1015-7.

Tsujimoto H, Tsujimoto Y, Nakata Y, Akazawa M, Kataoka Y. Ultrasonography for confirmation of gastric tube placement. Cochrane Database of Syst Rev. 2017;4(4):CD012083.

Índice

As letras *f* e *q* representam, respectivamente, figuras e quadros

A

Abasia, 130
Abaulamento, 194
Abdome, exame, 215-244
   aparelho urinário, 233-244
   sistema digestório, 215-231
Abscesso, 340, 341
Aceitação, 74-75
Acuidade visual, 154-156
Adaptação à realidade, 85-86, 89
   adaptação ativa, 85-86
   capacidade de, 89
Adoecimento, significado do, 82
Afasias, 112
Afetividade, humor e emoções, 88-90
   capacidade de adaptação à realidade, 89
   conduta na vida cotidiana, 90
   pensamento, 88-89
   psicomotricidade, 89
   vontade, 89
Albumina, 311
Alterações, 122, 173
   do sono, 173
   pupilares, 122*q*
Amaurose, 143
Ambiente, 25-26, 69-71
   virtual, modelos de cuidado em, 25-26
   externo e entrevista, 69-71
   interno, 69
Analgesia, 134

Anamnese, 109, 164-166, 183-187
   do aparelho locomotor, 261
   do aparelho circulatório, 164-166
   do aparelho respiratório, 183-187
      dispneia, 184
      dor torácica, 186
      expectoração, 185
      hemoptise, 185
      rouquidão, 186-187
      tosse, 184-185
   neurológica, 109
Anestesia, 134
Anosmia, 142
Ansiedade do paciente, nível de, 84
Antropometria, 295
Aparelho circulatório, 164-180
   anamnese, 164-166
   exame físico, 166-180
      do tórax, 175-180
      geral, 166-175
   manifestações cardiovasculares e Covid-19, 180
Aparelho lacrimal, 154
Aparelho locomotor, 259-276
   anamnese, 261
   articulações, 260-261, 272-275
      inspeção, 272-274
      palpação, 274-275
   classificação dos ossos, 260
   classificações e taxonomias de enfermagem, 275-276
   exame da força muscular, 262-263

funções do esqueleto, 259
grau da mobilidade, 263-269, 270f
  coluna cervical, 264-265
  coluna lombar, 269, 270f
  coluna torácica, 265
  cotovelo, 266-267
  joelho, 269
  mão e punho, 267
  ombros, 265, 266f
  quadril e pelve, 267-268
  tornozelo e pé, 269
inspeção, 261-262
marcha, 269, 271-272
membranas do osso, 260
Aparelho urinário, exame, 233-244
  Covid-19 e alterações renais, 243
  propedêutica dos rins e da bexiga, 237-243
    entrevista, 237-239
    exame físico, 239-243
Aparelhos para exame físico, 36f
Aplicação de modelos teóricos, 24-25
Apneia, 197
Apraxias, 113
Arco reflexo patelar, 137f
Arreflexia, 142
Arritmias, 401-403
  de condução, 401-403
    bloqueio atrioventricular de primeiro grau, 402
    bloqueio atrioventricular de segundo grau Mobitz I ou tipo 1, 402
    bloqueio atrioventricular de segundo grau Mobitz II, 402, 403
    bloqueio atrioventricular de terceiro grau ou total, 403
  supraventriculares, 399-401
    extrassístoles atriais, 399, 400f
    fibrilação atrial, 400, 401f
    flutter atrial, 400-401
    taquicardia atrial, 400
  ventriculares, 403
Artérias carótidas, 162
Articulações, 260-261, 272-275
  inspeção, 272-274
  palpação, 274-275
Ascite, 174, 229-230
Aspirado traqueal, 336-337
Assistolia, 406
Astasia, 130
Atitude de não julgamento, 78
Atividade elétrica sem pulso (AESP), 406, 407f
Atrito pleural, 209
Ausculta, 45-46, 177-180, 205-210, 223, 243
  abdominal, 223, 243
  cardíaca, 177-180
  pulmonar, 205-210
  ruídos adventícios, 208-209
    atrito pleural, 209
    cornagem, 209
    crepitações finas, 208
    crepitações grossas, 208
    roncos, 208-209
    sibilos, 209
Autoestima, estímulo à, 78-79
Autonomia, 51-52
Avaliação, 110-115, 119-143
  consciência, 111-115
  equilíbrio, 128-130
  estado mental, 110-111
  função cerebelar e da coordenação motora, 130-132
  função motora, 122-128
  função sensitiva, 133-135
  marcha, 132-133
  nervos cranianos, 142-146

pupilar, 119-122
reflexos proprioceptivos miotáticos, 138-142
reflexos superficiais, 136-138
Avaliação das condições emocionais e mentais, 72-91
  afetividade, humor e emoções, 88-90
  avaliação para o planejamento terapêutico, 80-88
    apresentação geral, 86
    avaliação das condições emocionais, 82, 84
    avaliação das condições mentais, 86
    dados do próprio indivíduo, 84, 85
    história de vida, 81-82, 83*q*
    linguagem, 87
    nível de ansiedade, 84
    nível de consciência e orientação, 87
    qualidades da memória, 87
    quanto à adaptação ativa à realidade, 85-86
    quanto à participação e ao relacionamento, 85
    sensopercepção, 87-88
    significado do adoecimento e da internação, 82
  condições essenciais para, 74-80
    aceitação da pessoa, 74-75
    atitude de não julgamento, 78
    compromisso, 77
    confiança, 77
  contato inicial, 73-74
    disponibilidade interna, 75
    empatia, 75-76
    encorajamento contínuo à expressão espontânea, 75
    envolvimento emocional, 77
    estímulo à autoestima, 78-79
    fenômenos de transferência e contratransferência, 80
    objetivos, 74
    sentimentos de dependência, independência e interdependência, 79
    sigilo profissional, 77-78
Avanços tecnológicos, científicos e terapêuticos e a ética, 54

B

Balança antropométrica, 97*f*
Balão intra-aórtico, 359-360
Bexiga, propedêutica *ver* Rins e bexiga, propedêutica
Biópsias, 337, 342
Bloqueio atrioventricular, 402-403
Boca, 159-161
Bradicardia sinusal, 398, 399*f*
Bradipneia, 197
Broncofonia, 209

C

Cabeça, exame, 149-161
  boca, 159-161
  cabelo, 161
  crânio, 150
  face, 150-151
  nariz e seios paranasais, 157-158
  olhos, 151-157
    acuidade visual, 154-156
    aparelho lacrimal, 154
    conjuntiva, 152, 153*f*
    córnea, 152, 153
    esclerótica, 153-154
    globos oculares, 152
    íris, 156
    pálpebras, 151-152
    pupilas, 157
  ouvidos, 158-159

Cabelo, 161, 445
   alterações, 445
Campo visual, 143
Canal anal, exame, 230-231
   inspeção, 231
   palpação, 231
Cânulas, 364, 368-369
   de intubação endotraqueal, 368
   de traqueostomia, 368-369
   nasal, 364
Cardiodesfibrilador implantável, 386
Cateteres, 354-363, 364-365
   especiais para procedimentos dialíticos, 360-362
      de diálise peritoneal, 361
      fístula arteriovenosa, 361-362
      para hemodiálise, 360, 361
   nasais, 364-365
   para quimioterapia, 362-363
   vasculares, 354-360
      balão intra-aórtico, 359-360
      de artéria pulmonar, 358-359
      venosos centrais, 355-358
      venosos periféricos, 355
Cateterismo vesical, 380-382
Cicatrização, 437
Código de ética, 53
Colar de traqueostomia, 367
Coleta de dados, 23-30
   aplicação de modelos teóricos, 24-25
   construção de instrumentos, 26-29
   modelos de cuidado em ambiente virtual, 25-26
Coluna, 264-265, 269, 270
   cervical, 264-265
   lombar, 269, 270f
   torácica, 265
Composição corporal, 313
Compromisso, 77

Comunicação, 65-69
   não verbal, 66-69
   verbal, 65-66
Condição nutricional, 294-314
   antropometria, 295
   composição corporal, 313
   exame clínico, 308-309, 310q
   exames bioquímicos, 309, 311-313
      avaliação imunológica, 313
      massa proteica somática, 309, 311t
      massa proteica visceral, 311-312
   inquéritos alimentares, 307-308
   medidas, 295-304
      circunferências corporais, 299-303
      dobras cutâneas, 304
      estatura, 297-299
      peso, 295-297
   pandemia de Covid-19, 314
   relações entre medidas e critérios de diagnóstico, 305-307
   triagem nutricional, 295
Confiança, 77
Conjuntiva, 152, 153f
Consciência, 87, 111-115
   avaliação da, 111-115
      conteúdo, 112-113
      despertar, 111
      perceptividade, 113
      reatividade, 113-115
   nível de, 87, 115-128
Condições emocionais e mentais, avaliação ver Avaliação das condições emocionais e mentais
Construção de instrumentos de coleta de dados, 26-29
Contratransferência, 80
Coordenação motora, avaliação da, 130-132
Cornagem, 209
Córnea, 152, 153
Corpo da entrevista, 62-64

Cotovelo, 266-267
Covid-19, 180, 210-211, 314, 345-353, 446
   alterações renais, 243
   características e transmissão, 346-347
   diagnóstico clínico, 211
   e condições nutricionais, 314
   história da doença, 345-346
   manifestações cardiovasculares, 180
   manifestações cutâneas, 446
   testes diagnósticos diretos, 347-351
      reação em cadeia da polimerase em tempo real, 347-349
      teste molecular rápido, 349-350
      teste rápido de antígeno, 350-351
   testes diagnósticos indiretos, 351-353
      pesquisa de anticorpos IgG e IgM, 351, 352
      pesquisa de anticorpos neutralizantes, 352, 353
Crânio, 150
Crepitações, 208
   finas, 208
   grossas, 208
Cuidado, 25-26, 52
   como relação, 52
   em ambiente virtual, modelos de, 25-26
Cultura, 333-343
   microbiológica, coleta para, 333-341
      abscesso, 341
      aspirado traqueal, 336-337
      biópsias, 337
      cultura semiquantitativa de ponta de cateter, 339
      escarro, 335-336
      escarro induzido, 336
      escovado broncoalveolar, 337
      feridas e abscessos, 340
      lavado broncoalveolar, 337
      lesão aberta, 341
      líquido cerebrospinal, 341
      líquidos orgânicos, 341
      medula, 340
      sangue, 339-340
      urina, 338-339
   para anaeróbios, 342-343
   para micobactérias, 341-342
      biópsias, 342
      escarro, 342
      lavado gástrico, 342
      líquido cerebrospinal, 342
      urina, 342

D

Dados antropométricos, 96-97
Deformidades torácicas, 196f
Despertar, 111
Diálise peritoneal, cateter, 361
Digitopressão, 41f
Disdiadococinesia, 132
Dismetria, 132
Dispneia, 165, 169, 171-172, 184
Disponibilidade interna, 75
Dor, 165, 411-427
   aguda, 411-412
   avaliação, 416-425
      anamnese/história da dor, 418-420
      escalas de mensuração, 420-425
   crônica, 412-413
   exame físico, 426
   intensidade, 416
   padrão, 415-416
      contínua, 415
      tipo *breakthrough*, 416
   tipos, 413-415
      mista, 415
      neuropática, 414
      nociceptiva, 413-414
      nociplástica, 414-415
   torácica, 186

Drenos, 369-374
　abdominais, 372-374
　torácicos, 369-372

E

Ecocardiografia, 454, 456-461
　indicações, 460
　modalidades, 456-459
　　bidimensional, 456, 457f, 458f
　　Doppler espectral, 457
　　ecocardiografia com contraste por microbolha, 460
　　ecocardiografia sob estresse físico ou farmacológico, 459-460
　　ecocardiografia transesofágica, 459
　　ecocardiografia transtorácica, 459
　　mapeamento do fluxo em cores, 457, 458-459
　procedimentos, 459-460
　　tridimensional, 459
　　unidimensional, 456, 457f
　raciocínio clínico e dados, 460-461
Edemas, 104f, 174-175
Egofonia, 209
Eletrocardiograma (ECG), 391-410
　análise, 393-409
　　complexo QRS, 397
　　frequência cardíaca, 396, 397f
　　infradesnivelamento do segmento ST, 409
　　intervalo PR, 397
　　inversão da onda T, 409
　　onda T, 398
　　ondas P, 396
　　ritmicidade, 396
　　ritmos, identificação, 398-408
　　segmento ST, 397
　　supradesnivelamento do segmento ST, 408
　　origem e condução do sistema elétrico, 393, 394f
Eliminação urinária, nomenclatura relacionada à, 238-239
Emoções ver Afetividade, humor e emoções
Empatia, 75-76
　cognitiva, 76
　compassiva, 76
　emocional, 76
Entrevista, 57-71, 237-239
　fases, 61-64
　　corpo, 62-64
　　fechamento, 64
　　introdução, 62
　fatores que interferem, 64-71
　　ambiente externo, 69-71
　　ambiente interno, 69
　　comunicação não verbal, 66-69
　　comunicação verbal, 65-66
　objetivos, 61q
Envelhecimento, 277-278 ver também Idosos
Envolvimento emocional, 77
Equilíbrio, avaliação do, 128-130
　dinâmico, 130
　estático, 129-130
　　manobras de sensibilização, 130
　　sinal de Romberg, 129-130
Escala(s), 116, 283, 420-425
　de coma de Glasgow, 116q
　de depressão geriátrica (GDS-15), 283f
　de mensuração da dor, 420-425
　　de sedação, 424
　　multidimensionais, 422-423
　　para pacientes com déficit de cognição, 424, 425q
　　para pacientes com dificuldade de comunicação, 423-424
　　unidimensionais, 420-422

Escarro, 335-336, 342
   induzido, 336
Esclerótica, 153-154
Escovado broncoalveolar, 337
Escroto e virilha, exame, 255-258
Esqueleto, funções do, 259
Estado geral do paciente, 95
Estado mental, 95, 110-111
   avaliação do, 110-111
Estase jugular, 173-174
Estereognesia, 135
Estímulo(s), 78-79, 113-115
   à autoestima, 78-79
   auditivos e táteis, 113-115
Ética, 48-55
   autonomia, 51-52
   cuidado como relação, 52
   e avanços tecnológicos, científicos e terapêuticos, 54
   fundamentos do cuidado de enfermagem, 53-54
   legislação e código de ética, 53
   paciente como sujeito do processo, 54
   privacidade, 52
   respeito ao paciente, 50-51
Eudiadococinesia, 132
Exame especular, 252-253
Exame físico geral, 92-106
   dados antropométricos, 96-97
   estado geral, 95
   expressão facial, 98-99
   nível de consciência e estado mental, 95
   pele, mucosas e anexos, 103-106
   postura e locomoção, 97-98
   sinais vitais, 99-102
      frequência respiratória, 99
      pressão arterial, 100, 101f, 102q
      pulso, 99
      temperatura corporal, 100, 101
   tipo morfológico, 96

Exame neurológico, 108-146
   anamnese neurológica, 109
   avaliação da consciência, 111-115
      conteúdo, 112-113
      despertar, 111
      perceptividade, 113
      reatividade, 113-115
   avaliação da função cerebelar e da coordenação motora, 130-132
   avaliação da função sensitiva, 133-135
   avaliação da marcha, 132-133
   avaliação do equilíbrio, 128-130
      dinâmico, 130
      estático, 129-130
   avaliação do estado mental, 110-111
   avaliação dos nervos cranianos, 142-146
      I par – nervo olfatório, 142
      II par – nervo óptico, 142-143
      III, IV e V par – nervo oculomotor, nervo troclear e nervo abducente, 143
      IX par – nervo glossofaríngeo, 145
      V par – nervo trigêmeo, 144
      VII par – nervo facial, 144
      VIII par – nervo vestibulococlear, 144-145
      X par – nervo vago, 145
      XI par – nervo acessório, 146
      XII par – nervo hipoglosso, 146
   avaliação dos reflexos proprioceptivos miotáticos, 138-142
      hiper-reflexia, 141
      hiporreflexia, 142
      membros inferiores, 140-141
      membros superiores, 139-140
      pesquisa de clônus, 141-142
      reflexos axiais da face, 138
   avaliação dos reflexos superficiais, 136-138
      reflexo cutaneoabdominal, 137, 138f
      reflexo cutaneoplantar, 136, 137f

inspeção, 109-110
níveis de consciência, 115-128
    avaliação da função motora, 122-128
    avaliação pupilar, 119-122
sinais meningorradiculares, 135-136
tremores, 128
Exames bioquímicos, 309, 311-313
    avaliação imunológica, 313
    massa proteica somática, 309, 311t
    massa proteica visceral, 311-312
Exames de imagem, 448-461
    ecocardiografia, 454, 456-461
        indicações, 460
        modalidades, 456-459
        procedimentos, 459-460
        raciocínio clínico e dados, 460-461
    radiografia do tórax, 448-454, 455q
        alterações por Covid-19, 453
        análise, 450
        anatomia radiográfica, 451
        avaliação, 450
        incidências, 451
        indicações, 452
        principais achados, 454, 455q
        sistemática de avaliação, 454
Exames laboratoriais, 317-343
    causas de rejeição de amostras, 343
    coleta para exames microbiológicos, 333-341
        abscesso, 341
        aspirado traqueal, 336-337
        biópsias, 337
        cultura semiquantitativa de ponta de cateter, 339
        escarro, 335-336
        escarro induzido, 336
        escovado broncoalveolar, 337
        feridas e abscessos, 340
        lavado broncoalveolar, 337
        lesão aberta, 341
        líquido cerebrospinal, 341
        líquidos orgânicos, 341
        medula, 340
        sangue, 339-340
        urina, 338-339
    cultura para anaeróbios, 342-343
    cultura para micobactérias, 341-342
        biópsias, 342
        escarro, 342
        lavado gástrico, 342
        líquido cerebrospinal, 342
        urina, 342
    exames de sangue, 321-328
        lipídeos, 326-328
        medida de glicose, 323-325
    exames de urina, 328-333
Expectoração, 185
Expressão do paciente, 75, 98-99
    facial, avaliação, 98-99
Extrassístole, 399, 400
    atrial, 399, 400f
    ventricular, 404-406

F

Face, 150-151
Fadiga, 165, 173
Fases da entrevista, 61-64
    corpo, 62-64
    fechamento, 64
    introdução, 62
Fechamento da entrevista, 64
Feridas e abscessos, 340
Fibrilação, 400, 401, 407
    atrial, 400, 401f
    ventricular, 407
Fístula arteriovenosa, 361-362
Flutter atrial, 400-401

Força muscular, 126-127, 262-263
  exame da, 262-263
Frequência, 99, 169, 396, 397
  cardíaca, 169, 396, 397f
  respiratória, 99
Fricção com algodão, 41f
Função, 122-128, 130-135
  cerebelar, avaliação da, 130-132
  motora, avaliação da, 122-128
    força muscular, 126-127
    manobras deficitárias, 127-128
    tônus muscular, 124-126
  sensitiva, avaliação da, 133-135

G

Gânglios submentonianos, 163
Genitais, exames, 251-253
  homens, 253-258
    escroto e virilha, 255-258
    pênis, 255
  mulheres, 251-253
    inspeção da genitália externa, 251-252
    exame especular, 252-253
Glândula tireoide, 162
Glicose, medida de, 323-325
Globos oculares, 152
Gnosias, 112-113

H

Hemianopsia, 143
Hemodiálise, cateteres para, 360
Hemoptise, 185
Hiperalgia, 134
Hiperestesia, 134
Hiperpneia, 197
Hipoalgesia, 134
Hipoestesia, 134

Hiposmia, 142
História de vida, 81-82, 83q
Homens, exames, 253-258
  exame físico, 254-258
    escroto e virilha, 255-258
    pênis, 255
  história pregressa, 253-254
  informações gerais e história atual, 253
Humor *ver* Afetividade, humor e emoções

I

Ictus cordis, 176
Identificação do Idoso Vulnerável (VES-13), 289-291f
Idosos, 277-292
  aspectos gerais do envelhecimento, 277-278
  avaliação geriátrica ampla, 287-292
  sinais vitais, 278-279, 280f
  sistema cardiovascular, 283-284
  sistema muscular e esquelético, 286-287
  sistema neurológico, 279, 280-283
  sistema respiratório, 284-285
  sistemas gastrintestinal e urinário, 285-286
Inquéritos alimentares, 307-308
Internação, significado da, 82
Introdução da entrevista, 62
Isquemia miocárdica e ECG, 408
Inspeção, 37, 109-110, 175-176, 194-199, 221-223, 231, 239-240, 261-262, 272-274, 436
  abdome, 221-223, 239-240
  aparelho locomotor, 261-262
  articulações, 272-274
  pele e anexos, 436
  região anal e perianal, 231
  tórax, 175-176, 194-199

Instrumentos, 26-29, 36
   de coleta de dados, construção de, 26-29
   para exame físico, 36f
Íris, 156

J

Joelho, 269

K

Kernig, sinal de, 135, 136f
Kussmaul, respiração de, 198

L

Lavado, 337, 342
   broncoalveolar, 337
   gástrico, 342
Legislação, 53
Lesão aberta, 341
Linfonodos, 162
Linguagem, 87
Lipídeos, 326-328
Líquido(s), 341, 342
   cerebrospinal, 341, 342
   orgânicos, 341
Locomoção, avaliação, 97-98

M

Mamas, exame físico, 247-250
   expressão mamilar, 250
   inspeções estática e dinâmica, 247-248, 249f
   palpação dos gânglios, 248-250
Manguito, 101f
Manifestações cardiovasculares e Covid-19, 180
Manobras, 127-128, 130
   de sensibilização, 130
   deficitárias, 127-128
Mão, 267
Marca-passo, 383-386
   componentes, 384
   modos de estimulação, 385
   sistemas temporários, 385-386
   tipos, 384-385
Marcha, avaliação da, 132-133, 269, 271-272
Máscaras, 365, 366
   de nebulização, 365
   de Venturi, 366
Medidas, 295-307
   circunferências corporais, 299-303
   dobras cutâneas, 304
   estatura, 297-299
   peso, 295-297
   relações com critérios de diagnóstico, 305-307
Medula, 340
Membros, 175
Memória, qualidades da, 87
Miniexame do estado mental (MEEM), 281-282f
Mobilidade, grau da, 263-269, 270f
   coluna cervical, 264-265
   coluna lombar, 269, 270f
   coluna torácica, 265
   cotovelo, 266-267
   joelho, 269
   mão e punho, 267
   ombros, 265, 266f
   quadril e pelve, 267-268
   tornozelo e pé, 269
Modelos, 24-26
   de cuidado em ambiente virtual, 25-26
   teóricos, aplicação de, 24-25

Monitoração, sistemas de, 382-383
  monitor cardíaco, 382
  oximetria de pulso, 383
  sistema não invasivo para medição de pressão arterial, 382-383
Mulheres, exames, 250-253
  inspeção da genitália externa, 251-252
  exame especular, 252-253
Murmúrio vesicular, 206, 208

N

Nariz e seios paranasais, 157-158
Néfron renal, 235*fp*
Nervos cranianos, avaliação dos, 142-146
  I par – nervo olfatório, 142
  II par – nervo óptico, 142-143
  III, IV e V par – nervo oculomotor, nervo troclear e nervo abducente, 143
  IX par – nervo glossofaríngeo, 145
  V par – nervo trigêmeo, 144
  VII par – nervo facial, 144
  VIII par – nervo vestibulococlear, 144-145
  X par – nervo vago, 145
  XI par – nervo acessório, 146
  XII par – nervo hipoglosso, 146
Nível de consciência, 95, 115-128, 173
Nutrição *ver* Condição nutricional

O

Olhos, 151-157
  acuidade visual, 154-156
  aparelho lacrimal, 154
  conjuntiva, 152, 153*f*
  córnea, 152, 153
  esclerótica, 153-154
  globos oculares, 152
  íris, 156
  pálpebras, 151-152
  pupilas, 157
Ombros, 265, 266*f*
Orientação, nível de, 87
Orifício anal, exame, 230-231
  inspeção, 231
  palpação, 231
Ouvidos, 158-159
Ortopneia, 199
Ossos *ver* Aparelho locomotor
Oxigenioterapia, dispositivos para, 363-369
  sistemas de alto fluxo, 366-369
    ventilação invasiva, 368-369
    ventilação natural, 366-367
  sistemas de baixo fluxo, 364-365
    cânula nasal, 364
    cateteres nasais, 364-365
    máscaras de nebulização, 365

P

Paciente, 50-51, 54, 75, 84
  como sujeito, 54
  expressão espontânea, 75
  nível de ansiedade do, 84
  respeito ao, 50-51
Palpação, 38-42, 176, 199-202, 225-226, 231, 241-243, 274-275, 437
  abdome, 225-226, 241-243
  articulações, 274-275
  estrutura da parede torácica, 199-200
  expansibilidade torácica, 200
  frêmito brônquico, 201, 202
  frêmito toracovocal, 201, 202*f*
  pele e anexos, 437
  região anal e perianal, 231
  traqueia, 199, 200*f*
Pálpebras, 151-152
Palpitações, 165

Parada cardiorrespiratória e ECG, 406-407
  assistolia, 406
  atividade elétrica sem pulso (AESP), 406, 407f
  fibrilação ventricular, 407
  taquicardia ventricular, 406, 407f
Parestesia, 134-135
Pé, 269
Pectoriloquia áfona, 209
Pele, exame, 103-106, 173, 432-446
  anexos, 103-106, 173, 444-445
    alterações nas unhas, 445
    alterações nos cabelos e pelos, 445
  classificação segundo o grau de destruição da camada tecidual, 437-442
    caracterização do leito, 439, 442
    invasão de estruturas do corpo, 438, 439f, 440-441f
    mensuração, 438-439
  investigação de dados objetivos, 435-437
    inspeção, 436
    palpação, 437
  pandemia de Covid-19, 446
  processo de cicatrização, 437
Pelos, alterações, 445
Pelve, 267-268
Pênis, exame, 255
Pensamento, 88-89
Perceptividade, 113
Percussão, 42-45, 46f, 202-205, 224-225, 240-241
  com a borda da mão, 45
  dígito-digital, 43-44
  direta, 42-43
  do abdome, 224-225, 240-241
  por piparotes, 45, 46f
  punho-percussão, 44
Pescoço, exame, 161-163
  artérias carótidas, 162

gânglios submentonianos, 163
glândula tireoide, 162
linfonodos, 162
veias jugulares, 162
Pesquisa de clônus, 141-142
Pinça, palpação em, 40f
Planejamento terapêutico, avaliação para, 80-88
  apresentação geral, 86
  avaliação das condições emocionais, 82, 84
  avaliação das condições mentais, 86
  dados referentes ao próprio indivíduo, 84, 85
  história de vida, 81-82, 83q
  linguagem, 87
  nível de ansiedade do paciente, 84
  nível de consciência e orientação, 87
  qualidades da memória, 87
  quanto à adaptação ativa à realidade, 85-86
  quanto à participação e ao relacionamento, 85
  sensopercepção, 87-88
  significado do adoecimento e da internação, 82
Platipneia, 199
Polpas digitais, palpação com, 39-40f
Postura, avaliação, 97-98
Pré-albumina, 312
Pressão arterial, 100, 101f, 102q, 168-169
Privacidade, 52
Proteína transportadora do retinol, 312
Psicomotricidade, 89
Pulso arterial, 99, 169, 170-171f
Pulsos, 100f
Punho, 267
Puntipressão, 41f
Pupilas, 157

Q

Quadril, 267-268
Qualidades da memória, 87
Quimioterapia, cateteres para, 362-363

R

Radiografia do tórax, 448-454, 455q
   alterações decorrentes da Covid-19, 453
   análise, 450
   anatomia radiográfica, 451
   avaliação, 450
   incidências, 451
   indicações, 452
   principais achados, 454, 455q
   sistemática de avaliação, 454
Reatividade, 113-115
Reflexo cutaneoplantar, 137f
Reflexos proprioceptivos miotáticos, avaliação dos, 138-142
   hiper-reflexia, 141
   hiporreflexia, 142
   membros inferiores, 140-141
      adutores da coxa, 140
      calcaneano ou aquileu, 141
      patelar (quadríceps), 140-141
   membros superiores, 139-140
      bicipital, 139
      flexor dos dedos, 139
      pronador da mão, 139
      supinador, 140
      tricipital, 139, 140f
   pesquisa de clônus, 141-142
   reflexos axiais da face, 138
Reflexos superficiais, avaliação dos, 136-138
   cutaneoabdominal, 137, 138f
   cutaneoplantar, 136, 137f

Respeito ao paciente, 50-51
Respiração, 169, 198-199
   de Biot, 198-199
   de Cheyne-Stokes, 198
   de Kussmaul, 198
Reto, exame, 230-231
   inspeção, 231
   palpação, 231
Retrações, 195
Rigidez da nuca, 135
Rins e bexiga, propedêutica, 237-243
   entrevista, 237-239
      nomenclatura da eliminação urinária, 238-239
   exame físico, 239-243
      ausculta, 243
      inspeção, 239-240
      palpação, 241-243
      percussão, 240-241
Ritmo sinusal, 398
Roncos, 208-209
Rouquidão, 186-187
Ruídos adventícios, 208-209
   atrito pleural, 209
   cornagem, 209
   crepitações finas, 208
   crepitações grossas, 208
   roncos, 208-209
   sibilos, 209

S

Sangue, exames, 323-328, 339-340
   cultura de microrganismos, 339-340
   lipídeos, 326-328
   medida de glicose, 323-325
Seios paranasais, 157-158
Semiotécnica,
   da inspeção, 37
   da palpação, 38-42

da percussão, 42-45, 46
   com a borda da mão, 45
   dígito-digital, 43-44
   direta, 42-43
   por piparotes, 45, 46f
   punho-percussão, 44
Sensibilidade, 135
  à pressão, 135
  cinética postural, 135
  profunda, 135
  vibratória, 135
Sensopercepção, 87-88
Sibilos, 209
Sigilo profissional, 77-78
Sinal(is), 99-102, 129-130, 135-136, 227, 278-279, 280
  da nuca de Brudzinski, 135, 136f
  de descompressão brusca dolorosa, 227
  de Kernig, 135, 136f
  de Lasègue, 135
  de Romberg, 129-130
  de McBurney, 227
  de Rovsing, 227
  de Murphy, 227
  de Jobert, 227
  meningorradiculares, 135-136
  vitais, avaliação, 99-102, 278-279, 280
    em idosos, 278-279, 280f
    frequência respiratória, 99
    pressão arterial, 100, 101f, 102q
    pulso, 99
    temperatura corporal, 100, 101
Sistema digestório, exame, 215-231
  planejamento, 216-218
  procedimentos especiais, 227-230
  técnicas de exame, 221-226
    ausculta, 223
    inspeção, 221-223
    palpação, 225-226
    percussão, 224-225
  topografia, 218-221
Sondas, 374-382
  cateterismo vesical, 380-382
  enterais, 376-377
  gástricas, 374-376
  para ostomias, 378-380
Som(ns), 206-208, 209-210
  broncovesicular, 208
  brônquico, 206
  respiratórios normais, 206-208
    murmúrio vesicular, 206, 208
    som broncovesicular, 208
    som brônquico, 206
    som traqueal, 206
  traqueal, 206
  vocais transmitidos, 209-210

T

Taquicardia, 398-399, 400, 404, 405-406
  atrial, 400
  sinusal, 398-399
  ventricular, 404, 405-406, 407f
Taquipneia, 197
Técnica, 228
  bimanual, 228
  das mãos em guerra, 228
Técnicas de exame, 33-46, 221-226
  do abdome, 221-226
    ausculta, 223
    inspeção, 221-223
    palpação, 225-226
    percussão, 224-225
  método clínico, 33-35
  técnicas básicas, 35-46
    ausculta, 45-46
    inspeção, 37

palpação, 38-42
percussão, 42-45, 46f
Temperatura, 40f, 100, 101, 169
Tenda facial, 366
Testes diagnósticos para Covid-19
   diretos, 347-351
      reação em cadeia da polimerase em tempo real, 347-349
      teste molecular rápido, 349-350
      teste rápido de antígeno, 350-351
      pesquisa de anticorpos IgG e IgM, 351, 352
      pesquisa de anticorpos neutralizantes, 352, 353
Tipo morfológico, 96, 172-173
Tônus muscular, 124-126
Topografia do abdome, 218-221
Tórax, exame do, 182-213, 448-454, 455
   anamnese, 183-187
      dispneia, 184
      dor torácica, 186
      expectoração, 185
      hemoptise, 185
      rouquidão, 186-187
      tosse, 184-185
   exame físico, 188-213
      ausculta, 205-210
      inspeção, 194-199
      palpação, 199-202
      percussão, 202-205
   pandemia de Covid-19, 210-211
      diagnóstico clínico, 211
   radiografia, 448-454, 455q
      alterações decorrentes da Covid-19, 453
      análise, 450
      anatomia radiográfica, 451
      avaliação, 450
      incidências, 451
      indicações, 452
      principais achados, 454, 455q
      sistemática de avaliação, 454
Tornozelo, 269
Tosse, 184-185
Transferência, 80
Transferrina, 312
Trato, 468-478
   gastrintestinal, avaliação por ultrassonografia, 470-478
      da sonda nasoenteral, 470-472
      diâmetro e distensibilidade da veia cava, 474, 475, 476-478
      volume residual gástrico, 473-474, 475f, 476f
   geniturinário, 468-470
Tremores, 128
Trepopneia, 199
Triagem nutricional, 295
Tubo T, 367

U

Ultrassonografia, 463-478
   para avaliação do trato gastrintestinal, 470-478
      diâmetro e distensibilidade da veia cava, 474, 475, 476-478
      sonda nasoenteral, 470-472
      volume residual gástrico, 473-474, 475f, 476f
   para avaliação do trato geniturinário, 468-470
   para avaliação vascular, 465-468
   princípios físicos, 464-465
Unhas, alterações, 445
Urina, exames, 328-333, 338-339, 342
   cultura microbiológica, 338-339
   cultura para micobactérias, 342
   urina de 24 horas, 329-333
      coleta, 331-332

conservantes químicos, 332-333
uso de amostras de, 330-331

V

Veias jugulares, 162
Ventilação, 366-369
  invasiva, 368-369
    cânula de intubação endotraqueal, 368
    cânula de traqueostomia, 368-369
  natural, 366-367
    máscaras de Venturi, 366
    tenda facial, 366
    tubo T e colar de traqueostomia, 367
    ventilação não invasiva com pressão positiva, 367
Vida cotidiana, conduta na, 90
Vontade, 89
Vulva, inspeção, 251-252